临床检验技术与应用

丛玉隆 总主编

生化检验技术与应用

王 炜 毛远丽 胡冬梅 主编

科 学 出 版 社
北 京

内 容 简 介

临床生化检验技术是检验医学的重要组成部分，临床生化相关项目的检验在各种疾病的诊断和治疗中一直都占有重要的位置。本书系统地介绍了临床生化检验技术及其应用，共分四部分：第一部分介绍了临床生化分析仪器的基本原理、分析方法、分析流程、结构组成、检定校准、日常维护等；第二部分全面介绍了临床生化检验的质量管理，涉及人、机、料、法、环等各方面；第三部分介绍了临床生化项目的检验与应用，包含了目前国内外与疾病密切相关的较新且实用性强的临床生化诊断项目；第四部分以疾病为主线，对常见疾病的生化项目临床应用进行了解读。

本书内容系统、实用，理论联系实践，可供临床检验人员、相关产品的设计研发人员、行业监管人员及临床医生参考。

图书在版编目（CIP）数据

生化检验技术与应用 / 王炜，毛远丽，胡冬梅主编. —北京：科学出版社，2021.6

（临床检验技术与应用 / 丛玉隆总主编）

ISBN 978-7-03-069115-6

Ⅰ. ①生…　Ⅱ. ①王…　②毛…　③胡…　Ⅲ. ①临床化学-医学检验　Ⅳ. ①R446.1

中国版本图书馆 CIP 数据核字（2021）第 108979 号

责任编辑：沈红芬　许红霞 / 责任校对：张小霞

责任印制：赵　博 / 封面设计：黄华斌

科学出版社 出版

北京东黄城根北街 16 号

邮政编码：100717

http://www.sciencep.com

中煤（北京）印务有限公司印刷

科学出版社发行　各地新华书店经销

*

2021 年 6 月第　一　版　开本：787×1092　1/16

2025 年 3 月第五次印刷　印张：25 3/4

字数：600 000

定价：118.00 元

《生化检验技术与应用》

编 写 人 员

顾　问　李忠信

主　编　王　炜　毛远丽　胡冬梅

副主编　王玉明　李　波　刘向祎　温冬梅　郑耀文　余姝峻　濮　阳

编　者（按姓氏汉语拼音排序）

白冬珲　成玉明　程歆琦　董　磊　方　东

冯　杰　侯兴凯　胡冬梅　花陈祥　贾兴旺

靳　颖　柯培锋　况兆忠　李　波　李启亮

李筱涵　李忠信　刘向祎　马红雨　毛远丽

宋文琪　孙　莎　王　军　王伟灵　王学晶

王玉明　王志红　温冬梅　吴万通　肖路延

杨　程　杨红玮　杨振斌　余姝峻　张　浩

张传宝　张晓红　郑耀文　周　涛　周亚莉

前言

检验医学是现代医学的重要分支，在疾病诊断、病情监测、疗效观察、预后判断中，发挥着越来越重要的作用。据统计，检验数据占临床决策数据的70%。在现代医学实践中，如没有检验医学所提供的各种信息，很难想象医生如何早期准确地诊断疾病、判断预后、制定正确有效的治疗方案。

临床生化检测技术是检验医学的重要组成部分，临床生化相关项目的检测在各种疾病的诊断和治疗中一直都占有重要的位置。近年来，临床生化检测技术得到了快速发展，特别是随着各种疾病发病机制研究的不断深入，以及分子生物学技术、免疫学技术和计算机技术被广泛应用到检测中，检测方法和技术日益完善，分析仪自动化程度越来越高，操作也更便捷、更人性化。仪器的信息化、智能化也为检验医学实验室的质量控制、管理与能力建设、信息化和智能化等提供了良好的基础。

本书共分四部分。第一部分介绍了临床生化分析仪器，包括生化分析仪、电解质分析仪、血气分析仪、电泳分析仪等常用生化分析仪器。在介绍基本原理、分析方法的基础上，重点阐述了分析流程、结构组成、参数设置，特别是使用过程中容易产生困惑的参数或问题等，并对仪器的检定校准、日常维护、保养与常见故障等进行了介绍。

第二部分介绍了临床生化检测全面质量管理。医学实验室的质量管理涉及人、机、料、法、环等方方面面，因此应进行全面的质量管理。质量管理离不开标准化，本部分按照GB/T 22756.1《医学实验室 质量和能力的要求》（ISO 15189，IDT）中的要求，结合临床生化检测系统的建立与应用，重点对实验室管理中出现的常见不符合项的条款进行梳理和分析，供实验室管理者借鉴和参考。

第三部分介绍了临床生化项目检测与应用。人体的任何生理反应过程都有生化反应的参与，本部分对目前国内外与疾病密切相关的较新且实用性强的临床生化诊断项目内容，如生理病理、检测方法、临床意义、影响因素及新的研究进展一一进行介绍。书中所选项目的特点是临床意义明确、方法成熟、医院检验科能普及。特别值得关注的是，本部分将《新型冠状病毒肺炎诊疗方案（试行第八版）》中实验室检查涉及的重要生化项目改变及临床意义也列入相应章节。

第四部分以疾病为主线，介绍了常见疾病的生化项目临床应用。从临床诊断的角度出发，对临床常用的生化指标按疾病分类进行介绍，内容包括疾病的生理和病理机制、诊断标准、生化检验指标、常见疾病的生化诊断和国际专业团体发布的有关临床应用准则。

本书是理论知识和实践经验的结合，可以帮助读者了解临床生化检测技术原理、分析流程、结构组成、仪器使用；帮助检验工作者正确地选择检验方法与合理地解释检验结果，按照国际标准规范检验流程，确保检验结果质量；帮助临床医生正确地选择检验项目，从而更好地应用于疾病的诊断和治疗。

编 者

2020年10月

目　录

第一部分　临床生化分析仪器

第二部分　临床生化检验全面质量管理

第三部分 临床生化项目检验与应用

第四部分 常见疾病的生化项目临床应用解读

第一部分

临床生化分析仪器

第一章

全自动生化分析仪

第一节　生化分析仪的发展简史

全自动生化分析仪（简称全自动生化仪）是集光、机、电、液于一体的高科技产品，其基本检测原理是朗伯-比尔定律。

依据朗伯-比尔定律，诞生了杜伯斯克比色计。检测过程是将两支同样的玻璃柱分别浸入标准溶液与被测液中，光源设在底部，固定标准液中玻璃柱的高度，调整被测液中玻璃柱的高度，使其与标准液的颜色一致，计算出相当于标准液浓度的倍数，从而得出被测液的浓度。20 世纪 50 年代有了光电比色计，其由光源灯、滤光片、光阑、比色杯、光电池和检流计组成。仪器读出的是透光度或百分透光度，透光度与浓度成指数函数关系，需手工做成表格，换算出浓度并填写报告，非常不便。在新中国成立初期，英国 EEL 型光电比色计被广泛应用于医院的生物化学检验室。

1972 年意大利驻华大使馆赠送给北京协和医院一台连续流动式生化分析仪；1975 年天津医科大学第二医院引进了意大利 Carlou Erba 公司的二通道连续流动式生化分析仪。1986 年我国引进了荷兰 Vital 公司的 MicroLab 半自动生化分析仪，其曾在中国被广泛使用，影响较大。Vital 公司的半自动生化仪采用点光源、六块干涉滤光板、石英流动比色池，设有终点法、两点法、动力学法。在 20 世纪 80 年代，先后还有 Monarch 离心式生化分析仪、Technicon 生化分析仪、日立“7050/7150”等全自动生化仪被批量引进。之后，贝克曼、罗氏等公司的产品开始逐步进入中国。

国内厂商在 20 世纪 60 年代生产出了“581”型光电比色计，采用悬镜式检流计，对装配、制造技术要求很高；随后又生产出了“721”型可见光分光光度计及各种型号的紫外分光光度计。北京分析仪器厂在研究了连续流动式生化分析仪的基础上，推出了三通道连续流动式生化分析仪，1978 年获全国科学大会奖励。上海分析仪器厂也曾研发出分立式自动生化分析仪。这些仪器代表了国内生化分析仪行业早期的发展。

经过多年的发展，国内生化分析仪逐渐从半自动过渡到全自动。2003 年，迈瑞公司推出中国第一台全自动生化分析仪 BS-300；之后，国内相继涌现出多家研发和生产全自动生化仪的厂商，包括科华、迪瑞、优立特等。迈瑞公司于 2012 年研制出中国首台单机测试速度达到 2000 项/小时的模块化生化分析仪 BS-2000M；同时，迈瑞、迪瑞等厂商已研制出高速、模块化流水线产品。这标志着国产生化分析仪已达到进口产品的同等水平。

第二节 生化分析的基本原理

生化分析检测方法有比色法、离子选择性电极法（ISE）、免疫透射比浊法。基于比色法的分光光度计是所有生化分析仪的基础。免疫透射比浊法是通过反应生成物质对光的透射强度来测定被测物质浓度的方法，主要用于血清特种蛋白的检测。

此外，还有一些生化分析仪采用干化学检测技术。干化学分析是将待测液体样本直接加到已固化的特殊结构的试剂载体上，以样本中的水将固化于载体上的试剂溶解，再与样本中的待测成分发生生化学反应。

在采用液体试剂的生化仪中，通常采用比色法和免疫透射比浊法实现检测，而离子选择性电极法、糖氧化电极法是通过集成在生化仪上的相对独立的检测模块而实现的，本章不作重点介绍，读者可参考第二章内容。

一、比色法的检测方法与原理

（一）光的特性

光是一种电磁波。我们日常所见到的光是 400～760nm 的电磁波，它是多种有色光的混合光。不同波长的光被人眼所感受到的颜色是不同的。在可见光之外，长波方向是红外线，短波方向是紫外线。

光除了波动性外，还具有微粒性。在辐射能量时，光是以单个的、一份一份的能量形式辐射的（E=hv），其中 v 是光的频率，h 为普朗克常量。同样，光被吸收时，也是一份一份地被吸收的。因此，光由具有能量的微粒组成，这种微粒被称为光子。不同波长的光子具有不同的能量。波长越短，频率越高，能量越大；反之亦然。光子的存在可以从光电效应中得到充分证明，这也是自动生化分析仪中进行吸光度检测的基础。

（二）光的互补色及光的吸收

如果把某两种颜色的光按照一定比例混合，能得到白光，这两种颜色就称为互补色。图 1-1 中处于直线关系的两种颜色为互补色。

物质的颜色与光的吸收、透过、反射有关。物质的性质和形态不同，因此呈现出不同的颜色。透明物质的颜色就是它透过光波的颜色；不透明物质的颜色是其反射光波的颜色。有色溶液对光的吸收是有选择性的。各种溶液之所以会呈现出不同的颜色，是溶液中的有色质点（分子或离子）选择性地吸收某种颜色的光所致。实践证明，溶液所呈现的颜色是它的主要吸收光的互补色。例如，一束白光通过高锰酸钾溶液时，绿光大部分被吸收，而其他光透过溶液。从互补色示意图可看出，透过光中除紫色外，其他颜色的光两两互补，透过光中只剩下紫色，所以

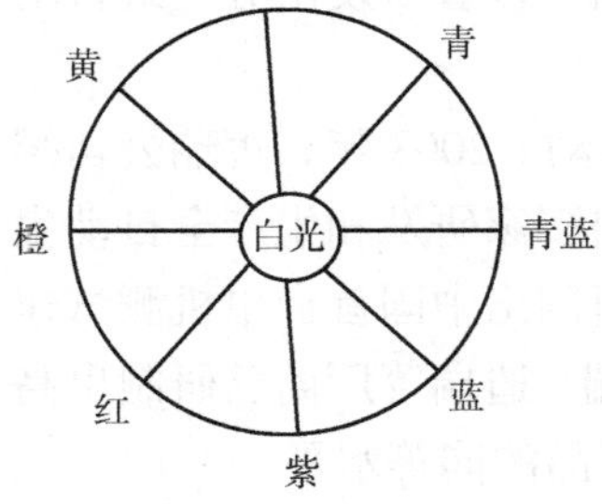

图 1-1 光的互补色示意图

高锰酸钾溶液呈紫色。

通常用吸收曲线（也称为吸收光谱）来描述溶液对各种波长光的吸收情况。让不同波长的光通过一定浓度的有色溶液，分别测试它对各种波长光的吸收程度（用吸光度 A 表示），以波长为横坐标、吸光度为纵坐标，所得到的曲线称为溶液的吸收光谱或吸收曲线。

对于任何一种有色溶液都可以测出它的吸收光谱。光吸收最大处所对应的波长称为最大吸收波长。浓度不同的同一种溶液，其吸收光谱的形状、最大吸收波长是一样的。不同物质具有特定的吸收光谱。例如，图 1-2 所示为对硝基酚（4-NP）溶液不同浓度的吸收光谱。从图中可看出，在可见光范围内，该溶液对波长为 400nm 左右的光吸收程度最大。从图中还可看出，溶液的浓度越大，对光的吸收程度越大。因此，可利用这部分光线通过溶液后被吸收的程度来确定溶液的浓度。

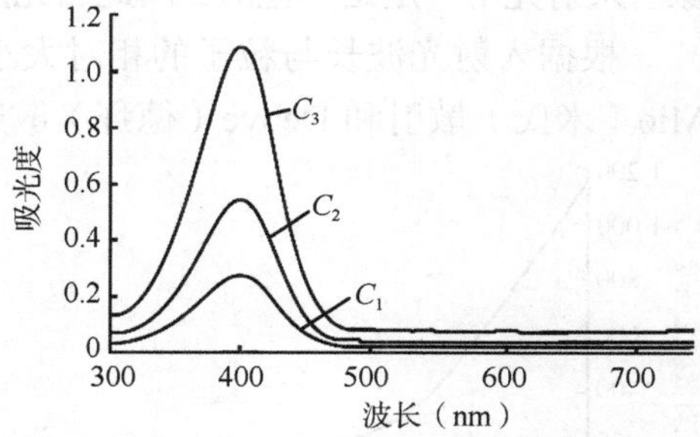

图 1-2　同一种溶液（对硝基酚溶液）的三种浓度（C）的吸收光谱（$C_3>C_2>C_1$）

有色物质对光的吸收具有选择性，因此在进行比色测定时，只能用光波中能被有色溶液吸收的那部分光线，即应该用单色光进行比色测定。对于不被有色溶液所吸收的光线，则应在未透过有色溶液之前或之后将其消除。

（三）朗伯-比尔定律

朗伯-比尔（Lambert-Beer）定律是利用比色、分光、吸收光谱等分析溶液浓度或物质含量的理论基础，也是生化分析仪的检测基础。

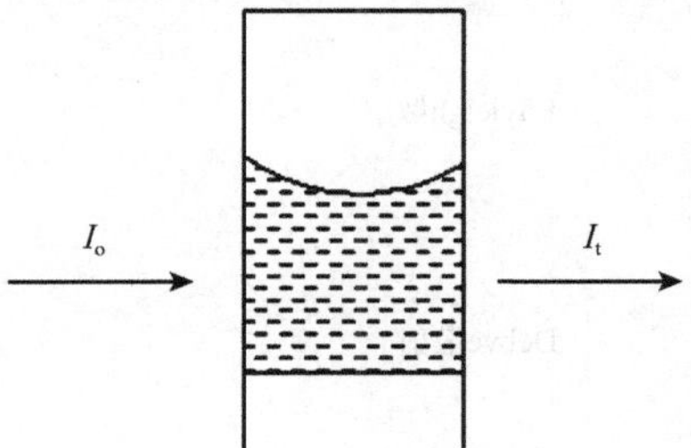

图 1-3　单色光透过比色皿示意图

朗伯-比尔定律又称为光的吸收定律。如图 1-3 所示，某一波长的单色光，经过浓度一定、厚度为 L 的均匀溶液，入射光强度为 I_o，透过光的强度为 I_t，当入射光强度一定时，溶液的吸光度 A 与溶液的浓度 C、液层厚度 L 成正比，即 $A=K\times C\times L$，式中，K 称为吸光系数，表示有色溶液在单位浓度和单位厚度时的吸光度。在入射光波长、溶液的温度和种类一定的条件下，K 为定值。吸光度（A）与透光度（T）成负对数关系，表达式如下：

$$A=\lg(I_o/I_t)=-\lg(I_t/I_o)=-\lg T$$

二、比浊法的检测方法与原理

（一）概述

比浊法通常用于蛋白类物质浓度的检测，分为透射比浊法和散射比浊法。透射比浊法通常与生化分析仪的比色法共用光度计，而散射比浊法需要专门的浊度计，通常用于特定的蛋白分析仪。也有些特定的蛋白分析仪同时使用了散射比浊光路和透射比浊光路。

（二）光散射原理

光的散射是指光通过不均匀介质时，一部分光偏离原方向传播的现象。此时引起光能量损失，光的传输不再具有很好的方向性。偏离原方向的光成为散射光。粒子被光照射后而发光，这一现象主要取决于粒子的大小，即当粒子直径大于入射光波长的一半时就发生散射现象。入射光不一定是单色的，因此当光照射到胶体溶液后，粒子发生的光学现象是很复杂的。

根据入射光波长与粒子的相对大小，有以下几种散射理论：Rayleigh（瑞利）散射、Mie（米氏）散射和 Debye（德拜）散射。

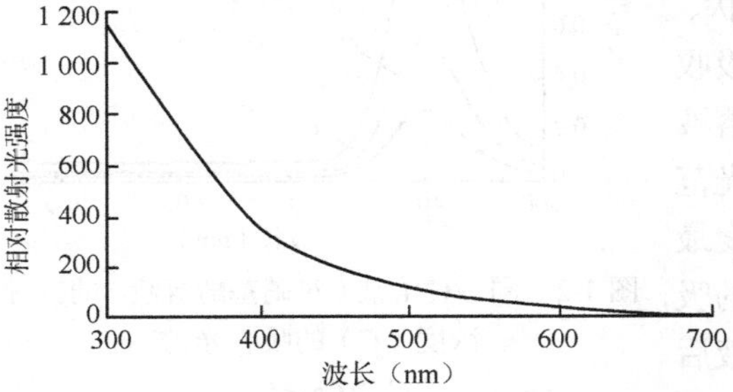

图 1-4 Rayleigh 散射波长与相对散射光强度

Rayleigh 散射公式适用于微粒的直径远小于入射光波长，通常上限为波长的 1/10 左右，即 1～300nm。此时，散射光线的强度与入射光波长的 4 次方成反比，也就是说，波长越短，散射光越强。如图 1-4 所示为相对散射光强度与波长的关系。此外，散射光在光线前进方向上和反方向上的强度是相同的，而在与入射光垂直方向上强度最低。Rayleigh 散射时，在波长不变的情况下，粒子体积越大，散射光越强。

当粒子直径与入射光波长比例大于 1/10 时，各方向上的散射光强度不尽相同，即变为不对称性或各向异性，正向散射光强度趋于增加。这种情况事实上已经偏离了 Rayleigh 提出的共识，为此 Mie 和 Debye 先后对公式进行了修正。这些修正反映了散射光的不对称性与粒子大小及入射光波长之间的相关性变化，即 Debye 所做的修正适合于粒径略小于入射光波长的情况，Mie 的修正更适合于粒径等于或大于入射光波长的情况。图 1-5 为三种散射的光路示意图。表 1-1 为三种散射的应用举例。

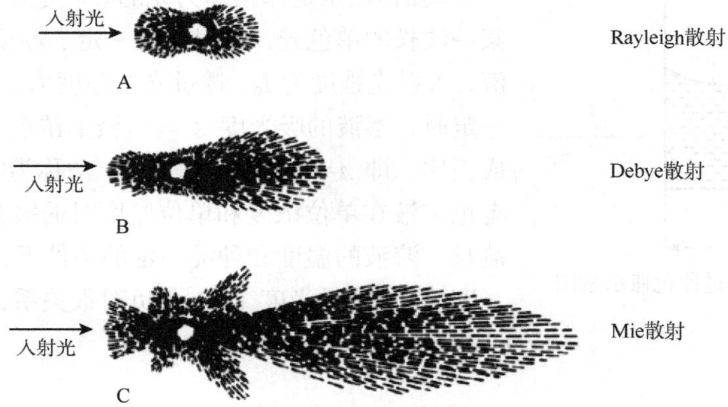

图 1-5 三种散射的对比图

A. 小微粒；B. 大微粒；C. 更大微粒

表 1-1 三种散射的应用举例

样本	微粒直径（nm）	波长（nm）	散射类型
IgG	8	340	Rayleigh 散射
		630	Rayleigh 散射

续表

样本	微粒直径（nm）	波长（nm）	散射类型
IgG 聚合物	20～100	340	Rayleigh-Debye 散射
		630	Rayleigh 散射
胶体金	5～10	340	Rayleigh 散射
		630	Rayleigh 散射
乳胶颗粒	40	340	Rayleigh 散射
		630	Rayleigh 散射
	70	340	Rayleigh-Debye 散射
		630	Rayleigh 散射
乳胶颗粒聚合物	80～500	340	Rayleigh-Debye 散射及 Mie 散射
		630	Rayleigh-Debye 散射
		340	Mie 散射
		630	Mie 散射

注：波长为 340～630nm 的光散射。

（三）光散射与透射在免疫化学分析中的应用

当一束光通过带有微小粒子的悬浮液和胶体溶液时，光发生散射。在免疫化学反应过程中，可溶性抗体与可溶性抗原反应形成免疫复合物粒子，混合物系统中的粒子由小变大，随着反应的进行，由 Rayleigh 散射逐渐向 Debye 散射和 Mie 散射过渡与转移。当一束光通过带有微小粒子的溶液时，同时会受到光散射和光吸收两个因素的影响，使得出射光的强度减弱。因此，在生化分析仪上，透射比浊法通常采用非线性校准的方法。

（四）散射比浊法与透射比浊法的对比

透射比浊计和散射比浊计由于检测方式不同，两者在应用上各有优势。

理论上讲，散射比浊法有优势，因为在较暗的背景下其仍可进行检测，两种方法的比较数据显示散射比浊法的灵敏度约是透射比浊法的 2 倍。但是，透射比浊法具有精密度优势，而散射比浊法应用较高的样本稀释倍数会对精密度产生反向作用。胶乳增强技术可以使透射比浊法达到与散射比浊法相当的检测灵敏度，而且透射比浊法可用于全自动生化分析仪，从而实现更高的测试效率。

总体来看，近年来随着全自动生化分析仪及乳胶增强技术等试剂技术的发展，散射比浊法在灵敏度上的相对优势已经不突出，而透射比浊法用在全自动生化分析仪上，在测试性能可以得到良好保证的同时，还有明显的测试效率优势，因此得到了越来越广泛的应用。

三、常见显色体系与典型项目

生化分析中，常见的显色体系包括以下几种：辅酶脱氢酶系统、硝基苯衍生物反应系统、过氧化氢偶联的指示系统、抗原–抗体反应指示系统及其他显色反应。

（一）辅酶脱氢酶系统

辅酶脱氢酶[还原型烟酰胺腺嘌呤二核苷酸（NADH）和还原型烟酰胺腺嘌呤二核苷酸磷酸（NADPH）]在340nm处有特征性吸收峰，而烟酰胺腺嘌呤二核苷酸（NAD）和烟酰胺腺嘌呤二核苷酸磷酸（NADP）在340nm处无特征性吸收峰，利用其偶联的脱氢酶（工具酶）反应，根据340nm处吸光度的变化，可以测定物质的浓度或活性。

该指示系统常用的工具酶有乳酸脱氢酶（LDH）、苹果酸脱氢酶（MDH）、谷氨酸脱氢酶（GLDH）、6-磷酸葡萄糖脱氢酶（G-6-PD）、α-羟丁酸脱氢酶（α-HBD）。

目前利用此指示系统进行测定的临床项目包括丙氨酸氨基转移酶（ALT）、天冬氨酸氨基转移酶（AST）、肌酸激酶（CK）、乳酸脱氢酶（LDH）、肌酸激酶MB型同工酶（CK-MB）、α-羟丁酸脱氢酶（α-HBDH）等。

（二）硝基苯衍生物反应系统

硝基苯衍生物在405nm处有特征性吸收峰，根据405nm处吸光度的变化，可以测定物质的浓度或活性。

目前利用此指示系统进行测定的临床项目有碱性磷酸酶（ALP）、谷氨酰转移酶（GGT）、α-淀粉酶（α-AMY）等。

（三）过氧化氢偶联的指示系统

过氧化氢（H_2O_2）在过氧化物酶的作用下，可使单一的或成对的无色色素原氧化成有色色素，导致某一波长吸光度的增加，因此可用来测定物质的浓度或活性。

被测物质通过酶作用产生的H_2O_2与4-氨基安替比林（4-AAP）、苯酚在过氧化物酶（POD）存在的条件下，可生成红色醌亚胺化合物。红色醌亚胺化合物在546nm处有吸收峰。

目前利用此指示系统进行测定的临床项目有总胆固醇（TC）、甘油三酯（TG）、高密度脂蛋白胆固醇（HDL-C）、低密度脂蛋白胆固醇（LDL-C）、葡萄糖（氧化酶法）、肌酐（肌氨酸氧化酶法）、尿酸等。

（四）抗原–抗体反应指示系统

特异性抗体与抗原（待测物质）在相应的缓冲液中反应生成抗原–抗体复合物，形成一定的浊度，导致特定波长透光率的改变。在抗体过剩的前提下，透光率改变程度与抗原浓度成正比。

目前利用此指示系统进行测定的临床项目有载脂蛋白AⅠ（ApoAⅠ）、载脂蛋白B（ApoB）、脂蛋白a[Lp（a）]、免疫球蛋白G（IgG）、免疫球蛋白A（IgA）、免疫球蛋白M（IgM）、补体C3、补体C4、C反应蛋白（CRP）等。

（五）其他显色反应

除了上述四种常见显色反应外，生化分析仪还采用其他的显色反应。例如，蛋白质中的肽键在碱性溶液中能与铜离子作用产生紫红色络合物，在一定浓度范围内显色反应强度与蛋白质的浓度成正比，用于总蛋白的测定；溴甲酚绿（BCG）在非离子去污剂（Brij-35）存在时，可与白蛋白形成紧密结合的绿色复合物，用于白蛋白（Alb）的测定；重氮苯磺酸盐与胆红素生成紫红色偶氮胆红素，用于总胆红素和直接胆红素的测定；甲基麝香草酚蓝（MTB）在碱性条件下可与钙、镁形成有色络合物，用于血清钙、镁的测定。

四、干化学技术检测原理

所谓干化学（dry chemistry），是相对于传统的湿化学而言的。利用被测样本（全血、血清、血浆、尿液等）中所存在的液体做反应介质（液体中的水溶解了试剂条上的试剂），被测成分直接与固化于载体上的干试剂反应的一种方式。观察结果时可目测或用反射光度计检测。

现代干化学技术可分为单层试纸法和多层膜法两大类，后者则是现代干化学的重要内容。一般说来，多层膜法采用差示电位法和反射光度法两类方法。差示电位法主要用于无机离子的测定，采用直接离子选择电极（ISE）的原理。反射光度法的多层膜一般均有分布层和试剂层，分布层可阻止蛋白质等大分子的通过，根据检测项目不同，尚有清除剂层、半透膜层和指示剂层，用于去除各种干扰。

依据反射介质不同，反射光度法有多种理论，临床化学领域中常应用库贝尔卡-蒙克（Kubelka-Munk）理论。理论基础均是得出反射系数（也称为反射度）和浓度之间的函数关系。通过检测反射度，计算得出物质浓度。

在仪器内部光源发出一束光透过透明支持层，在试剂层，光被有色化合物部分吸收后，在扩散层提供的反射面被反射，反射光经滤光装置后回到光度检测器被读数。反射度由此被转化为电压读数，并计算出分析物浓度。

第三节　生化分析仪的主要分析方法

用于计算项目测试结果的分析方法通常包括终点法、固定时间法和动力学法。

在对各分析方法的介绍中，常用 N、P 表示空白时间，L、M 表示反应时间。若为双波长测试，吸光度则为主、副波长的吸光度之差；若为单波长测试，吸光度则为主波长吸光度。

下文将对三种常用的分析方法及生化分析中常用的双波长测试进行简要介绍。

一、终点法

终点法是指经过一段时间的反应，反应达到平衡，由于反应的平衡常数很大，可认为全部底物（被测物）转变成产物，反应液的吸光度不再增加（或降低），并且吸光度的增加（或降低）程度与被测物的浓度成正比。这类方法通常称为终点法，更确切地说应称为平衡法，这是最理想的分析类型。终点法对反应条件（如酶量、pH、温度等）的微小改变不敏感，只要这种改变不影响在一定时间内反应达到平衡即可。

终点法可分为单试剂终点法和双试剂终点法两种类型。

单试剂终点法的反应过程如图 1-6 所示。A_0 为试剂空白，A_1–A_0 即为反应度，计算得到反应度后，与定标曲线进行比较，求得待测物浓度。临床生化检验中采用单试剂终点法的常见项目有甘油三酯、白蛋白等。

双试剂终点法的反应过程如图 1-7 所示。A_1–A_0 即为反应度，计算得到反应度后，与定标曲线进行比较，求得待测物浓度。双试剂终点法的优点是可以消除样本、试剂的颜色、浊度及一些干扰物对测试的干扰。临床生化检验中采用双试剂终点法的常见项目有尿酸（UA）等。

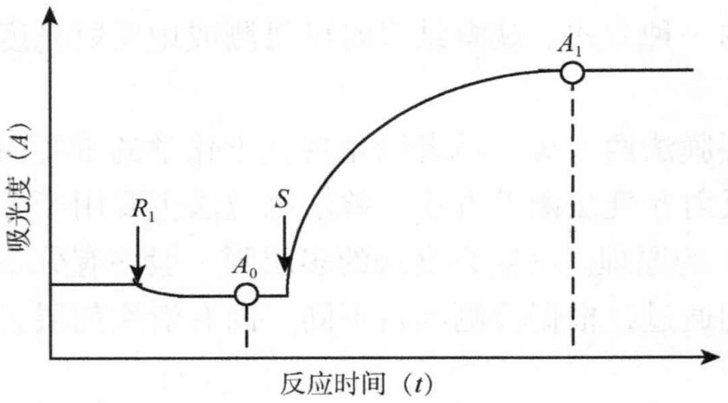

图 1-6　单试剂终点法反应示意图

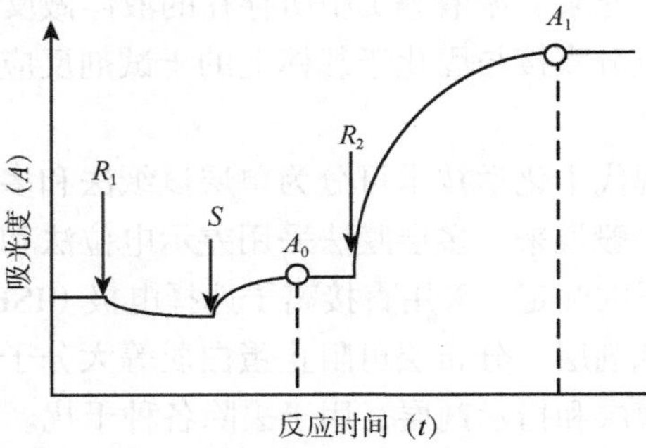

图 1-7　双试剂终点法反应示意图

二、固定时间法

固定时间法又称为初速率法、一级动力学法、二点动力学法、两点速率法等，指在一定的反应时间内，反应速度与底物浓度成正比。由于底物在不断消耗，因此整个反应速度在不断减慢，表现为吸光度的增加或降低速度越来越小。这类反应达到平衡的时间很长，必须经过一段延迟时间才能进入稳定反应期。

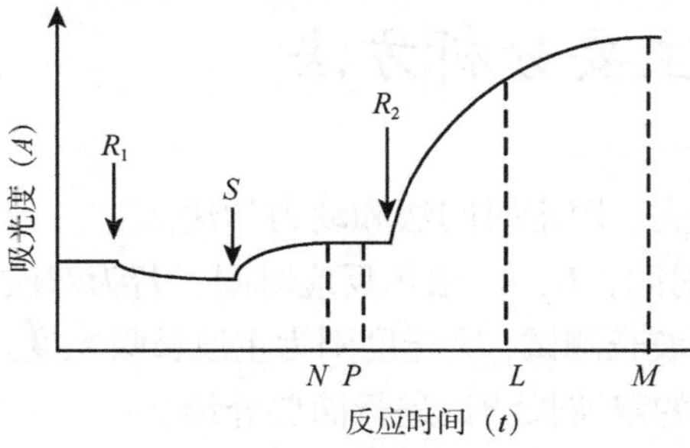

图 1-8　双试剂固定时间法反应示意图

固定时间法在方法学上比平衡法要求高，所有影响反应速度的因素如 pH、温度和酶量等必须在两点分析中保持恒定，并准确定时。

固定时间法的反应过程如图 1-8 所示。反应度的计算公式为 $R=(A_M-A_L)/(t_M-t_L)$。临床生化检验中采用固定时间法的常见项目有肌酐（Cr）、尿素等。

三、动力学法

动力学法又称为速率法、零级动力学法、连续监测法或动态分析法。用于连续测定酶促反应过程中某一反应产物或底物的浓度随时间变化的多点数据，求出酶反应初速度，间接计算酶活性值或浓度，主要用于酶活性的测定。

这种方法的特点是反应速度维持不变，与底物浓度无关。因此，在整个反应过程中，反应物可以匀速地生成某个产物，导致被测定溶液在某一波长下吸光度均匀地减小或增加，减小或增加的速度与被测物（催化物）的活性或浓度成正比。

动力学法的反应过程如图 1-9 所示。反应度计算公式为 $R=\Delta A_{L,M}$，Δ 表示利用最小二乘法得到测光点（L，M）之间每分钟吸光度的变化率（反应曲线的斜率）。临床生化检验中采用动力学法的常见项目有丙氨酸氨基转移酶、α-淀粉酶等。

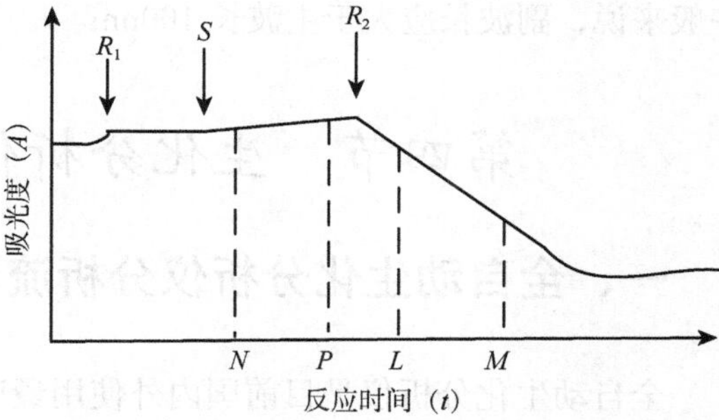

图 1-9 试剂动力学法反应示意图

实际上，由于底物浓度不可能足够大，随着反应的进行，底物消耗到一定程度后，反应不再为零级，因此零级动力学法是针对特定时间段而言的；同样，由于血清成分复杂，反应刚启动时较不稳定，必须经过一段延迟时间才能进入稳定反应期，各试剂商对这两段时间有严格规定。

四、双波长测试

由于单波长测试存在混浊样本对光的散射和比色杯背景吸收等难以克服的影响，在高精度检测中的应用受到一定限制。为了解决样本对测试干扰的问题，美国的 Chance 于 1951 年制成了用振动镜使两束不同波长的单色光交替通过待测溶液的双波长分光光度计，从而奠定了双波长分光光度法的基础。随着技术的发展，双波长分光光度分析技术已日臻完善，并与先进的光栅后分光技术相结合，在生化分析仪中得到广泛应用。

图1-10 为双波长测试原理示意图，即在整个反应过程监控中，同时监测主波长（λ_1）、副波长（λ_2），全过程每点主波长吸光度值都同时减去同点副波长吸光度值，即 $A=A_{\lambda_1}-A_{\lambda_2}=(a+b)-(c+d)$，当 $b=d$ 时，$A=a-c$。

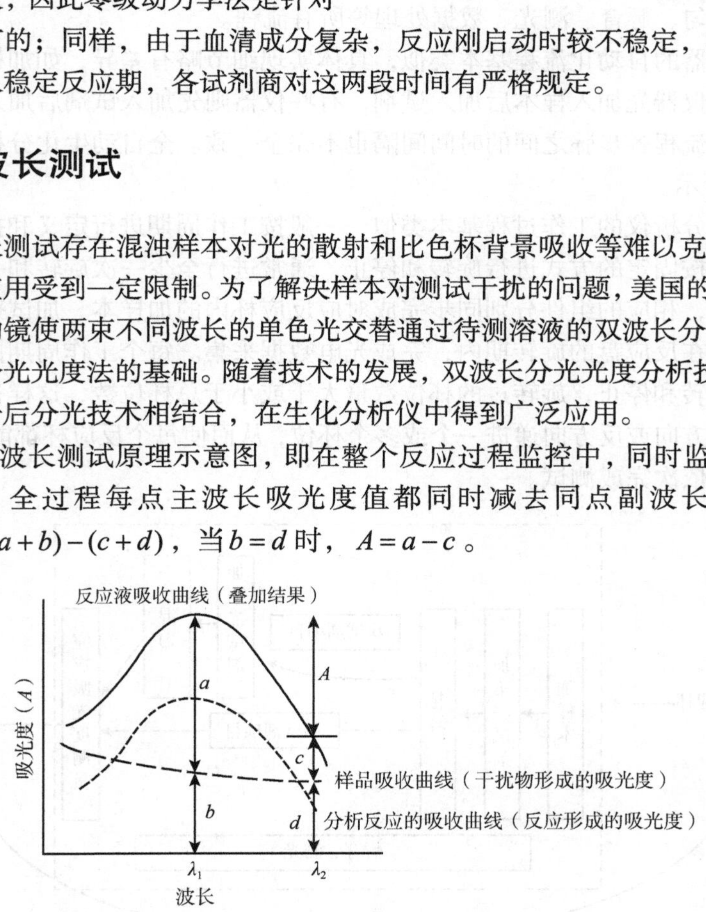

图 1-10 双波长测试原理示意图

当反应液中存在干扰物的较大吸收而影响测定结果的准确性时，采用双波长测试更好。双波长测试的优点：①消除噪声干扰（光源的闪烁、漂移，反应杯的划痕等）。②减少杂散光影响。③减少样本本身光吸收的干扰。当样本中存在非化学反应的干扰物如甘油三酯、血红蛋白、胆红素等时，会产生非特异性的光吸收，双波长测试可以部分消除这类光吸收干扰。

当被测物的主波长确定之后，根据干扰物吸收光谱特征选择副波长，使干扰物在主、副波长处有尽可能相同的光吸收值，而被测物在主、副波长处的光吸收值应有较大的差异。一般来说，副波长应大于主波长 100nm。

第四节　生化分析仪的分析流程与结构

一、全自动生化分析仪分析流程

全自动生化分析仪是目前国内外使用最广泛的一类生化仪，具有结构简单、检测速度快等优点。其特点为模拟手工操作的方式设计仪器，使仪器可以自动完成手工操作的加样本、加试剂、混匀、孵育、测光、数据处理等所有流程。

不同厂商仪器的自动化流程基本类似，具体实现细节略有差异，如加样本和加试剂的先后顺序，有些仪器先加入样本后加入试剂，有些仪器则先加入试剂后加入样本；此外，不同机型在测试流程各步骤之间的时间间隔也不完全一致。全自动生化分析仪的典型工作流程如图 1-11 所示。

全自动生化分析仪的工作过程基本类似，一般按工作周期进行定义和描述。在每个工作周期，反应盘按固定的方式进行旋转和停止，通常进行至少一次旋转和一次停止。在反应盘的停止期内，相应的组件分别同步完成对应反应杯内的加样本、加试剂、搅拌、反应杯清洗等动作；在反应盘的旋转期内，完成光电数据采集。每个工作周期内，反应盘按固定的模式进行旋转和停止，旋转过的杯位数量大于或小于总杯位数，这样每个工作周期反应杯可以沿旋转方向或反方向递进一个或多个杯位，从而使每个反应杯都能按图 1-11 所示的固定测试流程依次完成测试。

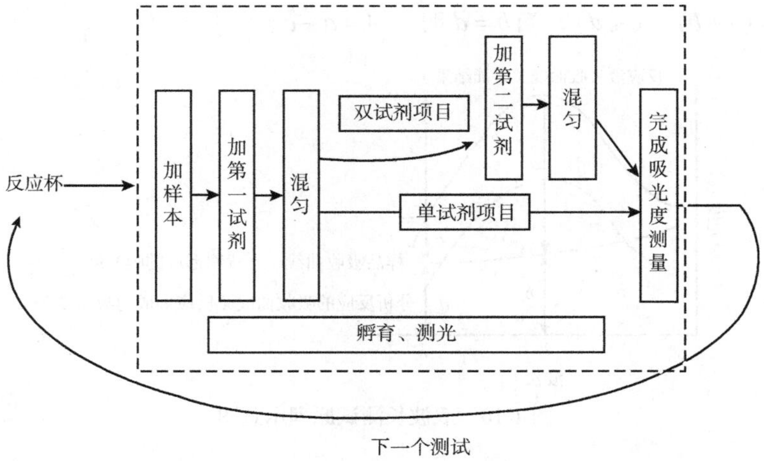

图 1-11　全自动生化分析仪的典型工作流程

不同厂商生产的全自动生化分析仪的结构各有不同，但其主要结构基本相同，图 1-12

为全自动生化分析仪的典型结构示意图。全自动生化分析仪一般由多个子系统组成，包括光度计系统（比色系统）、反应盘系统（含温控）、加样系统（加试剂、加样本）、搅拌混匀系统、自动清洗系统、样本传输系统、试剂盘系统及电源系统等。

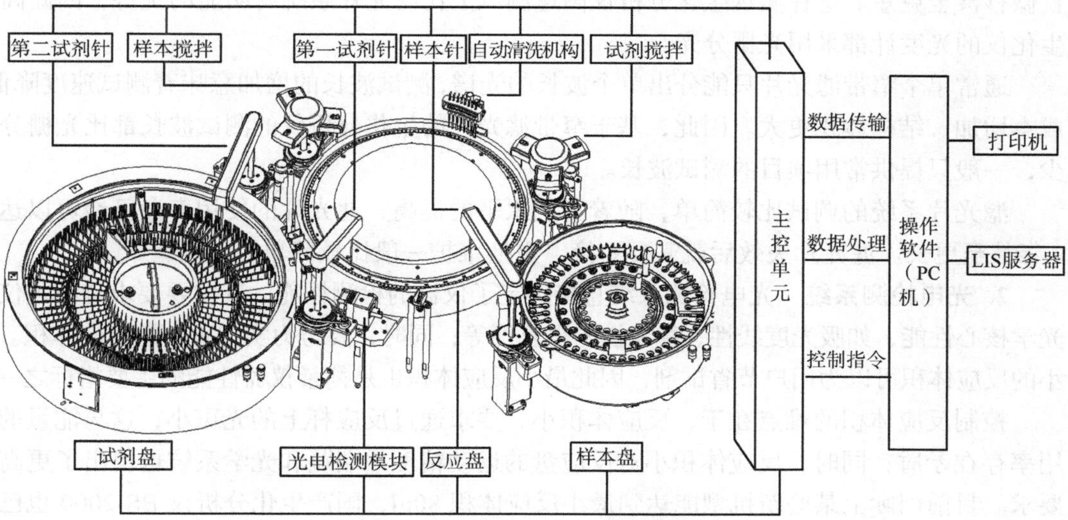

图 1-12　全自动生化分析仪的典型结构示意图

二、结构与功能

（一）光度计系统结构

1. 结构组成　光度计系统是生化分析仪的核心，用于测定反应杯中反应液的吸光度。光度计是一个光电检测系统，由光学系统和信号检测系统组成，其主要功能是对透过反应物的光强度变化进行检测，采用光电转换的方法将化学反应造成的光学变化信号转换为电学信号，通过检测电学信号的变化量来反映光强度的变化量。

光学系统由光源、光径比色系统及分光组件组成，用于提供足够强度的单色光和稳定可靠的比色光路结构。信号检测系统包括光电转换部分与数字信号（AD）采集处理部分。其主要功能是将经反应生成物吸收后聚焦到光电转换器件上的单色光的光强度信号转换成电信号，电信号放大后，再经 AD 采集后输出反映光强度的光电数据，并传送至相应的控制单元进行吸光度计算。

光电检测系统的结构如图 1-13 所示。

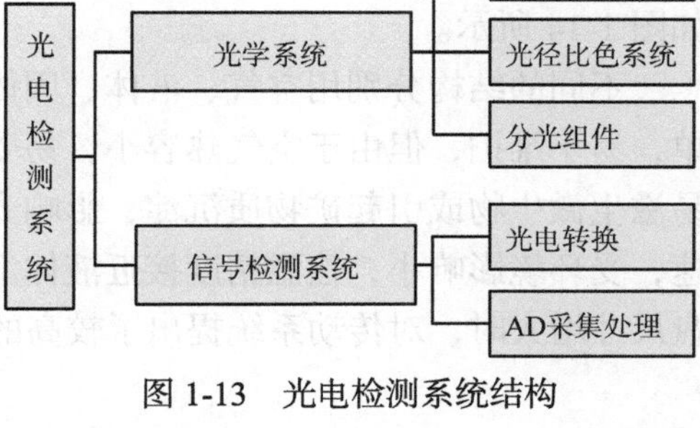

图 1-13　光电检测系统结构

分光组件直接决定光度计的分光方式，是光度计的关键部件。根据分光组件不同，可分为棱镜分光、滤光片分光和光栅分光。目前的生化分析仪采用的分光方式主要是窄带滤光片分光和光栅分光，基于棱镜的分光系统已基本不用。

根据入射光在通过反应杯之前还是之后被分为单色光，可分为前分光结构和后分光结构。

后分光技术的应用使得光栅系统可以在数毫秒内完成对一个比色杯中被测物所有波长的测试，这样除了比色杯外，整个光学系统无须动作就可以实现多项目同时测定，在保证速度的同时，避免了运动导致的对精确度的影响，同时使双波长测试的时间间隔减小到只有数百微秒甚至更短。这在实现生化分析仪高速测试上比滤光片系统有明显的优势，因此高速生化仪的光度计都采用光栅分光。

通常单个窄带滤光片只能分出单个波长的光谱，测试波长的增加意味着测试速度降低、成本增加、结构体积更大。因此，基于窄带滤光片的生化分析仪的测试波长都比光栅分光少，一般只提供常用项目的测试波长。

滤光片系统的调试比较简单，随着工艺水平的提高，滤光片的使用寿命已经可以达到3年甚至更长。滤光片失效后就需要更换，更换维护一般比较简单，无须调试。

2. 光电检测系统 光电检测系统直接决定了仪器的检测性能，其主要要求是满足仪器光学核心性能，如吸光度线性、稳定性、重复性等；同时，要努力实现更小的反应体积。更小的反应体积可以为用户节省试剂，因此最小反应体积也是衡量仪器性能的主要指标之一。

控制反应体积的难点在于，反应体积小，要求通过反应杯上的光斑小，这与能量的利用率存在矛盾；同时，反应体积小对反应盘的运动精度、端跳和光学系统也提出了更高的要求。目前国际上某些新机型能达到最小反应体积 80μl，国产生化分析仪 BS-2000 也已达到这一水平。

（二）反应盘系统结构

反应盘系统包括用于承载反应容器的反应盘，以及实现反应系统恒温的温控结构。

1. 反应盘组件 通常采用圆盘式结构设计，位于分析部台面的中间，主要用于承载反应杯，将反应杯依次旋转并精确定位到工作位置，包括加样本位、加试剂位、搅拌位、光电数据采集位、自动清洗位等，就像工业流水线中的传输装置一样，以支持实现反应过程中一系列动作的自动化。而圆盘式的结构，结合每个周期的工作时序设计，则可以使圆盘式反应盘的每个反应杯能够周而复始地循环进行一个又一个的测试。如此，利用有限的反应杯位，通过反应杯自动清洗机构，或者自动换杯装置，可以使测试长时间连续进行。

反应杯有玻璃材质和塑料材质。塑料材质反应杯根据其材料特点，也有可反复使用型和一次使用型（抛弃型）之分。

2. 温控系统 多数生化反应都和温度有关，通常生化分析仪的反应温度控制在 37℃左右。反应盘系统的温度准确度和波动度对仪器分析性能的保证具有重要意义。常见的反应盘恒温结构有空气浴结构、液体浴结构、固体直热式、固体恒温槽式、液体恒温槽式等，如图 1-14 所示。

不同的结构分别用空气、液体、固体等对反应盘实现孵育，各有特点。空气浴结构简单，易于维护，但由于空气热容小，易受环境影响；液体热容大，受环境影响小，但液体易滋生微生物或引起矿物质沉淀，影响光路检测，必须定期维护；固体直热式系统升温迅速，受环境影响小，控温精度接近液体浴，免维护，但反应盘转动部分质量较大，当反应盘尺寸增大时，对传动系统提出了较高的要求。

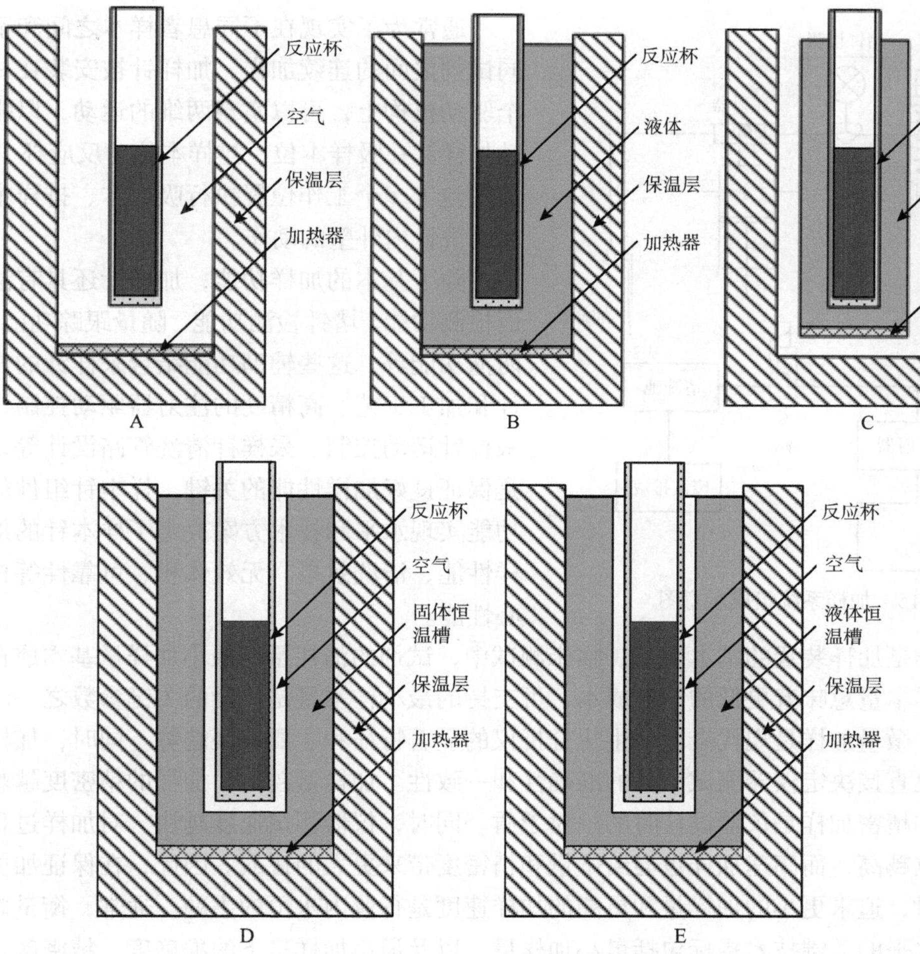

图 1-14　反应盘恒温结构示意图

A. 空气浴结构；B. 液体浴结构；C. 固体直热式；D. 固体恒温槽式；E. 液体恒温槽式

液体恒温槽结构与固体恒温槽结构相似，只是固体恒温槽是由导热性能良好的材料做成的实心体，结构简单；而液体恒温槽则是采用中空结构的恒温槽，在腔体内充满一种循环流动的无味、无污染、不变质、不蒸发的惰性液体，通过加热恒温槽内的液体，实现反应液的恒温孵育。但由于需要在恒温槽内预先加入恒温液，结构相对复杂一些。这两种结构集中了空气浴、液体浴和固体直热的优点，结构简单，免维护，温度的稳定性和均匀性好，抗环境干扰能力强。

（三）加样系统结构

加样系统是全自动生化分析仪的核心装置之一，通常包括样本加样和试剂加样，两者的工作原理和结构基本类似。加样性能优劣直接决定了仪器的测试性能。加样装置的基本构成包括一根加样针，其内壁通过加样管路与注射器相连。注射器根据加样量的大小产生定量运动，驱动采样针吸入或排出液体，从而实现定量加样。图 1-15 为加样装置的组成示意图，加样装置的主要组件包括加样针组件、清洗池组件、注射器组件等。

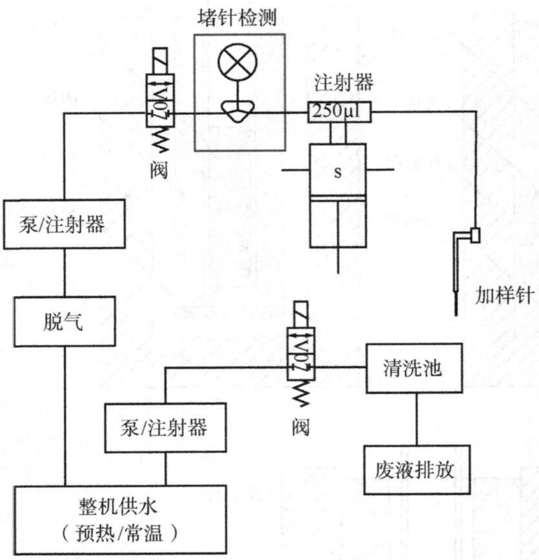

图 1-15　加样系统组成示意图

通常为了实现在不同患者样本之间和不同试剂之间的连续加样，加样针被安装在一个驱动机构上，可以实现两维的运动，以驱动加样针在吸样本位、排样本位（反应杯）、清洗池等多个工作位置执行吸样本、排样本和清洗针内外壁的动作。

除了基本的加样功能，加样针还具有液面检测功能、堵针检测功能、随量跟踪功能、防撞功能等，这些辅助功能结合采样针的设计和加工工艺、高精度的注射器驱动控制、采样针运动控制、采样针清洗管路设计等，是保证良好加样性能的关键。样本针组件的功能实现水平和技术方案决定了样本针的加样性能、清洗效果、无效体积、可靠性等核心性能。

可靠加样是加样装置的基本要求。临床测试中，试剂的消耗量与最小加样量基本成正比，更小的样本量意味着更低的试剂成本，可支持的最小样本量是仪器的关键参数之一。正因为如此，微量加样是现代全自动生化分析仪的显著特征和主要发展趋势。同时，加样系统的精度也直接决定仪器测试结果的准确性和一致性。加样量越小，加样的精密度越难保证，微量和精密加样是仪器设计时的一对矛盾。同时，仪器测试速度越快，对加样过程的速度要求也越高，而高速加样也会给微量和精密度带来更大的挑战。因此，在保证加样精密度的同时，追求更小的加样量和更高的加样速度是行业内永恒的主题。通常，衡量微量加样技术水平的关键技术指标包括最小加样量，以及最小加样量下的准确度、精密度、交叉污染水平等。

（四）搅拌混匀系统结构

搅拌混匀系统用于实现反应杯内的样本与试剂混合液的混匀。常规实现方式为机械搅拌混匀，即将搅拌杆插入反应液中，通过搅拌杆的高速旋转，实现反应液的混匀。搅拌杆的结构形状也多种多样，有螺旋状、平面桨片状等。为了有效控制交叉污染，搅拌杆的表面一般需要进行特殊处理。

反应液混匀有多种不同的实现方式，如机械搅拌混匀（大多数仪器常见方式）、振动混匀（如 ADVIA 系列）、超声波混匀（如 c 702 全自动生化分析仪）等。

（五）自动清洗系统结构

自动清洗系统主要指对反应杯的自动清洗。

在线清洗时，采用清洗液和去离子水，对反应杯进行多步骤的自动清洗。清洗后反应杯可被重复使用。自动清洗系统要确保反应杯在测试过程中无交叉污染和干燥。

不同厂商、不同机型的自动清洗系统，其结构和步骤略有差异，但实现原理基本一致。

反应杯自动清洗系统一般由清洗针、升降电机和相关的液路组成，由升降电机控制清洗针在各个清洗阶段进行上升和下降动作，完成对反应杯的清洗。

清洗步骤一般可分为6阶、8阶清洗。以8阶清洗为例，清洗的流程如下：第一步，使用稀释清洗液清洗反应杯；第二步，使用去离子水清洗反应杯；第三步，吸干、擦拭反应杯。其中，第一步和第二步清洗针，分别有吸液针和注液针，清洗时吸液针吸取废液，注液针注入清洗液或去离子水。第三步清洗时，只吸液不注液，实现反应杯的吸干和擦拭。

为了达到更好的清洗效果，有些机型采用加热器对清洗液和清洗水进行预加热。清洗完成后，清洗废液通过两级分流，分为高浓度废液和低浓度废液。

（六）样本传输系统结构

样本传输在全自动生化分析仪上最常采用的是盘式结构，即样本盘。在高速仪器上多采用轨道进样，即样本架，这也是一种发展趋势。

不管是样本盘还是样本架，功能都是把样本准确可靠地定位到吸样位置，盘式结构的主要优点是结构相对简单，成本低，故障率低，但样本放置数量受到结构空间限制，且测试过程中不便随时追加样本；而轨道进样的主要优点是方便随时追加样本，特别适合于模块互联和实验室自动化系统。

多数全自动生化分析仪标配或选配样本条码扫描模块，以支持样本信息的自动识别，便于用户实现样本实验室信息化管理。

（七）试剂盘系统结构

试剂盘系统通常包含试剂储存装置与试剂信息识别装置。

试剂储存装置常为盘状结构，即试剂盘。试剂盘可旋转并将任意试剂精确定位到试剂针吸试剂位置。生化分析仪一般具有一个或多个试剂盘，每个试剂盘具有多个试剂位。试剂位的数量决定了仪器同时可分析项目的数量。

试剂盘除了具有基本的储存试剂功能外，多数全自动生化分析仪标配或选配试剂条码扫描模块，以支持试剂信息的自动识别。也有些产品采用 RFID 技术实现试剂信息的自动识别。

试剂盘通常还具有试剂冷藏功能，不同型号的生化分析仪实现的冷藏温度范围略有差异，一般都可以达到4～12℃，有些仪器可实现2～8℃的冷藏。试剂盘制冷方式有半导体制冷、压缩机制冷等，半导体制冷一般是把制冷片固定在试剂盘底上，压缩机制冷是采用制冷液循环的结构。

第五节　生化分析仪的参数设置与功能简介

自动生化分析仪的参数是仪器进行项目测试的基本信息，参数的正确设置和合理使用是仪器正常工作的前提。

不同厂商的产品，项目基本分析参数（也称通用分析参数）设置类似，通常包括样本量、试剂量、波长、反应时间、反应方法、线性范围、可报告范围、校准参数等。需注意的是，除了基本分析参数外，为保证生化检测系统结果的可靠性与有效性，还有高级分析参数（或者称为结果判断参数，特殊分析参数），是指与结果判断功能对应的参数设置。结果判断功能和相关参数的使用对用户能否获得安全有效的测试结果至关重要。高级分析参数包括前带检查、底物耗尽限、线性限、试剂空白等异常判断的参数设置。这些参数的设置，虽然不同厂商产品要解决的问题相同，但各个厂商对参数的定义和对应的计算公式并不完全相同，仪器软件界面也不同。

对于当前常见的配套检测系统产品，厂商通过检测系统构建和严格的物料一致性控制，提供给用户的项目参数中通常已经包含了有效的参数值，不需要用户再进行手工设置，给使用带来很大的方便，也有效地避免了参数设置不合适可能带来的负面影响。但使用开放通道时，需要参考手册、试剂说明书或咨询厂商，了解参数含义，结合仪器的软件参数设置界面，确保正确使用这些报警参数，以避免误报警或漏报警，给检验工作带来困扰。

此外，交叉污染也是影响全自动生化分析仪结果的一个因素，用户使用产品时，需要了解交叉污染的基本原理，仪器相关功能和设置，确保正确使用，以免由于交叉污染导致错误结果。

一、基本分析参数设置

如果是新装机或新增加测试项目，需要进行项目参数设置，包括基本的测试参数设置、校准参数设置等。具体的参数设置操作，各个厂商的界面并不完全一致，但基本参数大同小异，可结合厂商的说明书进行设置。基本参数设置界面示例如图 1-16 所示。

1. 项目名称 开放通道可由用户自定义设置。

2. 分析方法类型 分析方法分为终点法、固定时间法和动力学法。不同方法的介绍详见本章第三节。开放通道项目应参考试剂说明书选择分析方法。

3. 测定波长 主波长可根据试剂反应的显色物质吸收峰进行选择，通常主波长设置在吸收峰附近。大部分项目适合设置双波长测试，如本章第三节所述，双波长测试具有消除噪声干扰、降低杂散光影响、减少样本本身的一些干扰等优点。当被测物的主波长确定之后，根据干扰物吸收光谱特征选择副波长，使干扰物在主、副波长处尽可能有相同的吸光度，而被测物在主、副波长处的吸光度应有较大的差异。如果仪器没有同样的波长可选择，则应选择最相近的波长。

不同厂商、不同型号的仪器波长数量和具体波长不尽相同，下文为部分型号仪器的波长。

BS-2000：12 个波长，分别为 340nm、380nm、412nm、450nm、505nm、546nm、570nm、605nm、660nm、700nm、740nm、800nm。

cobas 8000 生化模块：12 个波长，分别为 340nm、376nm、415nm、450nm、480nm、505nm、546nm、570nm、600nm、660nm、700nm、800nm。

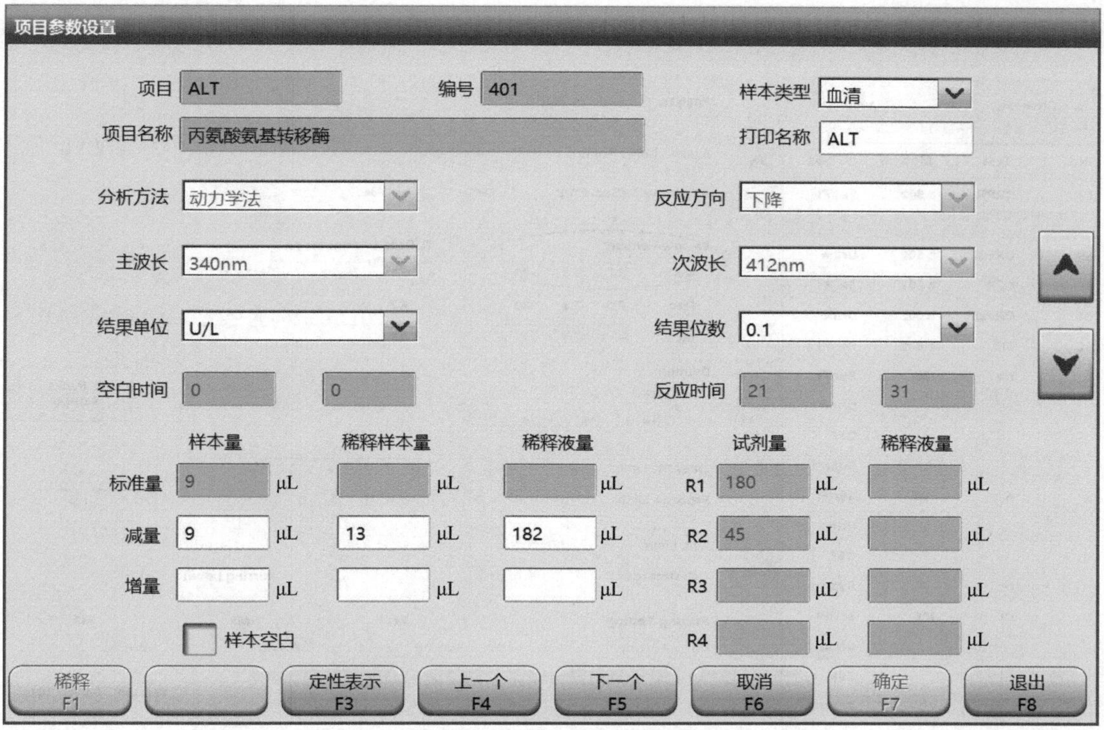

图 1-16　基本参数设置界面（BS-2000）

AU 5800：13 个波长，分别为 340nm、380nm、410nm、450nm、480nm、520nm、540nm、570nm、600nm、660nm、700nm、750nm、800nm。

4. 反应方向　根据反应方向分为上升法和下降法。开放通道项目应参考试剂说明书选择反应方向。

5. 样本量、试剂量　样本和试剂体积，理论上可以按照试剂说明书的体积进行等比例放大或缩小设置。但不同厂商的仪器，反应体积通常有一定的范围限制，体积参数设置应在限定的范围内，并应对设置的体积参数进行精密度评估。

样本量分为标准样本量、减量和增量。一般而言，样本第一次检测采用标准样本量，当结果超过检测上限时，再采用减量检测；当结果低于检测下限时，再采用增量检测。

此外，对于一些特定蛋白质项目，有些仪器的系统对标准样本量会进行稀释。如图 1-17 所示，标准样本量 3 个框依次表示样本体积、稀释后样本体积和稀释液体积，示例界面中分别设置 9.0、5.0 和 180，表示该项目默认使用 9.0μl 样本和 180μl 稀释液体积进行预稀释，从稀释后的样本中吸取 5.0μl 样本进行测试。试剂量包括试剂原液量和稀释液量。浓缩试剂需要加稀释液（如去离子水等）对试剂进行稀释，界面参数中，每种试剂组分后面第一个框表示所加试剂原液体积，第二个框表示所加稀释液的量。

不同厂商仪器的体积参数设置界面定义和稀释参数设置并不完全一致，如图 1-18（AU 5800）和图 1-19（ADVIA 1800）所示。

不同于其他产品的是，ADVIA 1800 提供了样本稀释模式选项，有标准、指定、不选择三种方式。设备默认的是标准模式，此设置下，所有样本都会被以 1∶4 的稀释比例进行预稀释，其中原始样本量为30μl，稀释液量为120μl。

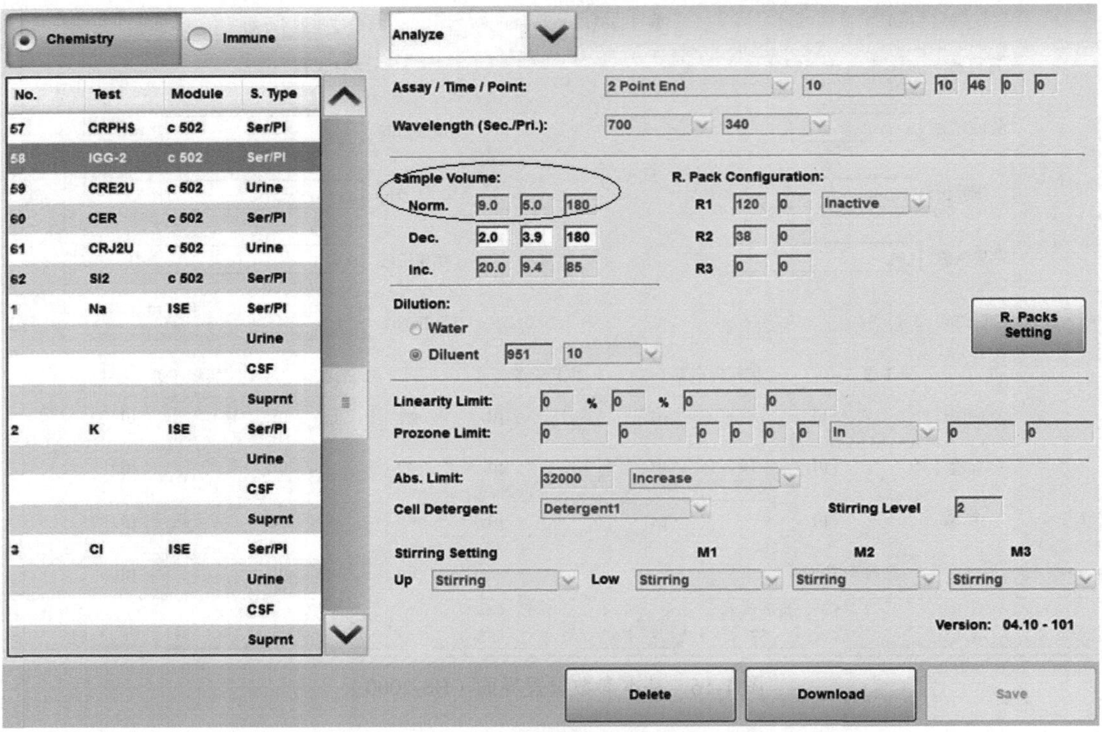

图 1-17　样本量、试剂量设置界面（c 502）

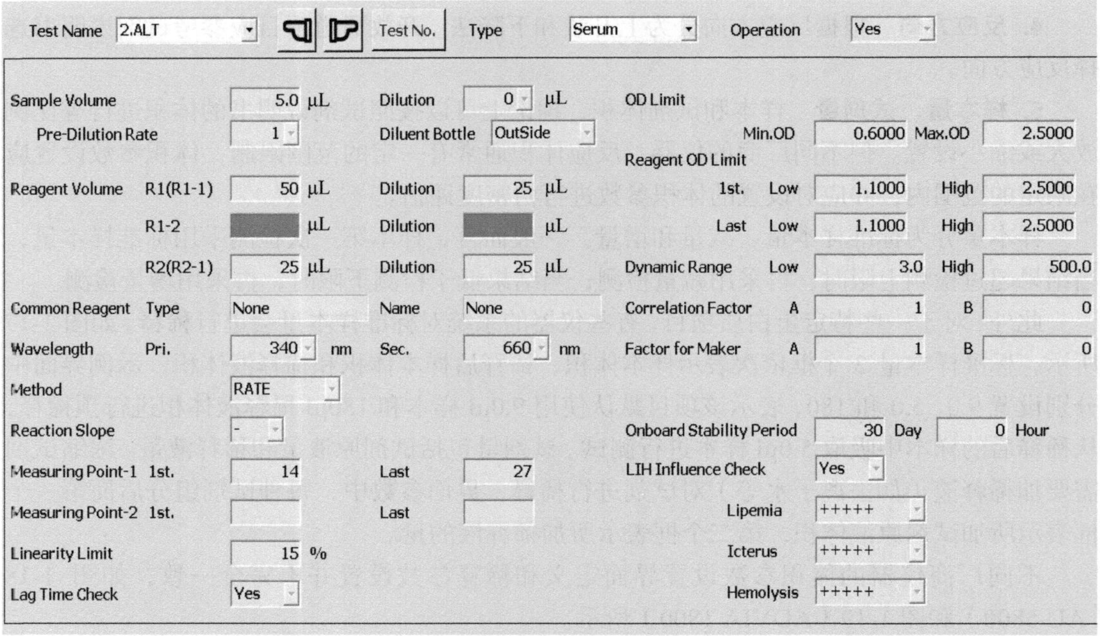

图 1-18　样本量、试剂量设置界面（AU 5800）

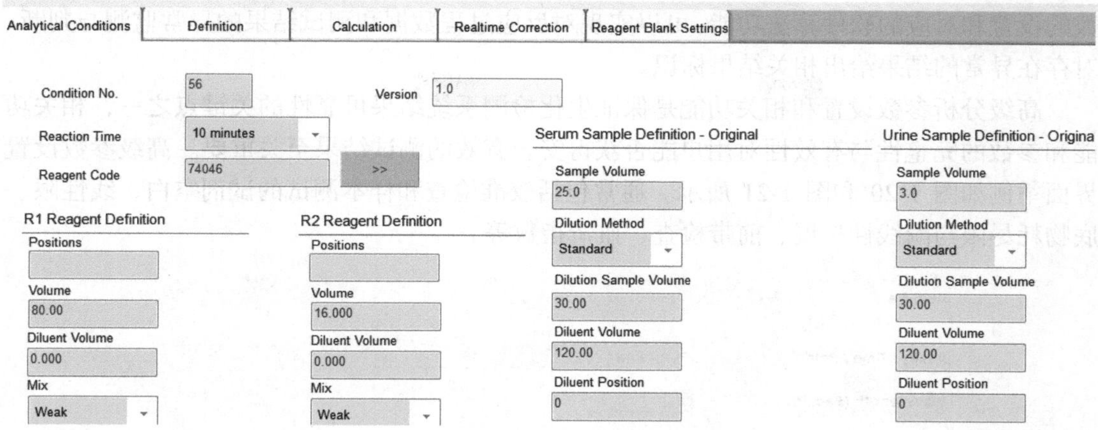

图 1-19 样本量、试剂量设置界面（ADVIA1800）

6. 反应时间 开放通道项目的反应时间通常可以参考试剂说明书给出的时间设置。仪器反应时间参数设置中，通常是以测光点序号为单位设置的，如果试剂说明书给出的时间单位是分钟，需要参考仪器说明书中的测试流程和测光点时间间隔进行转换。

7. 校准参数 校准参数设置中，基本设置包含校准规则、校准品位置和浓度。校准品浓度通常由校准品厂商提供。需要注意的是，校准品的浓度定值与试剂有关，在使用非试剂配套校准品时，浓度值不一定完全适用，不合适的校准浓度值设置会导致所有样本结果产生偏差。

校准规则分为两大类，即线性校准和非线性校准。其中，线性校准又包括单点线性校准、两点线性校准和多点（大于 2 点）线性校准，主要适用于比色法测定的项目；非线性校准主要包括 Logistic-Log 4P、Logistic-Log 5P、Exponential 5P、Polynomial 5P、Parabola 和 Spline 等，主要适用于比浊法测定的项目。

8. 线性范围和可报告范围 线性范围指测定结果与反应度（R）呈线性的范围，表示仪器的可检测范围。设置时请参考试剂盒中的说明书。

系统将计算出来的样本浓度与设定的线性范围做比较，若超出上限，将给出“＞”标记，若超出下限，将给出“＜”标记。默认为空，表示不进行此项检查。

配套检测系统的产品，该参数由厂商提供并自动导入。开放通道项目由用户参考试剂说明书进行设置。

9. 小数点位数 配套检测系统的产品，该参数由厂商提供并自动导入。开放通道项目由用户根据项目检测值的单位和浓度分布范围自定义。

10. 参考区间 每个项目的参考区间可以参考国家卫生健康委员会相关指南文件，也可以实验室自建或参考厂商提供的参考范围进行设置。

二、高级分析参数设置与功能

高级分析参数即特殊分析参数，有些厂商也称为结果判断参数或有效性检查参数等。它是指通过智能化的软件算法功能设计，结合每个项目预先设定的判断参数。通过高级参数的设置和对应的软件算法功能，可以实现对反应过程数据和测试结果的异常监测与判断，对存在异常的结果给出相关结果标识。

高级分析参数设置和相关功能是保证生化检测系统结果可靠性的关键点之一，相关功能和参数的完整性与有效性对用户能否获得安全有效的测试结果至关重要。高级参数设置界面举例如图 1-20 和图 1-21 所示。通常包括校准检查和样本测试的试剂空白、线性限、底物耗尽限与酶线性扩展、前带检查、血清指数等。

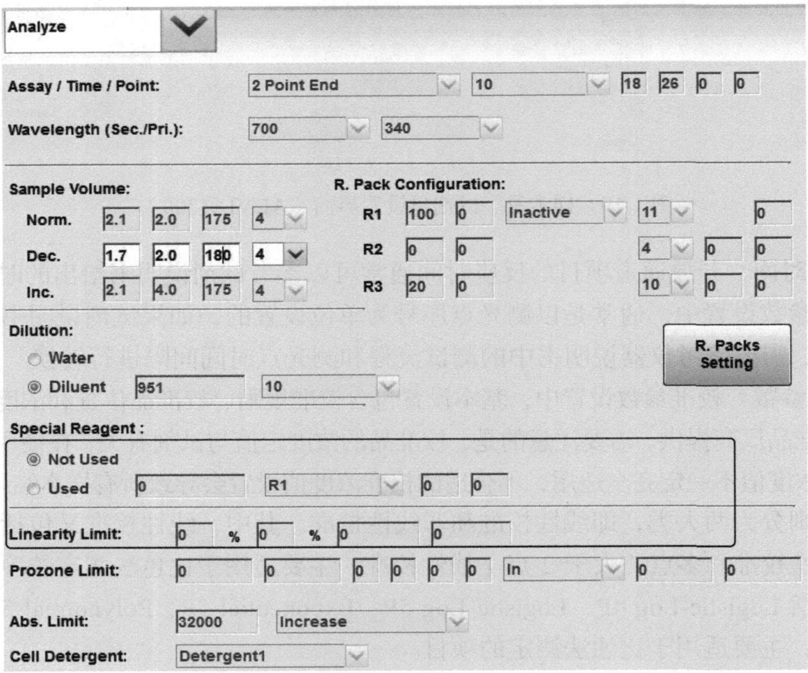

图 1-20　高级参数设置界面（c 702）

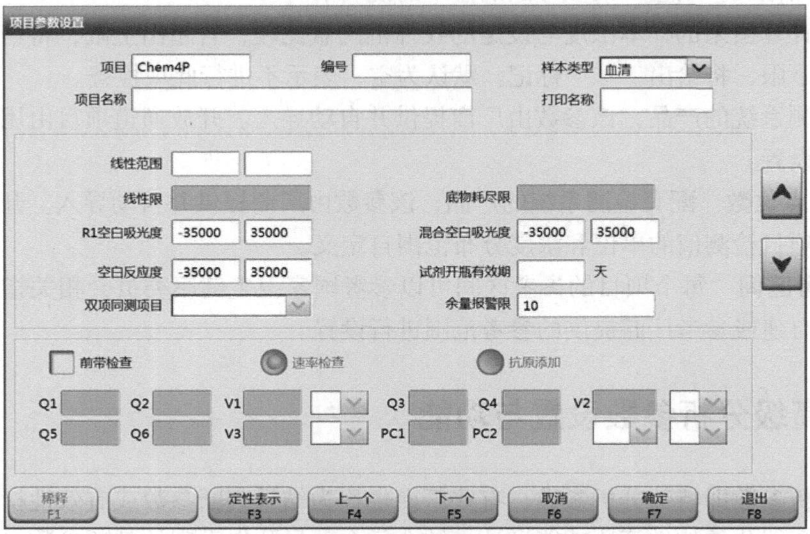

图 1-21　高级参数设置界面（BS-2000）

（一）校准检查

校准检查的设置可以起到对校准的有效性进行检查和判断的作用。不同厂商的校准检查规则大同小异，参数设置界面不尽相同，下面以 BS-2000 校准检查参数设置为例进行简单介绍（图 1-22）。

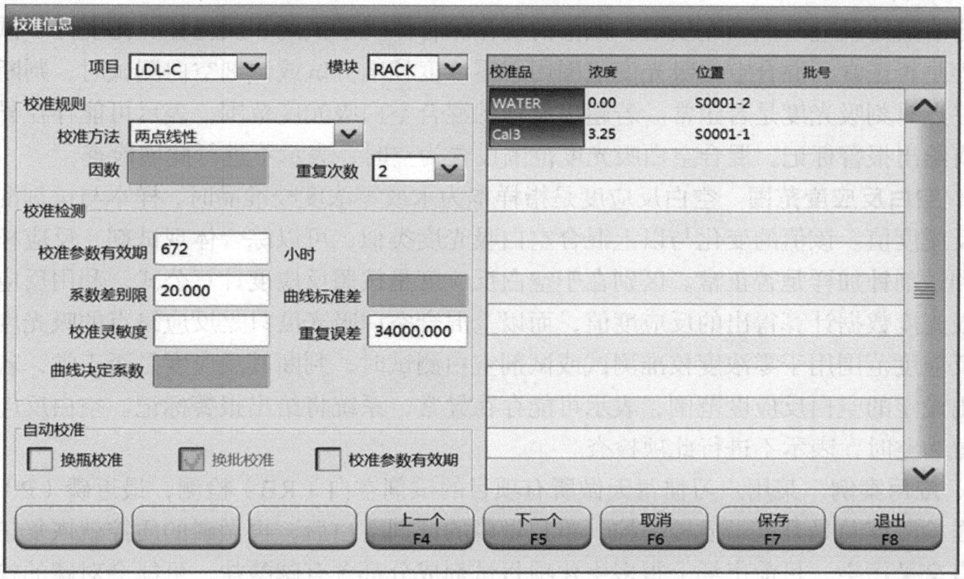
校准信息
项目 LDL-C
模块 RACK
校准规则
校准方法 两点线性
因数
重复次数 2
校准检测
校准参数有效期 672 小时
系数差别限 20.000
曲线标准差
校准灵敏度
重复误差 34000.000
曲线决定系数
自动校准
换瓶校准
换批校准
校准参数有效期
校准品 浓度 位置 批号
WATER 0.00 S0001-2
Cal3 3.25 S0001-1
上一个 F4
下一个 F5
取消 F6
保存 F7
退出 F8

图 1-22　校准检查参数设置界面（BS-2000）

校准参数有效期：定义校准有效期，超过设置有效期后，系统自动提示重新校准。允许输入范围为 1～9999。

系数差别限：仅对线性校准有效，指校准参数 *K*（曲线斜率）本次与本仪器本项目上次的相对偏差。该值反映了该项目校准参数的稳定性。如果大于设定值，系统给出“FAC”标记并报警。输入百分比，允许范围为 0～100。

曲线标准差：仅对多点线性和非线性校准有效。该值反映了各浓度校准品实测反应度与拟合校准曲线的偏离程度。如果大于此值，系统给出“CSD”标记并报警。允许输入范围为 0～999。

校准灵敏度：指最大浓度校准品和最小浓度校准品反应度差值的绝对值。如果小于此值，系统给出“SEN”标记并报警。允许输入范围为 0～35 000。

重复误差：指每个校准品多次测定获得的反应度最大值与最小值之差。如果大于此限，系统给出“DUP”标记并报警。允许输入范围为 0～35 000。

曲线决定系数：仅对多点线性和非线性校准有效，指校准曲线的拟合度。如果小于此值，系统给出“DET”标记并报警。输入范围为 0～1。

每个项目根据自身校准特性设置对应校准检查参数的值。

（二）试剂空白检查

1. R_1 空白吸光度范围　R_1 空白吸光度是指 R_1 试剂的吸光度值。R_1 空白吸光度的变化

体现了 R_1 试剂本身可能的变化。此外，反应杯、光度计、试剂针加样等发生异常时，也会影响 R_1 空白吸光度的值。R_1 空白吸光度范围用于正常样本校准或质控测试时，判断 R_1 空白吸光度是否正常。若所测吸光度超出设定的 R_1 空白吸光度范围，表示可能存在异常，系统将给出报警标记。R_1 空白吸光度范围设置为空时，表示不进行此项检查。

2. 混合空白吸光度范围 混合空白吸光度是指样本为水或零浓度校准品时，样本与试剂混合溶液的反应终点吸光度值。该值的变化综合体现了试剂和反应杯、光度计、试剂针加样等是否正常。混合空白吸光度范围用于零浓度校准测试或试剂空白测试时，判断反应时间终点时刻吸光度是否正常。若超出设定的混合空白吸光度范围，表示可能存在异常，系统将给出报警标记。混合空白吸光度范围设置为空时，表示不进行此项检查。

3. 空白反应度范围 空白反应度是指样本为水或零浓度校准品时，样本与试剂混合溶液的反应度值。该值的变化与以上混合空白吸光度类似，可以综合体现试剂、反应杯、光度计和试剂针加样是否正常。区别在于空白反应度是按照反应度计算公式，利用反应过程中的吸光度数据计算得出的反应度值，而以上混合空白吸光度只是反应终点的吸光度值。空白反应度范围用于零浓度校准测试或试剂空白测试时，判断其反应度是否正常，若反应度超出设定的空白反应度范围，表示可能存在异常，系统将给出报警标记。空白反应度范围设置为空时，表示不进行此项检查。

4. 应用案例 某用户习惯每天做所有项目的试剂空白（RB）检测，最近磷（P）的试剂空白检测值总是升高，质控失控，单独做磷的试剂空白后，再做磷的质控就恢复正常，怀疑有交叉污染。目前市场上很多生化项目试剂成分都含有磷酸盐，可能会对磷的检测产生干扰，此时做交叉污染实验，证实了试剂针携带污染物，通过检查和清洗所有试剂针，磷的试剂空白和质控恢复正常，如图 1-23 所示。

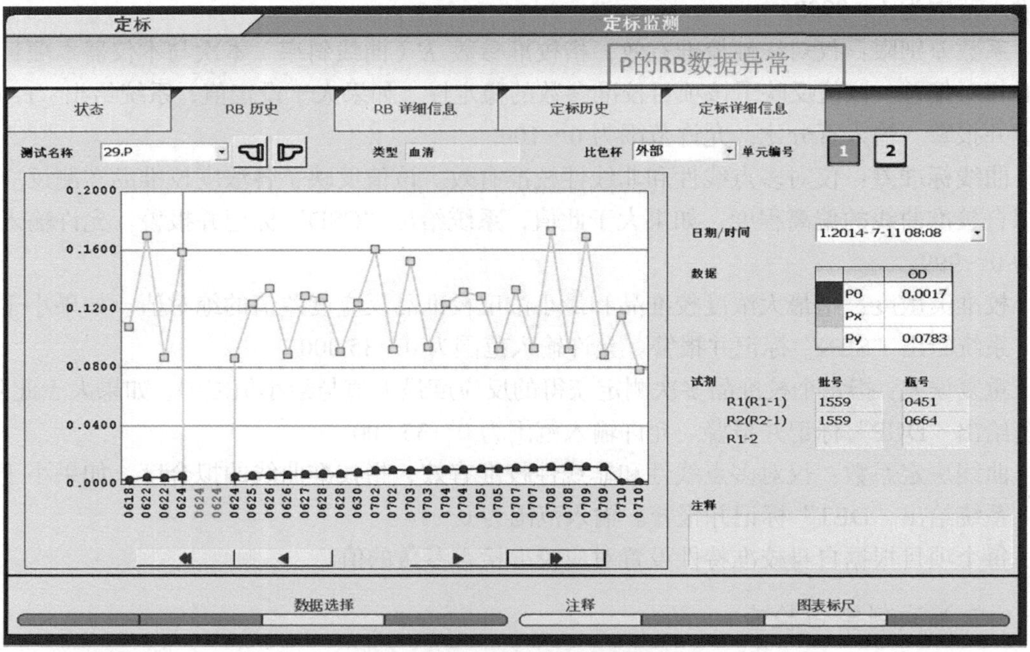

图 1-23 磷的试剂空白数据异常

（三）线性限

线性限通常用于动力学法。对于动力学项目，反应时间内的吸光度与时间（反应曲线）应该是线性关系，如果试剂发生了底物耗尽、光度计出现了波动或者搅拌不均匀，都会导致错误的测试结果。因此，系统计算测定时间的线性度，与线性限比较，判断用于检测参与反应度计算的吸光度线性区间是否为线性。若线性范围的反应数据不满足线性判断，系统会在结果报告中加上标记。

$$\frac{|\Delta A_f - \Delta A_b|}{|\Delta A_{u,v}|} < \text{线性限}$$

其中，ΔA_f、ΔA_b、$\Delta A_{u,v}$ 分别为反应曲线前部分、后部分及所有点的吸光度变化。计算出的线性度与项目参数中设置的线性限比较，如果大于线性限，给出非线性标记，并报警，提示用户进行稀释重测。

（四）底物耗尽限

底物耗尽限也称为反应限。底物耗尽限用于判断是否发生底物耗尽。

底物耗尽限是在反应时间内反应没有发生底物耗尽时，相对反应启动点所能达到的最大吸光度升高（反应曲线上升，即升反应）或最大吸光度降低（反应曲线下降，即降反应）。对于上升法，当测光点的主波长吸光度大于修正后的底物耗尽限时，则该点发生底物耗尽；对于下降法，当测光点的主波长吸光度小于修正后的底物耗尽限时，则该点发生底物耗尽。

在进行高活性的酶检测时，可能会出现底物耗尽的现象，反应曲线呈现明显非线性，如果利用通常的程序进行检测，系统可能会给出错误结果。为了避免发生底物耗尽时出现错误结果，常见的算法功能有反应时间段内的线性限检查（参见前述内容）、底物耗尽限判断，以及发生底物耗尽后的酶线性扩展计算等。

1. 基本原理 在动力学法检测的生化反应中，当高浓度（活性）样本酶含量过高，远远超出分析检测范围时，反应体系中酶的底物在反应开始的早期或主要读数区间之前就将反应底物消耗殆尽，使之后的反应吸光度变化几乎为零，曲线由陡峭突然变得平缓，底物耗尽后所测吸光度不可靠，这种现象称为底物耗尽。

2. 参数设置

（1）参数定义

$$\text{底物耗尽限}=\text{输入的底物耗尽限}+K(L_1-L_b)$$

其中，L_1 为样本测试，加入样本搅拌后的第一个测光点的主波长吸光度；L_b 为试剂空白或零浓度校准品测试，加入样本搅拌后的第一个测光点的主波长吸光度；K 为液量校正系数。

当 $L_1-L_b \leqslant 0$ 时，或没有进行试剂空白测试或零浓度校准品的测试时，不会进行校正。若发生底物耗尽，系统会在结果报告中加上标记。默认为空，表示不进行底物耗尽检查。

（2）底物耗尽限的设定

1）原装配套试剂：厂商一般会提供底物耗尽吸光度限值参数并在分析参数中进行设置。

2）非配套试剂：需要临床实验室自行确定和设置。选择一份高活性酶的混合血清，用生理盐水稀释，测定、观察反应曲线连续监测时间内线性与非线性的临界点。

MAX-OD（+）：最大吸光度，即在连续监测时间内酶促反应没有发生底物耗尽时所能达到的最大吸光度值，表示速率上升时吸光度的上限，如图 1-24A 所示。

MIN-OD（−）：最小吸光度，即在连续监测时间内酶促反应没有发生底物耗尽时所能达到的最小吸光度值，表示速率下降时吸光度的下限，如图 1-24B 所示。

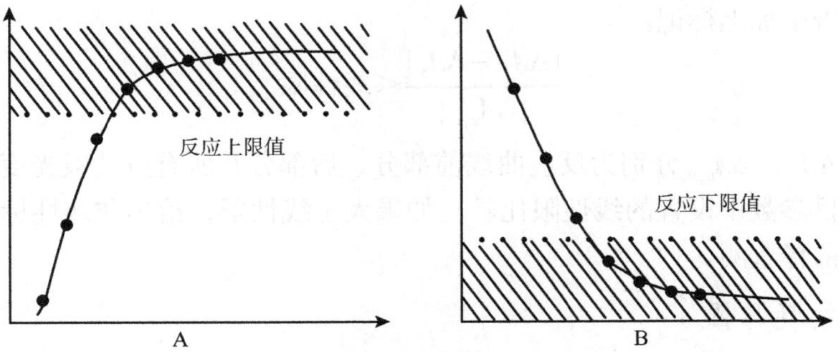

图 1-24　升反应（A）与降反应（B）的反应限值设置

3. 底物耗尽反应限消除方法（仪器功能）　设置底物耗尽自动报警参数，当发生底物耗尽时，不同型号的生化分析仪会有相应的报警符号自动提示数据异常和底物耗尽现象。各型号仪器底物耗尽自动报警参数设置及消除方法不同，主要包括自动稀释法、酶线性范围扩展等。

（1）自动稀释法：以 c 702 全自动生化分析仪的天冬氨酸氨基转移酶（AST）为例，在界面上设置酶底物耗尽反应限值为7500，该项目为速率法降反应，则报警触发条件如图 1-25 所示，测光区内 4 个或 4 个以上的检测点大于反应限值 7500 时不触发数据报警；3 个或 3 个以下的检测点大于反应限值 7500 时则触发底物耗尽报警。

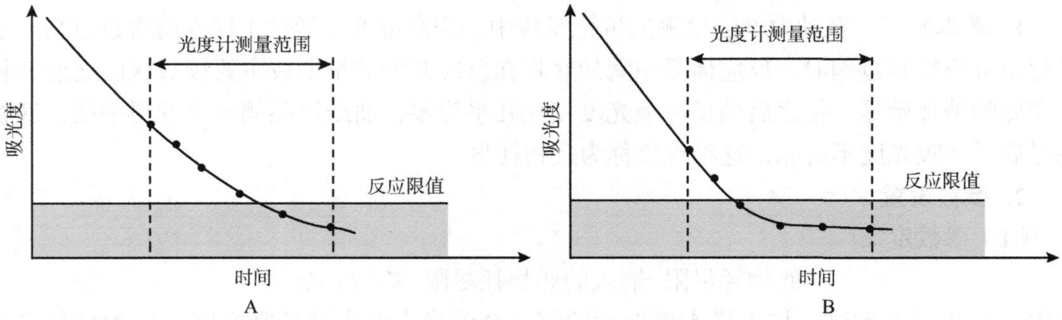

图 1-25　反应限值检查触发报警条件

A. 未触发报警；B. 触发报警

（2）酶线性范围扩展：也称为弹性速率法或读点前移法，如图 1-26 所示。

当反应时间段内查找的未耗尽测光点个数＜2，不足以计算反应度时，可启动酶线性范围扩展功能，利用包括延迟时间在内的测光点数据计算最大反应速率作为该样本的反应度。

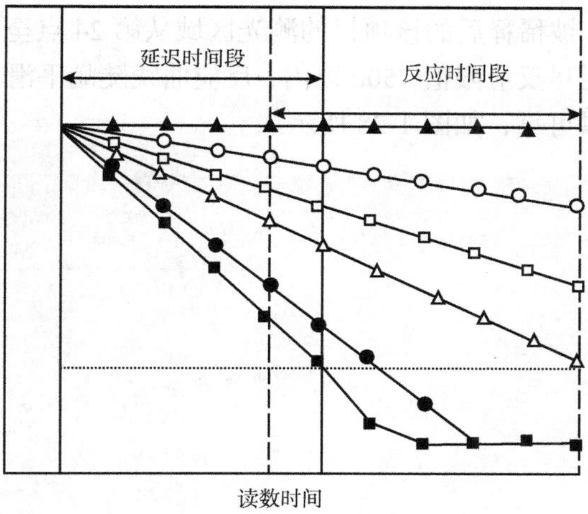

图 1-26　酶线性范围扩展

酶线性范围扩展通过动态查找反应区间的线性区域自动确定计算区间，有效扩展了线性范围，降低了样本重测的概率，大大提高了工作效率。

4. 应用案例　某样本天冬氨酸氨基转移酶（AST）第一次检查结果为 2208U/L，结果出现底物耗尽限的报警符号，提示结果异常和底物耗尽现象，从反应曲线可见，该项目的测光区域从第 24 点至第 38 点，仅有 3 个测光点在设置的酶底物耗尽反应限值 7500 以内，如图 1-27 所示，所以触发了底物耗尽反应限报警和启动自动稀释功能。自动稀释后结果为 5348U/L，无

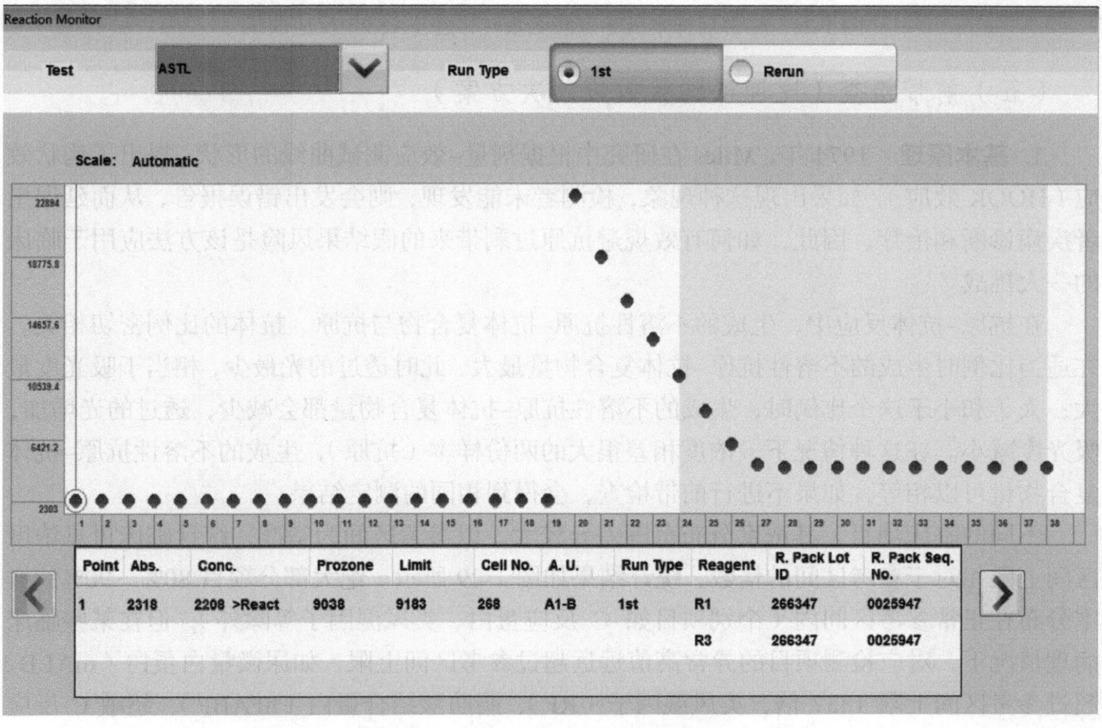

图 1-27　某样本天冬氨酸氨基转移酶（AST）反应曲线

报警符号。从反应曲线可见，被稀释后的该项目的测光区域从第 24 点至第 38 点，所有 15 个测光点都在设置的酶底物耗尽反应限值 7500 以内，反应曲线陡峭平滑，呈线性，所以不触发底物耗尽数据报警，结果可靠，如图 1-28 所示。

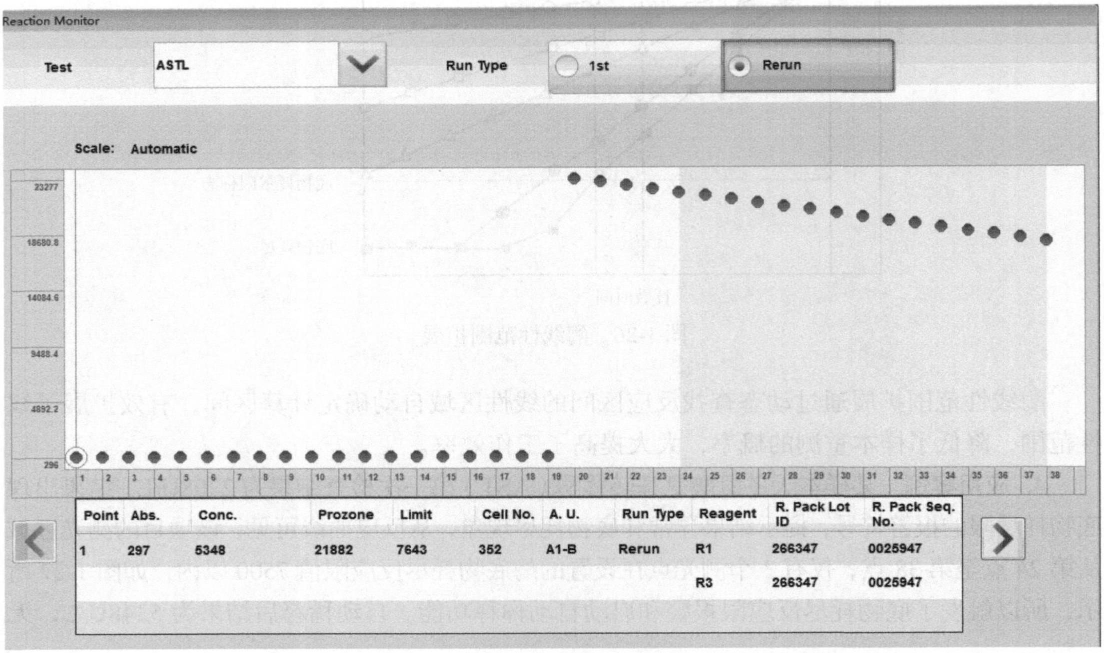

图 1-28　稀释后样本天冬氨酸氨基转移酶（AST）反应曲线

（五）前带检查（比浊法钩状效应解决方案）

1. 基本原理　1974 年，Miles 在研究中根据剂量–效应测试曲线的形状，提出了钩状效应（HOOK 效应）。如果出现这种现象，检测者未能发现，则会发出错误报告，从而延误患者疾病诊断和治疗。因此，如何有效规避抗原过剩带来的假结果风险是该方法应用于临床的一大挑战。

在抗原–抗体反应中，生成的不溶性抗原–抗体复合物与抗原、抗体的比例密切相关。在适当比例时生成的不溶性抗原–抗体复合物量最大，此时透过的光最少，相当于吸光度最大；大于和小于这个比例时，生成的不溶性抗原–抗体复合物量都会减少，透过的光增加，吸光度减小。在这种情况下，浓度相差很大的两份样本（抗原），生成的不溶性抗原–抗体复合物量可以相等，如果不进行前带检查，会得到相同的测定结果。

不同的临床项目，其浓度分布范围差异较大。以参考区间为基准，统计临床可见浓度区间上限相对于参考区间的倍数，统计结果如图 1-29 所示。绝大部分项目 80%～90%的样本分布在正常参考区间内（个别项目如 C 反应蛋白、类风湿因子等除外）；但在某些临床病理情况下，对应检测项目的异常高值远远超过参考区间上限，如尿微量白蛋白（mALB）超过参考区间上限 1837 倍，类风湿因子（RF）、脂肪酸结合蛋白（hFABP）、超敏 C 反应蛋白（hsCRP）、C 反应蛋白（CRP）最高值可超出参考区间上限 100 倍以上。

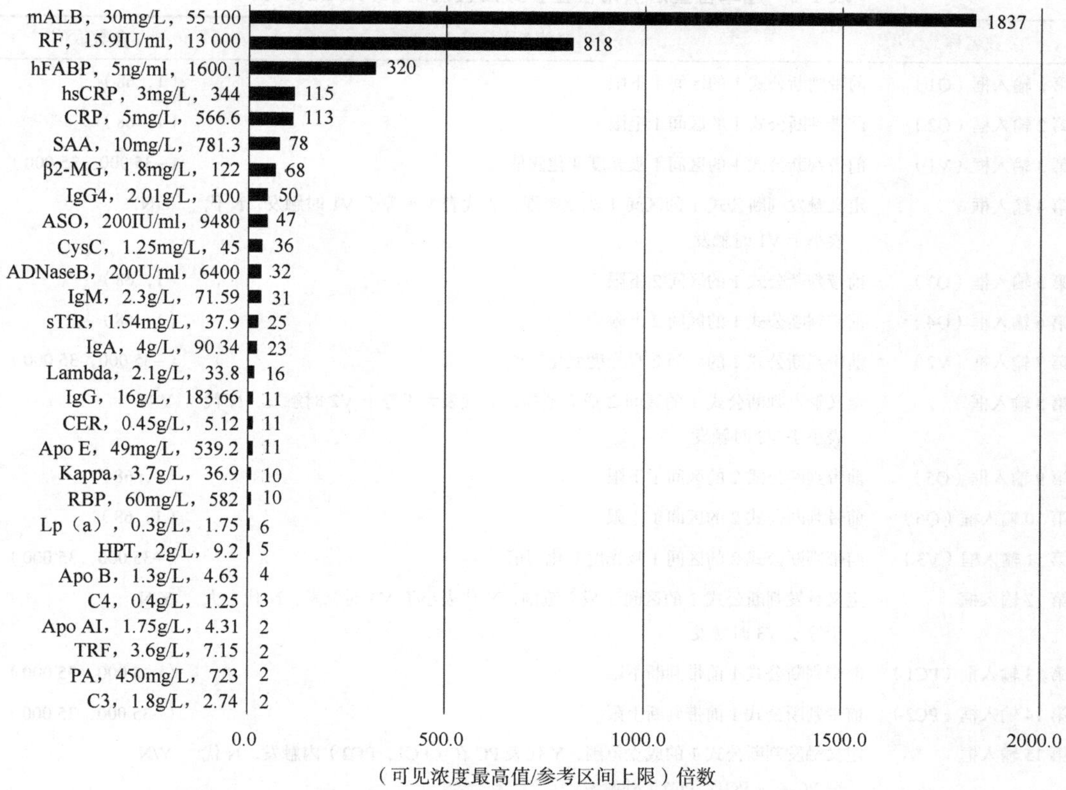

图 1-29 部分免疫比浊法项目浓度分布统计

mALB. 尿微量白蛋白；RF. 类风湿因子；hFABP. 脂肪酸结合蛋白；hsCRP. 超敏 C 反应蛋白；CRP. C 反应蛋白；SAA. 血清淀粉样蛋白 A；β2-MG. β2-微球蛋白；IgG4. 免疫球蛋白 G4；ASO. 抗链球菌溶血素 O；CysC. 胱抑素 C；ADNaseB. 脱氧核糖核酸酶 B；IgM. 免疫球蛋白 M；sTfR. 可溶性转铁蛋白受体；IgA. 免疫球蛋白 A；Lambda. 免疫球蛋白 λ 轻链；IgG. 免疫球蛋白 G；CER. 铜蓝蛋白；ApoE. 载脂蛋白 E；Kappa. 免疫球蛋白 κ 轻链；RBP. 视黄醇结合蛋白；Lp（a）. 脂蛋白（a）；HPT. 触珠蛋白；Apo B. 载脂蛋白 B；C4. 补体 C4；Apo AⅠ. 载脂蛋白 AⅠ；TRF. 转铁蛋白；PA. 前白蛋白；C3. 补体 C3。数据来源说明：临床浓度分布数据来源于广东省某医院检验科 28 个免疫比浊项目的检测结果，检测时间从 2015 年 1 月 1 日至 2017 年 5 月 30 日，其间不同项目的样本数不尽相同。检测最多的 CRP 样本数达到了 335 551 份，其次为 CysC 240 348 份，PA 和 mALB 都超过了 40 000 份。样本量最少的是 HPT，共 991 份。由于统计数据源相对有限，可能部分项目的统计结论具有一定的局限性，数据统计结果仅供参考

倍数越高，发生钩状效应的概率越高，假结果的风险越高。可以看出，类风湿因子（RF）、尿微量白蛋白（mALB）等项目的临床可见浓度分布范围相对较大，因此这些项目在临床应用中出现抗原过剩的可能性相对高一些。

2. 参数设置 前带检查有两种方法：速率检查法和抗原添加法。速率检查法基于在相同的时间内，抗体过剩反应曲线能够达到平衡，而抗原过剩反应曲线达不到平衡。抗原添加法是反应结束后增加抗原，检查是否继续反应，若无反应则表示抗原过剩。该功能的使用需要参考厂商说明书，了解每个输入框的含义和公式，这样才能确保用户可以有效地使用此功能。速率检查法前带检查参数设置说明示例（BS-2000）见表 1-2。

表 1-2　速率检查法前带检查参数设置说明示例（BS-2000）

参数名称	参数含义	参数取值
第 1 输入框（Q1）	前带判断公式 1 的区间 1 下限	（1，68）
第 2 输入框（Q2）	前带判断公式 1 的区间 1 上限	（1，68）
第 3 输入框（V1）	前带判断公式 1 的区间 1 吸光度变化阈值	（−35 000，35 000）
第 4 输入框	定义触发判断公式 1 的区间 1 成立范围，Y 代表大于等于 V1 时触发，N 代表小于 V1 时触发	Y/N
第 5 输入框（Q3）	前带判断公式 1 的区间 2 下限	（1，68）
第 6 输入框（Q4）	前带判断公式 1 的区间 2 上限	（1，68）
第 7 输入框（V2）	前带判断公式 1 的区间 2 吸光度变化阈值	（−35 000，35 000）
第 8 输入框	定义触发判断公式 1 的区间 2 成立范围，Y 代表大于等于 V2 时触发，N 代表小于 V2 时触发	Y/N
第 9 输入框（Q5）	前带判断公式 2 的区间 1 下限	（1，68）
第 10 输入框（Q6）	前带判断公式 2 的区间 1 上限	（1，68）
第 11 输入框（V3）	前带判断公式 2 的区间 1 吸光度变化阈值	（−35 000，35 000）
第 12 输入框	定义触发判断公式 2 的区间 1 成立范围，Y 代表小于 V3 时触发，N 代表大于等于 V3 时触发	Y/N
第 13 输入框（PC1）	前带判断公式 1 前带判断下限	（−35 000，35 000）
第 14 输入框（PC2）	前带判断公式 1 前带判断上限	（−35 000，35 000）
第 15 输入框	定义触发判断公式 1 的成立范围，Y 代表 PC 在（PC1，PC2）内触发，N 代表 PC 在（PC1，PC2）外触发	Y/N
第 16 输入框	公式 1 与公式 2 的联合逻辑触发关系设置。选择 A，则公式 1 和公式 2 同时满足才认为触发；选择 O，则公式 1 和公式 2 有一个触发就认为触发	A/O

3. 解决方案

（1）试剂配方优化：通过试剂配方优化，直接使临床可见浓度范围内不会发生抗原过剩，或者至少使临床可见浓度范围在安全范围内。这种方案会直接导致试剂成本的增加，对于样本浓度分布不是特别宽的项目较为适用。

在如下剂量曲线中，把线性范围上限到发生抗原过剩导致实测结果小于线性上限的浓度区间定义为安全范围，如图 1-30 所示。图 1-30B 中三条曲线，1 表示抗体低浓度，2 表示抗体中浓度，3 表示抗体高浓度，横坐标表示被测抗原浓度。从图 1-30 可以看出，抗体浓度越高，试剂达到的安全范围越大。对不同浓度的 IgM 分别绘制测试剂量曲线，可进一步看出抗体浓度对安全范围的直接影响，如图 1-31 所示。

（2）样本预稀释：通过样本预稀释，使直接参与到抗原–抗体反应体系中的抗原浓度降低，可以有效扩大检测范围和安全范围。有些厂商的生化分析系统上有部分项目采用了这种方案。这种方案由于默认所有样本都直接进行特定稀释倍数的测试，因此会降低测试效率，同时对试剂的灵敏度也提出了一定挑战。

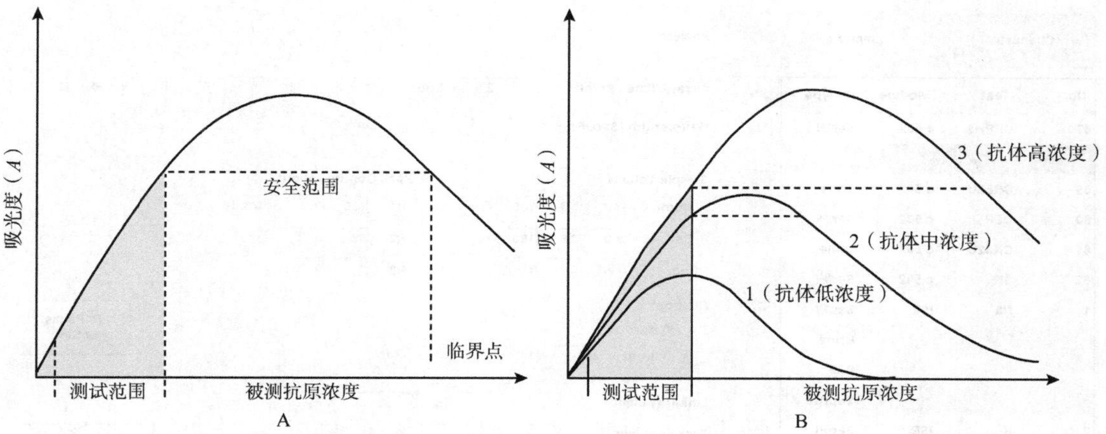

图 1-30　安全范围与抗体浓度的关系

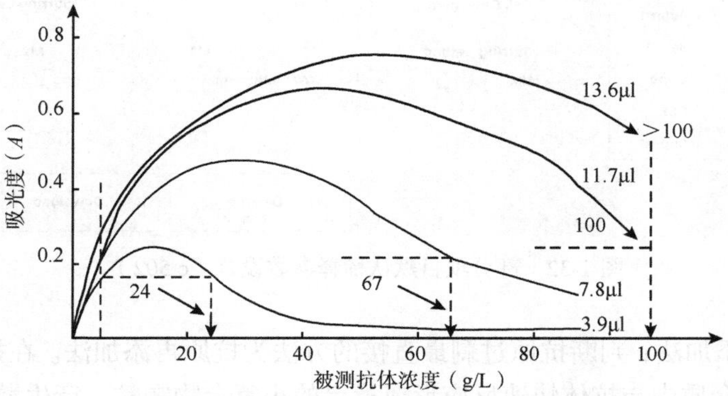

图 1-31　4 种不同浓度的 IgM 测试曲线

3.9μl、7.8μl、11.7μl 和 13.6μl 代表 IgM 的体积；24、67、100（g/L）代表临界点

（3）通过仪器软件算法功能，对反应过程进行数据分析，自动识别抗原过剩并给出报警信息。常见的有反应速率比法和抗原再添加法。

以上三种解决方案，前两种都是生化分析仪结合试剂特点提供的功能和系统性解决方案。以下分别针对稀释法、抗原再添加法和反应速度比法举例说明。

4. 应用案例

（1）稀释法：有些生化分析仪采用默认预稀释的方案，扩大检测范围的同时，有效避免前带现象。如图 1-32 所示，c 502 生化分析仪的 IgG 项目封闭参数，从标准样本量设置可见，样本原量 9.0μl，测试用稀释样本量 5.0μl，稀释液量 180μl，可见其采用了默认 21 倍稀释的方案。这种默认对所有样本直接稀释特定倍数的方案，导致一个测试需要分别通过稀释步骤和测试步骤完成，直接牺牲了测试效率。

也可通过测试稀释前和稀释后的反应数据来判断是否发生前带现象。如果稀释后的测试结果显著高于稀释前的测试结果，表明稀释前的测试发生了前带现象，则以稀释后的测试结果为报告结果。这种方法虽然理论上可以有效识别前带现象，但由于增加了测试成本，降低了测试效率，实际产品中较少使用。

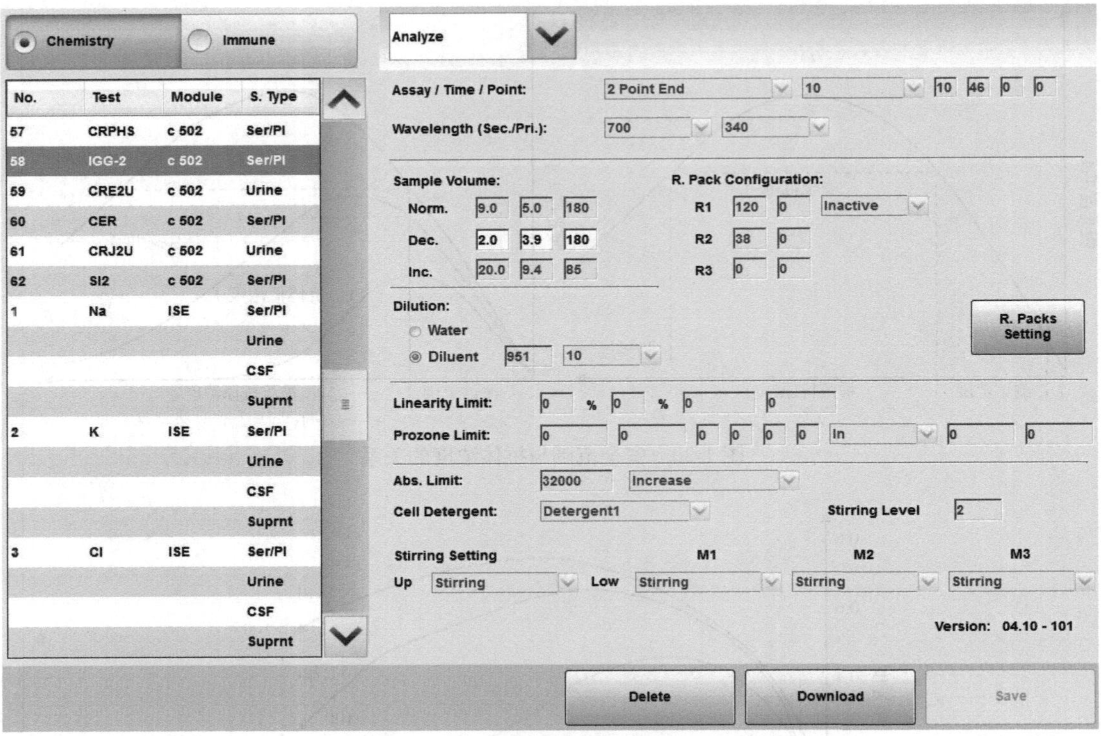

图 1-32　部分项目默认稀释参数设置（c 502）

（2）抗原再添加法：判断抗原过剩最直接的方法为抗原再添加法。在抗体过量前提下，待测抗原在反应介质中与抗体快速反应形成稳定的小复合物颗粒，产生散射光信号，该信号随复合物的增加和时间的延长（抗体过量阶段）而呈动态性增强。在规定时间内如果抗体保持过量，再次加入抗原后会继续反应，反应幅度会继续上升；如果抗原已过量，则反应下降。反应过程曲线如图 1-33 和图 1-34 所示。

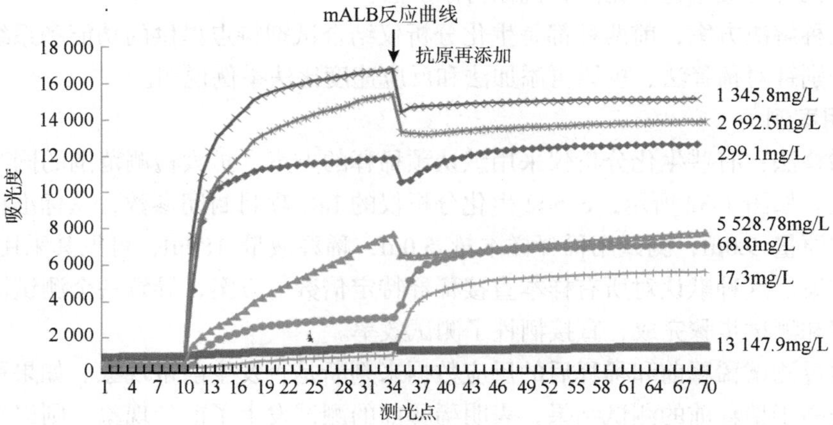

图 1-33　抗原再添加反应曲线 1

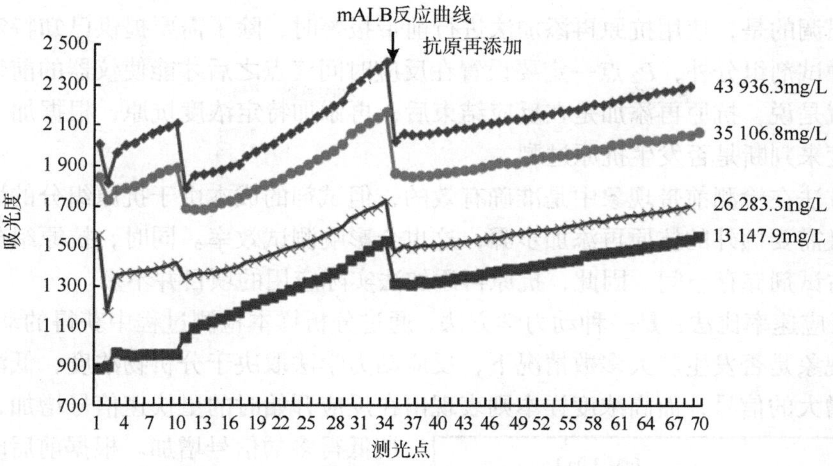

图 1-34 抗原再添加反应曲线 2

对于示例中的尿微量白蛋白（mALB）项目来说，其前带报警方法为计算抗原再添加后的测光点吸光度值 P_2 相对于与抗原再添加前的测光点吸光度值 P_1 的变化量，与设定的报警阈值比较，如果小于报警阈值，则判断发生了抗原过剩。计算公式为

$$PC=P_2-K\times P_1$$

判断计算的 PC 值是否小于设定的报警阈值，其中 K 为体积因子，抗原再添加前的反应液体积为 V_1，添加抗原体积为 V_2，则 $K=V_1/(V_1+V_2)$。抗原再添加参数设置的界面如图 1-35 所示。

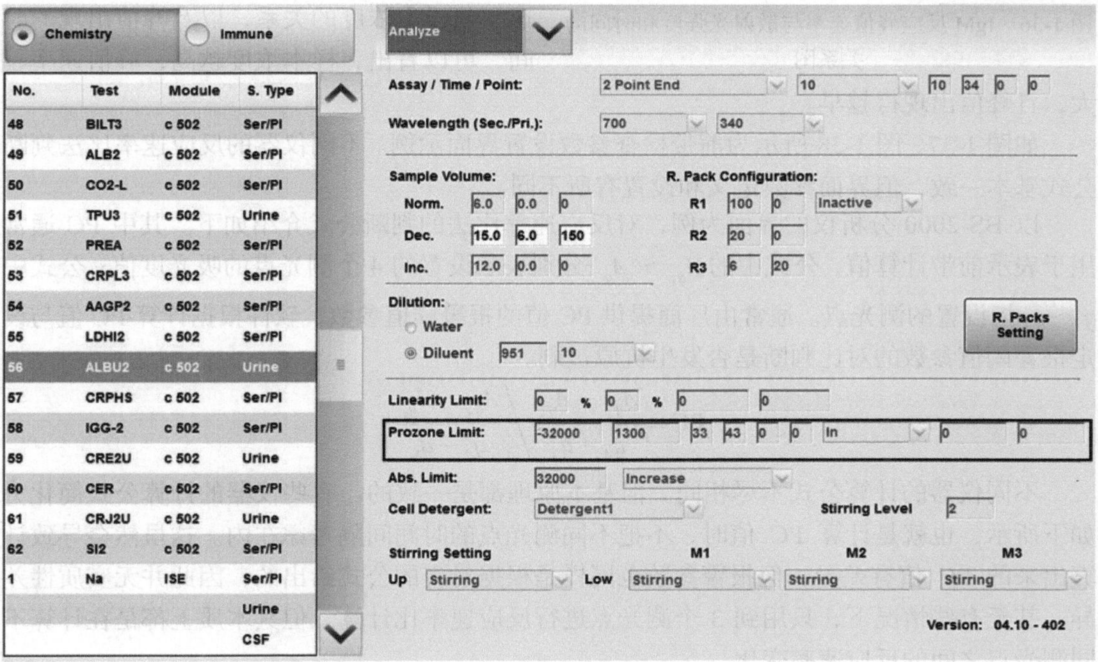

图 1-35 部分项目抗原再添加设置（c 502）

需要强调的是，使用抗原再添加法进行前带报警时，除了需要提供已知特定浓度的抗原作为一种试剂组分外，P_2点一定要设置在反应时间终点之后才能使仪器的前带检查功能有效。也就是说，抗原再添加是在反应结束后，再添加特定浓度抗原，根据加入后的反应度变化幅度来判断是否发生抗原过剩。

这种方法在检测前带现象中是准确有效的，但试剂的成本由于抗原组分的增加而直接增加，并且需要额外的抗原再添加步骤，这也会影响测试效率。同时，抗原组分试剂的增加会额外占试剂储存空间。因此，抗原再添加法实际应用的项目并不多。

（3）反应速率比法：是一种动力学方法，通过分析样本检测过程中获得的动力学数据，验证前带现象是否发生。大多数情况下，反应动力学法取决于分析物浓度，低浓度样本可显示逐渐增大的信号，而高浓度样本则表现出在反应开始时的更快速信号增加，在反应后期低得多的信号增加。根据前后时间段内反应速率的变化，可识别前带现象发生与否。这种方法不需要额外消耗试剂或降低测试效率，但并不是所有项目都适用。这一部分是因为生化分析仪的测光点通常是以周期进行的，两次测光间隔的时间固定。有些项目浓度非常高时，在加入R_2后的快速信号增加发生在刚加入R_2后的短短几秒内，非连续时间采集光电数据的方式并不能有效获取完整的信号变化过程。图 1-36 所示为 IgM 反应峰值速率与样本浓度的关系，以及峰值出现的时间，可以看出，样本浓度越高，峰值速率越大，且峰值出现得越早。

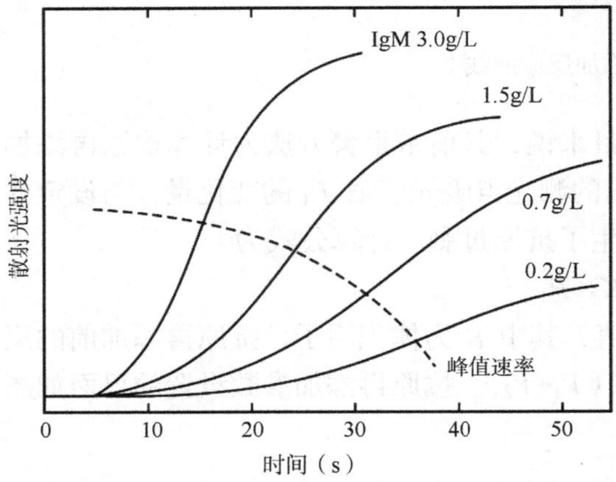

图 1-36　IgM 反应峰值速率与散射光强度和时间的关系图

如图 1-37、图 1-38 所示为前带检查参数设置界面示例。不同仪器的反应速率比法判断公式基本一致，但界面参数定义和设置有所不同。

以 BS-2000 分析仪的界面为例，对反应速率比法的判断公式介绍如下。其中 PC 通常用于表示前带计算值，公式中的 $A_{q_1} \sim A_{q_4}$ 分别表示设置的 4 个测光点的吸光度值；公式中 $q_1 \sim q_4$ 指设置的测光点。通常由厂商提供 PC 值的报警阈值参数，软件根据计算 PC 值与设定报警阈值参数的对比判断是否发生抗原过剩。

$$PC = \frac{A_{q_4} - A_{q_3}}{q_4 - q_3} \Bigg/ \frac{A_{q_2} - A_{q_1}}{q_2 - q_1}$$

不同仪器的计算公式不尽相同，但基本原理都是一致的。有些仪器的计算公式简化为如下所示，也就是计算 PC 值时，不把不同测光点的时间间隔考虑在内。这虽然会导致计算出来的 PC 值有差异，但报警参数也同样是根据对应的公式给出的，因此并无实质性差异。甚至有些情况下，只用到 3 个测光点进行反应速率比计算。但其本质上都是在计算不同测光点之间的反应速率变化。

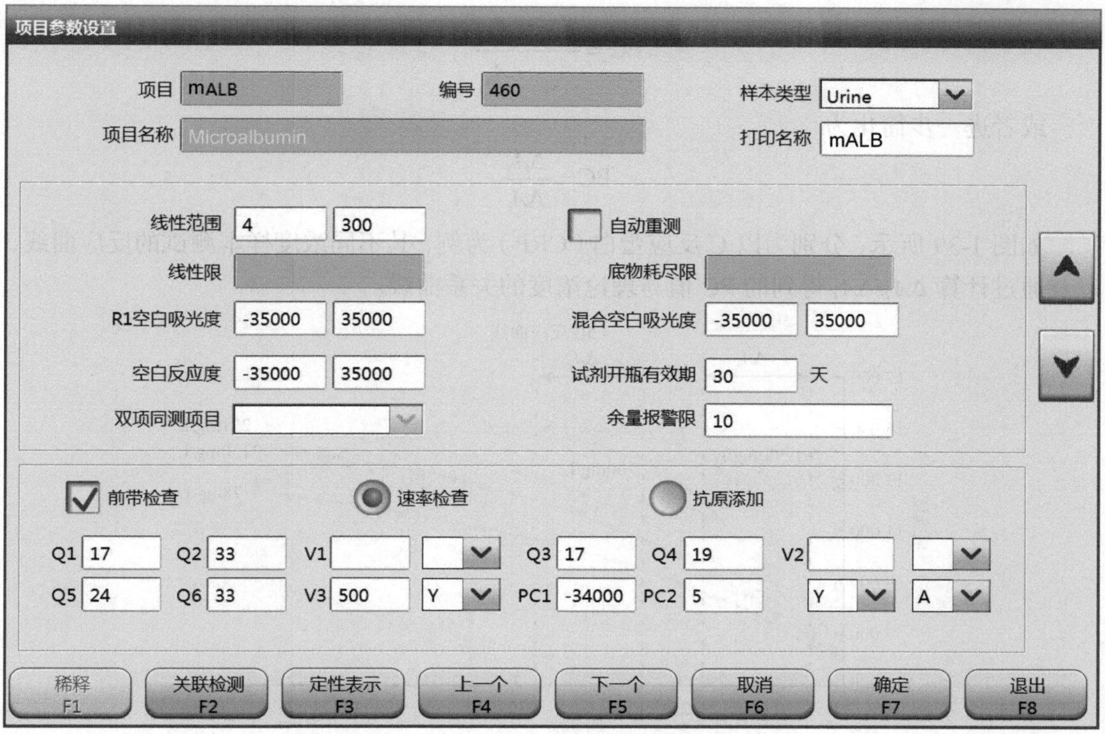

图 1-37　前带检查参数设置界面（BS-2000）

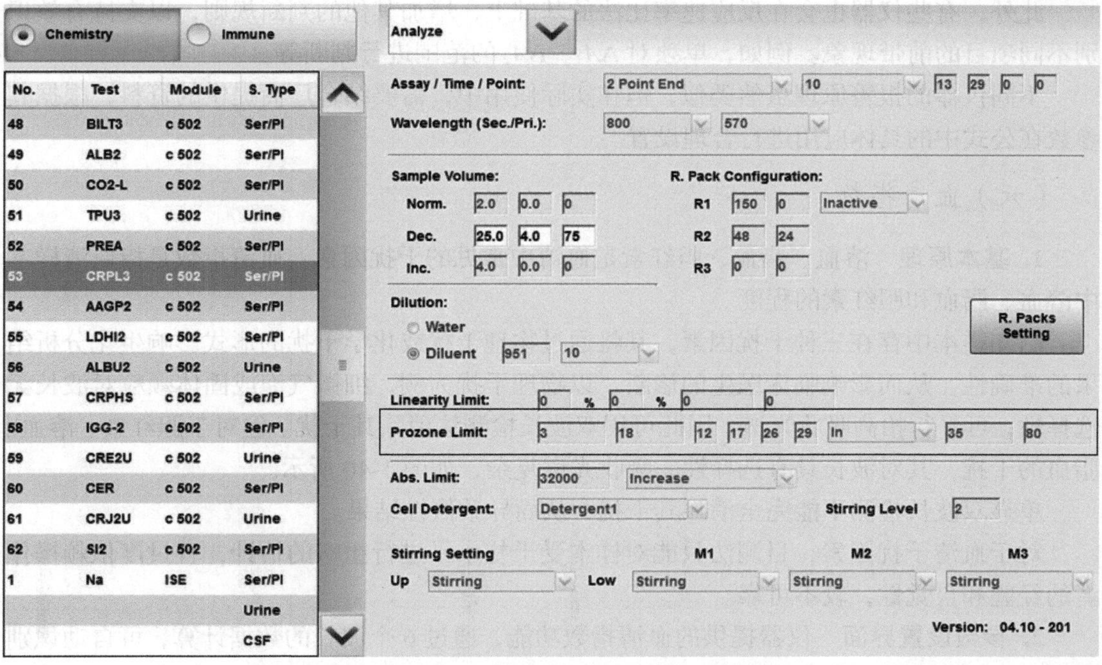

图 1-38　前带检查参数设置界面（c 502）

$$PC=\frac{A_{q_4}-A_{q_3}}{A_{q_2}-A_{q_1}}$$

或者进一步简化为

$$PC=\frac{\Delta A_2}{\Delta A_1}$$

如图 1-39 所示，分别为以 C 反应蛋白（CRP）为例，其不同浓度样本测试的反应曲线，以及通过计算 $\Delta A_2/\Delta A_1$ 得到的 PC 值与理论浓度的关系曲线。

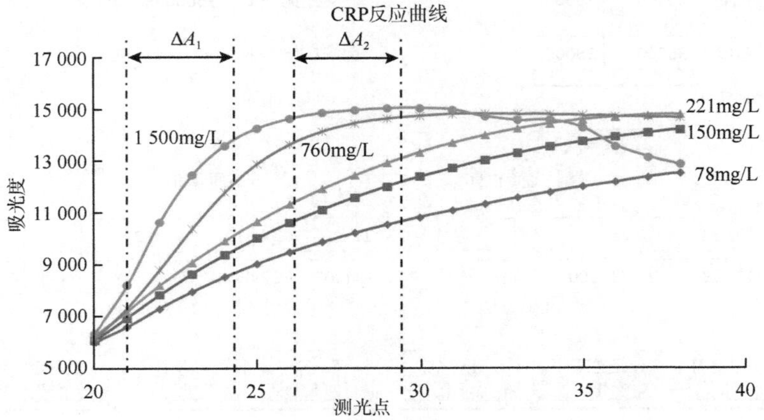

图 1-39　反应速率比法前带检查反应曲线

此外，有些仪器也会在反应速率比法的基础上，增加其他的判断规则，以支持有效识别不同项目的前带现象。例如，单独对 ΔA_1、ΔA_2 的范围进行判断等。

不同仪器的报警原理虽然类似，但在实际使用中，需要结合厂商提供的资料，根据其参数在公式中的具体应用进行合理设置。

（六）血清指数

1. 基本原理　溶血、脂血、胆红素是血清中常见的干扰因素。血清指数是指血清样本中溶血、脂血和胆红素的程度。

已知样本中存在三种干扰因素，其将通过物理干扰或化学干扰的形式影响生化分析结果的准确性，从而影响临床医生的诊断。以物理干扰为例，细微气泡或固体颗粒对波长无选择性，可平行抬高吸收光谱，因此可用双波长检测法消除其干扰。但对于胆红素、溶血、脂血的干扰，其对波长具有选择性，吸收光谱复杂，如图 1-40 所示。

单靠双波长检测不能完全消除其干扰，从而导致假性结果。

对于血清干扰因素，目测法只能对样本受干扰水平进行粗略的估计，且过度依赖操作者的经验和自觉性，较不可靠。

2. 参数设置界面　仪器提供的血清指数功能，通过 6 个波长的数据计算，可自动识别干扰样本，无须使用者肉眼观察，提高了工作效率，并及时判断测试结果的可靠性。使用血清指数信息（溶血、脂血和胆红素）可以对分析结果进行补偿，也可以通过测定的数值得到定性结果，帮助临床医生评估测试结果是否有效，决定样本是否可用。

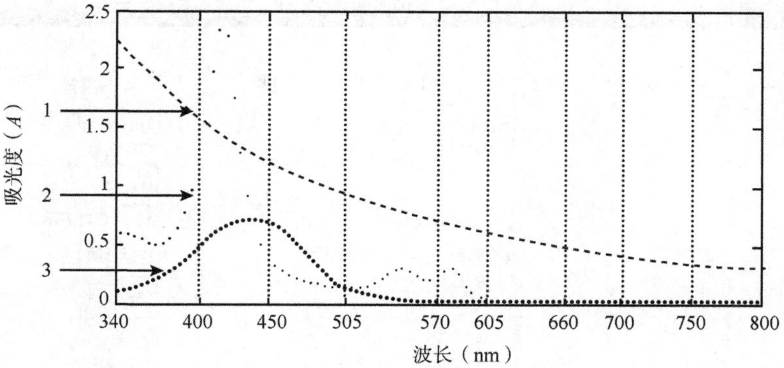

图 1-40　血清干扰因素吸收光谱

1. 代表脂血吸收光谱；2. 代表溶血吸收光谱；3. 代表胆红素吸收光谱

检测项目的血清指数检查值的参数设置如图 1-41、图 1-42 所示。

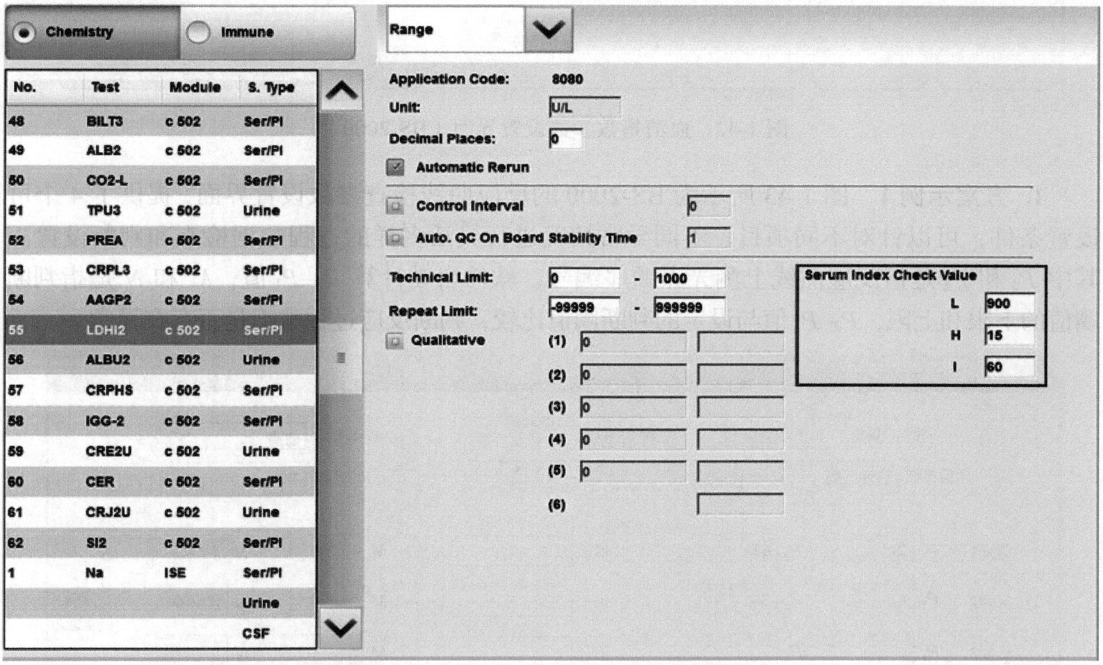

图 1-41　血清指数参数设置界面（c 502）

（七）反应曲线检查

测试极高浓度的样本、试剂过期或变质、交叉污染，可能导致实际的反应曲线与理想的曲线存在明显的偏差，进而导致测试结果存在偏离。使用反应曲线检查将针对设置好的检查区间对测试样本反应曲线进行检查，当超过设置值时将给出反应曲线异常标记。

并非所有仪器都具有该功能，需要用户结合产品说明书使用。不同仪器的反应曲线检查功能设计都是为了同样的目标：通过对反应过程数据的监测和算法处理，判断反应曲线是否正常，对于可能存在异常的曲线给出提示，尽可能避免错误结果对临床诊断的负面影响。

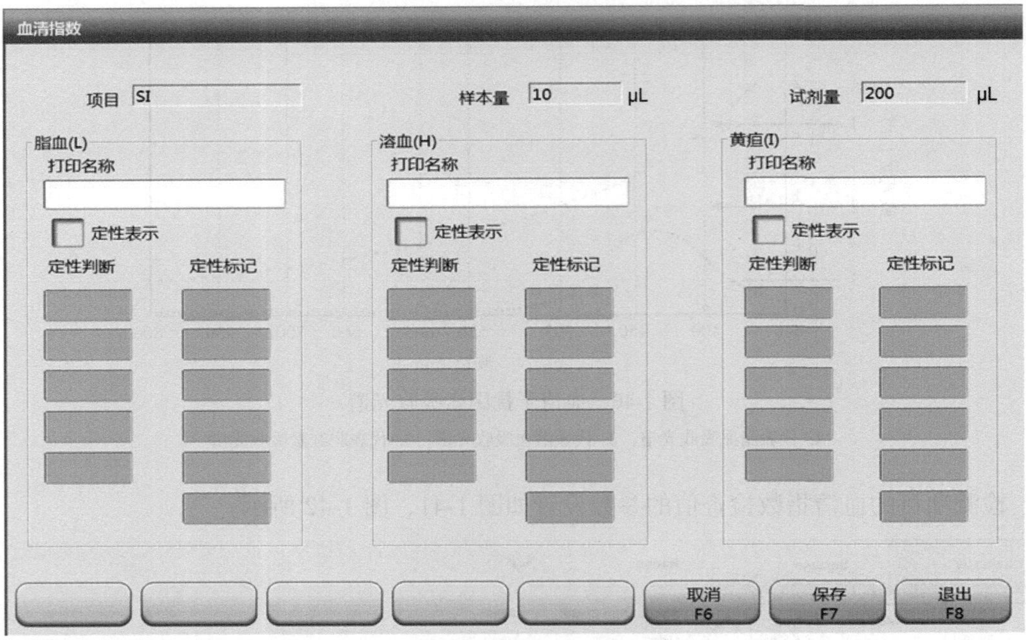

图 1-42 血清指数参数设置界面（BS-2000）

1. 方案示例 1 图 1-43 所示为 BS-2000 的反应曲线检查参数设置界面，提供了 4 个可设置条件，可以针对不同项目、不同异常情况进行灵活多样的过程数据检查和判断设置。其中 P_1 和 P_2 是指反应曲线上测光点顺序编号，软件自动计算 P_2–P_1 值，M 和 N 是指判断阈值的下限和上限，P_2–P_1 值与设定的判断阈值比较，判断反应过程数据是否存在异常。

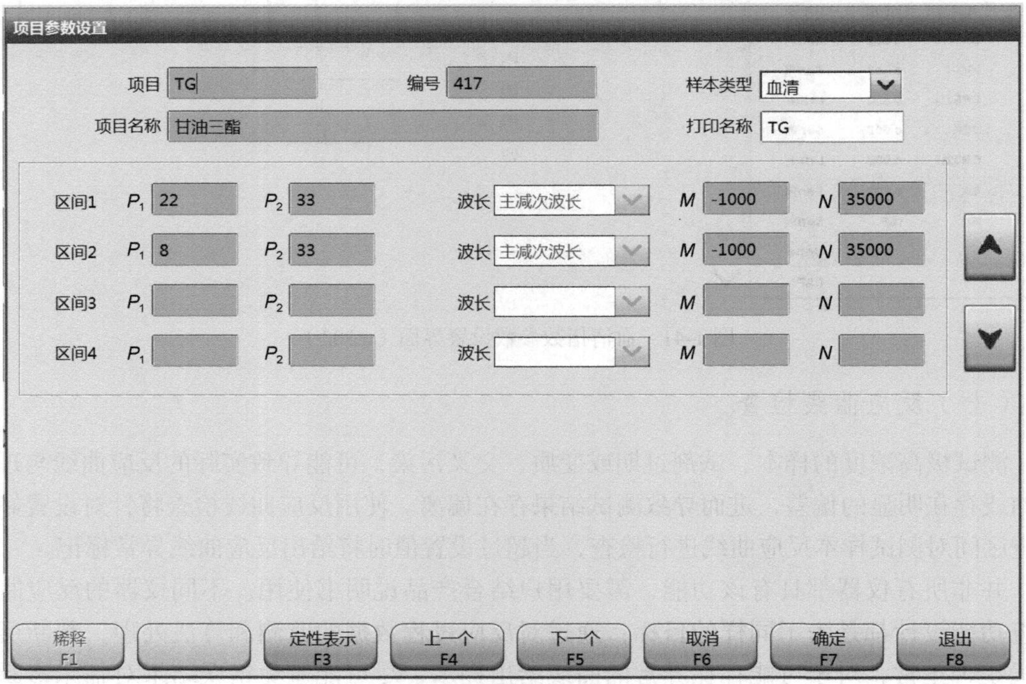

图 1-43 高级参数设置界面（BS-2000）

以甘油三酯（TG）项目为例，该项目采用 Trinder 反应原理，为终点法项目。图 1-44 所示为 TG 的极高浓度样本反应曲线，从反应曲线可以看出，该曲线已经出现异常，因此测试结果可能会出现假性偏低。通过应用反应曲线检查参数和算法功能，实现自动识别并判断异常曲线，给出“RE”结果标识，表示系统自动识别反应曲线异常。通过自动稀释重测后，反应曲线正常，得出正确的测试结果（图 1-45）。重测前后的结果对比如图 1-46 所示。

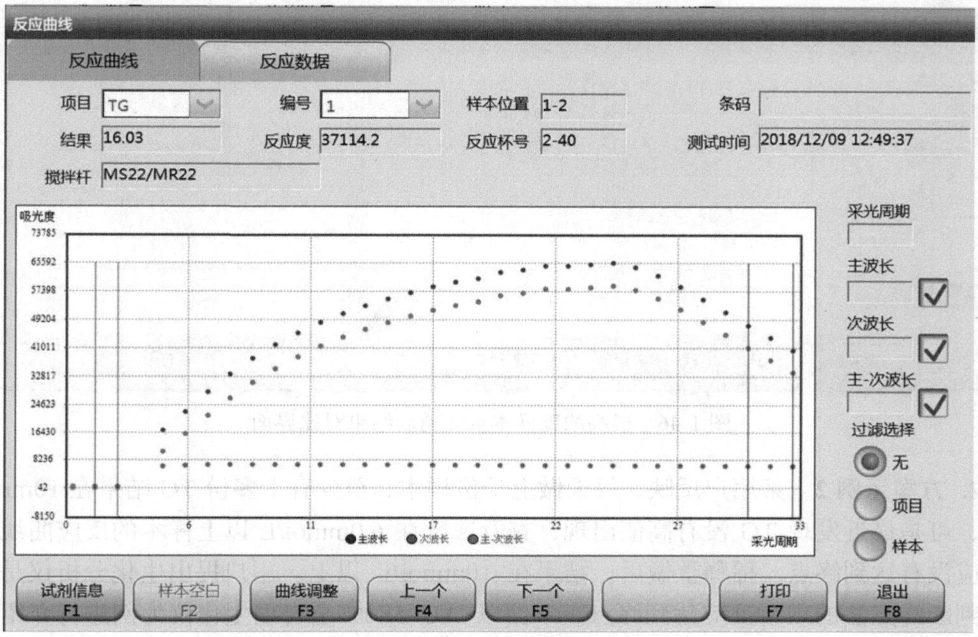

图 1-44　样本异常反应曲线

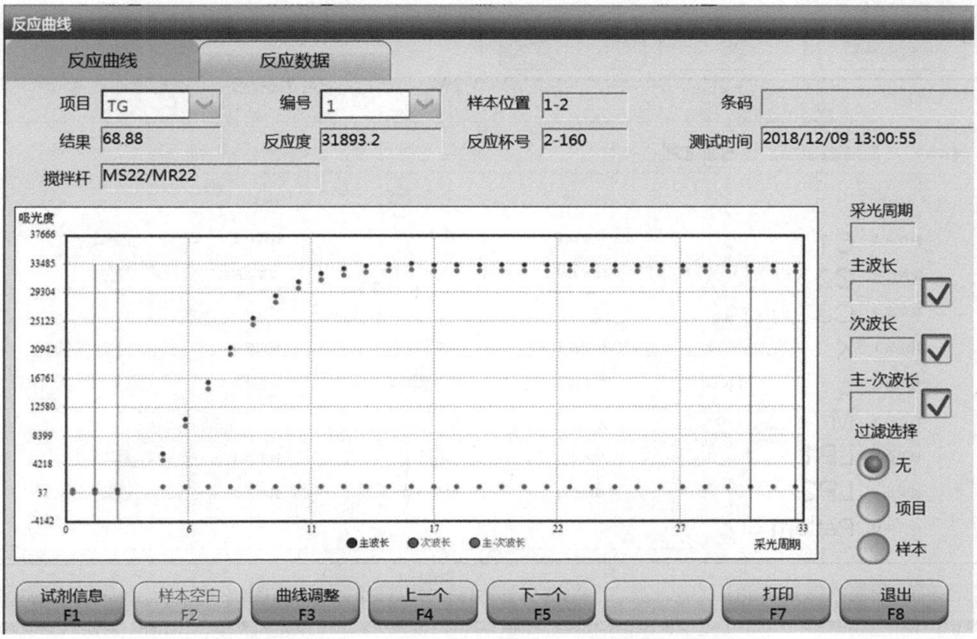

图 1-45　极高浓度样本稀释重测后正常反应曲线

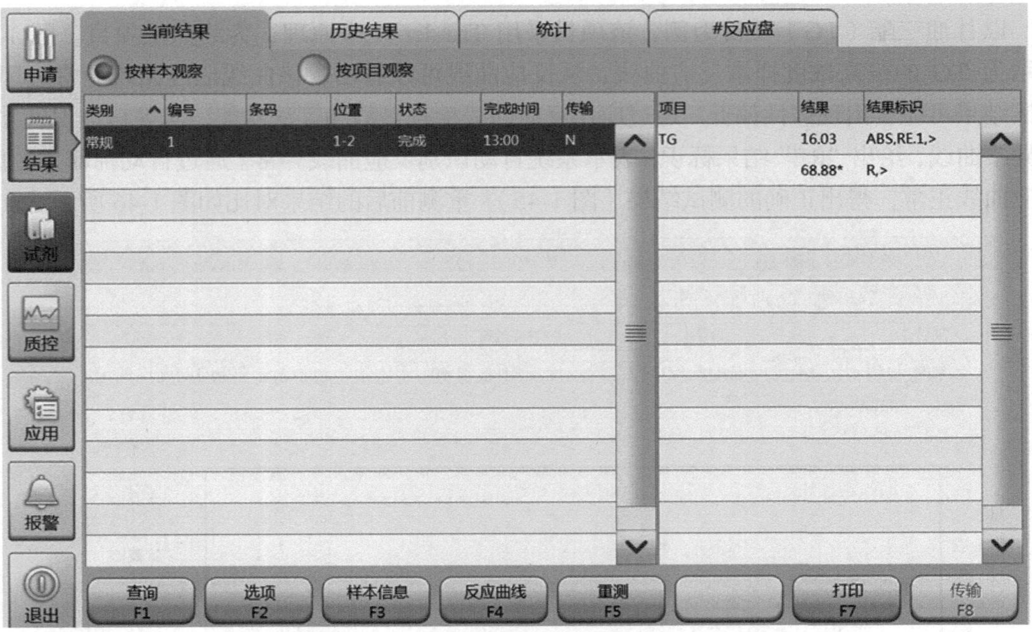

图 1-46　极高浓度样本重测前后结果对比界面

2. 方案示例 2　某用户反映，每天做上千份样本，至少有十多份 TG 结果在 10mmol/L 以上，可是最近发现 TG 没有高值出现，查看浓度在 6.0mmol/L 以上样本的反应曲线，显示反应没有达到终点，稀释重做后，结果在 10mmol/L 以上。用户提出生化分析仪是否能自动判断终点法的项目反应达到终点。下面以 AU 5800 全自动生化仪为例进行介绍，如图 1-47 所示。

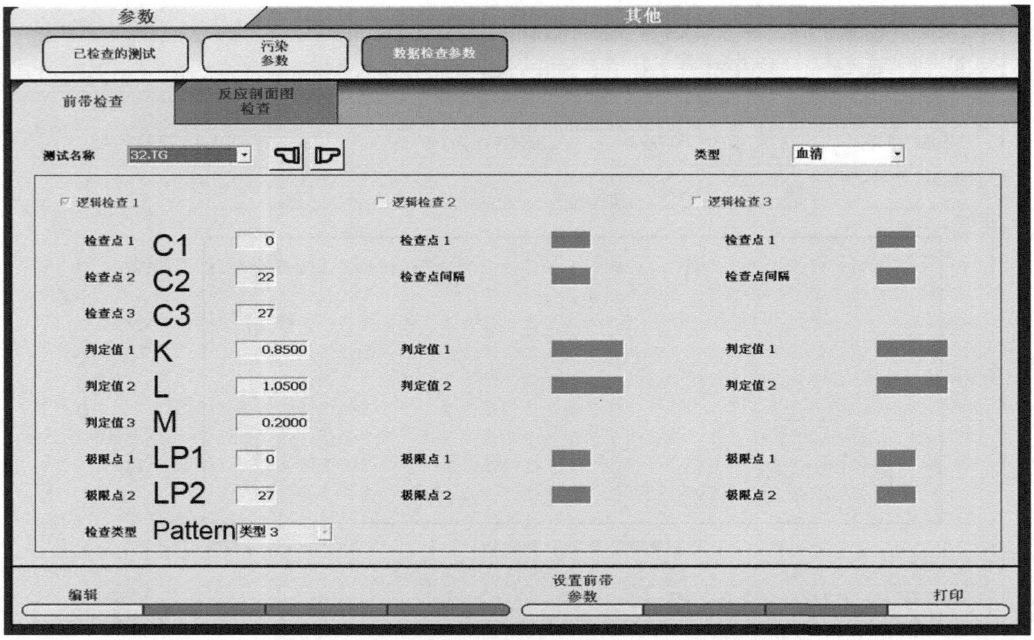

图 1-47　数据检查设置参数界面（AU 5800）

通过对 TG 不同情况的反应曲线进行分析，发现正常的反应曲线（图 1-48）的读点 22 与读点 27 的比值在 0.85～1.05，当比值小于 0.85 时，可判断为反应没有达到终点，而当比值大于 1.05 时，即可判断为样本浓度过高。当试剂被污染或变质失效时，会使有些终点法项目反应达不到应有的终点，从而影响高值（图 1-49）。也有部分试剂，如 TG，当样本浓度过高使得反应产物堆积，从而抑制正常反应时，查看反应曲线，发现吸光度上升到一定高度时会反而向下，使得计算结果与高值样本浓度不符（图 1-50）。如果在仪器上设置反应曲线检查参数，当判断比值异常时会在检测结果后面标记“Z”。

检查公式 1：

$$K \leqslant [A(C_2) - A(C_1)]/[A(C_3) - A(C_1)] < L$$

检查公式 2：

$$[A(\mathrm{LP}_2) - A(\mathrm{LP}_1)] \geqslant M$$

其中，$A(x)$ 为对应检查点的吸光度值；K、L、M 为不同检查点的判定值，其中 $0 \leqslant K < 2.0$，$K < L < 9.0$，$0 < M < 3.0$。

错误检查类型选择如下：

类型 1，当公式 1 和公式 2 同时满足条件时，则判断为结果异常。

类型 2，当公式 1 满足条件，而公式 2 不满足条件时，则判断为结果异常。

类型 3，当公式 1 不满足条件，而公式 2 满足条件时，则判断为结果异常。

类型 4，当公式 1 和公式 2 都不满足条件时，则判断为结果异常。

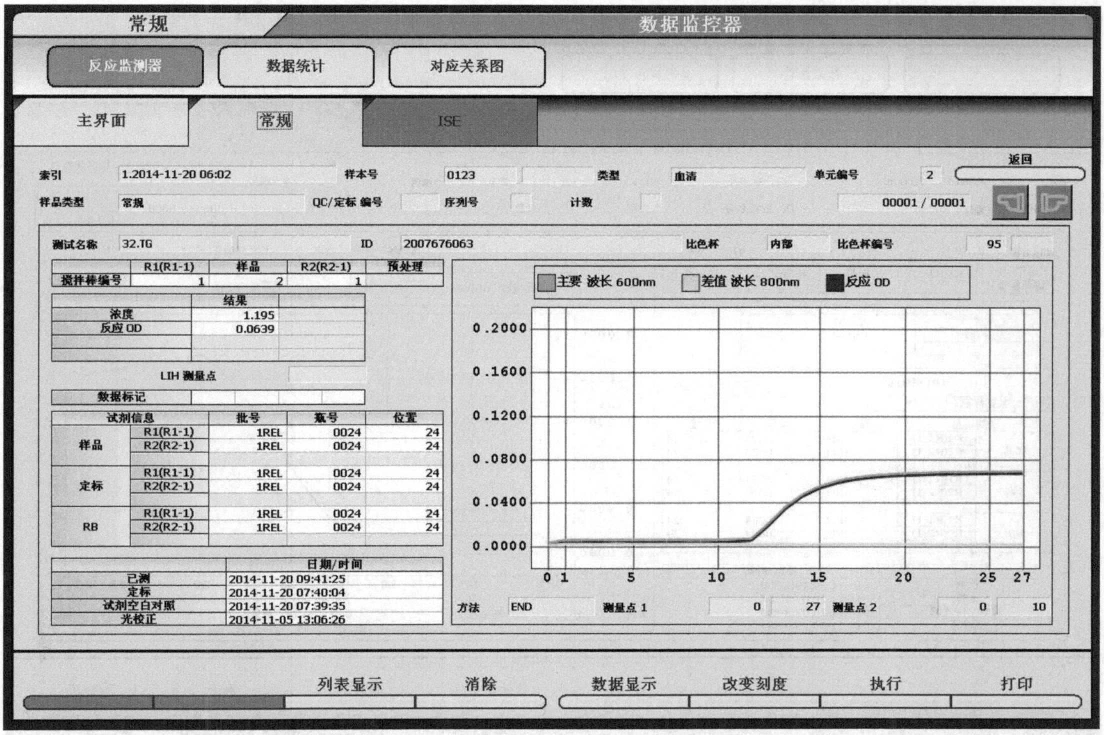

图 1-48 正常的 TG 反应曲线

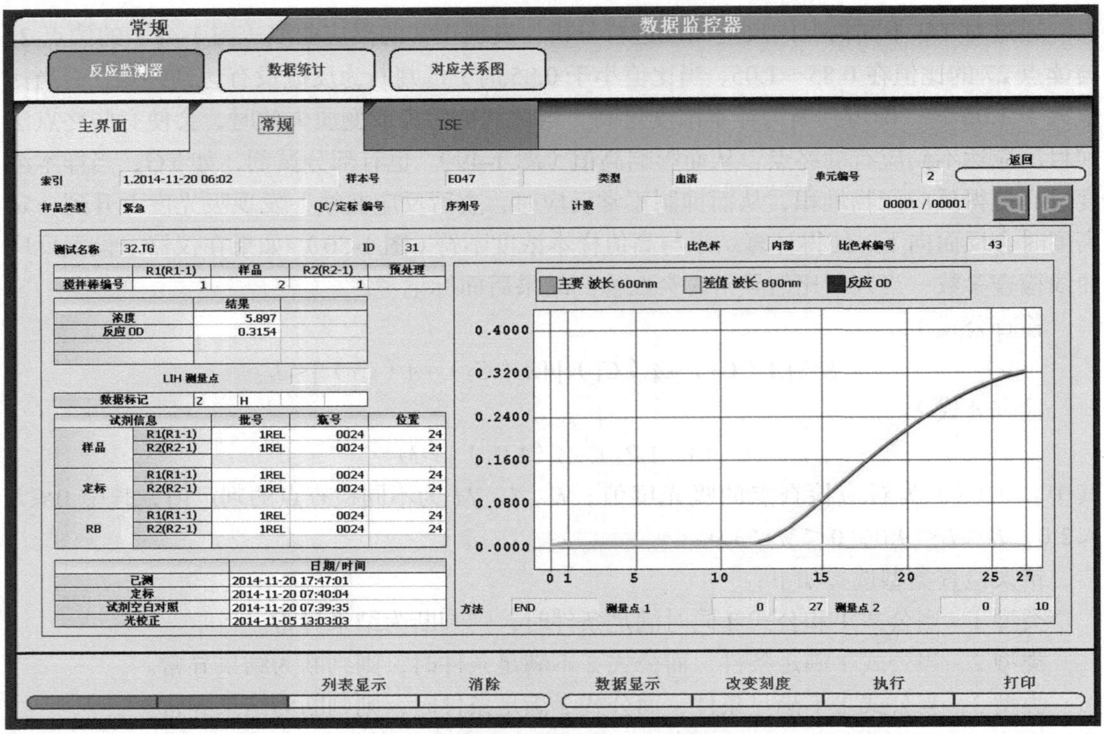

图 1-49 没有达到反应终点的 TG 反应曲线（标记“Z”）

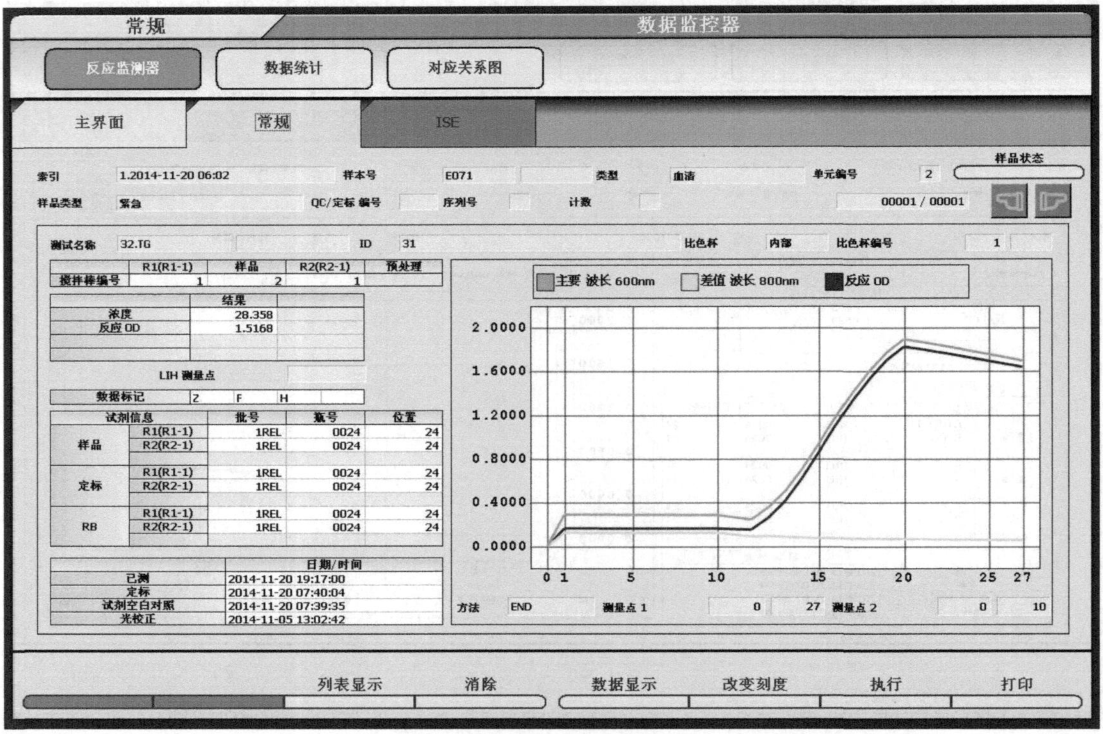

图 1-50 样本浓度过高的 TG 反应曲线（标记“Z”）

三、交叉污染设置与功能

生化检测中，交叉污染一直是影响结果偏差的主要因素之一，如何有效识别交叉污染并预先采取有效措施避免其影响，是全自动生化分析仪检测系统构建的主要挑战之一。全自动生化分析仪上可能有 100 种以上的试剂，每一种试剂包含多种不同的组分。这些组分具有不同的物理和化学性质，如无机物/有机物、亲水/亲油、酸性/碱性、黏度等。不同试剂组分对不同材料表面（如不同材质的金属试剂针、塑料和玻璃反应杯等）的吸附力不同，被清洗干净的难易程度也不同。另外，全自动生化分析仪的工作模式是以固定周期进行的，因此在一个工作周期内的清洗时间是固定且有限的，在一定的时间内，清洗干净具有不同物理和化学性质的物质，对仪器的清洗能力设计非常有挑战。

仪器基本清洗能力是降低交叉污染的基本保障。但如上所述，由于交叉污染的机制复杂，污染物质的化学特性不同，基本清洗流程并不能彻底避免所有的交叉污染。因此，生化分析仪通常都需要设计防止交叉污染的流程和对应的参数设置功能，对预先识别的交叉污染对进行设置，在测试过程中，遇到已知的污染对时，通过调整测试顺序或者插入预定次数和预定类型的清洗，达到避免交叉污染的目的。

下面将从全自动生化分析仪交叉污染的基本机制、交叉污染对的识别、交叉污染的控制和预防等方面进行介绍。

（一）交叉污染的基本机制

交叉污染途径主要包括试剂针携带、搅拌杆携带、样本针携带和反应杯携带。

生化分析中的交叉污染总体来说有以下几类：一是 A 项目试剂中含有 B 项目测试所要测定的分析物或底物；二是 A 项目试剂中含有某种抑制或放大 B 项目反应过程的成分；三是 A 项目反应生成物中含有 B 项目所要测定的分析物或底物；四是 A 项目反应生成物中含有某种抑制或放大 B 项目反应过程的成分；五是高浓度样本污染低浓度样本。

通常，试剂针和搅拌杆携带污染物，主要是由于污染源 A 项目试剂组分可能对 B 项目造成污染，或者污染源 A 项目的反应液可能对 B 项目造成污染。样本针携带污染物，主要是由于高浓度样本污染低浓度样本。反应杯携带污染物，通常是污染源 A 项目的反应杯清洗后残留，可能污染下一个使用同一个反应杯测试的 B 项目。

（二）交叉污染对的识别

有效识别并设置污染对，对全自动生化分析仪来说非常重要。由于试剂中化学成分非常复杂，各种稳定剂、反应物质、缓冲体系共存，且各厂商的试剂成分均不相同，并且交叉污染与测试顺序有关，因此临床应用中，交叉污染对结果的影响存在一定的随机性，用户较难识别存在的污染对。虽然了解了交叉污染产生的基本机制，但是由于不同厂商的试剂组分并未完全公开，单靠基于原理的分析并不能确定项目之间是否存在超出接受指标的污染；并且从原理分析可能存在的污染对，由于各仪器的基本清洗能力不同，实际应用中不同仪器的污染程度也不同。因此，实际应用时需要针对检测的项目分别测试评估，确认是否存在污染对。

试剂针/搅拌杆污染对的评价方案：A 代表可能的污染源项目，B 代表可能的被污染项目。首先重复测试 B 20 次，取 20 次结果的均值作为基准值 B_0（实际测试中，B 的重复次数可以根据其精密度水平适当调整）。然后以 A、A、A、B、B、B 的顺序测试，得到结果 A_1、A_2、A_3、B_1、B_2、B_3，重复 3 组测试，取 3 组的 B_1 结果均值，计算其与基准值 B_0 的绝对偏差。根据 B 项目的临床偏差接受指标，确定 A 对 B 是否存在显著的污染。

反应杯污染对的评价方案：A 代表可能的污染源项目，B 代表可能的被污染项目。首先重复测试 B 20 次，取 20 次结果的均值作为基准值 B_0（实际测试中，B 的重复次数可以根据其精密度水平适当调整）。然后申请 10 次 A 测试和 N 次 B 测试。其中 N 为仪器一整圈反应杯的个数，最后的 10 次 B 测试与前面的 10 次 A 测试使用的是相同的反应杯，即最后 10 次 B 测试的结果是 A 测试反应杯清洗残留污染下的结果。取最后 10 次 B 测试结果的均值，计算与基准值 B_0 的绝对偏差。如果一圈反应杯数量较多，N 次 B 测试可以用 X 次其他测试+10 次 B 测试代替，使 $X+10=N$，且中间的 X 次其他测试对 B 测试无试剂针污染即可。

以上分别介绍的是一组交叉污染测试的评价方案，可以看出，对检测项目进行交叉污染排查的工作量较大。举例说明，如果仪器上开展了 60 个检测项目，要完整地验证这 60 个项目相互之间是否存在污染，理论上，试剂针需要评估 60×59=3540 组交叉污染测试，反应杯分别需要评估 3600 组交叉污染测试才能完整地评估所有项目间是否存在交叉污染。

（三）交叉污染的控制和预防

目前常用的交叉污染控制和预防方法：①提高仪器基本清洗能力，这是厂商提供的基本设计保障。提高系统基本清洗能力不仅能够减少设置的污染对数量，提高系统测试速度，而且能够减少关键模块和部件的污染累积。②预先设置污染对和清洗参数，在污染源项目和被污染项目的测试之间插入一次或多次特殊清洗或插入一个或多个中性测试项目。这种控制方法明显的缺点是污染对的设置影响系统的测试速度，同时需要提前有效识别存在的污染对。

在识别出污染对后，还需要进一步建立解除交叉污染的清洗参数，如清洗剂类型、清洗次数等，这对用户而言执行起来很麻烦。因此，通常封闭试剂项目的交叉污染参数在仪器出厂时已经被有效建立，并预先设置好，包括已知的污染对，以及对应的污染解除程序和相关参数；但是，如果使用了开放试剂项目，开放项目之间、开放项目与封闭项目之间的污染对识别，以及交叉污染参数则需要用户自行建立。

图 1-51、图 1-52 为交叉污染设置界面示例。

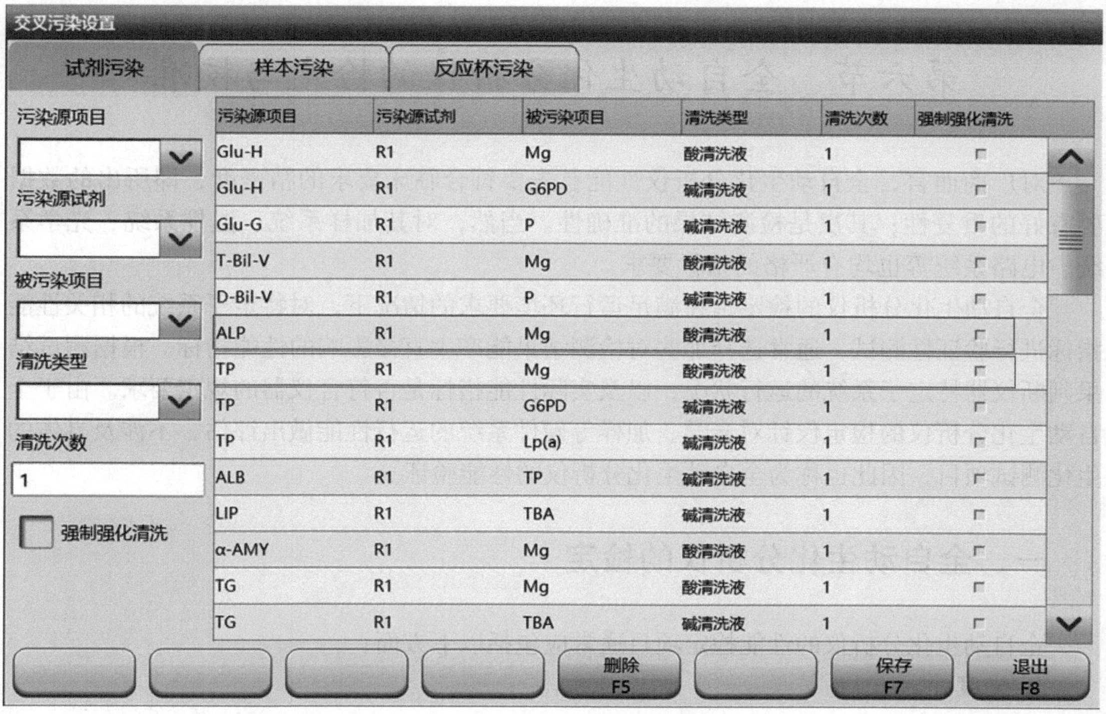

图 1-51　交叉污染设置界面 1

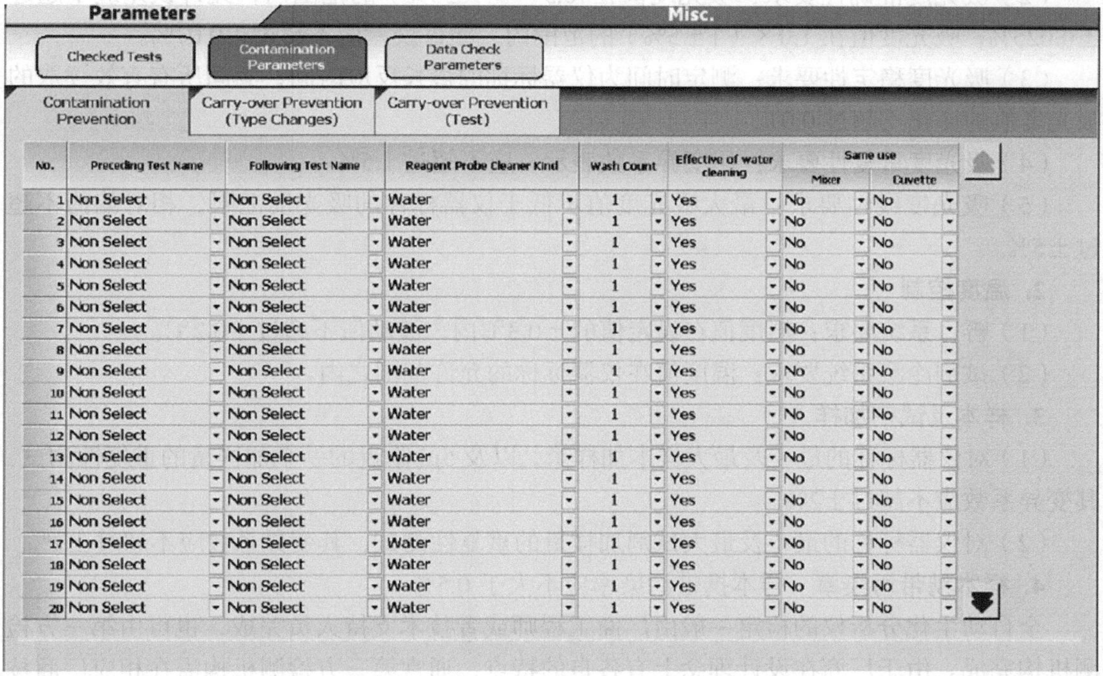

图 1-52　交叉污染设置界面 2

此外，除厂商对基础清洗能力的相关设计保障及防交叉污染程序与参数外，用户使用过程中还需要注意进行仪器维护保养，避免仪器清洗能力下降。

第六节 全自动生化分析仪的检定与校准

对厂商而言，全自动生化分析仪性能首先要符合临床要求的精密度，即所出的数据要有好的重复性；其次是检测结果的准确性。当然，对其加样系统、温控系统、光学系统、电路系统等也均有严格的指标要求。

全自动生化分析仪的检定指在满足运行环境要求的情况下，对特定子系统的相关性能指标进行验证性测试，通常选择那些对检测结果能产生直接影响的性能指标。根据测试结果判断仪器特定子系统的运行状况，以及实际性能指标是否符合仪器的规定要求。由于全自动生化分析仪的检定仅针对光学、加样等硬件系统的运行性能做出评估，不涉及具体的生化测试项目，因此也称为全自动生化分析仪的性能验证。

一、全自动生化分析仪的检定

全自动生化分析仪的性能检定项目通常应包括以下方面：

1. 光度计

（1）杂散光要求：吸光度不小于2.3。

（2）吸光度准确性要求：吸光度值在 0.5×（1±5%）的范围内，允许误差应不超过±0.025%；吸光度值在1.0×（1±5%）的范围内，允许误差应不超过±0.07%。

（3）吸光度稳定性要求：测定时间为仪器标称的最长反应时间，其间所有有效读取的吸光度值的变化不超过0.01。

（4）吸光度重复性要求：用变异系数表示，应不超过1.5%。

（5）吸光度线性要求：最大吸光度值不低于仪器标称的吸光度上限，相对偏倚不超过±5%。

2. 温度控制

（1）孵育系统要求：温度值在设定值的±0.3℃内，波动值不超过±0.2℃。

（2）试剂冷藏系统要求：温度值在仪器标称的允许范围之内。

3. 样本及试剂加样

（1）对仪器标称的最小及最大样本加样量，以及5μl附近的一个加样量的重复性测试，其变异系数应不超过±2%。

（2）对仪器标称的最小及最大试剂加样量的重复性测试，其变异系数应不超过±2%。

4. 样本携带污染率 样本携带污染率应不大于0.5%。

全自动生化分析仪的检定一般由厂商工程师或者技术支持人员完成，也可由第三方检测机构完成。由于厂商在设计理念上有各自的特点，通常第三方检测机构需在相应厂商技术人员的配合下完成检定。如果检定合格，检定方（厂商或者第三方检测机构）应提供检定报告，并出具检定合格证书。

目前业界对检定的时间和周期没有明确的要求，因此以下情况可视为对生化分析仪进行检定的触发条件：

（1）新安装并完成调试的仪器在正式交付使用之前。

（2）在仪器搬迁了使用场所并重新安装调试后。

（3）在完成一次大型的预防性仪器保养后，有在用的测试项目校准无法通过。

（4）需检定的子系统关键零部件更换后。

（5）采用一般性纠正措施后，还有在用的测试项目无法通过校准或校准后的验证。

（6）实验室质量管理体系有要求时。

二、全自动生化分析仪的校准

（一）校准的重要性和必要性

生化分析仪的校准通常针对的是具体的生化检测项目，任何需要在生化分析仪上检测的项目均需先在该仪器上完成对该项目的校准。采用合适的测试项目校准流程可以有效地纠正和补偿仪器硬件性能之间的差异引起的系统偏差。因此，在国家卫健委临床检验中心拟定的《临床实验室定量测定室内质量控制指南》中明确指出，对测定样本的仪器必须进行校准，校准时要选择合适的（配套的）标准品/校准品；如有可能，校准品应能溯源到参考方法和（或）参考物质；对不同的分析项目要根据其特性确立各自的校准频率。这说明校准仪器是室内质控的重要部分，指南强调了校准工作的必要性和重要性，同时指出了校准的方法和要求。

1. 检测系统概念 一个临床检测项目，如果所用测定方法的原理、仪器、试剂、校准品中任意一个不同，都有可能得到不同的结果。因此，检测系统中这四个要素是最重要的，如果要得到准确可靠的结果，而这些结果又要与国际或国家标准联系起来具有可溯源性，就需要建立一个标准的检测系统，尽可能使用与仪器配套的试剂和配套的具有溯源性的校准品。

2. 校准品和质控品 校准品（calibration material）含有已知量的待测物，用以校准该测定方法的数值，它与该方法及试剂、仪器是相关联的。校准品的作用是为了减少或消除仪器、试剂等造成的系统误差。因此，最好为人血清基质，以减少基质效应造成的误差。

质控品（control material）用于和待测样本同时测定，是为了控制样本的测定误差，因此要求保存期间十分稳定。质控品用于监控测试误差。

（二）校准时机

校准时机包括：改变试剂批号，如果实验室能说明改变试剂批号并不影响结果的范围，则可以不进行校准；定标周期到期；质控反映出异常的趋势，或者超出了实验室规定的接受限，采取一般性纠正措施后不能识别和纠正问题时；仪器或者检验系统进行一次大的预防性维护或者更换了重要部件，有可能影响检验性能时；长期关机重新开机后。

（三）建立校准频率及计划

选择合适（配套）的校准品，包括校准品数目、类型和浓度；如有可能，校准品应溯源到参考方法或参考物质；确定校准的频度，至少每 6 个月进行一次校准，最好能按照试剂厂商声明的校准频率校准；每个实验室必须针对每台仪器制订校准计划；每次校准必须有详细的记录和分析。

校准前准备：检查各项目的分析参数设置是否正确；检查比色杯、光源灯的状态，必要时更换比色杯、光源灯；检查仪器清洗系统是否携带污染物，必要时进行清洁；检查测定仪器的精密度及线性是否达到仪器性能要求；校准品和质控品的准备，校准品应符合检测系统的要求。

（四）校准方法

1. 用校准品进行校准 用仪器厂商配套的检测系统（试剂及校准品）进行相应测定项目的校准。非配套检测系统的校准应可溯源。注意区别定值质控血清和校准品，不能用定值质控血清代替校准品进行校准。

2. 用实际 *K* 值进行校准 一个物质的摩尔吸光度是定值，而理论 *K* 值的计算与物质的摩尔吸光系数、光径、样本及试剂加注量等因素有关，在不同的检测系统，由于仪器的性能不一样，特别是仪器加样系统的误差、分光系统的误差，以及多波长同时使用等使得仪器达不到理论上的最佳状态，从而导致该仪器的实际 *K* 值与理论 *K* 值不一致。因此，不宜直接使用理论 *K* 值进行计算。使用实际 *K* 值进行校准时应注意：不同的检测系统，实际 *K* 值不同；不同的仪器，实际 *K* 值不同；同一仪器在不同的时期，特别是仪器经过维护保养甚至更换了重要部件时，实际 *K* 值不同。

（五）临床项目的批内精密度

使用原装试剂、定标品，使用正常值质控或者患者新鲜血清进行重复性检测，每个项目重复测定 20 次。评价项目与指标要求如表 1-3 所示。

表 1-3 临床项目的批内精密度指标要求

项目名称	浓度范围	要求
ALT（丙氨酸氨基转移酶）	30～50U/L	CV≤5%
UREA（尿素氮）	7.0～11.0mmol/L	CV≤2.5%
TP（总蛋白）	50.0～70.0g/L	CV≤2.5%

第七节 生化分析仪的维护与维修

全自动生化分析仪使用过程中除要保证检测结果精密度好以外，也要保证结果的准确性高。这对仪器的维护、保养及实验室环境、布局等提出了相应的要求。良好的维护、保养和实验室环境可以有效地保持仪器的良好性能及精度，最大限度地保证仪器正常工作，并延长仪器的使用寿命。

厂商应对用户进行严格的培训，并且提供良好的售后服务。使用者应掌握全自动生化分析仪工作的原理、结构组成、零备件更换（尤其是光源灯与加样针），制定标准操作程序（SOP 文件）并严格遵守。

实验室管理者要做好引进、验收记录，该记录可以为每年的检定打下基础；同时，要做好人员培训，熟练使用仪器，掌握常见故障排除技能。

一、仪器维护的执行要求

仪器的维护、保养是设备技术管理的重要环节，其目的是保持仪器良好的性能及精度，延长仪器的使用寿命，是最大限度地保证仪器正常运转的预防性、保护性措施。

对于不同的维护周期，维护要求和内容都不相同。本章提供的所有维护是以仪器完全配置为前提。如果没有选配某些模块，则不需要执行相应的维护操作。

每天维护：检查样本针、试剂针、搅拌杆、清洗池，检查样本注射器、试剂注射器，检查并更新样本强化清洗剂，检查去离子水连接，检查废液连接，检查浓缩、强化清洗剂余量，清洗电解质电极，清洗样本针、试剂针外壁、搅拌杆。

每周维护：强化清洗及光路检测。

每两周维护：电解质管路清洗。

每月维护：清洁清洗池、自动清洗机构，清洗过滤器滤芯、电解质稀释杯/排液口。

每 3 个月维护：更换样本针、试剂针注射器，清洗去离子水桶，更换过滤器滤芯，清洗防尘网，清洗外置气泵模块防尘网。

每 6 个月维护：更换光源灯，更换进水过滤器。

适时维护：清洁分析部面板、样本盘、试剂盘仓，清洗样本针内壁、试剂针内壁，更换样本针、试剂针、样本搅拌杆、试剂搅拌杆，清除注射器气泡，冲洗反应杯，更换反应杯，样本针、试剂针、搅拌杆强化清洗，条码维护，反应杯检测，光度计检测，R_1 试剂针强化清洗，R_2 试剂针强化清洗，样本针强化清洗，更换电解质电极，行注水操作，电极离机储存。

预防性维护：大型生化分析仪的预防性维护至少包括仪器使用环境检测、仪器外观及附件检查、仪器维护保养、仪器性能测试四项内容，而最后一项往往与仪器设备的周期性检定、校准或校验共同完成。其中对于外观检查及维护保养操作等记录过程部分，建议在预防性维护报告中提供照片或仪器打印的原始记录，这是确保预防性维护能够切实进行的一个很好的手段。在美国临床和实验室标准协会（CLSI）GP31A 和 CAP Checklist 中进一步强调了预防性维护后的验证。验证的方案应根据不同的维护内容具体制定，其原则为保证设备处于正常的功能状态，可包含但不限于精密度试验、准确度试验、携带污染物试验等。

二、实验室环境要求与影响因素

（一）实验室环境要求

1. 实验室整体布局与设计原则 实验室的整体布局应符合医学实验室生物安全标准，在科室内部应划分污染区、半污染区和清洁区，并应有清晰的标识。流程设计应科学合理，根据检验专业特色、污染程度不同，实验仪器的环境条件不同，合理规划分布。

2. 符合现行国家、地方、行业法律法规 主要相关的法律法规包括 WS 233—2017《病原微生物实验室生物安全通用准则》，GB 50346—2017《生物安全实验室建筑技术规范》，GB 19489—2008《实验室生物安全通用要求》，《病原微生物实验室生物安全管理条例》（2018 年 3 月 19 日修正版），GB 19781—2005（ISO 15190：2003，IDT）《医学实验室安全要求》，WHO《实验室生物安全手册》（第三版）等。

3. 空间要求

（1）保证不影响工作质量、质量控制程序、人员安全和对患者的医疗服务。

（2）应有足够的空间和台柜摆放实验室设备、样本和物品。

（3）具有持续可扩展实验室资源空间。

4. 实验室布局要求

（1）结合各实验室工作流程，利于有效运行，提高工作效率。

（2）保证采样和样本的环境不影响检验结果与质量。

（3）使工作人员感到合理、舒适。

（4）在采集原始样本的地方，应考虑患者的行动能力、舒适度及隐私。

（5）将感染疾病的风险降到最低，并保护患者、员工和来访者免于受到某些已知危险的伤害。

（6）应根据工作性质和流程合理摆放实验室设备、台柜、物品等，避免相互干扰、交叉污染，并应不妨碍逃生和急救。

5. 设备设施要求

（1）实验室的门应有可视窗并可锁闭，门锁及门的开启方向应不妨碍室内人员逃生。

（2）实验室应设洗手池（靠近出口处）。

（3）实验室围护结构内表面应易于清洁。地面应防滑、无缝隙，不得铺设地毯。

（4）实验室中的家具应牢固，应有专门放置生物废弃物容器的台（架）。

（5）实验台表面应不透水，耐腐蚀、耐热。

（6）实验室如有可开启的窗户，应设置纱窗。

（7）实验室所在的建筑内应配置高压蒸汽灭菌器，并按期检查和验证，以保证符合要求。

（8）应在操作病原微生物样本的实验间内配备生物安全柜。

（9）设洗眼设施，必要时应有应急喷淋装置。

（10）有可靠的电力供应和应急照明。

（11）实验室出口应有在黑暗中可明确辨认的标识。

（二）实验室的影响因素

1. 检测前

（1）实验室接收的样本是否合格，检测前处理如离心时间、转速、基质、样本稀释是否正确。

（2）仪器使用前的清洁、测试温度（预温）、试剂的准备。

（3）放置样本的位置正确与否，以及不正确的校准。

（4）样本是否污染。

（5）仪器管道是否堵塞等。

2. 检测后 检测完成后出现不正确的报告单位或小数点位数的错误及错误的解释，报告单的传递错误等也是质量控制的影响因素，需要实验室工作人员具备高度的责任心和较强的业务技能。

（王志红 余妹峻 郑耀文 方 东 花陈祥 靳 颖）

第二章
血气分析仪

第一节　血气分析仪的发展简史

1906 年 Cremev 发现玻璃薄膜的电动势与氢离子浓度有关，1909 年 Haber 与 Klemen-Siewiez 应用此原理将玻璃电极制成灵敏的传感器。1954 年，第一台产品化的血气分析仪在丹麦哥本哈根面世，经过 60 多年的发展，血气分析仪的构造、性能及临床应用得到了极大的提高，总结其发展历程主要有以下阶段。

一、20 世纪 50～60 年代——起步阶段

20 世纪 50 年代初，在 Poul Astrup 开发了第一台酸碱分析仪后不久，第一台血气分析仪诞生，该仪器将检测血液中氧气和二氧化碳的电极直接嵌入一台仪器中，用于检测 pH、PO_2 和 PCO_2。这一时期的血气分析仪手动操作、体积大、检测参数简单，并逐步走进医院实验室。此时期的血气分析仪以瑞士 AVL 公司（现已并入 Roche 公司）的“936”型、丹麦 Radiometer 公司的 AME-1 型、美国 Ciba-Corning 公司（现已并入 Siemens 公司）的“161”型为代表。

二、20 世纪 70～90 年代早期——自动化时代

20 世纪 70 年代开始，由于电子技术在医疗行业的应用，血气分析仪也随之进入自动化时代。此后的 20 年中，仪器结构和操作流程均有重要改进。集成电路的应用使得仪器结构更加紧凑，微型化的传感器使样本需求量降低到几十微升，检测过程实现自动进样、定标、清洗及仪器故障自动检测；仪器的稳定性和寿命增加，维护工作减少。20 世纪 90 年代，随着计算机技术渗透，血气分析仪操作界面更加直观友好，实现了数据处理、维护和初级结果分析功能。同时，在这一时期，为了更好地用于危重症检测，离子选择电极被整合入血气分析仪。瑞士 AVL 公司的 AVL937～980 系列，丹麦 Radiometer 公司的 ABL 系列，以及美国 IL 公司的 1300 系列、Corning 的 16 和 17 系列、Mediea 的 EasyBloodGas 分析仪都属于该类产品。

三、20世纪90年代中后期至2000年——多参数、小型化的时代

随着急诊项目扩展，用于血氧参数检测的光学检测模块也被整合到血气分析仪中，随后血气电解质分析仪还嵌入了乳酸电极和葡萄糖电极，参数最多的分析仪囊括了血气、血氧、代谢物和离子在内的17项危重症实测参数的检测。另外，为了适应新兴的即时即地检验（POCT）床边检测需求，各血气分析仪生产厂商陆续推出了小巧的卡包式血气分析仪。此外，全自动质控模块第一次被运用，自动质控使仪器的分析结果更可靠，也极大地节省了人力成本。

四、2000年至今——血气分析流程管理解决方案时代

进入21世纪以后，血气整体的发展已经不再限于模块的延伸、参数的增加及性能的提升。实验室及临床科室呼唤一个能满足临床和实验室的质量标准，而且能保证结果准确性的血气分析的解决流程。唯一的办法是确立标准化检测流程并进行精细的定标和质量控制。优秀的血气分析流程管理解决方案包括以下几个方面。

（一）智能的质量管理

自动质控模块是内置的自动质控系统，使血气分析仪实时监测成为可能，但智能的质量管理系统并不仅限于此。它不仅提供分析结果与靶值的对比，检定分析仪运行是否可靠，同时提供Levey-Jennings等质控评估工具，实时跟踪并记录分析仪的精密度，监测质控结果变化趋势。操作者可根据制定的质控管理办法选择自动监控提醒，设置超出质控规则的报警，帮助使用者及时纠正和预防误差继续发生。

（二）完善的流程管理

血气分析不是简单地从吸取样本到结果输出，而是一个从样本采集、预准备、分析、结果匹配及输出的过程。一部分有前瞻意识的血气分析仪生产厂商开始关注血气分析的流程，着手帮助使用者避免分析流程各环节可能出现的各种误差。分析前误差对血气结果的准确性至关重要，开始被临床人员认识到，因而血气分析也从单纯的一台血气分析仪扩展为血气检测体系，贯穿于检测始终，从保持样本的完整性、维护操作者安全、确保患者数据精确匹配与提高样本周转效率等方面来确立精细的标准化检测流程。

（三）网络化的远程管理

基于IT系统的POCT设备管理系统的开发满足了POCT发展与数字化医院建设的需求。这类IT系统不仅全天监控全院血气分析仪（甚至是第三方非血气分析仪的POCT设备）运行情况，自动推送给监管者设备相关的关键问题（推送通知），智能报告及分析评估，还能管理操作者的合规培训和测试，追踪操作者的工作及绩效，成为一个精细的高通量、高质量的检验医学流程管理系统。

第二节 血气分析的原理与分类

血气分析仪和钾钠氯分析仪都采用了离子选择性电极（ion select electrode，ISE），ISE 属于古老的电化学范畴，近年来蓬勃发展的缘由：一是传感器——微电极的进步；二是与计算机相结合。

一、基本原理

（一）锌浓差电池

一片金属锌放入锌离子溶液中，其表面的一些锌原子会放出两个电子而形成 Zn^{2+}，进入溶液中，而电子则留在金属片上使其带负电，该过程是可逆的。中性锌原子失去电子进入溶液成为 Zn^{2+}的倾向成为此金属的“溶解压”。在平衡时锌原子的“溶解压”正好被金属与溶液界面两侧的电吸引力所平衡。金属表面的电子层及液膜中离子层的结合称为“双电层”。为了便于理解，下面从锌浓差电池开始介绍（图 2-1）。

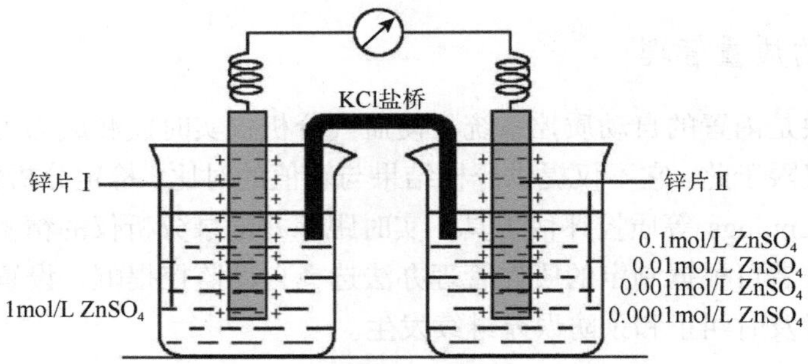

图 2-1 锌浓差电池

金属电极在溶液中的电势也决定于溶液中这种金属离子的浓度。假设锌片Ⅰ浸入含有 1mol/L Zn^{2+}的溶液中，锌片Ⅱ浸入含有 0.1mol/L Zn^{2+}的溶液中，那么锌片Ⅱ的电势高于锌片Ⅰ。KCl 盐桥起到导电作用，那么电位计会指示相应电位，当锌片Ⅱ溶液的浓度分别改变为 0.01mol/L、0.001mol/L、0.0001mol/L 时必定会产生相应的电位。由此可见，锌浓差电池可以测定溶液中 Zn^{2+}的浓度。

由图 2-1 可见，一个单独电极的绝对电位是无法测定的，只能测定两个电极之间的电势差，必须用一个电极作为标准，通过与其他电极相比较来测定，即需有标准电极和指示电极。

（二）氢电极

氢电极的工作原理与锌电极相似。将一块白金（铂）覆以极细的白金粉末（白金黑），即可吸收氢气而起到氢电极的作用。当将此电极置于水溶液后，白金黑上所吸附的氢分子就会分解成氢原子，并且和金属原子一样具有“溶解压”。其反应式如下：

$$H_2 \rightleftharpoons 2H \rightleftharpoons 2e^- + 2H^+$$

同理可证，改变溶液Ⅱ中的 H^+浓度，电位计会显示出相应数据，从而进行 H^+浓度检测（图 2-2）。IUPAC 规定氢气为 1 个标准大气压，浸入 1mol/L H^+溶液中的氢电极Ⅰ，其电势为零，称为标准氢电极。假设电极Ⅱ浸入 0.01mol/L H^+溶液中，37℃条件下，将其代入 Nernst 方程：

$$E=\frac{RT}{nF}\lg\frac{[H^+]_1}{[H^+]_2}=\frac{8.315\times(273+37)\times2.301}{1\times96500}\times\lg\frac{1}{0.01}$$

$$E=0.0615\times\left(-\lg\frac{0.01}{1}\right)=0.0615\times2=0.123$$

式中，E 为标准电极电势；R 为气体常数 8.315J/（K · mol）；T 为温度；n 为电极反应中电子转移数；F 为法拉第常数 96500J/（V · mol）。

pH 为氢离子浓度的负对数。氢电极能准确测定溶液的 pH，但氢电极不宜用于含氧、氨、蛋白质、硫化氢、重金属离子及强氧化剂等溶液 pH 的测定。在实际工作中，当量氢电极是非常难于制备和维护的。

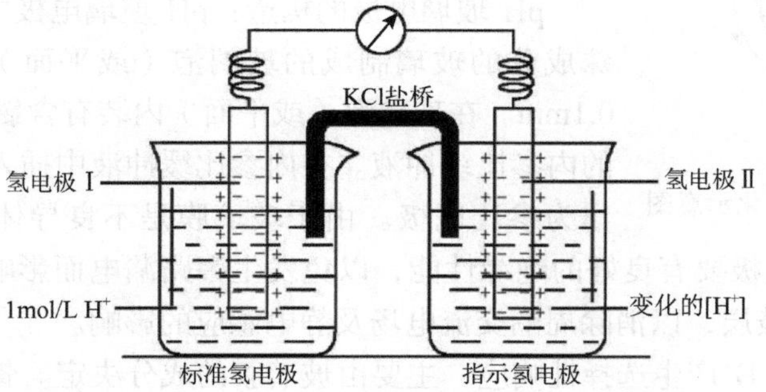

图 2-2　氢浓差电池

（三）参比电极

1. 甘汞参比电极　在临床化学领域多用甘汞电极代替标准氢电极作为参比电极来进行电势测定。甘汞参比电极由金属汞（Hg）与 KCl 溶液（0.1mol/L、1mol/L 或饱和 KCl 溶液）中的 Hg 与 Hg_2Cl_2 接触而制成。其反应式为 Hg_2Cl_2（s）$+2e^- \rightleftharpoons$ 2Hg（l）$+2Cl^-$。甘汞电极的电势随制备时所用的 KCl 溶液浓度而改变；但在一定温度及 KCl 浓度下，甘汞电极对当量氢电极的电势是一定的，如 25℃时 0.1mol/L KCl 甘汞电极对于当量氢电极的电势是+0.3376V；而 1.0mol/L KCl 甘汞电极的电势是−0.2848V；饱和甘汞电极的电势是+0.2458V。

性能优良的参比电极具有稳定的电极电位和好的重现性。

甘汞电极取代标准氢电极后：

$$E=E_{甘}+\frac{2.301\,258RT}{nF}\times\lg\frac{[H]_1^+}{[H]_2^+}$$

至此，我们阐释了国际纯粹与应用化学联合会（IUPAC）分析化学命名委员会推荐的定义，即 ISE 是电化学敏感体，它的电位与溶液中给定离子活度的对数成线性关系。此即血气分析仪 pH 测定和电解质离子选择电极测定原理。

2. 银/氯化银（Ag/AgCl）参比电极 由 Ag/AgCl 电极浸入 KCl 溶液中组成，电极反应 $Ag-e \longrightarrow Ag^+$发生于固定的氯离子溶液中，其电极电位稳定，重现性好，使用方便，被广泛用作参比电极。在 25℃时，不同浓度 KCl 溶液的 Ag/AgCl 电极的电位如下：

KCl 溶液浓度（mol/L）	0.1	1.0	饱和
电极电位（V）	+0.288 0	+0.235 5	+0.200 0

（四）指示电极

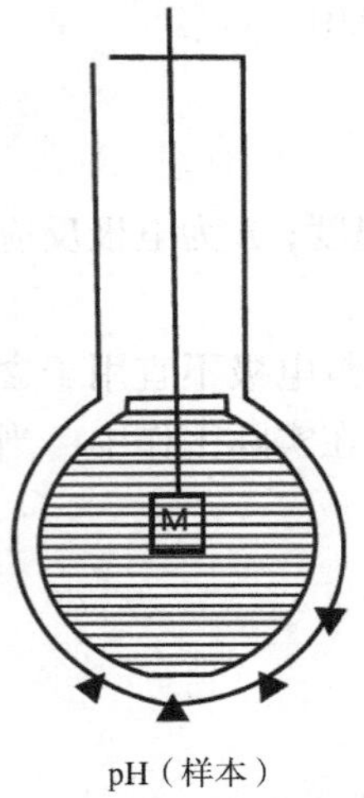

图 2-3　pH 玻璃电极活化示意图

1. pH 玻璃电极 玻璃电极用于 pH 测定始于 1906 年，Cremev 发现玻璃薄膜的电动势与氢离子浓度有关。1909 年 Haber 与 Klemen-Siewicz 根据此原理用玻璃电极测定溶液 pH。之后经 Maclnnes 改进，使玻璃电极成为灵敏的传感器。其电位不受溶液中氧化剂或还原剂的影响，并可在较宽的 pH 范围内使用。pH 玻璃电极的构造如图 2-3 所示。

pH 玻璃电极的构造：pH 玻璃电极主要部分是一个由特殊成分的玻璃制成的玻璃泡（或平面），其厚度为 0.05～0.1mm。在玻璃泡（或平面）内装有含氯离子的 pH 为 6.840 的内参比缓冲液。在内参比缓冲液中插入一根 Ag/AgCl 电极作为参比电极。由于玻璃膜是不良导体，内阻很高（50～500MΩ），故玻璃电极要有良好的绝缘性能，以免发生旁路漏电而影响测定。在电极引线上装有金属隔离屏蔽层，以消除周围交流电场及静电感应的影响。

pH 玻璃电极对 H^+产生选择性响应，主要由玻璃膜的成分决定。骨架物质是 SiO_2。一价碱性氧化物是主要的添加物，由它们决定玻璃电极的选择性。添加物主要是 Na_2O 和 Li_2O。锂的离子半径比钠小，与玻璃中的阴离子基团缔合力大，因此添加 Li_2O 的玻璃只能与溶液中离子半径比锂还小的 H^+发生交换，Na^+、K^+、Rb^+、Cs^+等离子都不能与 Li^+进行交换。所以锂玻璃对 H^+有最强的选择性。钠玻璃仅次于锂玻璃（普通玻璃电极敏感膜的成分一般为 Na_2O 占 22%，CaO 占 6%，SiO_2 占 72%），但其电阻值比锂玻璃小。目前大多数 pH 玻璃电极采用锂玻璃掺入 1%～3%的 Cs_2O 或 Rb_2O 以降低锂玻璃的电阻和碱误差，总 M_2O 含量（M 表示一价金属）为 17%～32%。

pH 玻璃电极凝胶层的形成加入了含 M_2O 的玻璃，构成玻璃骨架的 SiO_2 形成硅氧正四面体，由它构成一个无限的三维网络支架，$-\overset{|}{\underset{|}{Si}}-O-\overset{|}{\underset{|}{Si}}-$中的硅氧键由于一价金属氧化物的介入使部分硅氧键断裂而变成$-\overset{|}{\underset{|}{Si}}-O^- M^+$结构，可表示为$\equiv SiO^- M^+$，其中 M^+通过静电引力与$\equiv SiO^-$结合在一起。$\equiv SiO^-$是负电荷定域体，构成玻璃膜基体，不能自由活动。而 M^+是正电荷载体，活动能力较强。pH 玻璃电极在水中（或 0.1mol/L 的 HCl 中）浸泡后（被称为“活化”），由于水的作用而在其两面形成凝胶层，该层厚度为 50～1000Å，取决于玻璃材料的吸水性。凝胶层在使用过程中会逐渐溶解，并由里层的干玻璃继续水化成新的

凝胶层。凝胶层的溶解速度决定了玻璃电极的实际使用寿命，从数周至数年。在凝胶层内因有水存在而使阳离子 M^+具有一定的浓度，可与溶液中存在的 H^+进行离子交换。$SiO^-Na^+ + H^+ \rightleftharpoons SiO^-H^+ + Na^+$，因此在凝胶层外表面最后形成$\equiv SiO^-H^+$为主的成分，其中的 H^+与溶液中的 H^+进行平衡。由于$\equiv SiO^-H^+$的生成，在水化层与溶液界面就产生了界面电位，界面电位的高低取决于溶液 H^+浓度大小。玻璃膜上有内外两个界面，就有两个界面电位。当 pH 敏感玻璃膜两侧 H^+浓度不同时，在膜的两侧就产生电位差，称为膜电位，其大小与膜两侧 H^+浓度差成正比。若把内侧的 pH 固定，则膜电位只随外侧溶液的 pH 变化，其膜电位生成示意图见图 2-4。

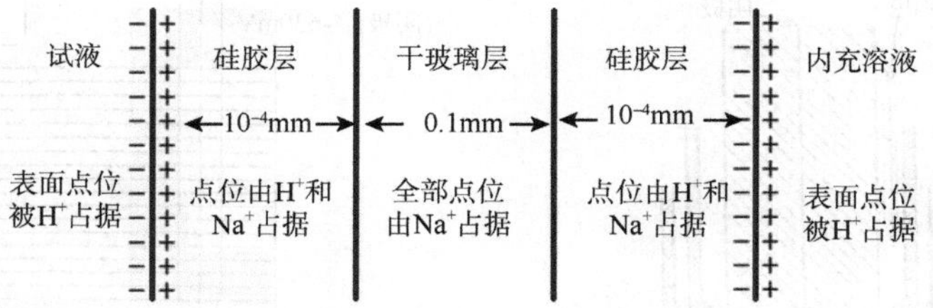

图 2-4　玻璃电极膜电位产生示意图

2. PCO_2 电极　是复合电极，由 pH 电极和 Ag/AgCl 参比电极一起装入一个塑料套内，其头部包有 50μm 尼龙网，网上覆盖 20μm 硅酮膜，该膜即 PCO_2 电极膜，在电极膜与 pH 电极之间充灌 $NaHCO_3$ 电解质溶液，组成 PCO_2 电极。电极膜只允许 CO_2、O_2、N_2 气体通过，而 H^+等带电离子不能通过，这样血样本中溶解的 CO_2 可弥散到 $NaHCO_3$ 电解质层，反应如图 2-5 所示。

PCO_2、PO_2 电极定标方法有两种：气标和液标。标准气体钢瓶气体组成与湿化如图 2-6 所示。现在多采用液标，其原理为无氧或充入一定氧分压的气体再加入 $NaHCO_3$，在酸性条件下生成 CO_2。

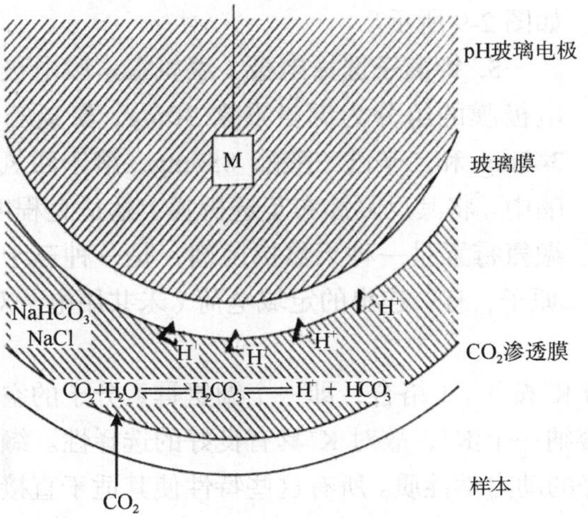

图 2-5　PCO_2 电极示意图

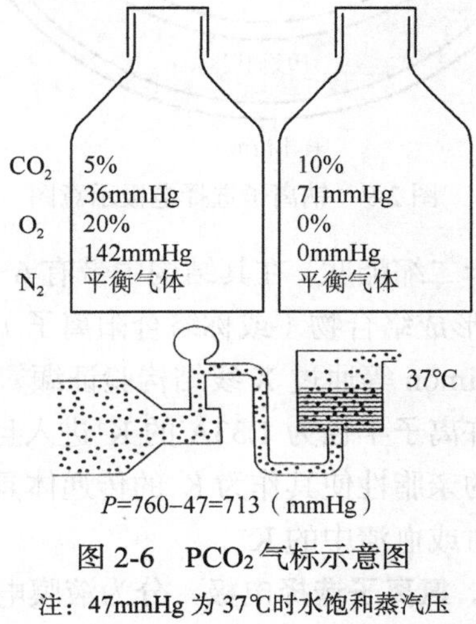

图 2-6　PCO_2 气标示意图

注：47mmHg 为 37℃时水饱和蒸汽压

3. PO_2 电极 PO_2 电极结构如图 2-7 所示，PO_2 电极不属于离子选择电极，其属于极谱电极中的一种。PO_2 电极测量的是电流，由银阳极、铂金阴极（头部覆白金黑涂层）组成，在电极头部有氧渗透膜（防止蛋白质污染）。在恒压−630mV 条件下，电极测量通道被极化。血液中的氧气以弥散渗透方式从样本进入电解液，在铂阴极端得到 4 个电子而被还原，由此产生的电流被电流计所检测。其原理为极谱电极，结构如图 2-7、图 2-8 所示。

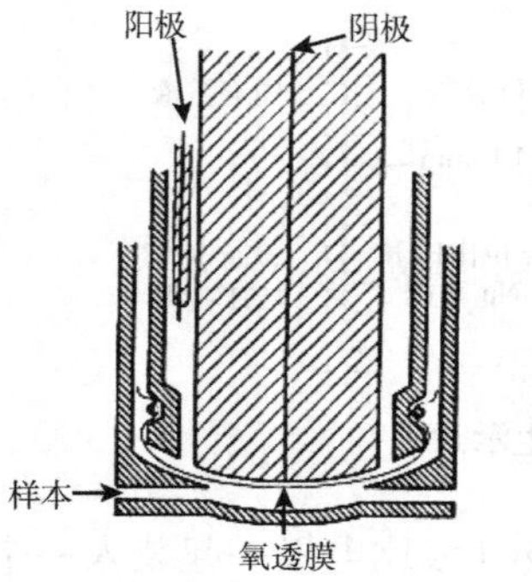

图 2-7 PO_2 电极结构图

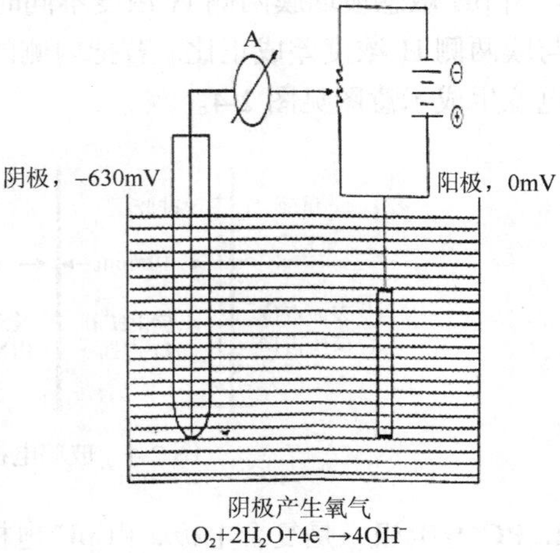

图 2-8 PO_2 电极原理图

4. 钠离子选择电极（玻璃电极） 通常采用三元玻璃系统 NASII-18，其组成为 Na_2O_2 11%、Al_2O_3 18%、SiO_2 71%。在钠离子活化液中所形成的活化玻璃水化凝胶膜对 Na^+敏感，选择性高，其使用寿命通常为 1 年。其原理同 pH 玻璃电极。注意：pH 低于 5 的溶液易受 H^+的干扰。其适用于血液分析。使用久了，电极老化时，用 NH_4HF_2 溶液冲洗后再活化可恢复电极的灵敏度。钠离子选择电极的结构如图 2-9 所示。

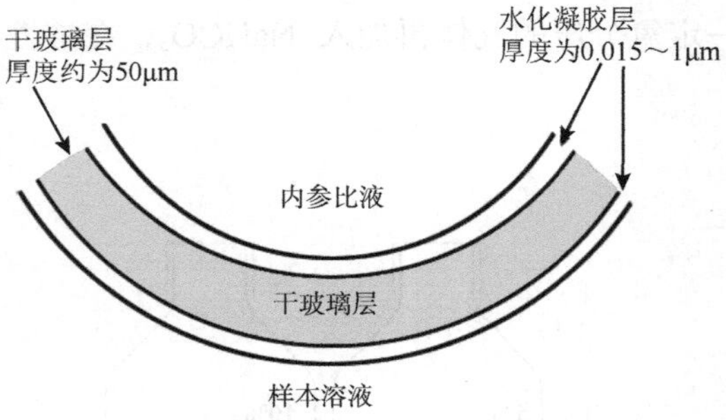

图 2-9 钠离子选择电极示意图

5. 钾离子选择电极（缬氨霉素膜电极） 电极膜的组分为缬氨霉素 30mg、聚氯乙烯 340mg 和二辛己二酸酯 850mg，溶于四氢呋喃中。将其反复涂布于透析膜上达适宜程度。缬氨霉素是一种天然抗菌剂，是一种三十六元环十二缩酯肽，在其结构中带有 6 个羧基氧原子，有一连串的定域电荷（未共用电子对）与 K^+形成络合物（或称络合阳离子）。

Simon 等通过 X 线结构验证缬氨霉素与 K^+按 1∶1 络合，即一个缬氨霉素分子的空穴只允许离子半径为 1.33Å 的 K^+进入且只能容纳一个 K^+，故对 K^+具有良好的选择性。缬氨霉素的亲脂性使其作为 K^+的传递体具有良好的动力学性质。所有这些特性使其适于直接测定全血或血清中的 K^+。

6. 氯离子选择电极 分为液膜电极和固态膜电极。固态膜电极根据其活性材料的不同又分为 AgCl 型和 Hg_2Cl_2 型。基于 AgCl 材质有 Ag/AgCl、AgCl 单晶和 AgCl/Ag_2S 多晶膜，以后者较为常用。基于 Hg_2Cl_2 的是 Hg_2Cl_2/HgS 混合涂膜或压片，其检测低限可达 3×10^{-6}mol/L Cl^-，在实际工作中也多被采用。还有采用季铵盐体系的氯离子选择电极。因样本中 Cl^-可以与电极发生某种程度的反应，故电极寿命较短。

7. 钙离子选择电极 属于液膜电极。磷酸二癸钙是一种液体离子交换剂，它难溶于水而溶解在有机溶剂中，对 Ca^{2+}有特殊的选择性，将其渗透在一个多孔塑料膜内构成液态膜，膜与待测溶液间形成相界面，便具备了 ISE 特性，从而用于检测离子钙（图 2-10）。

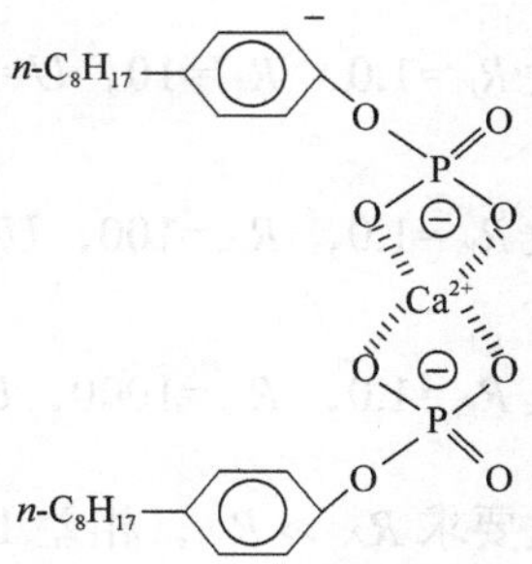
钙离子交换

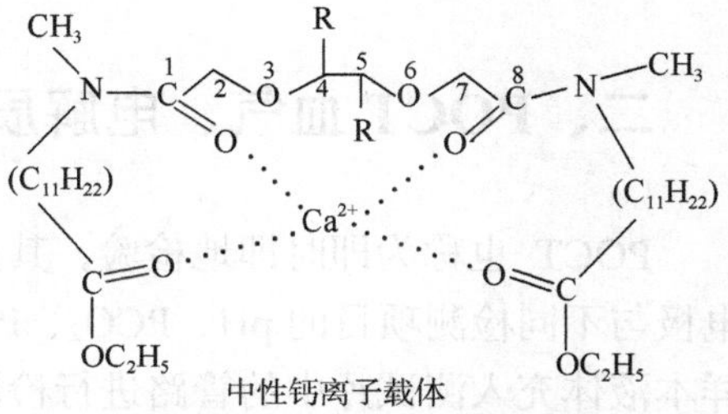
中性钙离子载体

图 2-10 两种钙离子载体膜电极化合物

8. 葡萄糖电极 葡萄糖氧化酶固定在电极的内外膜之间，进行以下催化反应。

$$葡萄糖+O_2 \longrightarrow 葡萄糖酸+H_2O_2$$

$$2H_2O_2 \longrightarrow 2H_2O+O_2$$

在铂阴极处 $2H_2O+O_2+4e^- \longrightarrow 4OH^-$，检测方法同氧电极法。

9. 乳酸电极 乳酸氧化酶固定在电极的内外膜之间，进行以下催化反应。

$$乳酸+O_2 \longrightarrow 丙酮酸+H_2O_2$$

$$2H_2O_2 \longrightarrow 2H_2O+O_2$$

其产生的氧量与乳酸成比例，检测方法同氧电极法。

（五）血红蛋白检测

血红蛋白检测利用比色法原理；血氧计采用分光光度法原理。

（六）离子计

血气分析仪除电极以外还包括管路系统（测量室、转换器、真空泵或蠕动泵、气路系统、液路系统）和电路系统。

（1）玻璃电极等为不良导体，其内阻可达 $10^9\Omega$，因此仪器的输入阻抗应达到 $10^{12}\Omega$ 以上且低栅流才能保证测量电极电位的准确性。

（2）清晰的样本管道，管道材质应采用憎水材料以降低交叉污染，要求密封、死腔小。各厂商均有自己的微型阀门专利设计。

（3）恒温装置要求短时间内达到 37℃±0.1℃。

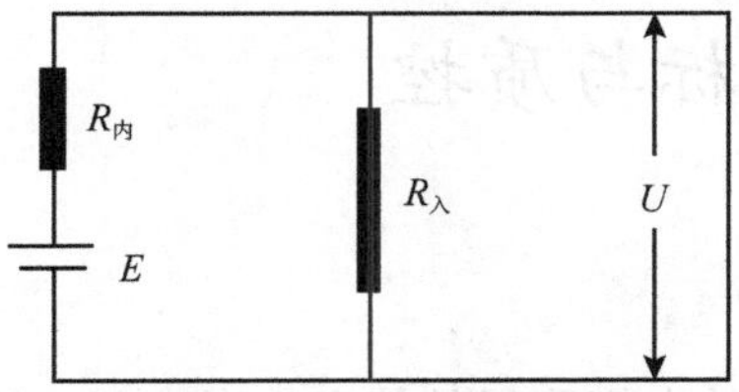

图 2-11 ISE 基本电路原理

$R_{内}$. 电极内阻抗；$R_{入}$. 输入阻抗；E. 电极电位；U. 离子计所测出的电极电位

血气分析仪和钾钠氯分析仪的基本电路原理如图 2-11 所示。

具体计算推导如下：

假设 $R_{内}=1.0$，$R_{入}=1.0$，$U=\dfrac{R_{入}}{R_{入}+R_{内}}E=\dfrac{1.0}{1.0+1.0}E=0.5E$，误差为 50%。

假设 $R_{内}=1.0$，$R_{入}=10$，$U=\frac{R_{入}}{R_{入}+R_{内}}E=\frac{10}{10+1.0}E=0.909E$，误差为 9.1%。

假设 $R_{内}=1.0$，$R_{入}=100$，$U=\frac{R_{入}}{R_{入}+R_{内}}E=\frac{100}{100+1.0}E=0.99E$，误差为 1%。

假设 $R_{内}=1.0$，$R_{入}=1000$，$U=\frac{R_{入}}{R_{入}+R_{内}}E=\frac{1000}{1000+1.0}E=0.999E$，误差为 0.1%。

通过要求 $R_{入} \gg R_{内}$，相差 1000 倍以上，以获取真实正确的电极电位。

输入阻抗 $R_{入}$ 的大小取决于输入端各部分总的绝缘电阻和离子计的动态输入电阻。

二、POCT 血气、电解质分析仪

POCT 也称为即时即地检验，其血气、电解质分析仪原理同上所述，只不过它将参比电极与不同检测项目的 pH、PCO_2、PO_2、Na^+、K^+、Cl^-指示电极组合在一张测试片上，血样本液体充入测试片中的管路进行检测。因其具有灵活、精密、准确、快速、免维护电极的特点而被广泛应用于临床各科。为保证其适用性，必须定期与湿式血气分析仪及生化分析仪做比对，并做好质量控制工作。其测试片结构如图 2-12、图 2-13 所示。

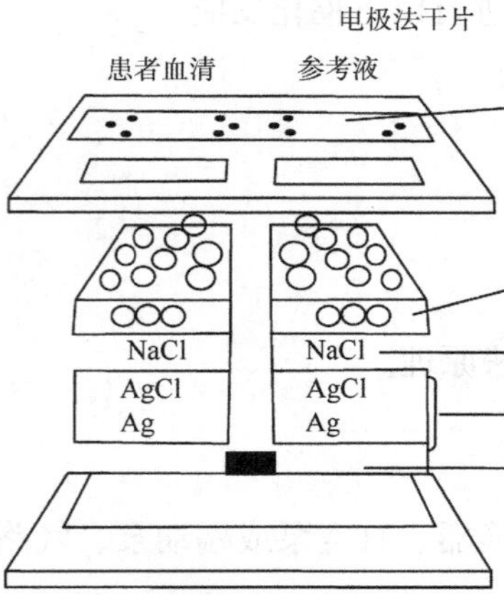

图 2-12　干式电解质分析仪离子选择电极膜结构图

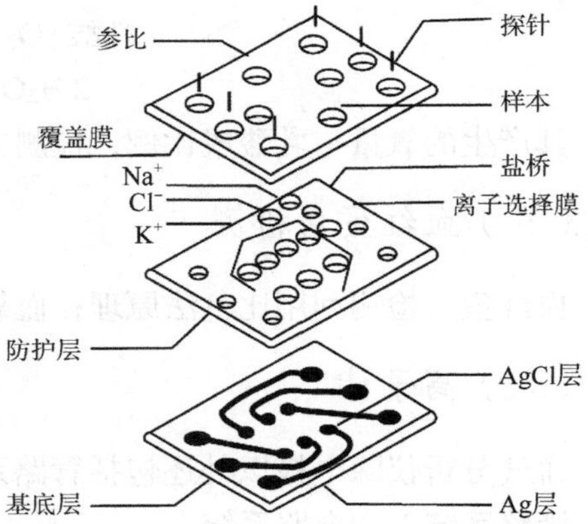

图 2-13　K^+、Na^+、Cl^-试剂片结构图

第三节　血气分析仪的定标与质控

一、血气分析仪的定标

1. pH 的电子定标　血气分析仪的电子部分主要是将从电极取得的信息加以整理、放大并转换成可以供操作人员阅读的真实测量数据。

首先电子部分在计算机的控制下，要自行定标到一个平衡点，即从电极所取得的信息要与计算机控制下的打印、显示一致。

在 pH 定标过程中，首先将 pH 为 7.384 的定标液引入测量池，并令仪器根据操作指令把电子部分调校到 7.384。通常情况下，电子部分会有一些偏差，仪器可以自动调校至 0mV 点位，与 7.384 点位吻合。实际上仪器是用增减电压的方式来调整偏差，调至零点。再将斜率 pH 为 6.840 的定标液引入测量池，从 Nernst 方程可以预计到每个 pH 的单位变化，可以引起理论上的电压变化在 37℃时为−61.5mV；而从 7.384 到 6.840 的 pH 改变是 0.544，所以其电压变化理论值为−33.456mV。

在这种情况下，引入 pH 为 6.840 的定标液之后，电子电路经过信息处理显示出的数值可能是 6.854 或其上下，则应该是−33.456mV 左右的电压变化。假定得到的电位是−32.59mV，要使其变为理想值，则在电路上乘以吻合的信息值。应该指出的是，把偏差量调整到 6.840，并不能影响 7.384 这一值，因为在用 pH 为 7.384 的定标液定标时，电子信息已调至零，再乘任何数值都为零。

然后将 pH 为 7.384 的定标液再引入，这时所获得的数据即回到 7.384±0.005，pH 的电子定标完成，如图 2-14 所示。

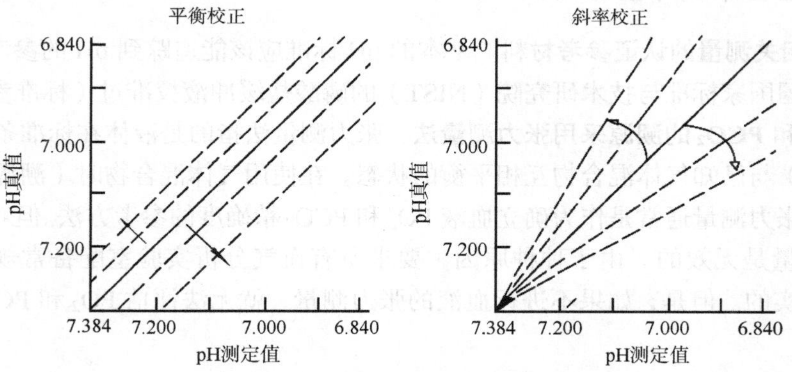

图 2-14 血液 pH 定标

2. PCO_2 电极的定标 PCO_2 电极的定标与 pH 电极的定标基本相同，气标钢瓶气体分压见图 2-6。当 PCO_2 电极调零点时，吸入 4.7kPa 5% CO_2，调斜率点是 9.4kPa 10% CO_2。定标时首先引入 5% CO_2 定标混合气体，调零至 4.7kPa，然后再引入 10% CO_2，仪器的定标曲线应该到（4.7±0.7）kPa 的位置，过程中的电子信息调整与 pH 相同。

3. PO_2 电极的定标 由于 PO_2 电极加有恒定的电压，因此 PO_2 电极在定标中的变化实际是在 PO_2 电极输出电流上的变化，其定标曲线是从零开始的，然后调整至 18.7kPa。

当 PO_2 的值为零时，电路中电流并不为零，存在一个微小的电流值，通常称其为基流。在定标 PO_2 电极时，需采用两种气体。先用不含氧的纯 CO_2 气体通过测量管，将电路中的基流调为零；用第二种标准气体[PO_2 为 18.9kPa（142mmHg）]去测定 PO_2，便可得出 PO_2 和电流的标准曲线。PO_2 标准曲线如图 2-15 所示。

二、实验室质量控制

临床检验系统（也称为分析系统）包括检验方法所涉及的仪器、试剂、参数和校准品，其检验结果经一系列合理实验的验证能够满足厂商声明的要求，其量值能够溯源到标准物质。

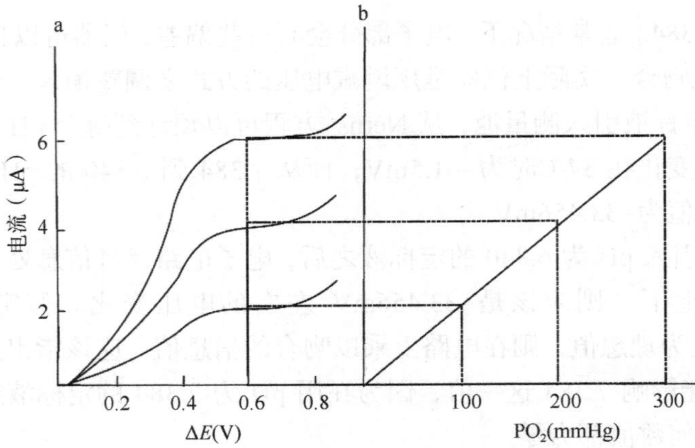

图 2-15　PO_2 标准曲线

（一）检验系统与量值溯源

1. pH 相关测量的认证参考材料　基本的 pH 标准应该能追踪到 pH 的参考方法，并且使用来自美国国家标准与技术研究院（NIST）的磷酸盐缓冲液校准过（标准参考材料）。

2. PO_2 和 PCO_2 的溯源采用张力测量法　张力测量法指的是液体在标准条件下（温度、气压、湿度）与已知气体混合物互相平衡的状态。在使用气体混合物时（溯源自 NIST），新鲜血液的张力测量通常是作为确立血液 PO_2 和 PCO_2 精确度的参考方法。但对于评估 pH，血液张力测量是无效的。由于种种原因，要求所有血气分析实验室配备常规的质控用张力计是不现实的。但是，如果不进行血液的张力测量，就无法评估 PO_2 和 PCO_2 的绝对精确度。

（二）分析前质量控制

1. 患者信息确认与准备

（1）在申请单上准确登记患者的信息，样本必须正确标记患者全名，第二标识如病历号、一个依照当地政策的个人识别号或出生日期，采集日期和时间，以及样本采集人员的身份。

（2）应在图表或计算机系统中记录下面的信息，以便对血气结果做出有意义的临床解释：①患者年龄；②采样部门；③体温；④取样时间；⑤FiO_2 或实际吸氧流量和方法；⑥通气状态（自主呼吸或辅助/控制通气）；⑦采集记录，以便进行质量回顾和评估。

（3）患者准备：患者处于平静呼吸状态 5min 后方可进行样本采集，以免因为突然改变呼吸频率而造成动脉血气结果的改变。

（4）临床医师必须认真填写“血气分析申请单”，不管通气状态如何，任何需要进行动脉血气分析的患者都需要评估和确认临床指征、病史和诊断。

（5）对凝血功能异常的患者，肱动脉和股动脉穿刺为禁忌，因为这些血管位置较深，穿刺后不能有效地压迫止血，容易造成出血、血肿等并发症。另外，任何经外科手术重建的血管都不应用于动脉穿刺。

2. 采集器选择

（1）常规采血针：采血针最好应选取 2ml 无菌注射器，7 号注射针头；需准备肝素锂（在无肝素锂情况下可选用肝素钠）抗凝剂（抗凝剂比例建议为 2 支肝素/100ml 生理盐水，抗凝有效浓度必须小于 50IU/ml 血，抗凝剂在 10h 内使用有效）。不正确的肝素化会导致出现代谢性酸中毒的假阳性结果，因此应控制肝素的浓度。液体肝素与血液的体积比例不能超过 6%。

不宜使用塑料空针采血，由于氧能透过塑料弥散，可能使 PO_2 的测定值假性降低，尤其是 PO_2 分压高时或样本保存时间长时，氧的丢失更多。若采血时用负压抽吸，血液内的气体就可能逸出成为气泡，如排出这些气泡，测定的血气张力就可能假性降低。血液被肝素稀释不影响 pH 的测定结果，但能降低测定的 PCO_2 及计算的碳酸氢钠值，影响程度直接与稀释程度相关。采集静脉血时，应避免在静脉输液肢体抽取血液样本，以免血液稀释后造成测定结果不准。在寻找静脉血管时使用止血带不应超过 1min，如超过，则立即松开止血带，并在 2～3min 后再用，以免使 pH 测量值偏大。

（2）专用动脉采血针：专用动脉采血针更适合血气分析的样本采集。专用动脉采血针的特点如下：

1）阳离子全平衡肝素：有效避免肝素对血液中电解质的影响，得到更准确的电解质检测结果。

2）针头安全保护推槽：对采血人员的安全提供有力的保障，有效避免针刺伤带来的感染风险。

3）内置混匀珠：可以达到充分有效的混匀效果。

4）动脉血自充盈采血针：有效避免静脉血混入血气样本中。

（3）毛细管：在采集前，将穿刺部位（手指）预温至 37～40℃持续半小时，尽量使其动脉化，专业人员刺破局部充血的皮肤采血，毛细管充满之际，加入金属蚤（铁）后密封两端（不能混有气泡）。在磁力作用下，移动金属蚤使血液混匀。采血时不得挤压，因组织液的混入会严重影响测量结果。

3. 血样采集与样本处理

（1）人员的培训和记录：操作人员应该经过样本采集的操作培训，培训合格的人员方可进行动脉血气样本的采集，应有标准化的培训操作手册，人员培训及考核应该定期进行并记录在案。由此保证样本由熟练人员顺利采集，避免凝血、溶血或其他影响。

（2）标准化的采样操作程序：多选择外周浅表易于扪及、大小合适、针头易于进入的动脉血管，血气分析临床上采血最常用的是桡动脉。如果桡动脉无法穿刺，可选用足背动脉、颈动脉、肱动脉或股动脉等进行穿刺采血。

（3）样本采集、处理及质量管理注意事项

1）确保抽血针不漏气。

2）最好使用专用动脉采血针，让血液自动泵入抽血针，不要用力拉动抽血针芯，以免空气沿针筒壁进入。

3）采集完毕后，首先要排出气泡，避免因气泡导致 PO_2 偏高或 PCO_2 偏低的误差。

4）排气后的采集针应立刻封闭针头（如插入橡皮塞中），或者使用专用动脉采血排气阀，保证样本的密闭性。

5）排出气泡后，满盈状态的采样针内需要确保血液充分混匀，手心缓慢滚动或搓动5s，上下颠倒5次。操作动作要缓慢，不能太剧烈，避免导致样本溶血。

6）如果在有气泡的状态下混匀样本，会导致血液 PO_2 上升及 PCO_2 下降。

7）确保样本不出现凝结现象。肝素量少，或没有充分混匀，均可导致血液在注射器、毛细管内发生凝固，或是在样本进入仪器后预温时发生凝固。微小的凝块会使血气分析仪停止工作，排出凝块十分繁杂且需要较长的时间。

4. 动脉留置针血样采集及处理标准

（1）动脉留置针内引流采集的血液，应排出留置针管死腔量3～6倍的血液，否则会引起样本稀释，从而导致检测结果出现偏差。

（2）输入脂肪乳的患者建议8h后进行样本采集，否则会导致检测结果出现偏差。

5. 样本运输与储存

（1）样本运输：血液样本运输方式和送检时间对其结果有较大影响。动脉血参考区间pH 7.35～7.45，PO_2 80～110mmHg，PCO_2 35～45mmHg。样本采集后应存放在隔绝空气的37℃环境下，在15min内进行测定。如果不能及时分析，应将样本放置于4℃的冷藏箱内进行运输（保存时间不能超过30min）。

1）气动运输：可能导致溶血、样本泄漏及采集管漏气，从而影响检验结果的准确性。

2）手动运输：血气分析样本应该由人工及时送检，可以有效避免因运输不当导致的偏差。

（2）血气样本储存温度及时间的影响：室温下，随着放置时间的延长，血气待检样本会出现如下的结果偏差。

1）PO_2 下降或上升：由于氧仍被消耗，尤其是吸氧时血液中的氧分压可能高于大气中的氧分压。如果血样放置时间长，PO_2 可能下降。而 PO_2 上升可能是由于空气的氧分压高于血液的氧分压，空气中的氧扩散入血液，并与血红蛋白结合所致。在室温下，不同时间的检测数据对血气分析结果的影响不同，对 PO_2 的影响最明显。

2）PCO_2 升高：因继续生成 CO_2 所致。

3）pH下降：由于 PCO_2 的改变和糖酵解所致。

4）Ca^{2+} 升高：因pH的改变影响 Ca^{2+} 和蛋白质的结合所致。

5）葡萄糖下降：因葡萄糖被代谢所致。

6）乳酸升高：由于糖酵解所致。

（三）分析中质量控制

1. 质控品类型

（1）模拟替代质控品：模拟替代质控品是一种稳定的液体样本，专用于模拟患者样本，并使用和患者样本同样的方法进行分析。

1）水溶液质控品：缓冲液与气体混合物相平衡并密封。密封胶瓶中只有少量顶部空间含有该气体混合物。缓冲液的类型和浓度及溶液pH和 PCO_2 的缓冲作用，这些溶液和血液的表现是类似的。然而，它们的氧缓冲能力非常低。因此，很难阻止 PO_2 的变化。它们尤其会受到储存温度或处理温度变化的影响。

因为黏稠度、表面张力和电导率通常和血液不一致，所以水质的质控液在仪器出现某些问题时不能有效监测。例如，在某些情况下，这些溶液的导热系数较低，不能反映出仪器监测管路温度的问题。

2）含血红蛋白成分的质控品：含血红蛋白的质控品包括红细胞或溶血产物，或使用不同的稳定剂处理的红细胞或溶血产物，然后将其添加至缓冲盐溶液中。假定该溶液的 P_{50} 接近正常，则血红蛋白的出现增加了 PO_2 的缓冲作用，这些质控品通常需要储存在冰箱中。在使用之前，需要平衡到厂商所要求的温度。

3）乳状质控品：乳状质控品由乳糜组成，加入缓冲的全氟化碳溶液。PO_2 水平低于 100mmHg 时，与水溶液中的血氧浓度相比，氧气在这种质控品中的溶解度要高 4～5 倍。但是它远远低于氧气在血液中的溶解度。尽管在组织氧气变化的方面，这类质控品要好于水质质控溶液，但是这些质控液的表面张力和密度与血液不同。这些质控品可能会干扰某些血气分析仪 pH、血气及电极传感器的功能，从而导致错误的结果。

4）血氧计的质控品：通常情况下，血氧定量法的质量控制是使用染料溶液来进行的，模拟脱氧血红蛋白、氧合血红蛋白、碳氧血红蛋白和高铁血红蛋白组成的质控品，所选定的染料溶液有特定的波长吸光度读数。这些染料的溶液是稳定的。血液中的血红蛋白衍生物不够稳定，故无法用作质控材料。

（2）电子质控软件：其可检测仪器电路，进行信号处理、自动化程序控制等。在分析样本时，可以确保原始传感信号的质量。这类质控可能是内部检查或者是系统测试的一部分，并且可以联合或代替外部的质控材料进行质控。通常用于检测如温度、孵育时间、试剂和样本的移液量、样本的完整性等参数。任何操作故障都可以报告给操作者。如果检测到一个超过可接受限的情况，仪器可能会停止运转。这些整合的、自动化的功能具备“始终如一”和“持续进行”的优势，而且没有或很少受到操作员的干扰。然而，整合的质量控制功能只能监控一部分测试分析系统，这个样本模拟装置可能安装在分析系统中，也可能是单独安装的，用于代替测试模块来评估系统功能。该装置具有以下优点：简单、快速、成本低，需要的培训时间很短，几乎不依赖操作者的技能。

2. 质控的准备工作

（1）质控品准备：选择可用范围内的质控品进行检测、统计计算，设定室内质控目标、质控靶值、标准差和偏倚系数。

（2）确认仪器状态并记录：确认血气分析仪经过正确校准并做记录，经过内部自检并做记录。

（3）确认试剂状态：确认在用试剂的有效期、批号、稳定期在可接受状态。

（4）确认质控操作及审核人员：经过培训且操作熟练的检验人员和质量管理人员可以进行质控分析工作。

3. 室内质控操作 美国临床实验室改进修正法案（CLIA’88）及美国病理学家学会（CAP）对于临床实验室的血气分析测定项目 pH、二氧化碳分压（PCO_2）、氧分压（PO_2）的室内质控方案要求 24h 内测定质控物 3 次，平均每 8h 测定 1 次，每次 3 个水平。血气分析室内质控分析变异系数，如雷度公司的注册标准为 pH≤0.5，PCO_2≤5.0，PO_2≤5.0。

4. 室间质量评价

（1）质控目标：达到室间质评要求的质量目标，参照美国临床实验室改进修正法案，室间质量评价应该小于 1/3 分析总误差。

（2）质控结果评价和审核：依据室间质控的评价和得分进行评估，失控时要进行失控分析、评估和总结。找到失控原因并进行纠正，持续改进。

（四）分析后质量控制

（1）检测结果要结合血气申请单提供的信息进行综合分析，如有不符，要与临床医生进行沟通，确保各环节的信息准确无误。

（2）检测结果审核和报告的发出必须由具备相应资质的人员承担。

（五）分析干扰因素

1. 干扰 PO_2 检测的因素 已经报告了麻醉气体的干扰，如氧化亚氮、氟烷异氟醚。这些物质是电化学活性的，而且能够穿过 PO_2 传感器的气体渗透膜进行扩散，从而导致错误的高 PO_2 读数。新一代的血液气体电极基本消除了这个问题，主要是通过以下两个途径：使用新型高分子材料作为气体渗透膜和适当控制传感器阴极上的施加电压。

2. 干扰电解质检测的因素

（1）阳离子表面活化剂，尤其是苯甲烷铵复合物，其一般被用作采集点防腐剂或者动脉导管中的作用剂，可能干扰 Na^+、K^+、Ca^{2+}的检测。Na^+浓度可假性高达 50mmol/L。

（2）绝大部分市售 Cl^-传感器是基于阴离子交换膜的，使用这种传感器，样本中亲脂性大于 Cl^-的阴离子会干扰 Cl^-的检测。这一类别下也包含卤化物，如溴化物和碘化物。电极反复接触抗凝血剂肝素会引起电极对 Cl^-敏感性的丧失，这是由于带负电荷的肝素转移到膜中所致。

3. 干扰葡萄糖和乳酸检测的因素 葡萄糖和乳酸传感器是基于电流测定法的电化学原理的生物传感器，因此这种传感器会受到血液中可氧化物质的干扰。这些可氧化物质包括如尿酸和维生素 C 之类的内源性物质及如乙酰氨基酚和多巴胺之类的药物，在实际应用中，已经使用多种方法成功地消除了这些干扰。因为葡萄糖和乳酸的许多生物传感器使用氧化酶，抑制酶活性的物质会对测量产生负干扰。例如，在血液采集中用作防腐剂的氟化物和草酸盐会对葡萄糖生物传感器产生负干扰。

4. 干扰血细胞比容检测的因素 血气分析仪上检测血细胞比容涉及计算来自待测总血红蛋白的血细胞比容，或者来自一个传导性检测的血细胞比容。因为传导性检测取决于电解质浓度，电解质浓度的变化可能影响血细胞比容值。同时检测钠和血细胞比容的分析仪可能执行适当的纠正操作，可参阅厂商说明书，基于传导性的血细胞比容检测具有局限性。异常的蛋白质水平会改变血浆的传导性，并干扰检测。在心肺转流术过程中，使用不含蛋白质的电解质稀释血液会导致较低的蛋白质浓度，继而导致通过传导性测得的血细胞比容值偏低。分析前变异也会导致误差，如样本混合不充分。

5. 干扰血氧计检测的因素

（1）硫红蛋白：一般极少出现硫红蛋白，但如果存在硫红蛋白，那么会干扰氧合血红蛋白的检测。

（2）羟钴胺和亚甲蓝：当治疗中使用羟钴胺和亚甲蓝时，会对血红蛋白组分的检测产生干扰。一些分析仪能检测和校正这些物质的干扰。

（3）胎儿血红蛋白：胎儿血红蛋白的吸收光谱与成人血红蛋白的吸收光谱略有不同，如果未考虑这一因素，可能会出现误差。最常见的是 COHb 的假性升高，MeHb 水平也可能受影响。

（4）浑浊：高脂血症或者使用脂肪乳而造成的样本浑浊能对总血红蛋白和血红蛋白组分的检测产生干扰。

6. 其他干扰

（1）合成的氧载体：合成的氧载体（血液代用品）可能干扰 pH、血气和相关分析物的分析。

（2）外部质控材料的添加剂：具有亲脂性的复合物可能穿过检测 pH、血气和相关物质的传感器所用的聚合物膜，从而使传感器信号稳定性发生变化，并错误地报告结果。这些复合物包括全氟化碳的乳液型质控材料和一些表面活化剂。

三、血气分析仪的计量检定

定期对血气分析仪进行计量检定是保证其测试准确性的重要措施之一。按照《中华人民共和国计量法》，血气分析仪是需要实行计量检定的计量器具，检定周期为 1 年。大修后也必须进行计量检定，经检定确认合格才能投入使用。本项检定规程是依据《中华人民共和国国家计量检定规程》执行的，规定的主要要求如下：

1. 外观质量 要求仪器和电极应完整无损，各紧固件无松动；仪器工作时各调节器功能正常，读数清晰；仪器制造厂厂名、仪器型号和编号、名称和出厂日期标注清晰。

2. 电计稳定度和精确度

pH：0.001（pH/h）；±0.001 pH（示值）。

PCO_2：±0.03（kPa/h）；±0.2%（示值）。

PO_2：±0.03（kPa/h）；±0.2%（示值）。

3. 电计重复性 pH：0.001（pH 示值）；PCO_2 和 PO_2：0.2%（示值）。

4. 仪器准确度 pH：±0.001（pH 示值）；PCO_2 和 PO_2：±4%（示值）。

5. 仪器重复性 pH：0.002（pH 示值）；PCO_2 和 PO_2：0.5%（示值）。

6. 检定环境条件 环境温度：15～30℃，检定时温度波动不大于 2℃；相对湿度＜85%；电源：220V（1±10%），50Hz（1±2%）；周围无强的机械振动和电磁干扰。

按照检定规程规定，血气分析仪的计量检定方法是用高精度电位差计检测电极的技术性能，还要检测测量室的温度及绝缘电阻值。此外，要用 pH 为 6.841 和 7.383 的标准溶液检定 pH 示值，用 PCO_2 值在 37℃下分别为 4.04kPa、6.06kPa、8.09kPa 的定标液定标被检测仪器的 PCO_2 示值。用标准无氧液和氧饱和液校正 PO_2 示值。所有这些检测都要测试 3～6 次，持续时间大于 1h，以确保检定时测试数据的真实性。

在计量检定时，可同时进行年度维护保养。对仪器功能动作频繁的部分和容易影响仪器技术指标或检测失准的元件、器件和管路进行彻底维修，从而保证仪器性能的准确稳定，延长仪器的使用寿命。

第四节　血气分析仪的维护与维修

一、血气分析仪的维护

血气分析仪的维护是实验室操作人员的日常性工作，必须按照仪器设备规定的维护周期、程序、方法进行，以保证仪器设备时刻处于完好可用的状态，保证检测结果准确。每日大量的检测有利于仪器保持良好的性能，较低频次的使用或经常停用反而会导致设备故障频出。不同品牌的血气分析仪的维护保养内容和周期可能不尽相同，但是基本上包括以下几个方面。

1. 仪器的日常维护

（1）仪器每日维护

1）仪器表面清洁，清除仪器表面的污垢、血渍，保持仪器干净整洁。

2）及时清理残血、废液。

3）检查电极内充液是否正常。

4）保持环境温度恒定，避免高温，以免影响仪器准确性和电极稳定性。

5）检查气体压力是否足够。

6）对将要使用完的消耗品及时进行更换，如试剂、打印纸等。

（2）仪器每周维护：使用特殊清洁剂对仪器测量室和分析电极进行去除蛋白的清洁。大多数血气分析仪该步骤处理基本相同。将去蛋白液从吸样针吸入，通过血样分析程序来实现对测量微管道中的残留血液和蛋白成分污垢的清除，然后用去离子水冲洗。更换蒸馏水气体过滤缸中的蒸馏水。

（3）按需维护

1）若电极使用时间过长，电极反应变慢，可用电极活化液对 pH、PCO_2 电极活化，对 PO_2 电极进行轻轻打磨，去除电极表面的氧化层。

2）如检测尿液样本，检测后要及时、多次冲洗。

3）清除仪器内部和电路板上的灰尘，使仪器内部通风良好，有效散热可提高电子元器件性能和使用寿命，使仪器电路板的稳定性大大增强。

4）仪器耗材按厂商标示的有效期及时更换。

2. 电极的维护　电极是血气分析仪中重要的部件并且十分贵重，应注意维护，保证电极具有一定的使用年限。使用时间过长，电极的检测灵敏度会降低，检测结果会出现误差，所以需要对电极进行维护以确保电极的稳定性，并尽量延长其使用寿命。

（1）参比电极维护：参比电极的内电极部分不需要维护。注意适时补充所需浓度的 KCl 溶液。在补充饱和 KCl 溶液时，除加入室温下饱和的 KCl 溶液外，还需要加入少许 KCl 结晶，使其在 37℃恒温条件下也达到饱和。同时防止参比电极形成气泡，否则会严重影响电极的功能。

参比电极套需要定期更换，具体时间可根据检测的样本量来确定。当发现电极不再渗参比液，或渗漏孔处变成黄色或棕色时，应随时更换。有的参比电极由陶瓷砂芯将盐桥分隔，因血液蛋白膜等附着而出现pH不稳定现象，可用镊子或其他工具小心擦拭。

使用维护中强调：①注意防止维护中饱和KCl溶液污染指示电极的各部分，导致检测中的故障（尤其在摘下电极维护时，由于KCl溶液无色、无味且透明，常会滴到试验台面上，容易沾染到其他电极上）；②饱和 KCl 溶液易结晶，可致管道堵塞，尤其当仪器停用时间较长时。

（2）pH电极维护：pH玻璃电极的敏感玻泡端易碎，使用时必须小心，不能碰破或擦伤。不管是否使用，pH电极的使用寿命一般为1～2年。因此，在购买时应注意其生产日期，以免因过期或一次购买太多备用电极而造成浪费。如果pH电极在空气中暴露2h以上，使用前必须被活化，活化的目的是使之形成凝胶层并具有氢功能。应将其放在缓冲液中浸泡6～24h后才能使用。血液中的蛋白质容易黏附在电极表面，必须经常按血液、缓冲液（或生理盐水）、水、空气的顺序进行清洗；也可用随机附送的含蛋白水解酶的清洗液或自行配制的0.1%胃蛋白酶盐酸溶液浸泡30min以上，用生理缓冲液洗净后浸泡备用。不能在无水的溶剂中浸泡，否则玻璃凝胶层会因脱水而损坏。若清洗活化后仍不能正常工作，应更换电极。

（3）PCO_2电极维护：PCO_2电极缓冲液多数密封在电极内，但有的需要更换缓冲液，可用特殊针头从电极孔中吸出，然后注入新的缓冲液（注意要留意小气泡，以免温度升高时缓冲液溢出）。电极须经常用专用清洁剂清洗，如果经清洗、更换缓冲液后仍不能正常工作，应更换半透膜。电极用久后，阴极端的磨砂玻璃上会有Ag或AgCl沉积，可用滴有缓冲液的细砂纸磨去沉积物，再用缓冲液洗干净。清洗沉积物、半透膜和电极的更换应定期进行。

（4）PO_2电极维护：PO_2电极中干净的内电极端部和四个铂丝点应明净发亮。每次清洗时都应用电极膏对PO_2电极进行研磨维护。但要注意，一是在研磨时，要用电极膏将该电极的阳极，即靠电极头部1cm处的银套一并擦拭干净；二是氧电极内充的是氧电极液，不要弄错。

PCO_2电极和PO_2电极在维护后均需要重新二点定标才能使用。

此外，根据电极设计结构可分为可换膜电极、免换膜电极、复合微电极（传感器）测试卡。

可换膜电极的维护：一般是定期更换电极膜或清洗电极测量头部，以维持电极的稳定，延长电极寿命。

免换膜电极的维护：一般是清洁或活化电极，有些仪器专门设置有电极活化程序以活化维护电极，有些仪器专门配备电极活化液用于维护活化电极，因此这种电极不需要更换电极膜。

复合微电极（传感器）测试卡：这种电极是将多个电极整合到一张卡中，这种微电极测试卡有测试人份数限制，达到测试人份数量时，测试卡就会被丢弃掉，所以这是免维护型微电极测试卡。

3. 管路清理 由于血气分析仪检测的样本是全血，血细胞或全血中的微小凝块容易在管路中沉积从而堵塞管路，所以需要将管路中的沉积物定期清除干净。一般用专用的去除蛋白的液体与仪器专用的程序去除蛋白。有些仪器专门配备有管路清洁的工具，可使用工具手动清洁管路。年度维护保养内容中基本包括了更换所有管路。

为了减少管路的清理工作，现在部分新型的血气分析仪采用了将仪器管路和所有试剂都整合到一个试剂包的设计，当试剂包中的试剂耗尽或者过期后，直接将试剂包连同试剂包中的管路整体丢弃，更换新试剂包。

二、血气分析仪常见故障及排除方法

1. 样本吸入不良 可由蠕动泵管老化、漏气或泵损坏引起，需要更换管道或维修蠕动泵。

2. 样本输入通道堵塞 ①血块堵塞：一般用强力冲洗程序将血块冲出排除。如冲不走，可换上假电极，使转换盘处于进样位置，用注射器向进样口中注射蒸馏水，便可将血块冲走。②玻璃碎片堵塞：如毛细管断在进样口内等，可将样本进样口取下来，将玻璃碎片捅出即可。

3. pH 定标不正确 可由 pH 定标液过期、两种定标液接反、仪器接地不好引起。如分析箱内管道脱落或阻塞，需连接管道或冲洗管道；如参比电极膜破裂、漏液或使用时间过长，需更换电极膜；如参比电极的 KCl 溶液不饱和，需加 KCl 结晶；电极使用时间过长需活化；如参比电极或 pH 电极损坏，应更换电极。

4. PCO_2 定标不正确 可能原因包括：钢瓶中气体压力过低，应更换气瓶；气体管道破裂、脱落或气路连接错误，应更换或重新连接管道；PCO_2 内电极液使用时间过长或内电极液过期，应更换内电极液；气室内无蒸馏水或蒸馏水过少，使通过气体未充分湿化，应补充蒸馏水；电极膜使用时间过长或电极膜破裂，应更换电极膜；PCO_2 电极老化或损坏，应更换电极。

5. PO_2 定标不正确 常见原因与 PCO_2 定标不正确的原因类似。定标不正确，但取样时不报警系取样传感器连接线断开所致，样本常被冲掉；分析系统管道内壁附有微小蛋白颗粒或细小血凝块，使管道不通畅，应冲洗管道；连接取样传感器的线断裂，应重新连接；取样不正确，混入微小气泡，应重新取样。

6. 血气分析仪常见故障 见表 2-1 和表 2-2。

表 2-1 血气分析仪常见故障（一）

故障信息	故障原因及处理方法				
	参比电极	pH 电极	PCO_2/PO_2 电极	系统	斜标液
定标/斜率漂移	气泡在参比电极内，排出气泡 参比电极内有结晶体堵塞，保养参比电极 参比电极填充液问题，更换	电极需做除蛋白/活化维护 故障也可能由参比电极引起	电极需做除蛋白/活化维护 电极接点脏，移开电极，清洁接点 电极失败（用电极输出试验程序检查），更换电极	电极周围有湿气，擦干电极及电极室，检查电极安装是否正确 湿润器填充液面低，重填充 气体压力和流量错误，检查压力或重新调整 大气压力错误，输入正确的大气压	斜标温度不对，需要加温 30min 达到 37℃ 错误使用斜标液，开瓶后 1min 内使用

续表

故障信息	故障原因及处理方法				
	参比电极	pH 电极	PCO_2/PO_2 电极	系统	斜标液
定标/斜率不稳定	气泡在参比电极内，排出气泡	电极需做除蛋白/活化维护	电极需做除蛋白/活维护	电极周围有湿气，擦干电极及电极室，检查电极安装是否正确	斜标温度不对，需要加温 30min 达到 37℃
	参比电极安装错误，重新安装	电极填充液少，重新填充	电极接点脏，移开电极，清洁接点	泵管组件有漏孔，更换泵管	错误使用斜标液，开瓶后 1min 内使用
		故障也可能由参比电极引起	电极失败（用电极输出试验程序检查），更换电极	气体压力和流量不正确，检查并重新调整	
定标/斜率超出范围	气泡在参比电极内，排出气泡	电极需做除蛋白/活化维护	电极需做除蛋白/活化维护	电极周围有湿气，擦干电极及电极室，检查电极安装是否正确	斜标温度不对，需要加温 30min 达到 37℃
	参比内电极安装错误，重新安装		电极接点脏，移开电极，清洁接点	磨损的泵管组件，更换泵管组件	错误使用斜标液，开瓶后 1min 内使用
			电极失败（用电极输出试验程序检查），更换电极	气体压力和流量不正确，检查并重新调整	

表 2-2 血气分析仪常见故障（二）

故障信息	故障原因及处理方法				
	泵管组件	机械部分	系统	试剂	样本检测器
吸样失败定标/斜率不能检测	泵管拉力不足，检查泵管组件是否拉紧，否则更换	泵管轴脏，移开泵管轴，清洁、涂油后再安装	样本通路堵塞，清除堵塞	试剂瓶是空的，更换试剂	管道脏，更换出水管道
	泵管被血块阻塞，清除阻塞	探针错误校正，重新校正或更换探针	样本通路泄漏，排除泄漏，确保电极安装正确	试剂管道没有接触到溶液，调整试剂管道到试剂瓶底部	更换探针管道
			脏的出水口，错误出水口，定位清洁出水口，正确定位		
吸样失败	泵管拉力不足，检查泵管组件是否拉紧，否则更换		没有样本在电极组件上，重复样本检测		检测器失效，更换检测器
			样本通路阻塞，清除阻塞		管道脏，更换出水管道
			样本通路泄漏，检查电极圈、电极安装、出水管道连接		

（吴万通 李忠信）

第三章
电解质分析仪

第一节　电解质分析仪的概述及发展简史

电解质通常是指在溶液中能解离成带电离子而具有导电性能的一类物质，在临床体液分析中最常检测的电解质包括钾（K^+）、钠（Na^+）、氯（Cl^-）、碳酸氢盐（HCO_3^-）、钙（Ca^{2+}）、无机磷、镁（Mg^{2+}）等。受外界环境的改变和某些外源性因素的影响，以及人体器官、系统疾病所引起的全身性病理过程的影响，人体内的电解质代谢可发生紊乱，严重时会危及生命。因此，电解质的测定具有重要的临床意义。

临床检测电解质的方法有多种，从传统的化学沉淀法，到20世纪40年代研制成功的火焰光度法（20世纪50年代以后被广泛应用于临床医学检验中）、20世纪80年代以后广泛应用的离子选择电极法（现已基本取代了火焰光度法），再到现阶段的离子色谱法、同位素稀释法、等离子体发射光谱法及质谱法等。

第二节　电解质测定方法

一、火焰光度法

（一）测定原理

待检血清样本被压缩空气雾化后变成气溶胶，在可燃气体中被点燃成火焰，待检血清中钠、钾原子因热解离生成基态原子，吸收能量相当的光量子后从低能级跃迁到较高能级（激发态）而产生光谱。由于高能级的原子存在不稳定性，经过很短时间（10^{-8}s）即可恢复到基态，并释放出多余的能量。这些原子会以发射出特有波长（钾为767nm、钠为589nm）辐射谱线的形式被光电传感器捕获，其发射强度与已知校准液相对比，即可计算出待检血清中钠、钾的浓度。美国临床和实验室标准协会（CLSI）将火焰光度法作为钾、钠电解质测定的参考方法。我国也将离子色谱法作为电解质分析仪的参考方法。

（二）基本结构

1. 雾化燃烧系统　由雾化器、混合器和燃烧嘴等组成，其功能是雾化、混合和燃烧。

（1）雾化器：火焰光度计的核心部件在很大程度上影响火焰光度计的灵敏度。高速气流从压缩空气喷出时，喷嘴附近形成负压，样本液便经吸液管吸入，在出口处形成雾滴，气体速度越高，喷口处的负压越大，吸入的液量就越多，雾粒也就越细。

（2）混合器和燃烧嘴：作用是进一步使雾滴细化并与燃气混合后送到燃烧嘴，较小的雾滴从燃烧嘴喷出到达火焰，雾滴中的元素被火焰激发，雾滴越小，越容易激发。较大的雾滴被分离出来并从废液口排出。

2. 气路系统 由可燃气气路和压缩空气气路两部分组成。

（1）可燃气气路：火焰光度计所使用的可燃气可以是煤气、液化石油气、乙炔、丙烷、汽化汽油气、氧气等。可燃气进入混合器前，通过电磁阀、气体调节阀、流量计等控制压力、流量和通断。各个组件功能如下。

1）电磁阀：用来控制燃气的通断，它受火焰信号控制。

2）气体调节阀：有针形阀和锥形阀两种，通过改变锥形阀杆与阀体间的相对位置来调节气体液量。

3）流量计：有的仪器在调节阀后面还加有转子流量计，用来指示燃气的流量。

4）汽油汽化器：在早期以汽油为燃料时，需要一个将液态汽油变成气态汽油的装置，这一装置称为汽油汽化器。

（2）压缩空气气路：压缩空气的主要作用是促使液态样本气化，作为样本液的载体和助燃。

3. 光路系统（图 3-1） 火焰光度计常用的光路系统中凹面反射镜处于火焰的左侧，用以增加光的强度。透镜使火焰发出的光以平行光束照射到光电检测器上，同时还有减少色差的作用。光阑控制照到光电检测器的光通量。单色器为干涉滤光片，用以选择波长。检测器是光电转换元件，将滤光片过滤后送来的待测元素谱线转换成相应的电信号。

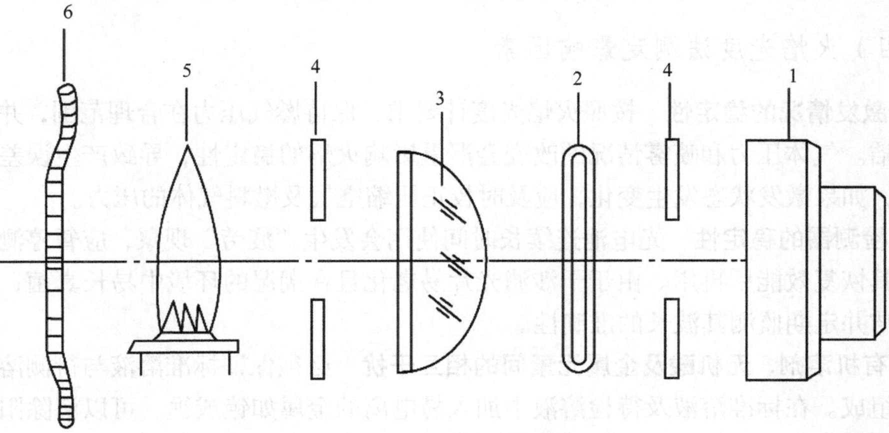

图 3-1 火焰光度计光路系统

1. 检测器；2. 干涉滤光片；3. 透镜；4. 光阑；5. 火焰光源；6. 反射镜

火焰光度计主件结构如图 3-2 所示。

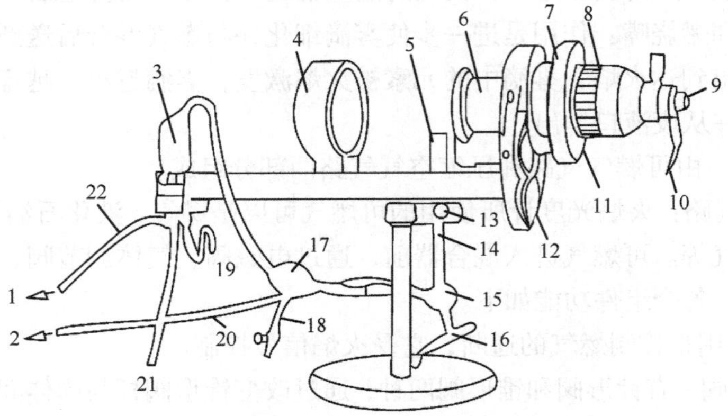

图 3-2 火焰光度计主件结构

1. 压缩空气接口；2. 可燃气（液化天然气）接口；3. 喷雾器；4. 聚光发射镜；5. 燃烧嘴；6. 前镜筒；7. 光阑；8. 后镜筒；9. 光电池；10. 连接导线；11. 快门；12. 干涉滤光片；13. 燃烧嘴固定螺丝；14. 燃烧管；15. 混合球；16. 混合球废水排出管；17. 雾粒处理器；18. 雾粒处理器废水排出管；19. 雾室废水排出管；20. 可燃气管路；21. 样液吸入管；22. 喷雾用气路管

（三）火焰光度法定量测定方法

1. 内标法 在稀释液样本中加入浓度恒定的锂或铯，同时测定钠、钾和锂（铯）的浓度。将钠、钾和锂（铯）的电信号作为定量参数，从而计算钠、钾含量。

2. 标准曲线法 用不同浓度的钠、钾标准液制成标准曲线，然后对血液或其他体液样本进行测定，并从标准曲线上查得钠、钾的浓度。

由于内标法样本稀释度大，钠、钾测定与标准元素锂（铯）的测定须同时进行，可减少由雾化速度、火焰温度波动所引起的误差，其准确性和精密度均优于外标法。

（四）火焰光度法测定影响因素

1. 激发情况的稳定性 按照火焰光度计要求，保持燃气压力在合理范围，并保持喷雾器的清洁。气体压力和喷雾情况的改变会严重影响火焰的稳定性，导致产生误差。在测定过程中，如果激发状态发生变化，应及时校正压缩空气及燃料气体的压力。

2. 检测器的稳定性 光电池连续长时间使用会发生“疲劳”现象，应暂停测定一段时间，待其恢复效能后再用。由于干涉滤光片易老化且在潮湿的环境中易长真菌，故应注意及时清洁并定期监测其波长的准确性。

3. 有机溶剂、无机酸及金属元素间的相互干扰 必须保证标准溶液与待测溶液有几乎相同的组成。在标准溶液及待检溶液中加入易电离的金属如铯或锂，可以消除阳离子的干扰。为了减少阴离子的干扰，应避免使用磷酸、硫酸、草酸，此外，应同时加入释放剂。

（五）应用火焰光度法检测时的注意事项

1. 火焰调节 为保证发光面积，须将火焰调节到适宜大小，检流计才能获得足够的电流，从而达到最佳检测灵敏度。为保证检测的准确性，同时要保持火焰稳定。

2. 配制高、中、低 3 个标准 绘制标准曲线或进行插入法计算。由于钠的浓度与激发光强度呈抛物线状，故这种计算结果更准确。

3. 样本保存 溶血或延迟分离血清均可使血清钾浓度升高，应及时分离血清，置于带帽试管内冰冻保存。若遇样本溶血，应在报告单上注明，以便于临床医生对结果准确理解。

4. 锂盐保存 硝酸锂或氯化锂等锂盐作稀释的内标准溶液配制完成后，应立即置入聚乙烯瓶内保存，不得放在玻璃试剂瓶中，以防止锂离子进入硼硅玻璃中而降低其浓度。

5. 尿液样本钾、钠检测 尿中的钠和钾浓度波动范围大，稀释倍数要进行适当调整，使尿钾的测定浓度在 10mmol/L 以内，尿钠的测定读数位于高、中、低三个标准管中的两个标准读数之间，以便用插入法计算钠浓度。

6. 管道维护 火焰光度计的各种管道应保持通畅，燃料气压及助燃气压应保持恒定，两者比例要合适。

7. 质控 为保证检验结果的可靠性，每次检测时，要用定值质控血清作质量控制；若失控，应及时查找失控原因。

8. 安全 火焰光度计所用燃料（汽油、液化石油气等）为易燃物，存在一定的危险性，因此应妥善保管并注意安全。

二、离子选择电极法

（一）基本概念

1. 离子选择电极（ISE） 是一种电化学传感器，其关键部件中有对电位响应和选择性起决定性作用的敏感膜，将离子活度转换成电位信号。在一定范围内，其电位与溶液中特定离子活度的对数呈线性关系，通过与已知离子浓度的溶液比较可求得未知溶液的离子活度。故在实际检测过程中，必须与一支参比电极（其电位不随溶液中被测离子活度的变化而变化）构成一个测量电池，再用仪器测量这个电池的电动势。

2. 活度 指溶液中离子的有效浓度，即离子在化学反应中起作用的表观浓度。

$$a=rc$$

其中，a 为活度；r 为活度系数；c 为浓度（通常用 mmol/L 表示）。当溶液浓度很低时，正、负离子间的作用力减弱，此时 r 近似于 1，$a \approx c$。

3. 选择性系数 在对离子的响应上，电极区别待测与干扰离子的尺度。其值越小，电极对 A 离子的选择性（与 B 离子比较）越佳。例如，某钾电极 $K_{A \cdot B}^{pot}=2\times10^{-4}$，即 K：Na= 1：（2×10^{-4}）=5000。

4. 原电池 化学能转变为电能的装置。

（二）电极的基本结构

1. 钾离子选择电极 目前使用广泛的钾离子选择电极是以缬氨霉素中性载体为活性材料的聚氯乙烯膜电极，其次是以冠醚类中性载体为活性材料的聚氯乙烯膜电极。由于它是利用钾离子和缬氨霉素的强络合力而达到高的选择性，且不易受样本的蛋白质影响，因此可直接分析生化样本。

2. 钠离子选择电极 通常采用的是对钠离子敏感的含有铝硅酸钠的玻璃膜电极，其可检测水化层-样本相界面因钠离子交换作用而产生的电位，对钠离子有很高的选择性。但值得注意的是 pH 对其的影响，当 pH 小于 5 时，它会受到氢离子的干扰。pH 对血液样本的检测影响不是很大，因为血液的 pH 通常大于 5，但对尿液的检测有一定的影响，故在进行尿液样本检测时需加入缓冲剂。长时间使用可致电极老化，可用 NH_4HF_2 溶液冲洗后再活化以恢复电极的灵敏度。

3. 氯离子选择电极 氯离子的膜电极可分为液膜电极和固态膜电极。多采用对氯离子敏感的氯化银、硫化银混晶压片氯电极和氯化银单晶氯电极。在电解质分析仪中的氯电极为溶剂聚合物膜氯离子选择性电极。因样本中氯离子可以与电极发生某种程度的反应，故电极寿命较短。

4. 钙离子选择电极 钙离子选择电极属于液膜电极。磷酸二癸钙是一种液体离子交换剂，其难溶于水而溶解在有机溶剂中，对钙离子有特殊的选择性，将其渗透在一个多孔塑料膜内构成液态膜，膜与待测溶液间形成相界面，便具备了 ISE 特性，从而用于检测钙离子。

5. 参比电极 因为单个电极的电位无法检测，所以在检测离子选择性电极的电位时必须具有参比电极。故参比电极是指在一定的温度、压力条件下，当待测溶液中被测离子的浓度改变时，其电极电位仍保持恒定的电极，相关内容请参阅第二章。

第三节 电解质分析仪的分类与基本结构

一、电解质分析仪的分类

（1）依据自动化程度，可分为半自动电解质分析仪和全自动电解质分析仪。半自动电解质分析仪需要手动进样，分析速度慢，操作烦琐。而全自动电解质分析仪有自动进样盘，操作者只需将样本放置在进样盘中，仪器自动对样本进行检测。

（2）按检测项目数量，可分为 2 项分析仪、3 项分析仪、4 项分析仪和多项分析仪。

（3）按样本是否需要稀释，可分为直接法电解质分析仪和间接法电解质分析仪。

（4）按照工作方式，可分为湿式电解质分析仪和干式电解质分析仪。

二、电解质分析仪的基本结构

（一）湿式电解质分析仪

湿式电解质分析仪大致由电极测量系统、管路系统、电路系统、软件系统组成。下文以 AFT600D/AU 系列电解质分析仪为例加以说明。

1. 测量系统 电解质分析仪的测量系统是整个仪器的核心部分，主要由 K 电极、Na 电极、Cl 电极、Ca 电极、Li 电极、pH 电极、液位检测等部件组成。测量系统俗称流通池、样本箱或测量室。

测量系统设计如图 3-3 所示：

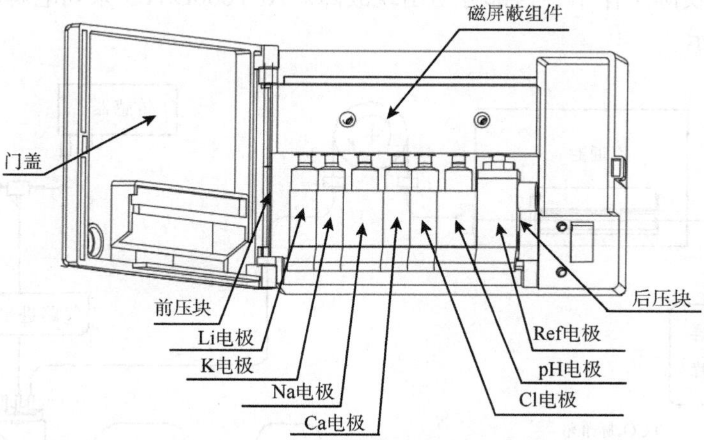

图 3-3　湿式电解质测量系统

（1）前压块包括前压块座体、前通光轴和钢管、光敏检测板等，主要检测样本中是否有气泡，样本量是否少和是否无样本，钢管上需焊接一根前端流路接地线，以防止外界干扰信号。

（2）门盖上有小弹力探针，能够保证当流通池面盖与流通池外壳合上后，其与固定在流通池面盖上的接地触头可靠接触。将流通池面盖与流通池外壳连成一体接地，有效防止外界干扰。

（3）磁屏蔽组件安装在样本箱外壳上，这样既能保证磁铁可靠吸住样本箱面盖，又能防止干扰。

（4）电极 Li、K、Na、Cl、Ca、pH、Ref 安装在导轨上，通过电极探针和导线与阻抗板相连，电极安装在前压块与后压块之间。

（5）后压块由后压块座体、后通光轴、光敏检测板、压簧和手轮组成，主要负责检测样本是否到位，同时手轮设置在样本箱流路通道出口处，通过压簧压紧电极，保证整个样本箱流路通道的气密性，保证了测试数据的准确性和可靠性。

（6）流通池探针座采用一整块优质聚四氟乙烯材料，其绝缘阻抗值必须达到$10^{15}\Omega$，电极探针安装在其中，满足了高阻抗的要求。

（7）电极下方有 LED 灯板，测试时 LED 灯点亮，流通池的流路通道非常清晰，方便用户观察电极内的液体情况。

（8）流通池窗口玻璃安装在门盖上，当流通池面盖盖上后，在 LED 灯照明时方便观察电极内液体。流通池窗口玻璃的外侧安装有导电膜，能防止外界的电场干扰流通池内部的器件。

（9）在流通池的内部安装有温度传感器，实时传感外界的环境温度，通过软件补偿，具有温度校准 pH 的功能。

2. 管路系统　电解质分析仪管路系统由微机控制，是为完成采样测试、自动定标、自动清洗、自动维护等功能而设置的。

管理系统是分析仪很重要的组成部分，其相对复杂，通常是由试剂、分配阀、蠕动泵等部分组成。在实际工作中，这部分易出现故障。AFT600D/AU 系列电解质分析仪的管路系统如图 3-4 所示。

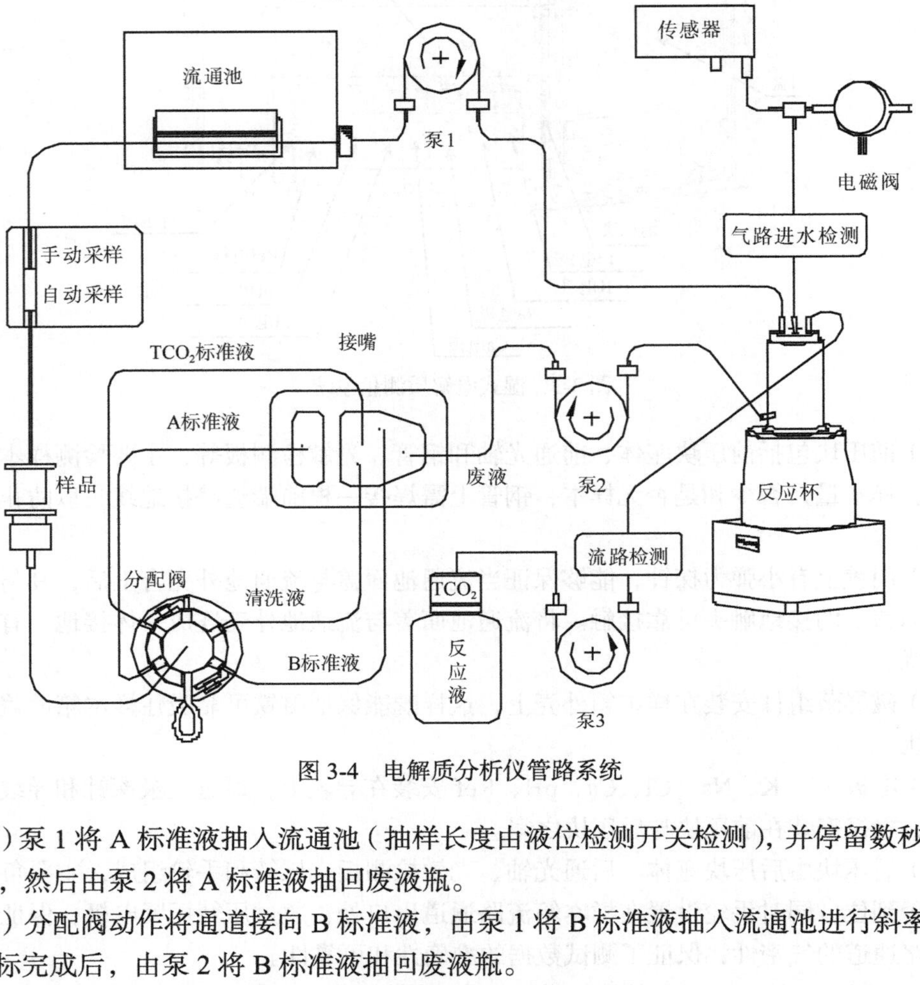

图 3-4　电解质分析仪管路系统

（1）泵 1 将 A 标准液抽入流通池（抽样长度由液位检测开关检测），并停留数秒进行 A 标定标，然后由泵 2 将 A 标准液抽回废液瓶。

（2）分配阀动作将通道接向 B 标准液，由泵 1 将 B 标准液抽入流通池进行斜率测定。B 标定标完成后，由泵 2 将 B 标准液抽回废液瓶。

（3）由泵 1 将样本吸入流通池进行样本的测定，流通池内有 Li、K、Na、Ca、Cl、pH、Ref 共 7 个电极（各机型电极有所差异），分别响应样本中的 Li^+、K^+、Na^+、Ca^{2+}、Cl^-、pH、Ref，这些电信号经过放大模数转换后被送至微控制器进行统计和计算。

（4）样本在流通池中停留数秒测试完毕后，将样本吸入反应杯，再吸入反应液，经过搅拌，使样本中的 HCO_3^- 与反应液充分反应，产生 CO_2 气体，反应杯内压力发生变化，并将变化传至压敏传感器，这些电信号经过放大模数转换后被送至微控制器进行统计和计算，将测量值显示出来，并可打印测量结果。

3. 电路系统　电解质分析仪必须依赖完整的电路系统才能对仪器测量信号进行放大和模数转换，显示和打印出结果。随着集成电子电路技术的飞速发展，电解质分析仪不仅在性能上有了很大的进步，在外观结构上也更为小巧，操作上也越显智能化。AFT600D/AU 电解质分析仪的电路系统大致如图 3-5 所示。

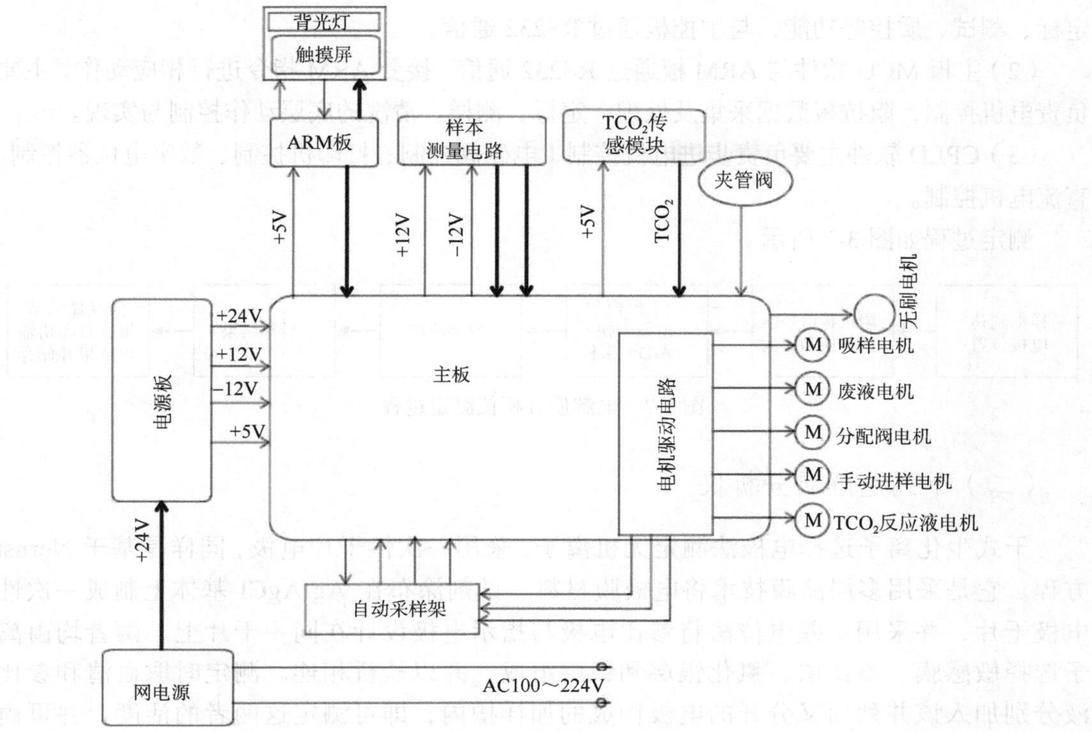

图 3-5 电解质分析仪电路系统

（1）网电源：主要功能是将市电转化成 DC-CD 电源板所需供电。

（2）电源板：主要功能是将网电源转化成各个板卡所需供给电源，在网电源断电的情况下可以通过 UPS 提供电源。

（3）样本测量电路：主要功能是给主板提供相关测试信息。

（4）TCO_2 传感模块：检测 CO_2 信号，感应出 CO_2 含量。

（5）ARM 板：提供人机交互平台。主要功能是驱动液晶显示器与触摸屏，完成相关输入输出需求。与主板采用串口通信协议。

（6）主板：为主控模块，通过电机驱动模块控制相关电机的运转。主要功能是根据人机交互平台所提供的需求协同各个模块的相关工作。

4. 软件系统 在仪器各项组成中扮演着指挥家的作用，控制着蠕动泵、分配阀、采样架、自动进样盘等结构部件，另外还承担着数据处理和存储、仪器维护等所有操作。

软件的总体设计框如图 3-6 所示。

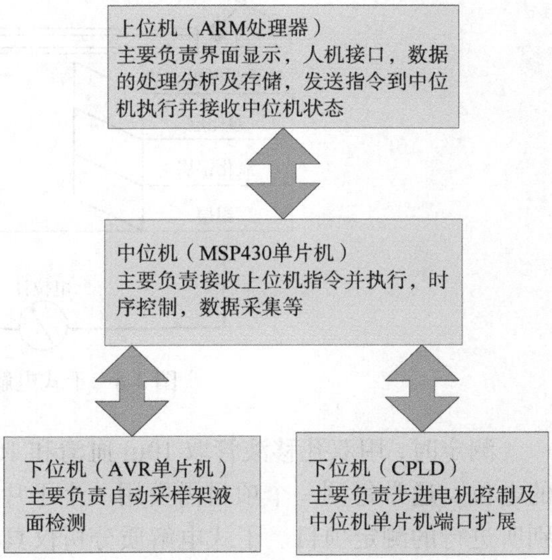

图 3-6 电解质分析仪软件系统

（1）ARM 软件负责液晶显示部分、触摸屏、人机交互、数据存储、扫描枪、设置、定标、测试、质控等功能，与主控板通过 RS232 通信。

（2）主板 MCU 软件与 ARM 板通过 RS232 通信，接受 ARM 指令进行相应动作。主要负责电机控制，阻抗板数据采集及处理，定标、测样、清洗的底层动作控制与实现。

（3）CPLD 软件主要负责步进电机控制、电磁阀控制、打印机控制、数字电位器控制、直流电机控制。

测定过程如图 3-7 所示。

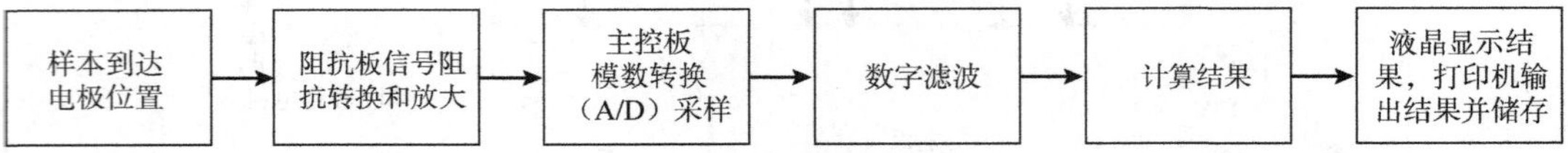

图 3-7　电解质分析仪测定过程

（二）干式电解质分析仪

干式生化离子选择电极法测定无机离子，采用一次性干片电极，同样是基于 Nernst 方程。它是采用多层涂膜技术将电极膜材料、试剂涂布在 Ag/AgCl 基体上制成一次性电极干片，并采用示差电位法将参比电极与指示电极设计在同一干片上。两者均由离子选择敏感膜、参比层、氯化银层和银层组成，并以盐桥相连。测定时取血清和参比液分别加入该并列而又分开的电极构成的加样槽内，即可测定这两者的活度，并可由其示差电位的相应值计算待测离子的活度。由于使用的多层膜是一次性的，故它有 ISE 的优点，而不存在通常条件下电极老化和蛋白质干扰等缺点。由于无液体管道和电磁阀，不需要上、下水，免电极维护，无须更换电极膜，降低了对操作人员的生物危害性。

基于离子选择电极法的干式电解质分析仪的结构示意如图 3-8 所示。

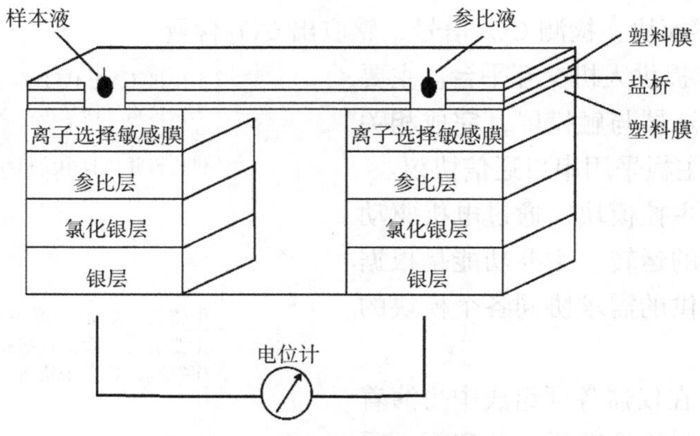

图 3-8　干式电解质分析仪结构示意

测定时，用双孔移液管取 10μl 血清和 10μl 参比液滴入两个加样孔内，即可测定两者间的电位。通常每测一个项目需要用一个干片，每个干片上带有条形识别码，仪器会自动识别所进行的测定项目。干式电解质分析仪具有使用简单、方便、快速等优点。

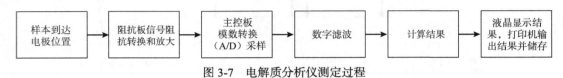

第四节 电解质分析仪的技术参数

我国有关电解质分析仪的机械行业标准参考 JB/T 7404—1994《电解质钠、钾分析仪》，医药行业标准参考 YY/T 0589—2016《电解质分析仪》。

钾、钠、氯电解质分析仪技术参数要求如表 3-1、表 3-2 所示。

表 3-1 仪器技术参数的要求

参数	准确度（偏差）	精密度（CV，%）	线性 区间（mmol/L）	线性 偏差	线性 相关系数（*r*）	稳定性（*R*，%）	携带污染率（%）
K^+	不超过±3.0%	≤1.5	1.5～7.5	≤3.0%	≥0.995	≤2.0	≤1.5
Na^+	不超过±3.0%	≤1.5	100.0～180.0	≤3.0%		≤2.0	≤1.5
Cl^-	不超过±3.0%	≤1.5	80.0～160.0	≤3.0%		≤2.0	≤1.5
Li^+	不超过±5.0% 或±0.05 mmol/L	≤1.5	0.40～2.00	≤5.0% 或 0.05mmol/L		≤3.0	≤2.0
iCa^{2+}	不超过±5.0% 或±0.05 mmol/L	≤1.5	0.50～2.50	≤5.0% 或 0.05mmol/L		≤3.0	≤2.0

表 3-2 血清/血浆为基体的无机成分标准物质

标准物质代号	标准物质类型	成分
GBW 09131	血清中元素（牛）	定值：钙、镁、钾、钠、铁、铜、硒、锌 参考值：钼、铝、钴、镍
GBW 09152	冷冻人血清中无机成分	钠、氯、镁、钾、钙、铁、铜、锌、硒
GBW（E）090006	血清中元素（牛）	定值：钙、铜、铁、钾、镁、钠、磷、硒、锌、锶、钼 参考值：铅、锰、铬
SRM 909	冻干血清（人）	定值：钙、氯化物、锂、镁、钾、钠、胆固醇、肌酐、总甘油三酯、尿素、尿酸 参考值：ALP、LDH、ALT、AST、CK、总胆红素
BCR-304	冻干血清中元素（人）	钙 2.201mmol/L、镁 1.85mmol/L、锂 0.985mmol/L
SRM 956A	血清中电解质（人）	钙、锂、镁、钾、钠（三个浓度）
SRM 1598	血清中微量元素（牛）	铝、镉、钴、铬、铜、铁、钾、镁、锰、钼、铷、硒、锌
DGKC	血清中锂	锂
CITI（人）	人血清中元素	钙、氯化物、钾、镁
CITI（马）	冻干马血清中元素	钙、氯化物、钾、镁
DGKC	人血清中元素	钙、氯化物、钾、钠
NIES NO.4	人血清中元素	钙、氯、铜、镁、铁、磷、钾、钠、硒、锌

原子吸收分光光度法由于所用设备昂贵、操作烦琐，故很少用于临床电解质的测定。火焰分光光度法作为 Na、K 测定的参考方法，结果准确度高、重复性较好。该法的缺点是

使用燃气，具有安全隐患，同时操作费时、速度慢、效率低。因此，在临床应用中逐渐被其他方法所代替。离子选择电极法具有测定速度快、准确度好、线性范围较大、精密度高等优点，从而在临床实验室得以广泛应用。随着电极工艺的进步，新型液电极和长寿命电极的发展，以及计算机和信息系统的应用，电解质分析仪进一步向着自动化、智能化、信息化和人性化方向发展。电解质分析仪作为一种精密仪器，类型众多，选择及使用过程中除对仪器的精密度、准确度、可报告范围及参考区间进行性能评价和验证外，还应对电极性能进行评价，主要包括以下方面：

1. 电极的选择性 指某一种离子选择电极对待测离子和其他共存离子的选择程度差异，常用选择系数表示。理想的离子选择电极只对特定的一种离子产生电位响应，但实际上其他离子也能在电极膜上进行不同程度的交换，产生一定的离子响应，该干扰越小越好。

2. 电极响应范围和检测下限 在电极线性响应区内响应范围越宽越好，目前一般电极的响应范围在 4～7 个数量级。检测下限指离子选择电极能够有效检测被测离子的最低浓度，目前多数电极的检测下限为 10^{-7}～10^{-5}mol/L。影响检测下限的主要因素包括电极膜活性物质在溶液中的溶解度、测试方法和溶液的组成、电极的预处理及搅拌速度等。

3. 电极斜率 在线性响应范围内，当待测离子活度变化一个数量级时所引起的电极电位变化值（mV），称为该电极对所给定离子的斜率。在实际应用时，由于电极性能变化，电极的斜率会偏离理论值。若电极斜率过小，将使测量误差增大。一般认为实测的电极斜率达到理论值的 90%以上属于质量较好，小于 70%则认为电极不合格。

4. 电极响应时间和稳定性 电极响应时间指电极浸入溶液后获得稳定电位（±1mV）所需的时间。影响电极响应时间和稳定性的因素包括电极膜本身结构、性质、溶解度、厚度、光洁度等；待测液的浓度；被测离子到达电极表面的速度；共存离子的种类、浓度及环境温度等。

5. 电极寿命 指电极保持其符合 Nernst 方程功能的时间。离子选择电极使用寿命与电极的种类、制作材料结构、被测溶液浓度及应用保养情况等因素密切相关。电极使用一段时间后其响应时间延长，电极斜率降低，逐渐老化而失效，应及时更换。

（况兆忠　吴万通　杨振斌　侯兴凯　李忠信）

第四章
电泳分析仪

电泳是一种带电粒子在电场中泳动的现象。早在 1809 年就已发现这一现象，但直到 1937 年瑞典的 Tiselius 建立了自由电泳法，成功地将血清蛋白分成 5 个主要成分，即清蛋白、α1 球蛋白、α2 球蛋白、β 球蛋白和 γ 球蛋白，才使电泳技术在生化分析中得到应用。带电粒子在电场中的运动速度（电泳迁移率）与电场强度及粒子的净电荷、质量、形状及介质阻力等多种因素有关。根据库仑定律，一个净电荷为 Q 的粒子在电场强度为 E 的电场中所受的力 $F=Q \cdot E$。在一定介质中不同粒子带净电荷 Q 不同或半径不同时，在电场中的迁移率就不同，据此可将不同粒子分开。这是一种理想情况。在实际条件下迁移率还受许多因素的影响，如粒子所带净电荷就与环境 pH 有关等。

电泳技术是分子生物学研究不可缺少的重要分析手段。电泳一般分为自由界面电泳和区带电泳两大类。自由界面电泳不需要支持物，如等电聚焦电泳、等速电泳、密度梯度电泳及显微电泳等，这类电泳目前已很少使用。而区带电泳则需用各种类型的物质作为支持物，常用的支持物有滤纸、醋酸纤维素薄膜、非凝胶性支持物、凝胶性支持物及硅胶-G 薄层等，分子生物学领域中最常用的是琼脂糖凝胶电泳。

电泳仪是实现电泳分析的仪器，一般由电源、电泳槽、检测单元等组成。不同物质由于所带电荷及分子量的不同，因此在电场中运动速度不同，根据这一特征，应用电泳法便可以对不同物质进行定性或定量分析，或将一定混合物进行组分分析或提取制备单个组分，这在临床检验或实验研究中具有极其重要的意义。电泳仪正是基于上述原理设计制造的。

自 1946 年第一台商品化移界电泳仪问世以来，在半个多世纪的时间里，电泳分析仪发展迅速。特别是电泳所用支持介质由流动相改为固相支持物后，各种各样的电泳分析装置不断推出以适应临床、科研和教学工作的需要。20 世纪 60 年代，电泳仍处于纯手工操作时期，主要以醋酸纤维素薄膜作为电泳支持介质，且没有专用的电泳扫描仪作为分析工具，条带的分析通常使用脱色比色法，即只能在电泳分离、染色后用手工方法将各种电泳条带分别剪下，放入不同试管中，再用适当溶液将染料溶解脱色，最后放入比色计中比色，测定各种成分的吸光度，然后计算出各种成分所占百分比及浓度，这一方法操作复杂，干扰因素多。随着琼脂糖凝胶作为电泳支持介质的广泛应用，以往用醋酸纤维素薄膜电泳无法分离的成分或无法检测出的成分被分离或检测，分离效果及灵敏度大为改善。随后，电泳操作逐渐自动化，主要体现在将原先对实验结果影响较大的胶片制作和缓冲液的配制实现自动化，电泳条件的固定，由仪器自动控制电泳、染脱色、干燥及扫描成像过程，这些步骤的自动化消除了人员操作差异引起的误差，使得电泳技术能广泛用于检验医学领域。

市场上最先出现的自动化电泳仪是自动醋酸纤维素薄膜电泳仪，使用醋酸纤维素薄膜电泳片作为电泳支持介质，自动化程度高，只需将样本、试剂、电泳片放置好，人员即可离机完成实验。但是醋酸纤维素薄膜灵敏度低，只能简单用于血清蛋白电泳分析，同工酶分析效果也不理想，更无法分析尿蛋白和脑脊液蛋白，因此在临床检验中醋酸纤维素薄膜的使用受到很大限制，这类以醋酸纤维素薄膜为介质的电泳分析系统后来逐渐被以琼脂糖凝胶为介质的自动化琼脂糖电泳所替代。

使用自动化琼脂糖电泳仪需提供预先制备好的缓冲液海绵条及琼脂糖胶片，仪器内设定的针对不同蛋白分离的电泳条件，如自动点样、电泳、染脱色及烘干胶片，减少了人为操作引起的误差，这一自动化引起了电泳业的革命，且琼脂糖凝胶电泳胶片灵敏度高，可开展项目多，为许多实验室所接受，目前其在检验医学临床实验室中被广泛使用。

在琼脂糖电泳仪自动化程度不断提高的历史进程中，出现了一种崭新的电泳技术——毛细管电泳，它的发展历史可以追溯到20世纪60年代中期，而直到21世纪初才开始真正应用到临床检验中。目前其在临床上主要用于蛋白质分析和核酸分析，毛细管电泳仪是目前市场上两类主流电泳仪之一。

一、电泳分析仪的基本原理

（一）醋酸纤维素薄膜电泳

1. 醋酸纤维素薄膜电泳原理 以醋酸纤维素薄膜为支持物，从分离原理上属于区带电泳。它是纤维素的醋酸酯，由纤维素的羟基经乙酰化而制成，溶于丙酮等有机溶液中，即可涂布成均一细密的微孔薄膜。厚度以0.1～0.15mm为宜，太厚吸水性差，分离效果不好，太薄则膜片缺少应有的机械强度而易碎。电泳结束经染料染色后，用适当试剂使醋酸纤维素薄膜透明，然后用光密度仪扫描测定。

2. 醋酸纤维素薄膜电泳特点

（1）醋酸纤维素薄膜对蛋白质样本吸附极少，无“拖尾”现象，染色后背景能完全脱色，各种蛋白质染色带分离清晰，因而提高了测定的精确性。

（2）快速省时。由于醋酸纤维素薄膜亲水性较滤纸小，薄膜中所容纳的缓冲液也较少，电渗作用小，电泳时大部分电流是由样本传导的，所以分离速度快，电泳时间短，一般电泳45～60min即可，加上染色和脱色，整个电泳完成仅需90min左右。

（3）灵敏度高，样本用量少，血清蛋白仅需2μl血清，甚至加样体积少至0.1μl，仅含5μg蛋白样本也可得到清晰的分离带，临床医学检验利用这一点检测在病理情况下微量异常蛋白的改变。

（4）应用面广，某些蛋白如甲胎蛋白、溶菌酶、胰岛素、组蛋白等在纸上电泳不易分离，但用醋酸纤维素薄膜电泳能较好地分离。

（5）醋酸纤维素薄膜电泳染色后，经冰醋酸、乙醇混合液或其他溶液浸泡后可制成透明的干板，有利于扫描定量及长期保存。

（6）分离效果不太好，如血清蛋白在醋酸纤维素薄膜电泳中只能分离出5～6条区带。

（7）缺点是厚度薄，样本用量很小，不便于制备。

（二）凝胶电泳

凝胶电泳指用凝胶物质作支持物的区带电泳，常用凝胶为葡聚糖、聚丙烯酰胺和琼脂糖，其中琼脂糖和聚丙烯酰胺凝胶电泳应用得最多。

1. 琼脂糖凝胶电泳原理 琼脂糖形成凝胶后，琼脂糖之间以分子内和分子间氢键形成较为稳定的交联结构，这种交联结构使琼脂糖凝胶有较好的抗对流性质。琼脂糖凝胶的孔径可以通过琼脂糖的最初浓度来控制，低浓度琼脂糖形成较大的孔径，而高浓度琼脂糖形成较小的孔径。尽管琼脂糖本身没有电荷，但一些糖基可能会被羧基、甲氧基特别是硫酸根不同程度地取代，使琼脂糖凝胶表面带有一定的电荷，引起电泳过程中发生电渗及样本和凝胶间的静电作用，影响分离效果，免疫电泳和平板等电聚焦电泳都可用于琼脂糖凝胶电泳。

2. 琼脂糖凝胶电泳特点 天然琼脂是一种天然多聚糖，主要由琼脂糖（约占 80%）及琼脂胶组成。琼脂糖是由半乳糖及其衍生物构成的中性物质，不带电荷，而琼脂胶是一种含硫酸根和羧基的强酸性多糖，由于这些基团带有电荷，在电场作用下能产生较强的电渗现象，加之硫酸根可与某些蛋白质作用而影响电泳速度及分离效果。因此，目前多用琼脂糖为电泳支持物进行平板电泳，其优点如下：

（1）琼脂糖凝胶电泳操作简单，电泳速度快，样本不需要预先处理就可以进行电泳。

（2）琼脂糖凝胶结构均匀，含水量大（占 98%～99%），近似自由电泳，对样本吸附极微，因此电泳图谱清晰，分辨率高，重复性好。

（3）琼脂糖透明，无紫外吸收，电泳过程和结果可直接用紫外线灯检测及定量测定。

（4）电泳后区带易染色，样本极易洗脱，便于定量测定，制成干膜可长期保存。

目前，常用琼脂糖作为电泳支持物，分离蛋白质和同工酶。将琼脂糖电泳与免疫化学相结合，发展成免疫电泳技术，能鉴别其他方法不能鉴别的复杂体系，由于建立了超微量技术，0.1μg 蛋白质就可检出。

琼脂糖凝胶电泳也常用于分离、鉴定核酸，如 DNA 鉴定、DNA 限制性内切核酸酶图谱制作等。由于这种方法操作方便，设备简单，所需样本量少，分辨力高，已成为基因工程研究中常用的实验方法之一。

3. 聚丙烯酰胺凝胶电泳原理 是以聚丙烯酰胺凝胶作为支持介质，聚丙烯酰胺凝胶由单体的丙烯酰胺和甲叉双丙烯酰胺聚合而成，聚丙烯酰胺凝胶的孔径可以通过改变丙烯酰胺和甲叉双丙烯酰胺的浓度来控制，低浓度凝胶具有较大的孔径，高浓度凝胶具有较小的孔径，对蛋白质有分子筛的作用，可用于根据蛋白质的分子量进行的电泳分离。

4. 聚丙烯酰胺凝胶电泳特点

（1）可以随意控制胶浓度，从而得到不同的有效孔径，用于分离不同分子量的生物大分子，可将血清蛋白分离出 20 多条区带，广泛用于分析某些蛋白质及较小分子的核酸。

（2）能把分子筛作用和电荷效应相结合，从而达到更高的灵敏度（10^{-12}～10^{-9}mol/L）。

（3）由于聚丙烯酰胺凝胶是由—C—C—键结合的酰胺多聚物，侧链只有不活泼的酰胺基—CO—NH_2，没有带电的其他离子基团，化学惰性好，电泳时不会产生电渗。

（4）由于可以制得高纯度的单体原料，因而电泳分离的重复性好。

（5）透明度好，便于照相和复印；机械强度好，有弹性，不易碎，便于操作和保存。

（6）无紫外吸收，不用染色就可以用于紫外波长的凝胶扫描定量分析。

（7）还可以用作固定化酶的惰性载体。

（三）等电聚焦电泳

1. 等电聚焦电泳原理 等电点聚焦（IEF）是在电场中分离蛋白质技术的一个重要发展。等电聚焦是在稳定的 pH 梯度中按等电点的不同分离两性大分子的平衡电泳方法。蛋白质分子是典型的两性电解质分子，它在大于其等电点的 pH 环境中解离成带负电荷的阴离子，向电场的正极泳动；在小于其等电点的 pH 环境中解离成带正荷的阳离子，向电场的负极泳动。这种泳动只有在等于其等电点的 pH 环境中，即蛋白质所带的净电荷为零时才能停止。如果在一个有 pH 梯度的环境中，对各种不同等电点的蛋白质混合样本进行电泳，则在电场作用下，不管这些蛋白质分子的原始分布如何，各种蛋白质分子将按照各自等电点的大小在 pH 梯度相对应的位置聚焦，经过一定时间的电泳后，不同等电点的蛋白质分子便分别聚焦于不同的位置。这种按等电点的大小，生物分子在 pH 梯度的某一相应位置上聚焦的行为就称为等电聚焦。等电聚焦电泳常应用毛细管电泳，早先可见于某些凝胶电泳。

2. 等电聚焦电泳特点

（1）等电聚焦电泳的条带狭窄，很少的样本也能获得清晰的区带界面。

（2）等电聚焦电泳适用于中、大分子量生物组分（如蛋白质）分离。

（3）等电聚焦电泳的分辨率高，目前等电聚焦技术已可以分辨等电点只差 0.001pH 单位的生物分子。

（4）电泳速度快。

（5）等电聚焦电泳的重复性好，样本容量大，操作简便、迅速，在生物化学、分子生物学及临床医学研究中被广泛应用。

（四）等速电泳

等速电泳是 20 世纪 70 年代初发展起来的一种技术，并迅速用于生物医学领域。

1. 等速电泳原理 在样本中加有领先离子（其迁移率比所有被分离离子大）和终末离子（其迁移率比所有被分离离子小），样本加在领先离子和终末离子之间，在外电场作用下，各离子进行移动，经过一段时间的电泳后，被分离的各离子区带按迁移率大小依序排列在领先离子与终末离子的区带之间，达到完全分离。目前等速电泳应用最多的是毛细管等速电泳。

2. 等速电泳特点

（1）等速电泳的所有谱带以同一速度移动。

（2）等速电泳的区带锐化，界面清晰，分离能力强，这是因为组分中每种离子都在自己所属的区带内移动。当其误入其他区带时，由于电场强度变化，离子的电泳速度被减慢或加快，从而再次回到自己所属区带，因而各区带间形成界限鲜明的界面。

（3）等速电泳的区带浓缩，即各区带内离子的浓度为定值。区带内浓度与样本原始浓度无关，与区带长度有关，相同电泳速度的离子都被集中在同一区带内，具有浓缩效应。

等速电泳在生物医学领域应用广泛，常用于：①氨基酸、肽和蛋白质分离；②酶、抗原和细胞提取物分析；③核酸和碱基分离；④代谢物和药物检测。

（五）免疫电泳

免疫电泳是区带电泳和双向琼脂扩散相结合的一种免疫化学技术，在普通琼脂板中央纵向挖一条宽 2.0mm 的小槽，两侧各打一孔，将待测抗体与标准抗原分别加入两侧孔内，置于电场中进行电泳，各抗原成分因电泳迁移率不同而分离成肉眼不可见的若干区带。取出琼脂板，在中央槽内加入多克隆抗体，当抗体自由扩散至槽外时，可与琼脂板中相应抗原特异性结合，在抗原区带与槽之间相应位置形成不同形状和不同大小的沉淀弧线。将待测样本与标准抗原相比较，可分析检测样本中的抗原性质及成分。此技术目前主要用于纯化抗原和抗体成分的分析，以及正常和异常免疫球蛋白的识别与鉴定，为定性试验，如多发性骨髓瘤患者血清在免疫电泳后可观察到异常的 M 蛋白沉淀弧。

二、电泳仪的维护

（1）电泳仪通电进入工作状态后，禁止人体接触电极、电泳物及其他可能带电部分，也不能到电泳槽内取放东西，如需要应先断电，以免触电。同时要求仪器必须有良好的接地端，以防漏电。

（2）仪器通电后，不要临时增加或拔除输出导线插头，以防发生短路，虽然仪器内部附设有保险丝，但短路仍有可能导致仪器损坏。

（3）由于不同介质支持物的电阻值不同，电泳时所通过的电流量也不同，其泳动速度及泳至终点所需时间也不同，故不要同时在同一电泳仪上进行不同介质支持物的电泳。

（4）在总电流不超过仪器额定电流时（最大电流范围）可以多槽关联使用，但要注意不能超载，否则容易影响仪器寿命。

（5）某些特殊情况下需检查仪器电泳输入情况时，允许在稳压状态下空载开机，但在稳流状态下必须先接好负载再开机，否则电压表指针将大幅度跳动，容易人为造成不必要的机器损坏。

（6）使用过程中发现异常现象，如较大噪声、放电或异常气味，须立即切断电源，进行检修，以免发生意外。

（杨　程　白冬珲　孙　莎）

第五章

临床实验室信息化与智能化的发展与应用

临床检验是疾病预防、诊断和治疗的重要辅助手段，检验结果将直接影响临床医疗决策和诊疗效果。因此，临床实验室的服务能力、技术水平、服务质量和管理水平日益受到重视。随着检验分析技术的不断进步，临床实验室检验仪器从半自动化分析仪、全自动化分析仪、自动化流水线到全实验室自动化逐步发展和普及。与此同时，设备产生了大量的数据，对如何使用和管理这些海量数据提出了要求。临床实验室信息系统通过形式多样的手段，如患者信息及医嘱信息的网络传输、条形码样本流程的使用、各类警示的自动提示、自动化检测后数据的自动传输、中间件（报告规则软件）的使用，有效改变了传统手工处理数据及报告结果的形式，从而大大缩短了样本的周转时间。如果将自动化实验室比作一个高效运作的人体，临床实验室信息系统（laboratory information system，LIS）就像一个大脑中枢，处理各个系统所反馈的信息。与此同时，实验室中间件系统作为临床实验室信息系统的一部分，有效地串联了 LIS 与各种自动化设备。随着临床实验室对信息化关注程度越来越高，市场上的实验室信息化产品也变得纷繁复杂。2017 年 7 月 20 日，国务院印发了《新一代人工智能发展规划》，技术和产业的智能化发展上升到国家战略高度，智能化也是引领第四代工业革命的主题，临床实验室从自动化、信息化向智能化发展是必然趋势，也是行业发展的必经之路。在“互联网+”时代，人工智能、大数据、云计算、物联网技术等不断渗入医疗、健康行业，对于实现医学诊疗与健康服务的自动化与智能化，提高服务效率和质量具有重大意义。本章主要介绍临床实验室信息系统的基本概念，临床实验室信息系统的发展历程，在实验室标准化管理过程中的设计要求，临床实验室信息系统的应用，实验室信息化解决方案中的设计原则，实验室信息系统故障的应急预案及新一代实验室信息系统怎样才能提高临床检测的完整性和准确性。重点介绍人工智能的发展历程、人工智能在医疗产业的发展与应用、人工智能在检验医学领域的发展与应用、基于生化免疫自动化系统中间体实现的智能化质量管理技术，初步探讨了临床实验室智能化建设的设想与展望。

第一节　临床实验室信息化的发展与应用

一、临床实验室信息系统的基本概念

临床实验室信息化主要是指在检验实验室内，将各种设备产生的大量数据和信息以数据库为核心，对与实验室样本相关的医嘱、条码、结果、质量控制及审核状况等一系列信

息进行管理。

临床实验室信息系统是集现代信息技术、现代管理科学、现代网络技术和实验室自动化仪器分析技术于一体，全面整合实验室的业务信息和管理信息，将实验室所有信息最大限度地收集、存储处理、传输、提取、集成、利用和共享，实现实验室内部资源有效利用和业务流程优化，标准化处理或动态实时在线监控的信息化管理体系。

临床实验室信息系统的基本功能：

（1）输入功能：指临床实验室信息系统从各种实验室设备自动或手工地输入各种信息的能力。

（2）存储功能：指临床实验室信息系统存储各种信息资料和数据的能力。

（3）处理功能：指临床实验室信息系统对输入和存储的数据进行必要的加工处理以便为临床实验室用户提供有用的信息。

（4）输出功能：指临床实验室信息系统将加工处理后的信息以适当的形式输出，以方便临床实验室内部解读或供临床诊断使用。

（5）控制功能：指临床实验室信息系统对系统内各种硬件设备和内部系统的组织管理进行控制与管理，从而对信息加工、处理、传输的全流程进行管控以实现系统的各种功能。

二、临床实验室信息系统的发展历程

LIS 最初作为 HIS（医院信息系统）的子模块出现，但随着检验行业的专业性与复杂性不断提升，LIS 逐渐脱离 HIS，成为独立的系统整合科室内所有的检测信息，对实验室内数据流进行管控并回传给第三方系统。

第一代 LIS 特征：用户小型机上自行开发或定制，再由计算机编程人员编程实现其功能，主要解决数据手工录入、报告登记和结果查询等问题，提高了检验工作的效率。其缺点是所提供的需求不全面，无法满足用户不断变化的需求。

第二代 LIS 特征：开发商基于客户端/服务器（client/server，C/S）模式集成了用户需求而开发出了商品化的 LIS，能满足用户不断变化的需求，升级操作简便，使用寿命长。缺点是后期需要大量定制开发，维护成本巨大。

第三代 LIS 特征：进行简单的设置就可将系统正式投入使用。不需要编程，只需要配置，有使用方便的图形界面，配合简单鼠标操作就可以完成用户日常工作。

第四代 LIS 特征：一般使用浏览器/服务器（browser/server，B/S）模式实现基于局域网和基于广域网的 LIS，实现了系统的分布式管理结构。如此用户可以随时随地访问 LIS 并开展日常工作。

三、临床实验室信息系统的应用及设计结构

临床实验室信息系统涵盖了检验流程中检验项目申请，患者准备，患者识别，样本采集、运送、保存，样本核收、处理、检测，检验结果的确认、解释，报告和建议等众多环节；而常规的临床实验室信息系统为样本数据流程，具体如图 5-1 所示。

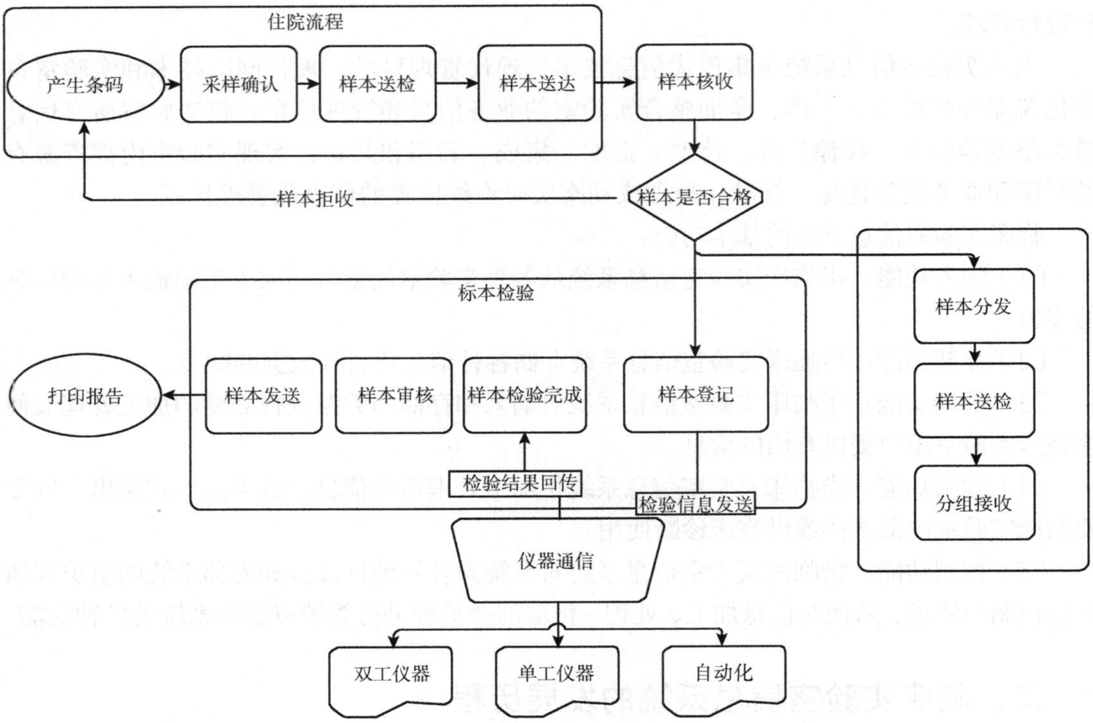

图 5-1 样本数据流程（生命周期）

LIS 是协助检验科完成日常检验工作的计算机应用程序。其主要任务是协助检验人员对检验申请单及样本进行预处理，检验数据的自动采集或直接录入，检验数据处理，检验报告的审核，检验报告的查询、打印等。系统应包括检验仪器、检验项目维护等功能；实验室信息系统可减轻检验人员的工作强度，提高工作效率，并使检验信息存储和管理更完善、更便捷。

LIS 对于实验室检验流程的信息化管理应包括分析前、分析中和分析后 3 个部分。

（1）分析前流程的信息化管理应包括患者准备、医嘱申请、患者信息、患者的唯一性标识、样本管（器）的正确选用、样本管（器）的唯一性标识，以及样本的采集、传送或传递、核对、签收、拒收、分类等各个环节。

（2）检验中流程的信息化管理应包括样本上机、室内质控、样本检测、复查复检、结果审核等信息化管理。

（3）分析后流程的信息化管理：LIS 通过 HIS 向医疗工作站发送检验报告；通过自助式打印机、医疗工作站和服务台打印报告，远程用户也能在线实时打印；LIS 可实现对样本管理的多个环节进行记录；LIS 能进行样本周转时间（turn-around time，TAT）、样本合格率及报告及时率等统计分析。

具体功能包括：

（1）分析前

1）采样：门诊采样，采样回执单生成，嵌入式病区采样，独立式病区采样，病区采样确认，独立式体检采样，精确采样时间。

2）送检：病区送检确认。

3）核收：样本核收，样本拒收，拒收通知单。

4）分发：样本分发，分组接收。

5）费用：确认费用，自动计费，退费。

6）清单：病区采样，病区采样确认清单，病区送检确认清单，样本送达清单，样本核收清单，样本拒收清单。

（2）分析中

1）申请录入：样本录入。

2）登记：外院样本，条码录入，手工登记，自动登记。

3）编程：双工仪器编程。

4）样本测试：单工模式，双工模式，图形图像，流水线模式。

5）手工处理：手工操作，批量操作。

（3）分析后

1）初审：结果审核，取消审核。

2）终审：结果发送，取消发送，发送告警。

3）迟发：迟发通知单。

4）打印：科内打印，病区打印，总台打印，大堂打印，自助打印。

5）辅助诊断：临床意义。

6）报警：危急值处理，TAT 监控。

（4）查询统计

1）查询：结果查询，样本查询，科内查询，病区嵌入式查询，病区独立式查询，总台查询，大堂查询，自助查询，大屏幕显示。

2）统计：工作量统计，外院样本统计，阳性率统计，项目统计，TAT 统计，微生物统计，趋势统计，存根统计。

（5）质量控制：自定义质量控制，质控图，质控数据查询，快速数据比对，质控报警。

（6）管理功能：统计分析，质量控制。

（7）临床沟通：危急值警告及反馈，不合格样本提醒及反馈。

（8）智能化处理：异常处理，自动化。

（9）系统支持：各种代码配置，权限管理，规则设置，仪器通信，报告模板应用设置，日志管理，条码标签模板，报告单模板，内部通信功能，数据备份。

四、临床实验室信息系统的设计原则

长期以来，检验实验室的信息化在于如何从各种设备中获取及时而可靠的诊断相关的检验信息并进行管理。在 ISO 15189：2012《医学实验室 质量和能力的要求》细则中，覆盖了检验前、中、后的各个环节，对每个执行过程要有记录并进行标准化管理。我国合格评定国家认可委员会于 2012 年 9 月首次发布《医学实验室质量和能力认可准则在实验室信息系统的应用说明》，并于 2013 年 4 月 1 日实施，其中对 LIS 的要求更具体、明确，可操作性更强，有助于帮助实验室完善和改进 LIS 的相关功能，并提高科室的服务和管理质量，同时从信息化的角度促进 ISO 15189 体系的完善。

ISO 15189 在相关规定中指出，对于检验实验室信息系统，要求其提供的数据与信息高度完整；宜有适当的计算机安全措施，防止未授权者通过 LIS 访问此类数据；宜定期将报告中及视频显示的患者数据与原始输入数据相比较，通过查找数据转录、存储及处理过程中的错误，确保数据传输的完整性；宜定期评审计算机运算的患者数据，并有文件证明；宜评审人工和自动方式输入计算机的数据，以在最终接受并由计算机报告之前验证其正确性；在最终接受并由计算机报告之前，宜根据对某项检验预先定义的数值范围检查所有输入结果，以发现不合理或不可能的结果；报告系统宜提供对可能影响检验结果准确性的样本质量的评注（如乳糜血、溶血样本）和对结果解释的评注；宜有审核机制，可使实验室识别出输入或修改患者数据、受控文件或计算机程序的任何人；存储的患者结果数据和档案信息宜在符合医护人员所需的一定时期内易于并可随时检索；宜定期监控和测试计算机报警系统（通常为监控硬件和软件运行的主计算机控制台）以确保其功能正常。

国内 LIS 的开发一般早于 2012 年 ISO 15189 标准发布日期，无法满足标准提出的要求，这些问题在执行 ISO 15189 时就会逐步暴露出来。执行 ISO 15189 就需要进行文件化管理，只有通过实验室中间件与实验室信息化设备的配合，才能做好这项工作，因此如何开发符合相关管理要求的设备中间件非常关键。实验室中间件是一种独立的系统软件或服务程序，它充当载体在不同技术或系统间实现资源共享。临床实验室的中间件是利用智能化或功能化的模块，连接仪器和实验室信息系统，在二者间实现信息的交换和传输，使实验室信息系统功能更强大、更实用。

与之对应的是，实验室设备中间件重视对整个检验流程的控制，应用成熟的条形码技术可缩短各个环节的处理时间，也利于大量的记录溯源。中间件具有数据接受、捕捉、过滤、管理功能，可实时捕捉与其相连接的分析仪、LIS 中的各类数据信息，并实时进行自动分析，制订最佳的样本控制方案，快速而有效地实现如样本自动分类、复检、血清质量判读、稀释、相关项目的重复测试等操作，且可通过简单的界面实时观察到当天所有样本的状态分布。中间件运用统一标准的信息接口与 LIS 连接，既降低了 LIS 与自动化系统整合及与各种分析仪之间连接的难度，也减轻了临床实验室信息化的工作量。中间件能够自动采集并记录从样本核收、上机、分析、存储等处理流程中的各个时间节点，可对检验的各个环节进行追溯，将检验分析前、中、后全流程纳入临床实验室质量管理监控体系中，有效保证样本按时检测和发放报告。除对样本状态全程监控以外，中间件还可扩展外接大屏幕显示器。中间件具备完备的数据逻辑算法模型，规则的设定非常灵活，不仅能够根据检验报告审核要求来设计相关的审核要素，还涵盖了报告审核过程中如可报告范围审核、历史结果比对、仪器质控状态、仪器报警信息、项目逻辑关系等审核条件，可以满足各类检测项目的审核质量要求，保证报告审核的准确性和可信性。

对于 ISO 15189 中的具体规定，中间件可有相应的解决方案，如对标准中不符合项的识别和控制，可通过中间件的条件判断实现自动预警，避免人为的疏忽。

为不同临床实验室搭建适用的自动化系统配套信息系统，中国医学装备协会检验医学分会血清全自动检验设备智能化规范化学组在《临床实验室血清（生化免疫）自动化系统配套信息系统规范共识》中明确规定了实验室信息化系统的相关要求。

（一）自动化系统相关接口

1. HIS-LIS 接口

（1）医嘱信息自动传输：传输申请信息、患者信息、申请流水号、申请费用信息等。以就诊患者的卡号为唯一凭据进行辨识传输。当医嘱发生时，由 HIS 主动向 LIS 推送。

（2）样本核收时通过 HIS 接口自动记账：样本核收时默认为在该环节实施对该样本的项目检验费用进行记账，计费动作的实质是从医院账上划入检验科室账上。

（3）检验结果报告传输：检验结果最终以报告形式进行传输。传输的范围对内可以是科室内、大堂查询，护士总台查询，自助查询，病区查询，院内网查询等；对外可以是向 HIS、中间件、第三方软件、公网查询等系统。

（4）参考标准 HL7 协议：与 LIS 接口相连接的任意第三方接口均参考执行 HL7 协议标准编写。

2. LIS-中间件接口

（1）LIS 接口：LIS 支持发送测试请求信息（即医嘱信息）给中间件。测试请求信息中应包含患者信息，如门诊号、医疗卡号、姓名、性别、年龄、科室、申请医生、临床诊断等；样本信息，如采样时间、接收时间、测试类型（急/普通）、样本类型、样本条码号；测试项目信息，如测试项目、通道号、稀释信息等。

LIS 应支持发送给中间件的患者样本完整复查、特定项目复查、任意稀释倍率测试的请求消息。

LIS 应支持发送追加的测试请求信息，追加测试分不收费和同时追加收费两种模式。

LIS 应支持发送删除的测试请求信息。

LIS 应支持重新发送整个样本医嘱信息（包括追加的申请项），也应支持发送样本中特定项目的医嘱信息。

LIS 应支持回传患者样本历史结果给中间件系统。患者历史结果信息应包含患者信息，如门诊号、医疗卡号、姓名、性别、年龄、科室、申请医生、临床诊断等；测试信息，如申请项目信息、检测时间、检测设备、样本条码号、测试项目名称、项目结果、旗标信息、结果单位、参考值等。

LIS 应支持回传审核状态给中间件系统。审核状态包括样本审核状态、测试项目审核状态、分组项目审核状态。

LIS 应支持串口通信、FTP 或文件共享、TCP/IP 等多种方式与中间件通信。

（2）中间件接口：中间件支持接收从 LIS 发送的测试请求信息。测试请求信息中主要包含如下内容：

1）患者信息：病历号、姓名、性别、年龄、科室、医生、临床诊断。

2）样本信息：采样时间、接收时间、测试类型、样本类型、样本条码号、测试项目信息。

中间件支持发送 LIS 测试请求结果信息。测试请求结果信息包含如下内容：

1）患者信息：病历号、姓名、性别、年龄、科室、医生、临床诊断。

2）样本信息：采样时间、接收时间、测试类型、样本类型、样本条码号、测试项目信息。

3）测试结果信息：测试结果、旗标、测试时间、测试仪器、架号、杯号、试剂瓶号、比色杯等。

中间件支持发送LIS样本位置及状态信息，包括进入流水线、进入冰箱、进入仪器、进入离心机、分杯、加盖、去盖等。样本到达特定监控位置时，中间件可发送样本位置信息给LIS，告知LIS该样本此时的位置及到达该位置的时间，并且可以支持相关的备注消息。

中间件应支持发送自动审核标记给LIS，并且支持接收LIS发送的自动审核标记。自动审核标记应包括但不限于以下内容：

1）测试项目的审核标记：每个测试项目依据其自动审核相关设置的判断结果，标记应显示测试项目是否通过自动审核。

2）样本的审核标记：当每个测试项目都通过自动审核时，根据中间件的相关配置，可为整个样本加上自动审核标记。

3）分组审核标记：中间件可以根据配置将测试项目按照一定标准进行分组，以组为单位判断组内的测试项目是否都已通过自动审核，按照分组加上分组自动审核标记。

当测试结果更新后，中间件应支持重新计算各类审核标记，并将重新计算的审核标记结果发送至LIS。

中间件应支持发送给LIS质控样本的测试结果信息。

中间件应支持接收质控项目的质控判断结果，根据质控判断结果为在控或失控或其他可以自动开展下一步操作，具体操作包括自动报警、消息提示、停止自动审核、停止下发仪器该项目编程等。

中间件应支持串口通信、FTP或文件共享、TCP/IP等多种方式与LIS通信。

3. 中间件-仪器接口 中间件推送测试请求信息给仪器。

中间件应支持直接推送给仪器医嘱信息，或在仪器发送询问消息时发送相对应的医嘱信息给仪器。医嘱信息中主要包含：①患者信息，如病历号、姓名、性别、年龄、科室、医生、临床诊断；②样本信息，如采样时间、接收时间、测试类型、样本类型、样本条码号、测试项目信息。

中间件支持接收仪器发出的样本结果、质控结果、仪器状态信息，具体如下：

（1）样本结果信息：包含测试结果、旗标信息、测试时间、测试仪器、架号、杯号、试剂瓶号、比色杯、仪器注释等。另外，中间件应支持多种类型的结果，包括数值结果、计算型结果、文字结果、图形结果、定性结果等。

（2）质控结果信息：中间件应支持接收仪器发出的质控结果。

（3）仪器状态信息：中间件应支持接收仪器发出的仪器运行状态信息、定标状态信息、仪器维修保养信息及试剂消耗信息。

4. 中间件-自动化系统接口 中间件支持推送消息给自动化系统。

（1）中间件应支持直接推送与批量推送医嘱信息给自动化系统，也需要支持当自动化系统询问时推送医嘱信息。医嘱信息中主要包含以下内容：

1）患者信息：病历号、姓名、性别、年龄、科室、医生、临床诊断。

2）样本信息：采样时间、接收时间、测试类型、样本类型、样本条码号、测试项目信息。

（2）中间件应支持向自动化系统下发样本离心、分杯、合并、加盖、去盖等指令。

（3）中间件应支持接收自动化系统发送的消息。

（4）中间件应支持接收流水线发出的位置信息与状态信息。位置信息指的是样本在流水线上的具体位置节点；状态信息指样本到达该位置节点时的时间信息、状态备注信息等。

（5）中间件应支持获取自动化系统出口架的样本位置信息。自动化系统会自动将线下样本分拣进入出口架，中间件需要支持接收样本所处的出口架位置信息及相关备注信息。

（6）中间件应支持接收自动化系统发送的超时信息。当出现样本异常、通信异常等问题导致样本在自动化系统中流转时间过长时，自动化系统发送样本超时信息，中间件需能够接收此超时信息。

5. 自动化系统–仪器接口

（1）自动化系统应支持接收仪器的运行状态消息。

（2）自动化系统应支持接收仪器的定标状态信息。

（3）自动化系统应支持接收仪器的维修保养信息。

（4）自动化系统应支持接收仪器的试剂消耗信息。

6. 接口传输方式及规范 各信息系统之间通信传输都应支持串口通信、FTP 或文件共享、TCP/IP 等多种传输方式。

通信参考的规范协议包括 GB 18030（中文支持）、ASTM E1394、ASTM E1381、CLSI LIS01-A2、HL7。

（二）分析前：样本采集及运输

1. 样本的采集

（1）总则：隶属实验室主场所的门急诊采血和实验室主场所外的地点进行的原始样本采集和检验，如实验室管理下的床旁检验，也应提供类似的条件（适用时）。

实验室应制定正确采集和处理原始样本的文件化程序。文件化程序应可供负责原始样本采集者使用，不论其是否为实验室的员工。文件化程序宜通过信息系统为样本采集和文件化程序提供指导。

（2）自动化患者样本采集设施的设置：患者样本采集设施应有隔开的接待/等候区和采集区。这些设施应考虑患者的隐私、舒适度及需求（如残疾人通道、盥洗设施），以及在采集期间的适当陪伴人员（如监护人或翻译）。

执行患者样本采集程序（如采血）的设施应保证样本采集方式不会使结果失效或对检验质量有不利影响。

（3）采集前活动的指导：实验室自动化系统对采集前活动的指导应包括以下内容：

1）申请单或电子申请单的填写。

2）患者准备（如为护理人员、采血者、样本采集者或患者提供指导）。

3）原始样本采集的类型和量，原始样本采集所用容器及必需添加物。

4）特殊采集时机（需要时）。

5）影响样本采集、检验或结果解释，或与其相关的临床资料（如用药史）。

（4）自动化的试管准备工作：采用自动化手段协助医务人员完成试管选择、条码标签打印和粘贴、试管定向传送和回收等工作，并辅助医务人员完成采集阶段样本确认。

宜使用采血信息管理系统，用于接收 HIS 或 LIS 的患者采血登记信息，按照指定的规则发送给条码自动化设备，交由自动化设备完成采血试管准备工作。

1）可根据检查的项目数据选择相应的试管，符合材质、容量、直径和长度的要求。

2）可打印标签，并粘贴在所用试管上。

3）标签宜采用条形码系统，对原始样本的属性有明确表达（样本属性、患者属性），同时记录标签制备的时间。

4）将单一患者的试管收集在一起，实现不同患者试管之间的物理区分。

5）将收集在一起的患者试管传送到指定的位置。

6）回收已采集的患者试管。

（5）对采集活动的指导

1）接受原始样本采集的患者身份的确认。

2）确认患者符合检验前要求，如禁食、用药情况（最后服药时间、停药时间）、在预先规定的时间或时间间隔采集样本等。

3）血液和非血液原始样本的采集说明、原始样本容器及必需添加物的说明。

4）当原始样本采集作为临床操作的一部分时，应确认与原始样本容器、必需添加物、必需的处理、样本运输条件等相关的信息和说明，并告知适当的临床工作人员。

5）可明确追溯到被采集患者的原始样本标记方式的说明。

6）原始样本采集者身份及采集日期的记录，以及采集时间的记录（必要时）。

7）采集的样本运送到实验室之前的正确储存方式的说明。

8）采样物品使用后的安全处置。

2. 样本的运输

（1）总则：样本运输指从样本采集后到送检至检验科的全过程。实验室应制定文件化程序监控样本运输过程，确保符合以下要求：

1）运送时间适合于申请检验的性质和实验室专业特点。

2）保证收集、处理样本所需的特定温度范围，使用指定的保存剂以保证样本的完整性。

3）确保样本的完整性，确保运送者、公众及接收实验室安全，并符合规定要求。

文件化程序宜通过信息系统为样本运输提供指导，结合自动化系统和信息系统对样本运输过程进行监测。

（2）样本接收：样本送达检验科接收窗口。实验室的样本接收程序应确保满足以下条件：

1）可通过申请单和标识明确追溯到样本确定的患者或地点。

2）应用实验室制定的文件化的样本接收或拒收标准。

3）如果患者识别或样本识别有问题，运送延迟或容器不适当导致样本不稳定，样本量不足，样本对临床很重要或样本不可替代，而实验室仍选择处理这些样本，应在最终报告中说明问题的性质，并在结果解释中给出警示（适用时）。

4）应在登记本、工作单、计算机或其他类似系统中记录接收的所有样本。应记录样本接收和（或）登记的日期和时间。如可能，也应记录样本接收者的身份。

5）授权人员应评估已接收的样本，确保其满足与申请检验相关的接收标准。

6）应有接收、标记、处理和报告急诊样本的相关说明。这些说明应包括对申请单和样本上所有特殊标记的详细说明、样本转送到实验室检验区的机制、应用的所有快速处理模式和所有应遵循的特殊报告标准。

所有取自原始样本的部分样本应可明确追溯至最初的原始样本。

（3）样本分拣：指实验室针对不同的样本按照送检项目进行必要的分拣。采用条形码识别技术、自动化控制技术将待处理试管样本按照指定要求进行分类，并实现样本验收确认。

样本的分拣宜在样本采集完成或者样本运输送达实验室后进行，应避免多次分拣。

（4）自动化样本运输系统：采用自动化手段协助医务人员完成样本试管的运输、接收和分拣过程，并辅助医务人员完成样本验收确认。

可考虑运输管道、机器人、升降机或带式传送机系统以配合信息管理系统实现自动化样本运输管理。

1）宜采用专为检验样本设计的运输系统，确保符合以下要求：

a. 最小批次运输量可满足实验样本及时运输的需求，如可单管运输。

b. 根据需求和效率考虑，系统可设计为单个或多个区域。

c. 一个区域为一个独立的传输系统，有独立的动力设备。

d. 根据物资对传输的要求设定不同的传输速度。

e. 传输系统具有可扩展性。

f. 可根据临床需求的缓急来递送，无须等待。

g. 运行平稳，不会破坏血液质量。

2）宜采用分拣信息管理系统，用于接收 HIS 或 LIS 患者信息及患者项目信息，是分类试管信息的数据源；分拣完成后实现样本的确认，并将信息返回给 HIS 或 LIS。

3）应设置可批量放置待分拣的试管载入仓。

4）将批量试管逐个或者批量取出，通过一定的识别方法进行区分。例如，可通过条形码、测试项目和管盖颜色等进行区分。

将不同类别的试管收集到不同的容器中。容器应方便检验专业人员拿取。

（三）分析中：自动化系统在线测试

1. 样本管理

（1）样本信息展示：中间件应支持展示样本的患者信息与测试信息。患者信息，如病历号、姓名、性别、年龄、科室、医生、临床诊断；样本信息，如采样时间、接收时间、测试类型、样本类型、样本条码号、测试项目信息；测试信息，如测试结果，结果参考范围、旗标信息、检测仪器、检测时间、出结果时间、备注信息、历史结果信息等。

（2）样本监控：中间件应支持对样本流转全程监控的功能。在中间件中应具备页面展示样本当前所处的位置信息与状态信息。

中间件应具备查找与定位样本功能，避免样本丢失。中间件可依据患者信息、测试信息、样本位置状态查找样本。

（3）样本处理：中间件应支持样本分合单、样本登记、样本信息修改、样本删除、样本结果审核、样本确认、样本发送、打印的功能。

中间件应具备单个样本处理功能，包括补打条码、确认、重做、录单、重发编程等。

中间件应具备批量样本处理功能，包括批量补打条码、批量确认、批量重做、批量录单、批量重发编程等。

（4）日志记录：对样本处理有详细的操作日志记录，日志记录应包括处理人、日期、样本号、操作内容、操作前后内容比对等，保证样本处理和数据修改的可追溯性。

对于系统设置的修改应有日志记录跟踪。日志记录应包括修改人、日期、修改内容、修改前后内容比对等。系统设置包括通信设置、权限设置、规则设置、测试项目设置等。

2. 审核 实验室的审核工作应遵循实验室的操作规程，按照临床实验室设置的标准和逻辑，经过验证和评估，由人工或者计算机系统自动对检测结果进行分析、审核和确认，并发布检验结果。

中间件应支持编写自动审核程序，在程序中设置审核参数（包括自动审核允许范围、历史结果比对允许范围、项目关联性比较参数等）与审核规则，计算每个检验项目的自动审核情况。

中间件应支持人工审核样本及人工修改审核标记。

中间件应可以根据配置将测试项目按照一定标准进行分组，以组为单位判断组内的测试项目是否都已通过自动审核，按照分组加上分组自动审核标记。

中间件应支持对已审核样本进行二次人工审核的功能，并且具备界面展示自动审核与二次人工审核结果。

3. 报警提醒 自动化系统应支持报警功能，报警内容包括：

（1）TAT 超时报警：自动化系统应支持监控样本从进入实验室到发放报告全过程的周转时间，并可细化到对每个检验环节耗费时间的监控，对样本周转时间超时报警。

（2）异常结果报警：自动化系统应支持通过项目测试结果范围、旗标等信息结合规则功能判定结果是否正常，对异常结果及时报警。

（3）样本位置报警：自动化系统应支持实时监控样本位置信息，对样本位置状态错误、超时未更新等异常状态及时报警。

（4）仪器报警：中间件应具备实时监控仪器运行状态的功能，可及时接收并展示仪器异常报警信息，并且可支持远程控制仪器。

（5）质控报警：自动化系统应支持对质控结果异常的项目及时报警。

（6）中间件报警提醒的展现方式应包括中间件消息提醒、大屏幕报警、声音警告等。

4. 自动化支持 应支持采集检验流程中各节点数据，包括但不限于样本采集、实验室接收样本、样本进入流水线、样本进入检测仪器、样本进入冰箱、样本出结果、样本上传LIS、样本自动审核、样本出报告。自动化系统应记录这些节点数据的操作人、操作系统、操作时间等信息。

自动化系统应支持根据规则设定对仪器工作量进行动态分配与调整，保障实验室自动化运作效率。

中间件系统应支持通过自定义规则，实现稀释、标记、复查、获取样本、分杯、离心等操作自动化。

中间件系统应支持自定义复查样本的方式，包括手工复查与自动复查，并且支持分配至特定仪器进行复查。

自动化系统应可以追溯样本在流水线上运送轨迹和处理步骤。到达每个时间节点的信息记录均可支持查询。

自动化系统应可按样本类型自定义样本在线上的存储方式（常温或冷藏）。

中间件系统应支持测试项目的优先级，当仪器询问项目时根据测试项目优先级判断是否发送测试项目请求。

自动化系统应支持禁用或启用线上检验设备。

5. 检验异常处理 中间件应可支持多重规则判断识别异常。支持的多重规则判断应包括但不限于以下内容：

危急值识别：应支持对每个测试项目配置对应危急值范围，可根据测试结果自动识别是否超出危急值范围。

结果异常识别：可根据结果旗标判断结果状态。

项目结果校验、漏做检查。

基于质控品的质控规则：Westgard、6 Sigma。

基于患者样本的质控规则：移动均值、指数加权移动均值。

中间件针对异常情况可以自动报警并自动展开失控处理。

针对样本测试结果的规则：自动结果审核规则、自动重做测试规则、自动稀释测试规则、自动获取样本规则。

结合系统质控模块的失控规则：停止失控项目的自动审核、停止失控项目的仪器编程规则。

样本退回（拒收）处理：应记录样本退回的原因、时间、操作人。

（四）分析后：检验报告单及样本存放

1. 检验报告单管理 支持自定义报告单内容及样式：自定义报告单主要用于处理变化多端的报告单设定环节，目的是在使用同一套报告单设定编译程序的情况下，能够满足所有客户对报告单的常规需求和绝大多数特殊客户的 90%以上的自定义特殊需求。

自定义的范围涉及条码标签、条码回执、报告单、统计清单。

特殊报告单涵盖骨髓报告单、基因报告单、流式报告单、微生物报告单、微生物多级报告单等。

门诊检验报告支持服务台自助打印。

由于门诊患者具有一定量的流动性，系统支持的报告单查询打印功能中添加了自助打印服务以方便患者打印，在任何一个自助点，患者都可以通过扫描就诊卡、条码号来获取检验报告单。

可自助打印的报告单范围可以在后台进行设定。例如，梅毒、艾滋病等传染性、私密性疾病；癌症等重要性疾病；院方或各个实验室有特殊要求的报告单，均可设定为不自助打印，均可在后台过滤这些报告。门诊自助打印无法获取的报告单，将在前台由护理人员统一进行查询打印。

可通过网络（Web、APP 或其他应用平台）收取、查看报告（电子报告）。

2. 样本库位管理 中间件应具备线上样本库位管理功能。中间件应可获取并记录样本在自动化系统中存储的位置信息。样本位置信息变更后应支持样本位置信息的实时更新。中间件应支持样本查询功能，并可通过向自动化系统发送指令实现样本获取功能。

中间件应具备线下库位管理功能。可以自定义设定库位类型，在样本入库时自动记录样本储存位置，并提供查询线下样本库位功能。

中间件应支持按照专业提供适用的库位管理流程。

3. 检验数据归档及备份

（1）自动化系统应可对已经完成检验报告的样本归档，防止结果被篡改。

（2）自动化系统应具备有效数据定期备份措施，以防止硬件或软件故障导致患者数据丢失。

（3）自动化系统的硬件服务器硬件功能应配备磁盘阵列（RAID），以防止硬件故障损坏。

（4）自动化系统应配备双机热备份灾备方案：支持服务器镜像，故障发生时自动切换，确保系统持续运行，降低数据损坏和丢失风险。

（5）自动化系统应配备不间断电源，保证其工作正常。

（五）自动化实验室管理

1. 性能验证 包括精密度验证、准确度验证、线性范围验证、可报告范围验证、参考区间验证、携带污染、功能灵敏度、仪器间比对。

2. 统计与分析

（1）工作量统计：可以针对科室、仪器组，样本种类、申请项，开单科室等多种条件进行统计。统计结果也可以根据科室的关注点进行展现。

（2）试剂使用量统计：需要配合试剂系统对一瓶试剂的开启和用完时间进行标记，然后在 LIS 中查询出该时间段内使用该试剂检测的样本数量，列出清单进行统计。数据统计时要着重处理重做、多次复做、作废样本使用的试剂量。

（3）TAT 统计：指样本运转时间统计，其涉及样本状态，从产生条码开始，一直到报告发送，以此为主线，获取任意两个时间点之间的关注时间段进行统计。而样本拒收确认和危急值检出、发送、确认，可以作为另两条辅线以进行 TAT 统计。某些状态之间的 TAT 限定，对样本检验的质量和有效性是起到决定性作用的。

（4）自动审核率统计：自动审核是可以针对整个样本或某一个测试项进行的，自动审核的统计率也需要将这两种情况分开。而自动审核本身还分为系统规则审核、中间件自动审核等，不同的审核方式也需要分开。

（5）临床检验专业医疗质量控制指标：应包括但不限于样本类型错误率、样本容器错误率、样本采集量错误率、血培养污染率、抗凝样本凝集率、检验前周转时间中位数、室内质控项目开展率、室内质控项目变异系数不合格率、室间质评项目参加率、室间质评项目不合格率、实验室间比对率（用于无室间质评计划检验项目）、实验室内周转时间中位数、检验报告不正确率、危急值通报率、危急值通报及时率。

3. 试剂管理 自动化系统应具备试剂管理功能。

（1）信息跟踪：自动化系统应具备跟踪试剂流向，追踪试剂入库、出库、使用情况功能。

（2）试剂信息查询：自动化系统应支持在短时间内查询试剂入库、出库、库存情况信息功能。

（3）试剂报废：自动化系统应支持破损或异常试剂的报废功能、审核试剂报废功能。

（4）采购订单：自动化系统供应支持在线申请采购试剂、审批采购单功能。

（5）经费管理：自动化系统应支持记录试剂经费使用及发票报销情况功能。

（6）库存预警：试剂库存量少、临近过期时自动化系统应具备提醒预警功能。

（7）权限管理：自动化系统应支持分配角色权限，实现不同角色协同管理试剂。

（8）报表展现：自动化系统应对试剂使用情况按照试剂种类、仪器等进行多维度统计分析，并按需求提供报表展现。

4. 质控软件系统

（1）质控数据采集：采集方式应支持包括但不限于以下内容——①在线填写；②通过定义好的标准接口由检测仪器、中间件或 LIS 将数据导入质控平台；③可以提供规范化的文件录入室内质控数据。

（2）质控数据上报：可以定期自动或定时通过网络向临检中心传递实验室质量控制数据。

（3）质控数据中心：以质控数据为基础，通过云计算、大数据分析等方式实现对质控数据的分析，最终提供多维数据模型、报表和图表分析。支持质控数据存储与自动备份功能。

（4）室内质控：室内质控功能应支持通过质控规则判断质控项目是否在控，并且定义失控所违反的规则。质控系统须支持统计与分析，绘制 L-J 图、*Z* 分数图、Youden 图、累积和图等。

（5）室内质控室间化：质控系统应支持超限与通知，支持自动生成室间质评报表，分析室间质控。

（6）室间比对：对于室间质评结果，质控系统应支持获取质控回报信息。

（7）患者结果动态均值分析：质控软件应支持基于患者结果的动态均值分析功能，主要包括移动均值与指数加权移动均值。

5. 系统安全性

（1）自动化系统应对操作人员设置分级权限，控制系统访问。中间件应支持创建多个系统账户，针对不同的用户可分配不同的权限。

（2）自动化系统应对存放在数据库中的患者信息进行加密保护，防止数据信息泄露。

（3）自动化系统应配备防病毒软件及防火墙，禁止非授权软件运行，禁止非授权硬件的连接。

（4）自动化系统应支持硬盘加密功能，确保服务器数据信息无法在其他计算机上使用，防止数据泄露。

6. 网络化数据互联

（1）支持区域数据交换平台：使各分区之间能够通过平台共享和交换 LIS 数据；同时实现 LIS 数据与电子健康档案数据的整合。区域平台分享数据，分几种情况：①区域内各医院实验室都使用同一 LIS；②区域内各医院实验室使用不同的 LIS；③区域内通过第三方平台系统进行数据共享与交换；④区域内通过第三方平台系统对各医院数据进行收集、汇集后，再向电子健康档案等其他系统进行数据交互。

虽然以上各种情况使用的通信格式、通信要求、传输的数据等会有所不同，但是始终需要一个对外的、统一的、稳定可靠的信息接口，而这个接口必须依照 HL7 要求编写。

（2）支持后台数据库互联，支持云平台对接：LIS 作为实验室主体工作软件，其实并没有覆盖到科室管理的所有方面，因此有必要与第三方实验室管理系统共存、通信和交互。

（3）支持移动平台，满足移动办公需求。

（六）实验室信息系统故障的应急预案

常见的 LIS 故障分为软件故障和硬件故障。软件故障包括服务器操作系统瘫痪、数据库死锁、数据库中数据被恶意或无意删除等；硬件故障如计算机磁盘损坏，传输介质故障/中心交换机故障等。LIS 出现故障之后，为了尽量不影响检验科的业务流程和服务对象，必须建立对应的故障后应急预案。常见的实验室应急预案如下：

1. 常规应急预案 当 HIS 受到严重的全局性网络故障影响以致 LIS 无法正常运行时，LIS 应急系统应能对实验室状态、原始检验科报告方式给予拯救性恢复。当病毒入侵 LIS 造成计算机系统瘫痪时，检验工作人员应能用手工填写的方法保存数据，系统修复后再重新录入。

2. 单机应急预案 当某一单机出现故障时应能用手工方式将原始数据录入其他计算机中保存并报告。

3. 数据库应急预案 LIS 技师工作站能选用与 HIS 相互连接的数据库管理系统，通过下载服务器上的数据，形成全新的镜像数据库进行应急防范。

4. LIS 独立服务器应急预案 能把 LIS 设置成独立的服务器，以保证检验信息的准确性及高效性，在 HIS 应用峰值期不占用其数据流量资源。而计费系统能在 HIS 主服务器的闲暇时段工作运行。

（七）新一代实验室信息系统

信息技术的发展，如云计算、大数据、人工智能等新技术的应用，正不断推动实验室信息化发展。信息化和自动化相辅相成，成为现代化临床实验室的重要特征。临床实验室的信息化和数字化将优化检验流程，减少医疗差错，均衡员工差异，提升检验标准化，有效监管质量指标，是当前既能提高检验质量，又能提高工作效率的最佳实践。

信息化临床实验室旨在针对现代化实验室信息管理的特点，集合样本、数据、项目等方面进行综合管理与控制，以实验室信息管理系统为主干，集成高级质量控制系统、试剂耗材管理系统、库位管理系统、设备管理系统、人员管理系统、文件管理系统等，利用大数据、物联网、人工智能等新兴技术，协助管理层对实验室的管理，增强实验室的技术水平和质量，提升管理效率与增益。

第二节 临床实验室智能化的发展与应用

临床检验是疾病预防、诊断和治疗的重要辅助手段，检验结果将直接影响临床医疗决策和诊疗效果，因此临床实验室的服务能力、技术水平、服务质量和管理水平日益受到重视。随着检验分析技术的不断进步，临床实验室检验仪器经历了从半自动化分析仪、全自动化分析仪、自动化流水线到全实验室自动化的发展历程。2017 年 7 月 20 日，国务院印发了《新一代人工智能发展规划》，技术和产业的智能化发展上升到国家战略高度，智能化也是引领第四代工业革命的主题，临床实验室从自动化、信息化向智能化发展是必然趋势，也是行业发展的必经之路。在"互联网+"时代，人工智能、大数据、云计算、物联网技术等不断渗入医疗、健康行业，对于实现医学诊疗与健康服务的自动化和智能化，提高服务效率和质量具有重大意义。但人工智能技术在医学检验领域的应用尚处于起步阶段。

一、临床实验室智能化概述

（一）智能化

智能化是基于物联网技术、人工智能技术、大数据挖掘分析的逻辑判断、决策支持，从而实现自动化过程控制、任务管理、智能导航、安全警示等。同时具备感知能力、记忆和思维能力、学习能力和自适应能力、行为决策能力的系统则为智能系统或智能化系统。

（二）临床实验室智能化

临床实验室智能化主要体现在以下 3 个层次：①全实验室质量管理和服务能力的智能化。应用人工智能技术、物联网新技术、可穿戴设备等，开发智能机器人、智能质量管理系统，实现全实验室质量管理的智能化。应用人工智能的图像识别、大数据处理和深度学习等技术进行细胞、染色体核型等智能识别和分析，建立形态学智能专家系统和疾病知识专家库系统，实现远近程即时会诊和诊断、检验结果智能化辅助解读与提示，实现智慧检验。②实验室环境层面的智能化。③实验室运行层面的智能化。

（三）建设智能化实验室的相关术语和定义

1. 人工智能（artificial intelligence，AI） 指用人工的方法在计算机上实现的智能或使计算机具有类似于人的智能。广义的人工智能是一门研究如何构造智能机器（智能计算机）或智能系统，以模拟、延伸和扩展人类的智能，研究与开发各种机器智能和智能机器的理论、方法与技术的综合性学科。它借助于计算机建造智能系统，完成如模式识别、自然语言理解、程序自动设计、自动定理证明、机器人、专家系统等智能活动。

2. 物联网（internet of things） 通过二维码识读设备、射频识别（RFID）装置、红外感应器、全球定位系统和激光扫描器等信息传感设备，按约定的协议，把任何物品与互联网相连接，进行信息交换和通信，以实现智能化识别、定位、跟踪、监控和管理的一种网络。

3. 云计算（cloud computing） 是基于互联网的相关服务的增加、使用和交互模式，通常涉及通过互联网来提供动态易扩展且经常是虚拟化的资源。

4. 大数据（big data） 指无法在一定时间范围内用常规软件工具进行捕捉、管理和处理的数据集合，是需要经新处理模式处理才具有更强的决策力、洞察发现力和流程优化能力的海量、高增长率及多样化的信息资产。

5. 数字化（digitization） 指将许多复杂多变的信息转变为可以度量的数字、数据，再建立起适当的数字化模型，把其转变为一系列二进制代码引入计算机内部进行统一处理的过程。数字化是计算机、多媒体技术、软件技术、智能技术的基础，也是信息化的技术基础。

6. 信息化（informatization） 指充分利用信息技术，开发利用信息资源，促进信息交流和知识共享，提高经济增长质量，推动经济社会发展转型的历史进程的过程。现代信息技术是由计算机技术、通信技术、信息处理技术和控制技术等构成的一门综合性高新技术。

7. 自动化（automation） 指机器设备、系统或过程（生产、管理过程）在没有人或较少人的直接参与下，按照人的要求，经过自动检测、信息处理、分析判断、操纵控制实现预期目标的过程。

8. "工业 4.0"（industry 4.0） 是由德国政府在《德国 2020 高技术战略》中所提出的十大未来项目之一。"工业 4.0" 概念即是以智能制造为主导的第四次工业革命，"工业 4.0" 是一个利用信息物理系统（cyber-physical system，CPS）将生产中的供应、制造、销售信息数据化、智慧化，旨在提升制造业的智能化水平，"工业 4.0" 以智能化技术为核心驱动力，图 5-2 为工业演进历程。

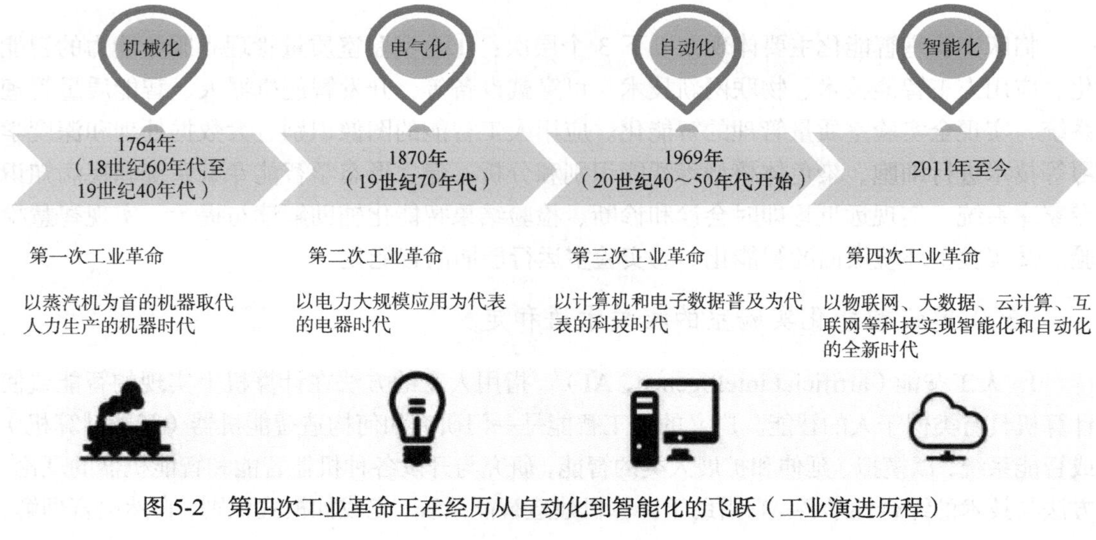

图 5-2 第四次工业革命正在经历从自动化到智能化的飞跃（工业演进历程）

（四）数字化、自动化、信息化与智能化的相互关系

应该正确理解数字化、自动化、信息化和智能化的内涵并处理其相互关系；准确把握智能制造、人工智能建设方向，推进各行各业的智能化建设。数字化是计算机、多媒体技术、智能技术的基础，也是信息化技术的基础。数字化技术的出现极大地促进了信息技术的发展。自动化是信息化的基础，在自动化系统中完成信息的获取、转换、显示、传递处理和执行等功能是信息化的重要组成部分。信息时代的自动化则是在机械时代自动化的基础上配合信息技术发展而来的，信息化是更高级的自动化。无论是数字化、自动化还是信息化都是智能化的基础。智能化是信息化发展的必然趋势。德国政府提出的“工业 4.0”中的智能工厂不仅是技术的革命，更是生产模式的变革。我国提出的“中国制造 2025”和《新一代人工智能发展规划》都将智能制造、人工智能作为主要的发展方向，随着计算机技术的发展，人工智能技术得到快速发展和广泛应用，各种人工智能机不断出现，智能化将成为技术和产业发展的重要方向。智能化也是临床实验室发展的必然方向。

二、人工智能概述

（一）人工智能的发展简史

人工智能技术出现至今经历了几次“寒冬”，自深度学习算法出现后，近几年再次进入爆发期。其发展史主要分为三个阶段：第 1 阶段（1956～1980 年）为人工智能起步期；第 2 阶段（1980～1990 年）为专家系统推广期；第 3 阶段（2000 年至今）为深度学习期。图 5-3 为人工智能的发展简史。

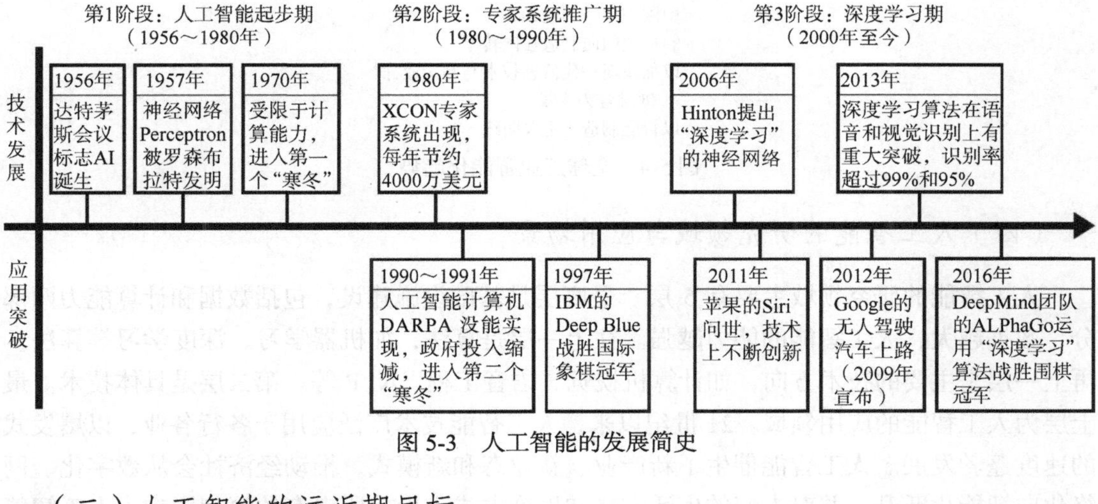

图 5-3　人工智能的发展简史

（二）人工智能的远近期目标

人工智能的远期目标是要制造智能机器。具体来说就是要使计算机具有听、说、写等感知和交互功能，具有联想、推理、理解、学习等高级思维能力，还要有分析问题、解决问题和发明创造的能力。简单地说，就是使计算机像人类一样具有自动发现规律的能力或

具有自动获取知识并利用知识的能力，从而扩展和延伸人类的智能。人工智能的近期目标是实现机器智能，即先部分地或某种程度地实现机器的智能，从而使现有的计算机更灵活、更好用和更有用，成为人类的智能化信息处理工具。

（三）全球工业智能化的发展现状

2013年德国政府正式提出“工业4.0”，“工业4.0”战略核心围绕人工智能技术，着重在制造业等领域利用互联网、人工智能技术，将人与机器、机器与机器连接起来，实现智能化操作和智能化生产。智能化成为引领第四代工业革命的主题和最大驱动力。其他主要发达国家也有相似的国家战略目标，但名称不同。例如，美国的“先进制造业国家战略计划”、日本的“科技产业联盟”，英国的“工业2050战略”与中国的“中国制造2025”计划等。共同的重点皆以数字化和网络化为支撑，通过人工智能技术的运用，实现制造业的智能化生产。在自动化向智能化发展的过程中，很多新技术和应用得到了重大的突破，科技带来的产量及效率的提升、生产及人力成本的降低使得企业在这个改造的过程中大幅获益。全球工业智能化趋势见图5-4。

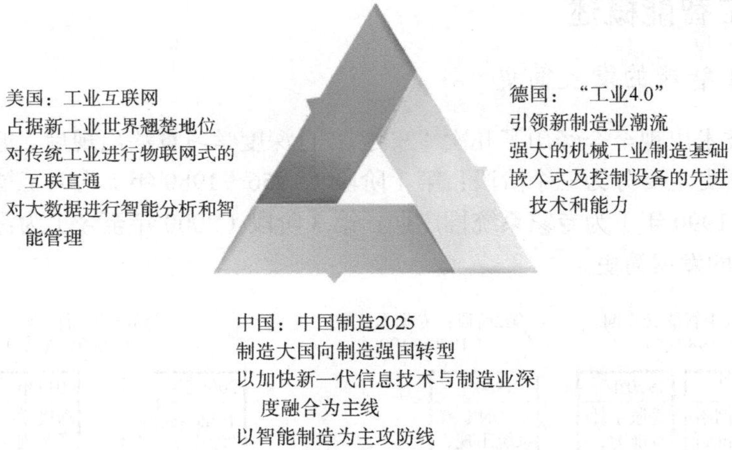

图5-4　全球工业智能化趋势

（四）人工智能的研究领域与应用场景

人工智能的研究领域主要有5层。最底层是基础设施建设，包括数据和计算能力两部分，数据越大，人工智能的能力越强。往上一层是算法，如机器学习、深度学习等算法。再上一层是主要的技术方向，如计算机视觉、语音工程、NLP等。第二层是具体技术。最上层为人工智能的应用领域。21世纪以来，人工智能技术广泛应用于各行各业，以爆发式的速度蓬勃发展。人工智能催生了新产业、新业态和新模式，推动经济社会从数字化、网络化向智能化跃升，并对人们的生活方式和思维方式产生前所未有的深刻影响。人工智能的应用领域主要集中在教育、医疗健康、无人驾驶、电商零售、金融、个人助理、安防等方面（图5-5）。

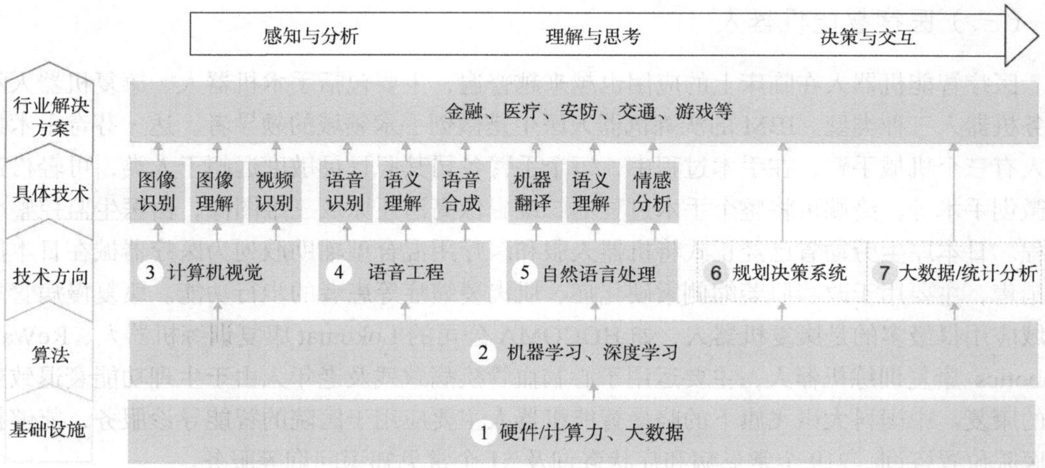

图 5-5 人工智能的研究领域与应用场景

三、人工智能在医疗产业（诊断）的应用

图像识别、神经网络、深度学习等关键技术的突破带来了人工智能技术新一轮的发展。大大推动了以数据密集、知识密集、脑力劳动密集为特征的医疗产业与人工智能的深度融合，人工智能与医疗行业的结合将成为未来医疗创新的方向。人工智能技术在医疗产业中的应用越来越广泛，主要包括辅助诊疗、健康管理、医学影像、药物挖掘、急救室和医院管理、可穿戴设备等。

（一）智能化医院

智能化医院主要根据国家 GB/T 50314—2015《智能建筑设计标准》、DBJ 01-615—2003《建筑智能化系统设计技术规程》等确定智能化系统组成与配置，对系统总体结构进行设计，智能化医院的核心是建筑智能化，通常由三大系统组成，即通信自动化（CA）、办公自动化（OA）、楼宇自动化（BA），实现了医院楼宇设备计算机管理、医疗服务网络化和管理自动化。

（二）专家系统

专家系统是人工智能领域最活跃和最广泛的领域之一。1965 年美国斯坦福大学研发出第一个专家系统 Dendral，即可以帮助化学家判断某待定物质分子结构的专家系统，美国斯坦福大学 Shortliffe 等于 1974 年成功开发了可以帮助内科医生诊治感染性疾病的 MYCN 系统，1982 年美国 Pittsburgh 大学研发的 Internist 内科计算机辅助诊断系统，美国哈佛医学院 Barnett 等开发的 DEXPLAIN 系统，1979 年我国开发的第一个中医专家系统即关幼波诊疗肝病计算机程序，20 世纪 80 年代我国相继出现邹云翔中医系统、姚贞白妇科专家诊疗系统、孙同郊乙型肝炎专家诊疗系统、中医辨证论治计算机系统数学模型及软件设计等，对各种疾病的辅助诊断具有非常重要的临床应用价值。

（三）医疗智能机器人

医疗智能机器人在临床上的应用也越来越普遍，主要包括手术机器人、康复机器人和服务机器人三种类型。IBM 的沃森机器人医生是微创手术领域的领导者。达·芬奇手术机器人有三个机械手臂，在手术过程中，每个手臂各司其职且灵敏度远超于人类，可轻松进行微创手术等。终端可将整个手术过程的二维影像高清还原成三维图像，由医生监控整个过程。日本厚生劳动省已经正式将机器人服和医疗用混合型辅助肢列为医疗器械在日本国内销售，主要用于改善肌萎缩侧索硬化症、肌肉萎缩症等患者的步行功能。康复慢病管理领域应用得最多的是康复机器人，如 HOCOMA 公司的 Lokomat 康复训练机器人、ReWalk Robotics 康复训练机器人，主要运用于心脑血管疾病致残及老年人由于生理功能衰退致残等的康复。中国科大讯飞旗下的晓曼智能机器人主要应用于医院的智能导诊服务，能够提供医院位置咨询、219 个常见病和症状咨询及 51 个常见知识问询等服务。

（四）智能化医疗器械产品

智能化医疗器械产品是医疗电子行业的重要分支，智能医疗器械或设备主要包括智能理疗仪、智能保健按摩器材、智能体脂秤、智能手环、智能血压计、智能血糖仪等。

（五）人工智能与药物开发

人工智能助力药物研发主要体现在临床前和临床研究上。通过深度学习和智能算法虚拟地模拟化合物筛选，从数以百万乃至千万计的潜在化合物中筛选出和靶点对接活性最强的化合物，提高药物筛选效率并优化其构效关系，在临床研究过程中结合医院数据，可快速找到符合条件的受试者，降低成本的同时显著缩短时间。

（六）人工智能影像辅助诊断系统

影像辅助诊断系统的技术原理主要分为两部分：图像识别和深度学习，首先计算机对搜集到的图像进行预处理、分割、匹配判断和特征提取等一系列的操作，随后进行深度学习，从患者病历库及其他医疗数据库搜索数据，最终提供诊断建议。目前来说影像辅助诊断的准确率较高，相较于放射医师，对临床结节或肺癌诊断的准确率高出 50%，可以检测整个 X 线片上面积占 0.01%的细微骨折。

四、人工智能在医学检验领域的应用

在我国医疗资源整体不足、医院诊疗量增加、高标准质量管理要求、“健康中国”已经上升到国家战略高度的大背景下，在医学检验领域发展人工智能具有重大意义，可以显著提升医学检验服务的效率和质量。当前，人工智能在医学检验领域的应用已取得一些进展和突破。人工智能在医学检验领域的应用主要包括智能化实验室、智能采血系统、智能物流机器人、智能审核系统、智能穿戴系统、细胞形态学的自动化智能识别、基于生化免疫流水线中间体实现的智能化质量管理技术等。

（一）智能化实验室

智能化实验室的核心是建筑智能化，主要将物联网技术在智能家居、智能楼宇等方面的应用与检测实验室建设相结合，对智能实验室建筑进行设计和建设。通过物联网技术、网络技术、多媒体技术、模拟仿真技术等实现人员、设备、物资、实验室环境参数等的自动化、网络化、可视化和智能化管理，简化行政程序，缩短处理周期，提高管理效能。

（二）智能采血机器人及智能采血信息管理系统

首个智能采血机器人 Vee-bot 在美国加利福尼亚州设计研发成功，采用智能交互技术、智能生物识别技术及智能导航控制技术实现精准可视化穿刺，实现采血的自动化、标准化、精准化。另外，我国研发设计的智能采血信息管理系统包括智能排队分诊系统、采血管智能贴标系统、样本自动收集系统和样本智能分拣系统，可实现采血管理的信息化、智能化。

（三）智能物流机器人

目前已经有医院开始使用智能物流机器人进行检验样本运送。“诺亚”智能物流机器人在广州妇儿医院、上海市儿童医院等已应用，其可自己乘坐电梯，会辨物识人，能在医院穿梭运送样本、药品、医疗废弃物等物资。运输数据实时记录，运输位置实时显示，保证物资运送全程监控，达到闭环管理的安全和精准。北京协和医院也在检验科内引进智能物流机器人专门负责实验室内样本的运送，实现智慧物流。智能物流机器人的应用有助于减少人力成本、减少运送差错、降低医院感染、优化物流管理，提升医院和科室整体管理及运营水平。

（四）形态学智能化识别

血液检验、体液检验、微生物检验、细胞遗传学检验等有关形态学检验的检测系统是最早使用人工智能技术的领域，主要采用数字图像技术将形态学识别与智能化判断相结合，对血液细胞、尿液有形成分、精子活力形态、阴道分泌物和宫颈细胞、病原微生物、染色体形态等进行智能分析和检测，逐步提高检出率和识别率，保证检验结果的准确性。

（五）检验结果专家解释系统

浙江大学附属第一医院检验科在国内率先开发的检验结果专家解释系统可对检验结果进行解释和分析，从而提供可能的临床诊断和临床意义（图 5-6）。此系统除进行多个样本的并行、多进程推理外，还利用专用算法和流程提高审核及解释的准确性与可靠性。

（六）智能化质量管理技术

中山大学附属中山医院在国内率先提出基于生化免疫自动化系统中间体开发智能化质量管理的技术方案，利用人工智能技术、大数据、物联网技术和自动化技术，开发样本管理智能化技术、室内质控检测及管理智能化技术、检验结果智能审核系统、智能化监控系统等智能化质量管理技术。中国医科大学附属第一医院率先设计智能化信息管理系统。以上技术方案在厂商 IT 团队的协助下得以实现，实现质量管理的实时性、可视性、自动化及智能化，减轻质量管理强度，提高检测结果的准确性及时效性。

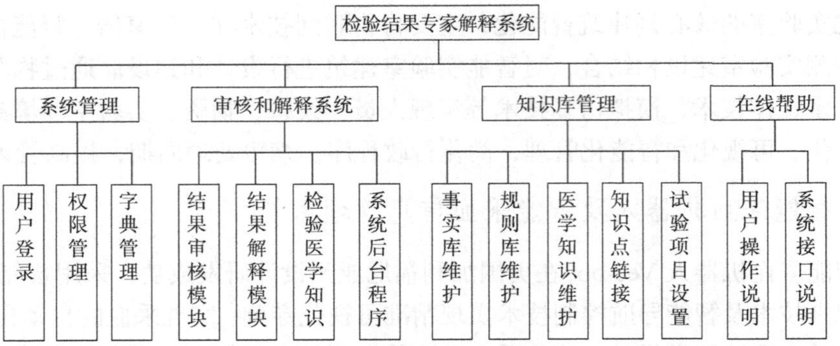

图 5-6 检验结果专家解释系统的功能模块

1. 样本管理智能化 基于 Aptio^{TM}生化免疫自动化系统中间体 Centralink，利用人工智能技术、物联网技术和自动化技术进行设计和编程，与 LAS、LIS 与 HIS 无缝连接，实现样本的智能化管理。通过对检验样本整个流转分析过程中的各个环节进行信息采集和有效监控，可实时进行样本分析前、分析中、分析后 TAT 监控及智能提醒；智能识别样本状态、检测并筛选出溶血、黄疸、脂血、凝块等异常样本并进行分类定位和提示；对不符合自动审核规则触动复检规则的样本智能启动重测、稀释、添加测试和备注报警信息等程序；智能识别预设的优先检测项目并自动进行优先离心、优先检测，提高工作人员对异常样本的关注度，减少误差，实现对样本的精准管理。

2. 室内质控检测及管理智能化 利用人工智能技术、物联网技术和自动化技术，基于 Aptio^{TM}生化免疫自动化系统中间体 Centralink、LIS、Unity^{TM}室内质量管理系统和主机计算机互联网界面、智能手持和智能手表等终端设备，实现室内质控的检测及管理智能化。在无工作人员在场的实验室，远程实现 Aptio^{TM}线上 6 台检测系统的室内质控智能检测、质控结果自动传输、失控规则智能判断、失控信息智能通信和报警等功能，图 5-7 为室内质控智能检测和管理技术流程图。操作人员或实验室管理者可以通过智能手机等手持终端设备实时接收失控报警信息，如失控项目、检测系统、质控品批号、分析结果和失控规则等信息，提醒其进行失控纠正。针对 σ 水平较低的检测项目，通过 6 σ 理论指导制定的多规则质量控制方案，增加质控频率和质控品浓度，Aptio^{TM}根据质控频率进行自动检测，从而进行全方面监控和管理，提升 σ 水平和检测质量。应用后收到显著效果，减少了手工操作环节，实现了室内质控检测的自动化和智能化，实现了室内质控管理的实时性和可视性，提高 TAT，提升 σ 水平和检测质量，降低质控品成本和员工劳动强度，提高员工和客户满意度。

3. 检验结果智能审核系统 利用人工智能技术、大数据、物联网技术和自动化技术，基于 Aptio^{TM}生化免疫自动化系统中间体 Centralink 进行检验结果智能审核系统的开发和设计。智能审核系统运算法则设计所运用的数据要素全面涵盖了分析前、中、后的整个检验过程，主要包括临床信息、样本状态、室内质控、仪器状态、生物参考区间、分析测量范围、患者浮动均值、危急值范围、δ 检验、项目逻辑关系判断等自动审核规则，若触发人

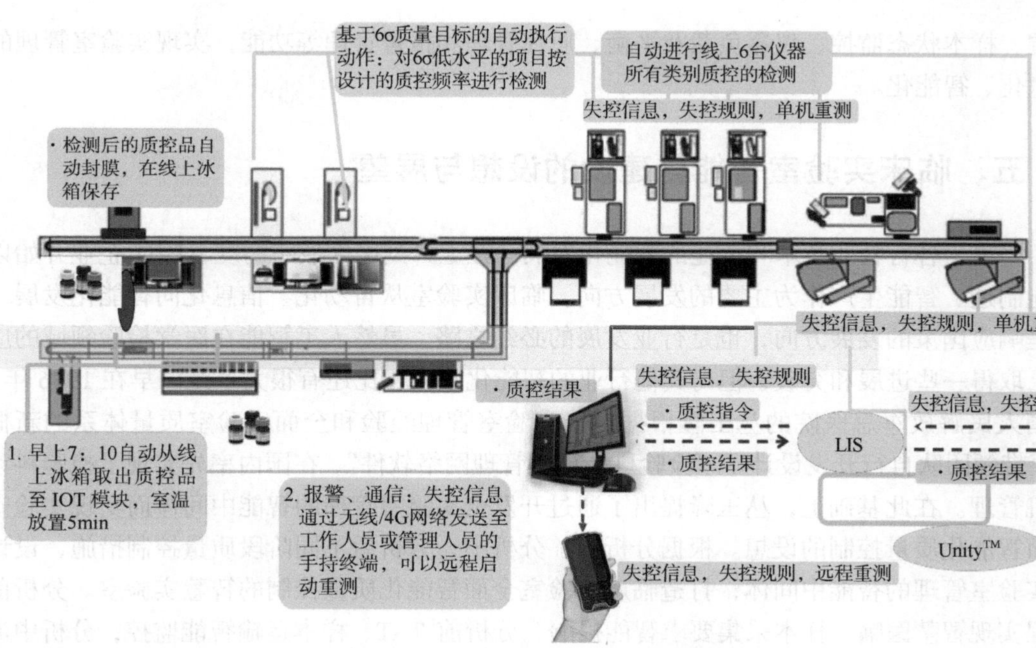

图 5-7 室内质控智能检测和管理技术流程图

工审核规则，该系统智能执行样本重测、稀释、添加测试或者备注报警信息等程序，并可通过智能手机、智能手表接收危急值结果报警、自动审核通过率等信息。在 LAS 中间体设置智能审核系统可进行实验室样本检测的精准管理，对样本、仪器、质控、试剂、检测结果等进行实时监控，保证检测结果准确性及有效提高工作效率，缩短 TAT，减少差错率，均衡员工技术差异，降低审核工作压力、减少人力，提高危急值报告的准确率及报时率，保证患者生命安全，降低医疗风险。实现分析后检验程序的标准化、自动化和智能化。

4. 智能化监控系统 基于 Aptio™ 生化免疫自动化系统中间体 Centralink，利用人工智能技术和物联网技术，通过可穿戴设备实现智能监控系统的开发和设计。实验室管理者或者工作人员可通过智能手表、手机远程实时接收仪器错误报警信息、试剂量不足报警信息、危急值报警信息、分析中 TAT 中位数等信息，如图 5-8 所示。实现分析中检验常见问题的及时性、可视性、自动化和智能化。

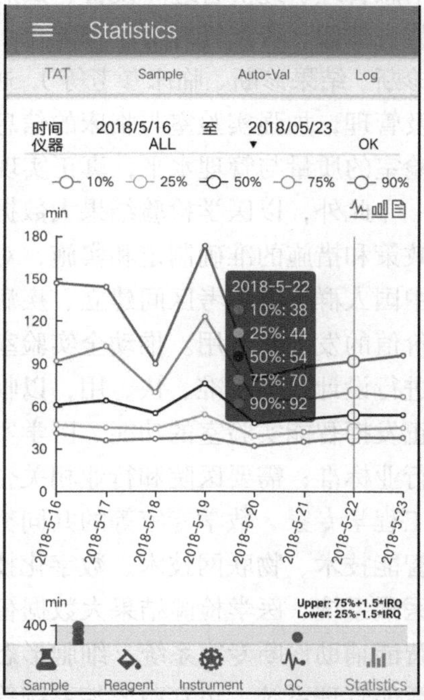

图 5-8 实验室管理者通过智能手机实时远程查看实验室内 TAT

5. 智能化信息管理系统 基于 Infinity IT 与 LIS 相连的中间体软件，利用人工智能技术和物联网技术，设计智能化信息管理系统，实现设备远程管理、TAT 实时监控、危急值提醒、样本状态监控、仪器负载及平衡、质控管理和报警管理等功能，实现实验室管理的信息化、智能化。

五、临床实验室智能化建设的设想与展望

当前，各行各业技术和产业的智能化发展已经上升到国家战略高度，IVD 企业开始以智能制造、智能生产作为主要的发展方向，临床实验室从自动化、信息化向智能化发展，这是响应国策的发展方向，也是行业发展的必经之路。虽然人工智能在医学检验领域的应用已取得一些进展和突破，但与其他行业的智能化建设相比还有很大差距。早在 1996 年，中国人民解放军总医院的丛玉隆根据多年实验室管理经验和全面实验室质量体系的新概念，带领团队自行开发设计了“检验科计算机管理网络软件”，在国内率先实现了检验科计算机管理。在此基础上，丛玉隆提出了通过开发全实验室管理的智能中间体而实现实验室全面智能化质量控制的设想。根据分析前、分析中、分析后不同阶段质量控制措施，设计全实验室管理的智能中间体，打造临床实验室全面智能化质量控制的智慧实验室。分析前流程实现智慧医嘱、样本采集要求智能提醒、分析前 TAT、样本运输智能监控；分析中流程包括检测质量管理（室内质控、室间质评、仪器运行状态、结果动态分析、δ 检验等）、信息管理、经济管理（设备、试剂、收费、业务量等）、行政管理（人事管理、文件管理、值班休假、资产管理等）智能化；分析后流程实现智能专家诊断系统（审核规则、形态学诊断、结果诊断、临床参考等），通过全实验室管理的智能中间体实现全方位的智能化监控及管理，加强实验室与临床的信息交流，降低实验室的运行成本，提高效率，全面提升实验室的质量与管理水平，真正实现临床实验室智能化，成为智慧医学实验室。

此外，以医学检验结果大数据为基础的人工智能模型的建立将有利于国家“大健康”政策和措施的准确制定和实施，对疾病预防、癌症筛查、慢性病管理、临床诊断和治疗、中国人群生物参考区间建立、疾病诊断切点、检验结果智能审核限值范围的设定等带来有价值的发现和应用。推动全实验室智能化建设的同时，应做到以人为本，处处以人的需求进行设计，围绕准、快、用，以临床应用和指导临床诊疗为重心进行智能化建设，才能真正发挥智能实验室的功能。医学实验室智能化发展需要学会团体的引领和组织，制定相关行业标准；需要医院和行业相关企业的检验医学专家、临床医学专家、计算机软件和硬件工程学专家、数学专家等的共同努力，需要跨领域、多学科通力协作，利用大数据、人工智能技术、物联网技术、数字化技术等，建设和开发分析全过程智能质量管理系统、智慧医嘱系统、医学检验结果大数据智能模型+管理系统、医学检验图像自动处理与分析系统、智能辅助诊断专家系统、细胞形态学自动识别和远程即时诊断或会诊系统、互联网+POCT 智能管理系统、可穿戴监控系统等。其可应用于医学实验室、医联体和区域检验中心等实验室，优化检验流程，提高检验结果的准确性和时效性，提升服务质量和技术能力，推进精准医疗、智能医疗、智慧医院建设，促进全实验室智能化发展，推动大检验的发展，至此，医学检验智能化时代将全面开启。

（温冬梅　成玉明）

第二部分

临床生化检验全面质量管理

第六章

临床生化检验标准和规范

检验质量和服务质量是临床实验室的生命线，是为临床提供可靠的实验室数据用于临床正确诊疗的前提，是衡量实验室能力的标尺。因此，实验室必须抓好质量管理。医学实验室的质量管理涉及人、机、料、法、环等方方面面，因此应进行全面的质量管理。质量管理离不开标准化。2017 年世界标准日中国主题就是“标准化助力质量提升”。从狭义上讲，规范医学实验室质量管理的标准有国际标准、国家标准、行业标准、行业规范等；从广义上讲，除了上述标准外，实验室自己制定的程序文件和标准操作程序（standard operation procedure，SOP）也属于实验室内部的标准。本章将重点介绍与临床生化检验质量管理相关的标准。

第一节　医学实验室通用标准

临床生化作为临床实验室的一个重要专业，其运行和管理应符合临床医学实验室的通用标准。医学实验室的通用标准是对临床实验室进行全面质量管理的标准，考虑到了临床实验室运行过程的方方面面。目前医学实验室管理的通用标准是 GB/T 22576.1—2018《医学实验室 质量和能力的要求 第 1 部分：通用要求》，该标准是等同采用 ISO 15189：2012《医学实验室 质量和能力的要求》转化的我国国家标准。

标准要求实验室建立文件化的管理体系，并对人、机、料、法、环及检验前、中、后过程等的要求进行了规定。标准分为管理要素和技术要素两部分。

一、管理要素

管理要素共有 15 条，要求实验室组织架构清晰、职责分明，建立文件化的管理体系，与客户建立定期评审服务协议，实验室内部与外部利益方之间建立良好的沟通，实验室通过自我评估和审核发现不符合项，采取纠正和预防措施最终达到持续改进的目的。另外，实验室还应有风险管理意识，识别并评估工作过程和可能存在的问题对检验结果的影响，并制定相应的预防措施以降低或消除识别出的风险。

二、技术要素

技术要素共有 10 条，分别从人员、设施环境、设备、试剂和耗材、检验前过程、检验过程、质量保障、检验后过程、结果报告和发布、实验室信息系统等对实验室做出了要求。

国际组织和国内行业管理部门还制定了很多医学实验室管理方面的标准，后文将介绍检验前管理、性能评价、质量保障、生物参考区间和体外诊断产品相关标准。

第二节　临床生化检验前过程管理的相关标准

检验前过程是医学实验室整个质量控制中的关键环节，是自医生申请至分析检验启动的过程，包括检验申请、患者准备和识别、原始样本采集、运送和实验室内传递等。该环节受多部门和多因素的影响，因此难以控制。ISO/TC 212 专门针对检验前过程的规范化管理出台了国际文件，我国也有相关的行业标准对检验前相关要求进行了规定。

1. ISO/TS 20658—2017《医学实验室样本采集、运送、接收和处理指南》　本标准由 ISO/TC 212 于 2017 年 10 月发布，规定了医学实验室检验样本的采集、运送、接收和处理的要求。其适用于涉及检验申请，患者准备和识别，样本采集、运送、接收和储存等检验前过程的医学实验室及其他的医疗服务机构。

本文件要求实验室建立并实施文件化的质量管理体系以保证满足客户的要求。文件对检验前过程所需的设施环境、设备供应、感染防控（生物安全）提供的信息及人员要求做出了详细规定。

2. WS/T 225—2002《临床化学检验血液标本的收集与处理》　本标准规定了临床化学检验室使用的血液样本的收集和处理过程及其原则，适用于检验医学临床实验室及研究室。

第三节　临床生化性能评价相关标准

实验室应选择预期用途经过确认的检验程序，且所有的检验程序在实验室使用前都应进行性能验证。本节重点介绍性能评价相关的标准。

1. YY/T 1441—2016《体外诊断医疗器械性能评估通用要求》　本标准适用于对体外诊断医疗器械的性能评估，规定了制造商在性能评估研究中对研究计划、实施、评估和制定文件的职责和总体要求，包括职责和资源、文件化、性能评估研究的组织、评估审查等。

2. YY/T 1454—2016《自我检测用体外诊断医疗器械基本要求》　本标准规定了自我检测用体外诊断医疗器械的基本要求，以确保自测用体外诊断医疗器械的安全性及满足制造商预期的用途，包括设计原则、制造商提供的标志和信息、性能评估、用户验证等。

3. YY/T 1579—2018《体外诊断医疗器械　体外诊断试剂稳定性评价》（ISO 23640：2011，IDT）　本标准适用于体外诊断医疗器械（包括试剂、校准物、质控物、稀释液、缓冲液和试剂盒）的稳定性评价，也适用于含有保存样本用物质或启动反应以进一步处理样本用物质的样本收集装置。标准规定了稳定性评价的通用要求及对实时稳定性和加速稳定性的具体要求，用于指导体外诊断试剂制造商对体外诊断试剂进行稳定性评价。

4. WS/T 356—2011《基质效应与互通性评估指南》　本标准适用于体外诊断产品生产

商、临床实验室、室间质量评价及能力验证组织者。本标准适用的待评价样本包括标准物质、校准物、室内质控物和室间质评/能力验证物质等制备物。

5. WS/T 408—2012《临床化学设备线性评价指南》 本标准规定了临床实验室评价定量检测系统线性范围的方法、测定结果精密度的检查方法及离群值的剔除原则，适用于临床实验室对新开发的测定方法的线性范围进行摸索及建立，也可用于临床实验室对现行测定方法的线性参数进行验证。

6. WS/T 407—2012《医疗机构内定量检验结果的可比性验证指南》 本标准规定了对定量检验项目的多个检测系统实施结果可比性验证的要求，包括可比性验证方案的使用条件和适用情况、验证方法和程序、验证结果不符合要求的处理措施，适用于同一医疗机构内的临床实验室。

7. WS/T 416—2013《干扰实验指南》 本标准规定了评价干扰物质对检测系统影响的方法，适用于体外诊断医疗设备制造商与临床实验室对临床实验室定量方法进行干扰评价。

8. WS/T 409—2013《临床检测方法总分析误差的确定》 本标准规定了临床检测方法总分析误差的确定、表达、检测及示例，适用于所有临床检测定量分析方法。

9. WS/T 420—2013《临床实验室对商品定量试剂盒分析性能的验证》 本标准规定了临床实验室对商品定量试剂盒分析性能进行验证的方法，适用于临床实验室对商品定量试剂盒分析性能的验证。

10. WS/T 492—2016《临床检验定量测定项目精密度与正确度性能验证》 本标准规定了临床实验室定量测定项目精密度和正确度性能验证程序，适用于临床实验室。

11. WS/T 514—2017《临床检验方法检出能力的确立和验证》 本标准规定了临床检验方法检出能力的确立和验证的技术要求及操作过程，适用于用户确立和验证临床检验方法的检出能力。

第四节　临床生化质量保证相关标准

临床实验室应制定和采取质量保证的措施来监测与评价整个检验过程（分析前、中、后）的质量。这些质量保证措施包括校准和溯源、质量控制、实验室间质量评价等。本节重点介绍质量保证相关的标准。

一、计量学溯源及参考测量系统相关标准

对于检验医学中量的测量，最基本的要求是量应该充分明确、报告结果足够准确（正确和精密），该结果通过不同测量程序和测量标准（校准物）的不间断的链而具有的计量学溯源性，以便能得到正确的医学解释并具有时间和空间上的可比性。实现计量学可溯源的校准目的是将一个参考物质和（或）参考测量程序的正确度水平转移至一个具有较低计量学水平的程序，如常规程序。参考测量程序、参考物质和参考测量实验室构成了参考测量系统，参考系统的相关国际标准自发布以来，对推动国际和我国的检验医学及体外诊断产

品发展产生了重要影响和深远意义，这些国际标准都已转化为我国的国家标准或行业标准。

1. GB/T 21415—2008《体外诊断医疗器械 生物样品中量的测量 校准品和控制物质赋值的计量学溯源性》（ISO 17511：2003，IDT） 是检验医学和体外诊断领域关于溯源的国家标准，规定了校准物和正确度控制品赋值的计量学溯源性的方法，是临床实验室实现检验结果可靠性的重要文件依据。

2. GB/T 19702—2005《体外诊断医疗器械 生物源性样本中量的测量 参考测量程序的说明》（ISO 15193：2002，IDT） 规定了对参考测量程序内容的要求，以确保获得测量不确定度不超出规定范围的结果。

3. GB/T 19703—2005《体外诊断医疗器械 生物源性样本中量的测量 参考物质的说明》（ISO 15194：2002，IDT） 规定了有证参考物质支持性文件的内容要求，适用于作为参考测量程序的校准品或控制物质的一级校准品、二级校准品和国际约定的校准品。

4. GB/T 21919—2008《检验医学 参考测量实验室的要求》（ISO 15195：2003，IDT） 规定了医学参考测量实验室（也称为医学校准实验室）的特殊要求，包括组织和管理、质量管理体系、人员、测量文件和记录、合同等，本标准必须与GB/T 27025—2019《检测和校准实验室能力的通用要求》（ISO/IEC 17025：2017，IDT）共同使用，才能满足参考测量实验室质量和能力的全部要求。

除上述等同转化国际标准而发布的国家标准外，全国医用临床检验实验室和体外诊断系统标准化技术委员会（SAC/TC136）也自主制定了一些针对具体参考测量程序的医药行业标准，目前正式出版的有YY/T 1455—2016《应用参考测量程序对酶催化活性浓度赋值及其不确定度评定指南》、YY/T 1195—2011《血清总蛋白参考测量程序》，以及国家卫健委发布的标准，如卫生行业标准WS/T 490—2016《临床化学测量系统校准指南》等，都是可供生化专业领域溯源和校准工作参考的很重要的标准。

二、临床实验室质量保证相关标准

国家卫生健康委员会也发布了一系列临床实验室质量保证相关标准。

1. WS/T 250—2005《临床实验室质量保证的要求》 本标准规定了对临床实验室质量保证的要求，适用于一切从事医疗活动的临床实验室。

2. WS/T 403—2012《临床生物化学检验常规项目分析质量指标》 本标准规定了临床生物化学检验常规项目分析质量指标，适用于临床实验室、室间质量评价机构、仪器或试剂制造商的临床检验内部质量控制、外部质量评价及方法性能确认与验证等活动。

3. WS/T 414—2013《室间质量评价结果应用指南》 本标准规定了室间质量评价结果在改进临床实验室工作中的应用，适用于医疗机构的临床实验室。

4. WS/T 415—2013《无室间质量评价时实验室检测评估方法》 本标准规定了临床检验项目无室间质量评价时进行实验室检测结果评估的方法，适用于临床实验室。

5. WS/T 496—2017《临床实验室质量指标》 本标准规定了临床检验质量水平持续改进所需要的具体质量指标。

6. WS/T 641—2018《临床检验定量测定室内质量控制》 本标准规定了对临床检验定

量测定项目室内质量控制的目的、室内质量控制方法的设计、室内质量控制的实际操作、室内质量控制数据的管理、基于患者数据质量控制方法及室内质量控制数据实验室间比对。

本标准适用于开展临床检验服务的医疗卫生机构临床实验室的定量测定。

7. WS/T 644—2018《临床检验室间质量评价》 本标准规定了临床检验室间质量评价提供者要求、参加者要求、室间质量评价结果的利用和评价流程，适用于开展临床检验服务的室间质量评价提供者，医疗卫生机构的医学检验科、输血科，采供血机构的医学检验科，医学检验实验室等。

第五节 临床生化生物参考区间相关标准

实验室应根据所服务的人群，规定适合的生物参考区间。临床常用生化项目参考区间的系列标准包括：WS/T 402—2012《临床实验室检验项目参考区间的制定》、WS/T 404.1—2012《临床常用生化检验项目参考区间 第1部分：血清丙氨酸氨基转移酶、天冬氨酸氨基转移酶、碱性磷酸酶、γ-谷氨酰基转移酶》、WS/T 404.2—2012《临床常用生化检验项目参考区间 第2部分：血清总蛋白、白蛋白》、WS/T 404.3—2012《临床常用生化检验项目参考区间 第3部分：血清钾、钠、氯》、WS/T 404.5—2015《临床常用生化检验项目参考区间 第5部分：血清尿素、肌酐》、WS/T 404.6—2015《临床常用生化检验项目参考区间 第6部分：血清总钙、无机磷、镁、铁》、WS/T 404.7—2015《临床常用生化检验项目参考区间 第7部分：血清乳酸脱氢酶、肌酸激酶》、WS/T 404.8—2015《临床常用生化检验项目参考区间 第8部分：血清淀粉酶》、WS/T 404.9—2018《临床常用生化检验项目参考区间 第9部分：血清C反应蛋白、前白蛋白、转铁蛋白、β2-微球蛋白》。

该系列标准规定了临床常用生化检验项目的参考区间及其应用，适用于医疗卫生机构实验室生化检验结果的报告和解释，相关体外诊断产品生产商也可参照使用。临床实验室应首选本标准中的参考区间，使用本标准参考区间前应进行必要的验证和评估。

第六节 临床生化体外诊断产品专用标准

全国医用临床检验实验室和体外诊断系统标准化技术委员会（SAC/TC136）是我国负责医学实验室和体外诊断系统标准化工作的技术机构，对口国际标准化组织/临床实验室检测和体外诊断系统技术委员会（ISO/TC 212），SAC/TC136制定的200余项体外诊断产品标准在体外诊断试剂研发、生产和监管方面发挥着重要作用。

体外诊断产品有关标准包括体外诊断产品通用标准、产品标准和方法标准。

一、体外诊断产品通用标准

1. GB/T 29791.2—2013《体外诊断医疗器械 制造商提供的信息（标示） 第2部分：

专业用体外诊断试剂》（ISO 18113-2：2009，IDT）　本部分仅关注为预期专业使用的体外诊断试剂、校准物和质控物所提供的信息，应与GB/T 29791.1—2013《体外诊断医疗器械 制造商提供的信息（标示） 第1部分：术语、定义和通用要求》（ISO 18113-1：2009，IDT）联合使用。本部分规定了专业用体外诊断试剂制造商提供信息（外包装和内包装标签及使用说明）的要求，适用于专业用体外诊断试剂制造商提供的信息，也适用于预期与专业用体外诊断医疗器械一起使用的校准物、质控物制造商提供的信息，也适用于IVD附件。

2. GB/T 29791.3—2013《体外诊断医疗器械 制造商提供的信息（标示） **第3部分：专业用体外诊断仪器》**（ISO 18113-3：2009，IDT）　本部分适用于专业用体外诊断仪器，也适用于预期与专业用体外诊断医疗仪器一起使用的装置和设备，还适用于IVD附件。

3. GB/T 29791.4—2013《体外诊断医疗器械 制造商提供的信息（标示） **第4部分：自测用体外诊断试剂》**（ISO 18113-4：2009，IDT）　本部分规定了自测用体外诊断试剂制造商提供信息（外包装和内包装标签及使用说明）的要求，适用于自测用体外诊断试剂制造商提供的信息，也适用于预期与自测用体外诊断医疗器械一起使用的校准物、质控物制造商提供的信息，也适用于IVD附件。

4. GB/T 29791.5—2013《体外诊断医疗器械 制造商提供的信息（标示） **第5部分：自测用体外诊断仪器》**（ISO 18113-5：2009，IDT）　本部分适用于自测用体外诊断仪器，也适用于预期与自测用体外诊断医疗仪器一起使用的装置和设备，还适用于IVD附件。

5. YY/T 1227—2014《临床化学体外诊断试剂（盒）命名》　本标准规定了采用分光光度法原理，利用全自动生化分析仪、半自动生化分析仪或分光光度计，在医学实验室进行临床化学项目定量检验所使用的体外诊断试剂（盒）命名应遵循的原则。

6. YY/T 1244—2014《体外诊断试剂用纯化水》　本标准规定了体外诊断试剂用纯化水的术语和定义，以及外观性状、电导率、微生物总数、总有机碳、易氧化物等指标的要求和试验方法。

二、临床生化体外诊断产品标准

SAC/TC136组织制定了国家标准GB/T 26124—2011《临床化学体外诊断试剂（盒）》，统一了该类产品的质量标准和检测依据，并以国家标准为基础，陆续制定出《α-淀粉酶测定试剂（盒）（连续监测法）》《乳酸脱氢酶测定试剂（盒）》《肌酸激酶测定试剂（盒）》等行业标准，并相应制定了全自动生化分析仪、半自动生化分析仪、干式生化分析仪的行业标准，2017年又发布了YY/T 1549—2017《生化分析用校准物》，这些标准基本覆盖了常见的试剂盒、仪器、校准物。这些标准规定了各类生化检验用产品的质量指标和相应的试验方法，可用于生产企业相应产品的研发和生产，也可用于药品监督管理部门对产品上市前的质量评价和上市后的抽检，同样也可适用于医学实验室的采购、验收、检验程序验证等活动和过程。

（周亚莉　王　军　张传宝）

第七章

ISO 15189 在临床生化检验领域质量管理的应用

第一节　概　　述

ISO 15189《医学实验室 质量和能力的要求》由国际标准化组织/临床实验室检测和体外诊断试验系统技术委员会（ISO/TC 212）制定，当前现行有效版本是 2012 年发布的第 3 版，已经等同转化为 GB/T 22576.1—2018《医学实验室 质量和能力的要求 第 1 部分：通用要求》。

按照 GB/T 22576.1 的定义，医学实验室是指：以提供人类疾病诊断、管理、预防和治疗或健康评估的相关信息为目的，对来自人体的材料进行生物学、微生物学、免疫学、化学、血液免疫学、血液学、生物物理学、细胞学、病理学、遗传学或其他检验的实验室，该类实验室也可提供涵盖其各方面活动的咨询服务，包括结果解释和进一步适当检查的建议。医学实验室的服务范围：检验申请的安排，患者准备，患者识别，样本采集、运送和保存，临床样本的处理和检验，以及后续的解释、报告和建议，此外还包括医学实验室工作的安全和伦理方面的相关事项。

该标准规定了医学实验室为证明其符合持续发布技术上有效结果所必需的技术能力和管理体系要求，适用于目前公认的医学实验室服务所涉及的各类学科，但在临床生理学、医学影像学和医学物理学等其他服务与学科领域也适用。

GB/T 22576.1 将对医学实验室的要求分为管理要求和技术要求两部分，管理要求分别是组织和管理责任、质量管理体系、文件控制、服务协议、受委托实验室的检验、外部服务和供应、咨询服务、投诉的解决、不符合的识别和控制、纠正措施、预防措施、持续改进、记录控制、评估和审核、管理评审；技术要求分别是人员、设施和环境条件、实验室设备、试剂和耗材、检验前过程、检验过程、检验结果质量的保证、检验后过程、结果报告、结果发布、实验室信息管理，这些要求构成了对医学实验室管理体系和技术能力的总体要求。此外，与 ISO 15189 关联的国际标准和文件还有 ISO 15190《医学实验室 安全要求》、ISO 22870《即时检验 质量和能力的专用要求》、ISO 22367《医学实验室 风险管理在医学实验室的应用》、ISO/TS 20658《医学实验室 样本采集、运送、接收和处理指南》等，ISO/TC 212 还在陆续制定医学实验室管理的相关国际标准或文件，这些文件有些已经转化为我国国家标准，对我国医学实验室管理工作有重要的指导意义。

第二节 临床生化检验领域技术要求

临床生化检验领域的要求在管理要求与其他专业领域没有明显区别，下文重点阐述其技术要求。

一、人员能力评估

生化室应建立能力评估标准和频次，评估方法可以是笔试、口试或技术操作等。实验室应指定人员，通常为专业组长对员工的表现进行评估。如果能力评估不合格或员工出现严重不良事件，应对其再次培训并重新评估。可通过以下几方面对实验室员工的能力进行评估：①观察常规工作过程，包括检验前样本的要求和判断、检验中质量控制的执行与失控处理、检验后报告的发放和样本的处理等；②观察设备维护、校准、普通故障处理、试剂耗材的装载等；③可专门设计对专业判断能力的评估并与目的相适应，如临床诊断的符合性等。实验室应对能力评估合格的人员进行岗位授权。关注员工能力评估的内容、方法、频次和标准。评估间隔以不超过 1 年为宜；新进员工在最初 6 个月内应至少接受 2 次能力评估，并记录。当职责变更时，或离岗 6 个月以上再上岗时，或政策、程序、技术有变更时，员工应接受再培训和再评估，合格后方可继续上岗。应对不同岗位、不同级别的人员制订并实施继续教育计划。实验室管理层应定期评估继续教育计划的执行情况和有效性。

二、设备校准和维护

实验室在设备安装和使用前应验证其能够达到必要的性能，如加样系统（涉及量程的正确性、重复性、携带污染率）、温控系统（涉及量程的正确性、稳定性、升降速率）、比色系统（所有测量波长的正确性、杂散光、零点漂移，以及吸光度线性范围、重复性）。

实验室应制定设备的校准程序文件；应进行外部校准的设备，如生化分析仪、免疫分析仪等，如果符合检测目的和要求，可按制造商校准程序进行；应至少对分析设备的加样系统、检测系统和温控系统进行校准。间接影响检验结果的计量设备，如加样器、稀释器具、离心机、温度计（用于冰箱温度的监控）、温湿度计（用于实验室温湿度的监控）、天平等也要每年校准一次。

检测系统包括仪器、配套的专用试剂、校准品。如果实验室使用未经过修改的制造商检测系统和校准的程序，则检测系统制造商提供的溯源文件即可作为该系统的溯源证明。当计量学溯源不可能或无关时，如实验室使用非配套检测系统时，实验室应采用有证参考物质、正确度控制品等进行正确度验证或与经确认的参考方法（参考实验室）进行结果比对以证明实验室检验结果的正确度。如以上方式无法实现，可通过以下方式提供实验室检测结果可信度的证明：参加适宜的能力验证/室间质评，且在最近一个完整的周期内成绩合格；与使用相同检测方法的已获认可的实验室或与使用配套检测系统的实验室进行比对，结果满意。

实验室应按照制造商的说明书要求来编制设备维护与维修程序文件，设备的维护和维修应经授权的人员操作。在设备故障修复后，应首先分析故障原因，如果设备故障影响了分析性能，应通过以下合适的方式进行相关的检测、验证：①可校准的项目实施校准或校准验证；②质控品检测结果在允许范围内；③与其他仪器的检测结果比较，偏差小于规定的要求（1/2TEa，TEa为总允许误差）；④使用留样再测结果进行判断，偏差小于规定的要求（1/3TEa）。表明其满足规定的可接受标准后方可使用。

这里的"需要验证"是指可直接或间接影响检测质量的设备故障维修后应启动验证程序，如更换（或维修）试剂针或加样针、更换光源（灯泡）、维修或更换气泵（用于加样、加清洗剂或加试剂）等。某段时间内属于实验室产权的仪器但离开了实验室并且没有直接受控，当这样的仪器返回时，实验室应在使用之前验证其性能。

需要对设备出现故障之前的检验影响程度进行检查与判断，当确定影响了之前的检验结果时，必须采取应急措施或纠正措施。这时有可能影响到已发出去的报告，必须采取必要的措施，迅速启动必要的与临床沟通的程序以防止临床误用，此条款须引起实验室高度重视。

实验室针对试剂的管理也要明确其预期用途，明确要求当试剂盒的试剂组分和试验过程改变、使用新批号和新货号前，必须进行性能验证后才能正式投入使用。可参考 WS/T 407—2012《医疗机构内定量检验结果的可比性验证指南》进行更换试剂批号的性能验证试验。

当实验室使用配制试剂或自制试剂时，除记录上述内容外，还应包括制备人和制备日期。很多实验室质控品和校准品在进行分装后不能按照自配试剂标明制备人和有效期。

三、检验程序

实验室选择、制定和使用的检验程序应满足临床医生和患者需求，如与疾病诊断和治疗相适应的检验项目、方法性能、检验周期等，其性能指标可参考国家标准、行业标准、技术规范和公开发表的临床应用指南的相关内容。

实验室选择使用的检验程序应该是已经确认的标准方法，如国家药品监督管理局批准注册或备案的 IVD 产品使用说明书规定的程序。当使用《全国临床检验操作规程》、国家标准、卫生行业或医药行业标准规定的程序、权威学术刊物发表的程序时，还应考虑国家有关法规的适用性，特别是对 IVD 产品使用的要求。

检验程序验证是实验室针对已确认的标准方法进行的技术活动，应由负责人按照文件（程序文件）的规定进行实验设计，并由实验室组织、实施相应的验证实验。通过获取检验程序和方法性能特征（指标）的客观数据，证实其检验结果符合检验程序声明的性能指标（如 IVD 制造商产品说明书规定的指标），并可以满足预期用途的要求，实验室应保存验证实验相关的记录。定量检测方法的性能验证内容至少应包括正确度、精密度和可报告范围。当所用检验试剂盒在试剂组成或检测程序、参数发生重大变化时（实验室应规定何为重大变化），均应重新进行性能验证。

检验程序确认是针对非标准方法进行的技术活动，应有程序评估并确认正确度、精密度、可报告范围、生物参考区间等分析性能符合预期用途。

对于向临床发出检验报告的定量检测程序，实验室应制定测量不确定度评估程序，宜包括检测过程中重要的不确定度分量，并规定对测量不确定度的要求。规定的不确定度性能标准应能满足行业标准对检测系统的规定要求或满足临床工作的需要。

我国大部分医学实验室的参考区间是引用或转移使用的，如来源于教科书、卫生行业推荐标准、文献、制造商说明书等。实验室设置参考区间时可参考 WS/T 402—2012《临床实验室检验项目参考区间的制定》。必要时实验室对引用或转移使用的参考区间应进行验证和评审。评审的内容应包括参考区间的来源、所用检测系统和参考人群（或参考个体组代表性）的一致性等。对参考区间进行验证时，样本数量应≥20 个。如果实验室建立自己的参考区间，参考个体（样本）数量应≥120 个，若分组，每组的参考个体（样本）数量应≥120 个。如果实验室发现参考区间对某一特定参考人群不再适用，则需进行调查研究，根据得出的结论，更新所用的参考区间。

对参考区间适用性的评审过程应有临床医生参加，应充分考虑临床医生的需求。对临床决定水平（值）的选择更需要与临床医生共同讨论，充分参考已发布的临床应用指南和专家共识，结合医院特点，体现临床工作的需求。

四、检验结果质量的保证

实验室应设计室内质量控制程序以验证达到预期的结果质量，应参加能力验证/室间质评计划，以及对不同或相同的程序、设备、不同地点或所有这些情况进行患者样本结果可比性评价等。室内质量控制的策略包括不精密度要求的制定、质控品浓度和频次的选择及失控规则的制定等。

实验室首先应制定各检验项目的不精密度要求。不精密度要求可以参照已发表的专业性推荐文件，也可以参考基于生物学变异分量的数据，并结合当前的技术水平和实验室的能力。其来源可以是 WS/T 644—2018《临床检验室间质量评价》、WS/T 403—2012《临床生物化学检验常规项目分析质量指标》等。

实验室应使用尽可能接近患者样本基质的质控物（如血清基质），并尽量选择临床决定水平或与其值接近的质控物浓度，通常建议实验室至少使用两个浓度的质控物，并包括生理和病理水平，质控物的稳定性和瓶间变异对于室内质量控制尤其重要。可考虑使用独立的第三方质控物，即独立于试剂或仪器制造商的其他制造商提供的质控物。

对于每天常规检测的项目，最低的室内质控检测频次应该是每 24h 检测一次，对于不是每天常规检测的项目，每批次检测样本时，均应同时检测室内质控物。实验室应使用恰当的质控规则，检查随机误差和系统误差，至少应该选择 1_{3s}（标准差）和 2_{2s} 分别检出随机误差和系统误差。

室内质控图可使用 Levey-Jennings 质控图和（或）*Z* 分数图，质控图内容应包括质控结果，质控物名称、浓度、批号和有效期，质控图的中心线和控制限，分析仪器名称和唯一标识，方法学名称，检验项目名称，试剂和校准物批号，每个数据点的日期和时间，干预行为的记录，质控人员及审核人员的签字等。

实验室应根据质控品的实际检测结果计算定量检验项目的均值和标准差（s），确定质控图的中心线和控制限。新批号质控物投入使用之前，应和原来使用的批号同时测定，在原批号质控在控的情况下，连续测定 20 次新批号质控物，以此 20 个结果的均值作为暂定靶值，以此 20 个数据的标准差作为暂定标准差。此后可以更换为新批号质控品，并继续累积 3～5 个月，计算相应的均值和标准差，作为新批号质控物的长期靶值和标准差。

实验室应评估累积的标准差是否合适，避免标准差过小造成假失控或者标准差过大影响失控检出率的情况。可以使用实验室制定的不精密度要求进行评估，同时也可以使用实验室的平均变异系数（coefficient of variation，CV），并根据新批号质控物的均值计算相应的标准差。新批号质控物和旧批号质控物的浓度接近时，实验室可以使用旧批号质控物的 CV，根据新批号质控物的均值计算相应的标准差，用于设置新批号质控物的控制限。

实验室应定期评审质控数据，评审的内容应包括失控频率、CV 是否满足不精密度要求、实际均值与设定均值的偏差、失控原因的分析和处理是否合适等。当发现可能提示检验系统问题的检验性能变化趋势时，应采取预防措施并记录。应在记录控制程序中规定质控记录保留的时限。

当无能力验证或无外部室间质量评价计划可利用时，实验室应采取其他方案并提供客观证据确定检验结果的可接受性。此时，可以选择其他实验室（最好选择使用相同检测方法的实验室或使用配套系统的实验室）对相同或类似的物品（如具有浓度代表性的患者样本）进行检测。实验室应规定比对实验室的选择原则；样本数量应至少 5 份（包括正常和异常水平）；频率至少每年 2 次；并应有≥80%的结果符合要求。

当无法找到可比对的其他实验室时，也可以选择检测有证标准物质/标准样本、之前能力验证或外部室间质量评价计划可利用的样本。当以上方法均不可行时，也可以对检验结果进行临床评估，以评价检验方法的可靠性。

当实验室使用相同或不同的程序（如不同设备、不同方法）、不同地点（如多地点实验室）对同一被测量进行检测时，应制定比对程序。比对程序的内容应包括参加比对的项目、设备、地点、样本的选择、检测过程、结果的统计和可接受标准、结果不满意时的纠正措施等。检验结果比对的方法可参考 WS/T 407—2012《医疗机构内定量检验结果的可比性验证指南》，或比对频次每年至少 1 次，样本数量不少于 5 个，浓度水平应覆盖测量范围；比对结果的偏倚应符合相关要求。

五、结果报告和发布

实验室应编制检验结果报告和发布的程序文件，结果的自动审核和报告是实验室关注的重点：当实施自动审核和报告时，需考虑的事项包括仪器的各种报警信息、与患者历史数据比较有变化时需复核的结果，以及需要实验室人员进行干预的结果，如不合理结果、不可能的结果或危急值。

危急值的管理是实验室报告中最重要的环节。实验室应为其患者和用户制定适当的警示（危急）试验列表。实验室可以针对不同的人群设置不同的危急值项目和区间。所有危急值项目和区间应经临床评审并认可，评审方式包括但不限于检验临床联席会、书面评审、电子文件评审等，但应保留包括评审人员签字的评审记录。实验室应与临床相关部门协商并制定常规检验和急诊检验中危急值等结果的传达方式。

（刘向祎　程歆琦　胡冬梅）

第八章

生化检测系统的建立与应用

第一节 临床生化检测系统的校准

临床化学检测系统的校准是参考测量系统向常规检测系统量值传递的第一步，直接关乎检验结果的正确性，是临床实验室质量保证重要且不可或缺的环节。科学地对检测系统实施校准是保证检验结果可靠的基本措施。

临床实验室通常会选择熟悉检测系统的制造商或其授权代理商的工程技术人员实施校准工作，全自动生化分析仪的校准可由计量部门组织实施。有能力的实验室也可以自己完成全自动生化分析仪的校准。但无论采用哪种方式，临床实验室都有责任和义务认真组织实施校准和校准验收工作。ISO 15189《医学实验室 质量和能力的要求》及相关标准中对检测系统的校准也有明确规定。因此，医学实验室必须对临床生化检测系统校准和校准后验收工作予以足够的重视。

一、校准的概念

校准（calibration）是指在规定的条件下确定由测量标准（如校准品）提供的量值与测量仪器示值（如生化分析仪的吸光度）之间的关系，并利用这种关系在以后的测量中从测量仪器的示值获得测量结果的一组操作。实验室对设备进行定期校准的主要目的如下：

（1）建立、保持和证明设备的计量溯源性。

（2）改善设备测量值与参考值之间的偏倚及不确定度。

（3）提高设备不确定度的可信性。

（4）确定设备性能是否发生变化，该变化可能引起实验室对之前所出具结果的准确性产生怀疑。

检定（verification）是查明和确认计量器具是否符合法定要求的程序，包括检查、加标记和（或）出具检定证书。校准与检定两者在性质、对象、目的、方式和结论等方面均有不同（表 8-1）。

对于临床生化检测系统而言，所用仪器主要为生化分析仪，不属于强制检定设备，应由计量部门或制造商对生化分析仪的主要性能指标进行定期校准。通过对临床生化检测系统的校准，可以将患者的测量结果与测量标准联系起来，溯源至有关国际计量组织规定的（或国际上约定的）参考测量程序和（或）参考物质，甚至直至 SI 单位。规范校准过程及关注校准过程中的细节可减小测量结果的不确定度，从而提高其测量准确度。

表 8-1　校准与检定的区别

区别	校准	检定
对象	强制性检定之外且没有计量检定规程或现行检定规程不适用及无手段检定的计量器具	我国计量法明确规定的强制检定的计量器具
依据	校准规范或校准方法，可采用国家统一规定，也可自行制定	法定程序审批公布的现行有效的计量检定规程
目的	自下而上量值溯源	自上而下的量值传递过程，评定计量器具是否符合规定要求
性质	自愿，非强制性	有强制性
主体	有校准资格的人员	从事检定的工作人员
方式	自校准、外校准	必须到有资格的计量行政部门或法定授权的单位进行
周期	根据计量器具使用的频次或风险程度自行确定	按计量检定规程的规定进行，不能自行确定
内容	评定计量器具的示值误差，确保量值准确	对计量器具的全面评定
结论	不要求给出合格或不合格的判定。只给出范围、误差或测量不确定度	必须依据检定规程规定的量值误差范围，给出计量器具合格或不合格的判定

二、校准方法的选择与确认

1. 线性校准方法　如能证实测量项目的校准曲线呈直线且通过原点，在线性范围内用单个浓度的校准品即可。若校准曲线呈直线但不通过原点，至少需要用两个浓度的校准品做两点校准。

2. 非线性校准方法　对于非线性校准方法，应在测量方法线性范围内做多点校准，一般选择 5～7 个浓度，并按其线性选择不同的曲线方程拟合，如双曲线、抛物线、幂函数、指数函数、对数函数方程等。多数生化分析仪已设置有数种曲线方程，可将多点校准的结果自动进行数据处理，得到曲线拟合方程，样本的测量吸光度可通过此方程计算测量结果。

三、校准周期的确定

1. 初始校准周期的确定　设备初始校准周期的确定应由具备相关测量经验、设备校准经验或了解其他实验室设备校准周期的一人或多人完成。确定设备初始校准周期时，实验室可参考计量检定规程/校准规范所采用的方法或仪器制造商建议等信息。此外，实验室可综合考虑以下因素：预期使用的程度和频次；环境条件的影响；测量所需的不确定度；最大允许误差；设备调整（或变化）；被测量的影响（如高温对热电偶的影响）；相同或类似设备汇总或已发布的测量数据。

2. 设备校准周期的调整　ISO/IEC 17025《检测和校准实验室能力的通用要求》中规定：实验室应制定校准方案，并进行复核和必要的调整，以保持对校准状态的可信度。实验室制定校准方案后，应在后续使用中结合设备的使用情况和性能表现做出必要的调整。设备的校准周期及后续校准周期的调整一般应由实验室（或设备使用者）确定，并以文件的形式规定。如果设备的校准证书中给出了校准周期的建议，实验室可根据自身情况决定是否采用。

对于临床化学测量系统，至少应在制造商规定的周期内进行校准，根据测量项目方法和试剂的稳定性不同而确定不同的校准周期。应对校准周期进行评价，在校准周期内同一样本测量的最大值和最小值差异应小于 WS/T 403—2012《临床生物化学检验常规项目分析质量指标》规定的偏倚。评价后以文件的形式确定各项目的校准周期，如每批校准、每周校准、每月校准等。此外，如仪器进行一次大的预防性维护或更换重要部件（如光源、试剂针、样本针等）、改变试剂种类和批号（如果实验室能说明改变试剂批号并不影响测量结果，则可以不进行校准）、室内质控呈现异常趋势或偏倚且不能识别和纠正时应重新进行校准。

四、校准的准备与实施

1. 校准文件的制定 实验室应制定临床生化检测项目切实可行的校准 SOP，根据文件规定制订相应的校准/检定计划（表 8-2），写明校准的前期准备及具体操作步骤等。同时，要确保 SOP 的有效性及可行性，应规定再次校准时 *K* 值的波动范围（可参照 WS/T 403 对偏倚的要求）。

表 8-2 检验仪器设备校准/检定计划

编号：

序号	仪器名称	规格/型号	使用部门	数量	购进日期	运行状态	上次检定日期	失效日期	计划送检日期	外校单位	备注
1											
2											

制订人： 审核人： 日期：

2. 人员准备 实验室管理层应重视校准工作，对相应人员进行授权，主持编制校准相关的程序文件和 SOP，这些文件应能使相应工作人员在工作现场顺利获取，并督促认真执行。操作技术人员应定期接受培训及考核，获得相应授权并按照实验室的程序、SOP 等文件要求执行校准。使用移液器加样复溶校准品的实验室应制定对技术人员加样重复性的要求。为实验室提供校准服务的工程技术人员应具备制造商授权资质，具有丰富的工作经验，熟悉检测设备，具备必要的检验专业知识。如果实施校准和校准验证的技术人员能力有限，校准难免会有缺陷。如此，实验室的仪器设备虽然经过了校准和校准验证，也没有被调整到最佳工作状态，实验室的工作人员也没有在仪器校准和校准验证过程中得到必要的学习和知识更新。实际上，仪器校准由制造商（或代理商）有经验的工程师（负责维护仪器设备及校准）和技术支持工程师（负责校准验证）共同完成是比较理想的。

3. 环境要求 仪器设备的工作环境确认包括温度、湿度、电力供应、去离子水供应等。实验室应规定对环境（如电源电压、环境温度、相对湿度等）的要求，应配备不间断电源

(UPS)。在环境条件达不到要求时应立即采取措施，并保存记录。

4. 仪器准备 检查仪器的工作状态，保养、清洁、润滑仪器相关部件，必要时更换仪器的易损易耗配件（含消耗品和配件），确保仪器工作处于最佳状态。校准所用器材如移液器、温度计、分析天平等均应经过计量检定部门检定，通过后才可使用。正常开机以后，检查制水装置所制水质，其电导率应符合 GB/T 6682—2008《分析实验室用水规格和试验方法》规定的实验用水要求，实验室应根据各自开展项目的实际情况规定实验用水的级别、各测量项目分析试剂是否充足、各种清洗剂是否足够等。

5. 校准品的选择 临床生化检测可用于校准的物质类型分为一级参考物质、二级参考物质、制造商工作校准品、制造商产品校准品。校准品应能溯源至参考测量程序和（或）参考物质，有良好的均匀性与稳定性，无明显基质效应，最好是以人血清为基质的校准品。医学实验室宜选用与检测系统相配套的制造商产品校准品。制造商产品校准品应声明其校准品所适用的检测系统及在该检测系统下的计量学溯源性及测量不确定度。更换校准品制造商或批号时应有比对措施和记录。

6. 校准参数的设置 根据制造商试剂盒说明书上提供的与本实验室所用生化分析仪相关的参数进行设置。对于实施检定的测量仪器设备，其检定项目、方法在对应的计量检定规程中有明确的规定，实验室只需提出执行计量检定规程的要求即可。对于实施校准的测量仪器设备，实验室要根据检测、校准工作的需求确定技术指标，包括量程、准确度等级等。

五、校准后的验证和验收

实验室应在设备安装和使用前验证其能够达到必要的性能，并符合相关检验要求。

应按国家法规要求对强检设备进行校准后的验收。对于进行外部校准的设备，如果符合检测目的和要求，可按制造商校准程序进行验收。应至少对分析设备的加样系统、检测系统和温控系统进行校准后的验收。

对于收到的校准/检定报告，实验室应至少从以下几个方面进行验收，确保测量设备符合预期使用要求。

（1）对校准机构资质的确认：法定的计量检定机构（县级以上计量所或政府部门授权的计量站等）出具的证书上应有授权证书号；如果检定机构未提供，则该证书无效；中国合格评定国家认可委员会（CNAS）认可的校准实验室出具的校准证书上应有认可标识和证号。如果校准实验室未加盖 CNAS 认可章，则该证书无效。

（2）对校准机构测量能力的确认：测量项目应在授权范围内出具校准证书；在设备校准前应对校准机构进行评价，确定其是否具备该项目的校准能力；应在认可范围内出具校准报告或证书，校准证书应包括测量不确定度。

（3）溯源性：测量结果应能溯源到国家或国际标准。无论是检定证书，还是校准证书都应提供标准器的溯源证明，包括标准器的证书号和有效期。校准证书应提供与溯源性有关的信息，包括不确定度及其包含因子的说明。校准证书中一般不给出合格与否的结论，所以在得到校准证书后，要求技术人员认真核对证书中技术参数是否满足测量设备标准要求，并给出是否满足要求的意见。

4）校准证书的完整性和规范性：根据校准结果做出与方法要求和预期使用要求的符合性判定，可以采用表格的形式进行验收（表 8-3、表 8-4）。适用时，根据校准结果对相关设备进行调整，导入校准因子或在使用中修正。

5）校准结果符合性的判定：对校准结果进行符合性判定时，实验室应将其开展项目的检测和校准方法对设备的要求和使用需求作为判定依据，判定方法可参考 JJF 1094—2002《测量仪器特性评定》或 RB/T 197—2015《检测和校准结果及与规范符合性的报告指南》。

表 8-3　校准/检定证书确认表

编号：

设备名称		设备编号	
设备用途		设备放置地点	
校准/检定单位		校准/检定周期（年）	
证书性质	校准证书□　检定证书□	证书编号	
证书确认内容	授权文件的标识		有□ 无□
	校准/检定证书在授权的范围内		有□ 无□
	证书具有量值溯源信息（指上一级标准器的标识或校准或检定证书号）		有□ 无□
	有校准/检定的技术依据（代号、名称）		有□ 无□
	提供了具体的校准/检定数据		有□ 无□
	提供了测量不确定度的数据		有□ 无□
检测项目	校准/检定结果	检验检测方法及要求	是否满足要求
数据确认			是□ 否□
			是□ 否□
			是□ 否□
			是□ 否□

根据证书内容可以确定：

检定/校准结果满足要求□

根据证书数据、结论判定该设备能使用□

根据证书数据、结论判定该设备须降级使用□

根据校准/检定产生的修正因子要对设备进行修正□

仪器使用（管理）确认人：　　　　日期：20　　年　　月　　日

部门负责人意见：

签名：　　　　日期：20　　年　　月　　日

科室负责人意见：

签名：　　　　日期：20　　年　　月　　日

表 8-4　全自动生化分析仪校准验收表

编号：

序号	内容	判断标准	校准结果
1	零点漂移		是☐否☐
2	杂散光		是☐否☐
3	吸光度线性范围		是☐否☐
4	吸光度准确度		是☐否☐
5	吸光度稳定性		是☐否☐
6	吸光度重复性		是☐否☐
7	反应槽温度的准确度		是☐否☐
8	反应槽水浴温度波动		是☐否☐
9	样本舱温度		是☐否☐
10	试剂舱温度		是☐否☐
11	样本针携带污染		是☐否☐
12	试剂针携带污染		是☐否☐
13	综合携带污染		是☐否☐
14	ISE 精密度		是☐否☐
15	ISE 斜率		是☐否☐
16	ISE 携带污染		是☐否☐
17	实测项目精密度		是☐否☐
18	原始数据		是☐否☐
19	其他		是☐否☐

校准工程师：　　　　科室签字：　　　　日期：

六、内部校准和自校准

内部校准：在实验室或其所在组织内部实施的，使用自有的设施和测量标准，校准结果仅用于内部需要，为实现获认可的检测活动相关的测量设备的量值溯源而实施的校准。

自校准（self-calibration）一般是利用测量设备自带的校准程序或功能（如智能仪器的开机自校准程序）或设备制造商提供的没有溯源证书的标准品进行的校准活动，通常情况下，其不是有效的量值溯源活动，但特殊领域另有规定除外。

对于内部校准，CNAS-CL01-G004：2018《内部校准要求》中有明确的规定。对管理体系的要求体现在：①检测实验室对使用的与认可能力相关的测量设备实施的内部校准，应满足 ISO/IEC 17025《检测和校准实验室能力的通用要求》和 CNAS-CL01-A025：2018《检测和校准实验室能力认可准则在校准领域的应用说明》的相关要求；②实验室的管理体系应覆盖开展的内部校准活动，并对内部校准活动的范围建立文件清单。对人员要求体现在：实施内部校准的人员，应经过相关计量知识、校准技能等必要的培训、考核合格并持证或经授权。环境和设备要求：①实验室实施内部校准的校准环境、设施应满足校准方法的要求；②实施内部校准应按照校准方法要求配置和使用测量标准（含测量仪器、校准系统或装置、测量软件及标准物质等）和辅助设备，其中测量设备的计量学溯源性应满足

ISO/IEC 17025《检测和校准实验室能力的通用要求》第 6.5 条和 CNAS-CL01-G002：2018《测量结果的计量溯源性要求》的规定。方法要求：实验室实施内部校准应优先采用标准方法，当没有标准方法时，可以使用自编方法、测量设备制造商推荐的方法等非标准方法。使用外部非标准方法时应转化为实验室文件。非标准方法使用前应经过确认。不确定度要求：实验室应对全部内部校准的测量结果评定测量不确定度，使用时应在校准证书中报告测量不确定度。证书要求：内部校准的校准证书可以简化，或不出具校准证书，但校准记录的内容应符合校准方法和认可准则的要求。质控要求：实验室的质控程序、质量监督计划应覆盖内部校准活动。能力验证要求①实验室应寻求和参加适当的能力验证活动以对其实施的内部校准活动进行质量监控，当可能时，这些能力验证活动应符合 CNAS-RL02：2018《能力验证规则》的相关要求；②实验室使用内部校准的测量设备进行的检测项目/参数，当发生能力验证不满意时，或对实验室的内部校准能力产生怀疑时，CNAS 可以要求实验室参加与其内部校准能力相关的能力验证计划或测量审核。

值得注意的是，对相关内部校准活动的确认是 CNAS 对检测结果的量值溯源有效性评价的需要，但这些内部校准能力不属于认可范围。

临床实验室若自行校准如全自动生化分析仪、糖化血红蛋白分析仪、电解质分析仪等相关的临床化学仪器和设备，校准方法可参考 YY/T 0654—2017《全自动生化分析仪》、YY/T 1246—2014《糖化血红蛋白分析仪》、YY/T 0589—2016《电解质分析仪》等。可购买标准物质进行测试，这些标准物质由中国计量科学研究院提供。

总之，临床生化实验室实施内部校准应确保：

（1）设备满足计量学溯源要求。

（2）仅限于非强制检定的仪器设备。

（3）实施内部校准的人员经过培训、考核和授权。

（4）环境和设施满足校准方法的要求。

（5）优先采用标准方法，非标准方法使用前应经过确认。

（6）满足测量不确定度要求。

（7）校准证书可以简化或不出具，但校准记录应符合要求并归档。

（8）质量控制和监督计划应覆盖内部校准活动。

（9）可通过参加能力验证活动监控内部校准的质量。

第二节　临床生化检测结果的溯源

检测结果准确，具有跨时空的可比性，是防病治病和提高人类健康水平的基本需要。建立和保证检验结果的溯源性是提高检验质量的重要手段。实现检测结果溯源性永远是临床实验室的最终目标。

1998 年签署、2003 年生效的欧盟关于体外诊断医疗器械的指令（Directive 98/79/EC）要求校准物和（或）质控物的定值，必须通过现有的较高级别的参考测量程序和（或）参考物质保证其溯源性，使得溯源性受到广泛重视。

ISO/TC 212 起草并发布了 5 个溯源相关标准：

ISO 15193：2009《体外诊断医疗器械 生物源性样本中量的测量 参考测量程序的说明》

ISO 15194：2009《体外诊断医疗器械 生物源性样本中量的测量 参考物质的说明》

ISO 15195：2018《检验医学 使用参考测量程序的校准实验室能力的要求》

ISO 17511：2003《体外诊断医疗器械 生物样品中量的测量 校准品和控制物质赋值的计量学溯源性》（最新版为 2020 版《体外诊断医疗器械 建立校准品、正确度控制品和人样品赋值计量学溯源性的要求》）

ISO 21151：2020《体外诊断医疗器械 建立校准品和人样品赋值计量学溯源性的国际一致化方案的要求》

ISO 15189：2012《医学实验室 质量和能力的要求》对临床检验结果的溯源性也做出了明确要求，使临床检验工作者对溯源性也日益重视。

一、计量学溯源性

（一）概述

ISO 17511：2003《体外诊断医疗器械 生物样品中量的测量 校准品和控制物质赋值的计量学溯源性》规定了对建立或确认测量正确度为目的的校准品和控制品定值的计量学溯源性进行确认的方法。

计量学溯源性（metrological traceability）的定义：通过一条具有规定不确定度的不间断的比较链，使测量结果或测量标准的值能够与规定的参考标准，通常是与国家标准或国际标准联系起来的特性。其中，提到的术语测量不确定度（uncertainty of measurement）的定义是表征合理赋予被测量之值的分散性，与测量结果相联系的参数。

计量学溯源链的理想终点是溯源至国际单位制系统（SI）单位，步骤的选择和给定值所处的计量学溯源性链的水平依赖于可以使用的较高等级的测量程序和校准品。图 8-1 为 ISO 17511 给出的完整的量值溯源图，测量结果的计量学溯源性通过测量程序和测量标准（校准品）交替的不间断比较链，比较链可逐级向上减少测量的不确定度，实现计量学上的溯源性。在给定水平为某测量标准所赋的值应带有测量不确定度，此不确定度应包括所有较高水平校准等级的测量标准和测量程序连续传递的不确定度分量，即测量不确定度从上至下逐级增大，因此量值溯源过程应尽量减少中间环节。

通常检验医学可提供 400～700 种类型的量的结果，目前能溯源至 SI 单位的仅 30 余种，而多数项目只能溯源至国际约定校准物质或国际约定参考测量程序，甚至是制造商选择的测量程序或制造商的工作校准品。

根据计量可追溯至 SI 的可能性及测量程序和校准品的不同计量水平的可用性，有如下 5 种典型的计量学溯源链的上端。

1. 测量结果可以在计量上溯源至 SI 的量 有可用的一级参考测量程序和一个或多个（经承认的）一级参考物质（用作校准品）。达到这样水平的有 25～30 种类型的量，具有良好确定的组分，如一些电解质、代谢物、甾体激素和一些甲状腺激素。在医学实验室提供的常规结果中，这些量占较大部分。

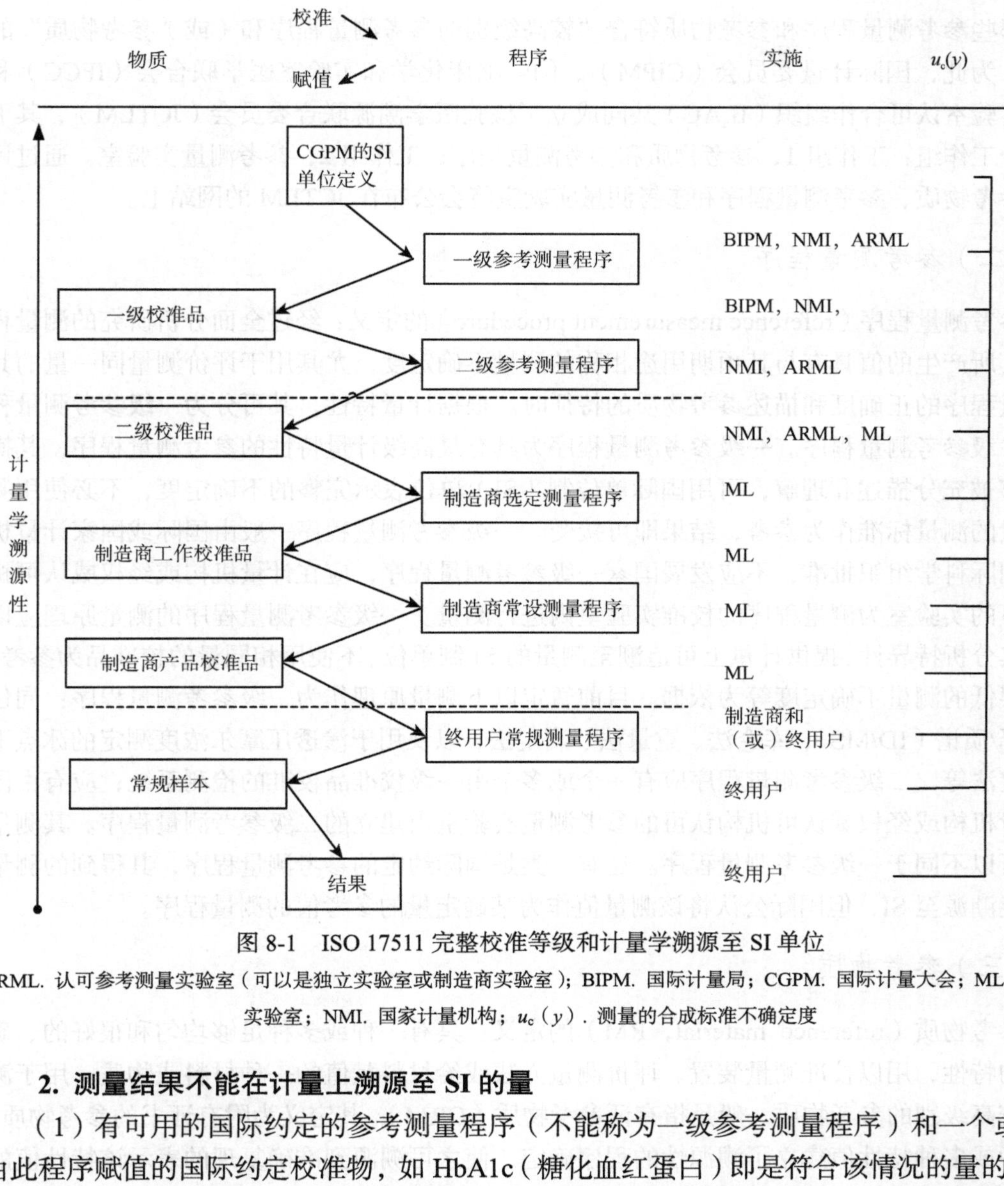

图 8-1　ISO 17511 完整校准等级和计量学溯源至 SI 单位

ARML. 认可参考测量实验室（可以是独立实验室或制造商实验室）；BIPM. 国际计量局；CGPM. 国际计量大会；ML. 制造商实验室；NMI. 国家计量机构；$u_c(y)$. 测量的合成标准不确定度

2. 测量结果不能在计量上溯源至 SI 的量

（1）有可用的国际约定的参考测量程序（不能称为一级参考测量程序）和一个或多个由此程序赋值的国际约定校准物，如 HbA1c（糖化血红蛋白）即是符合该情况的量的组分。

（2）有可用的国际约定的参考测量程序，但没有国际约定校准物质。符合该情况约有 30 种类型组分的量，如凝血因子。

（3）有可用的一个或多个定值国际约定校准物（用作校准品）和定值方案，但没有国际约定参考测量程序。符合该情况的量有 300 多种，如使用 WHO 国际标准的量，如蛋白类激素、某些抗体和肿瘤标志物。

（4）既无参考测量程序又无用作校准的参考物质。制造商自行建立“自用”测量程序和校准品，为产品校准品定值。符合该情况的约有 300 种组分的量，如抗体和肿瘤标志物等。

ISO 15193、ISO 15194、ISO 15195 分别对参考测量程序、参考物质和参考测量实验室做出说明与要求。

哪些参考测量程序和参考物质符合“较高级别的参考测量程序和（或）参考物质”的要求？为此，国际计量委员会（CIPM）、国际临床化学和实验室医学联合会（IFCC）和国际实验室认可合作组织（ILAC）共同成立了检验医学溯源联合委员会（JCTLM），其下设两个工作组：工作组 1，参考物质和参考测量程序；工作组 2，参考测量实验室。通过评审的参考物质、参考测量程序和参考测量实验室将会公布在 JCTLM 的网站上。

（二）参考测量程序

参考测量程序（reference measurement procedure）的定义：经过全面分析研究的测量程序，其所产生的值具有与其预期用途相称的测量不确定度，尤其用于评价测量同一量的其他测量程序的正确度和描述参考物质的特征时。根据计量特性，其可分为一级参考测量程序和二级参考测量程序。一级参考测量程序为具有最高级计量特性的参考测量程序，其操作能够被充分描述和理解，可用国际单位制（SI）单位表示完整的不确定度，不必使用测量的量的测量标准作为参考，结果即可接受。一级参考测量程序一般由国际或国家计量机构或国际科学组织批准，不应发展国家一级参考测量程序，应在计量机构或经权威认可机构认可的实验室为测量程序的校准实验室内进行测量。一级参考测量程序的测量原理应以证实其分析特异性、提供计量上可追溯至测量的 SI 制单位、不使用相同量的校准品为参考、具有很低的测量不确定度等为依据。目前暂定以下测量原理作为一级参考测量程序：同位素稀释/质谱（ID/MS）、库仑法、重量法、滴定法，以及用于渗透压摩尔浓度测定的冰点下降测定法等。二级参考测量程序应有一个或多个由一级校准品校准的检测系统；应有由国家计量机构或经权威认可机构认可的参考测量实验室内建立的二级参考测量程序。其测量原理可以不同于一级参考测量程序。还有一类是国际约定的参考测量程序，其得到的测量值不能溯源至 SI，但国际公认将该测量值作为某确定量的参考值的测量程序。

（三）参考物质

参考物质（reference material，RM）的定义：具有一种或多种足够均匀和很好的、确定了的特性，用以校准测量装置、评价测量方法或给材料赋值的一种材料或物质。用于溯源的较高级别的参考物质一般是指有证参考物质（CRM），其定义为附有证书的参考物质，其一种或多种特性值建立了溯源性的程序确定，使之可溯源到准确复现的表示该特性值的测量单位，每一种出证的特性值都附有给定置信水平的不确定度。一级参考物质为具有最高计量特性的参考物质，由一级参考测量程序定值。其一般是高纯度的、物理和化学性质明确的分析物，经过稳定性和组成完整性检验。一级参考物质通常不适合直接在常规系统上使用。二级校准品应由一个或多个二级参考测量程序为之定值，其可以是具有基质的物质，使其相似于终端用户常规测量程序所测量的人体来源的样本。还有一类重要参考物质是国际约定校准物质，其量值不能溯源至 SI，是由国际约定予以定值的校准品。

（四）参考测量实验室和参考实验室网络

参考测量实验室（reference measurement laboratory）是实施参考测量程序并提供带有规定不确定度结果的实验室。若可行，参考测量程序和参考物质应由提供计量上可溯源至国际水平的计量机构或经认可的参考测量实验室来实施。鼓励建立参考测量实验室网络，并定期进行测量比对，以保证参考测量的有效性。目前比较成熟的有胆固醇、糖化血红蛋白等参考实验室网络。参考实验室网络可以为制造商、能力验证提供溯源服务，其对验证参考物质、能力验证样本、校准品的互换性特别有效。

（五）溯源性的挑战

溯源类型 1、2、3（表 8-5）有参考测量程序，目前已经在全球较好地实现了临床结果标准化。大量数据证实，溯源类型 4 和 5 的技术实现是非常困难的。类型 4 有参考物质，但没有参考测量程序，如 ERM/IFCC-DA470k 有效地促进了 12 个特定蛋白的结果一致性。但是有很多参考物质缺乏互换性，导致溯源至这些参考物质的常规测量程序在测量患者样本时没有可比性。

表 8-5　ISO 17511 五种典型的溯源链

类型	参考测量程序	一级参考物质	二级参考物质
1	有	有	有/无
2	有	无	有/无
3	有	无	无
4	无	无	有
5	无	无	无

被测量的定义，常规测量过程的特异性及参考物质的互换性是溯源类型 4、5 面临的三大挑战。

1. 被测量的定义　在计量学溯源链建立之前，应根据测量结果在医学决定中的预期用途定义可测量的量（被测量）。为保证计量学溯源链的有效性，各水平上的量应相同。因为某些测量没有充分定义有临床意义的被测量，在溯源类型 4 和 5 中存在受分析物异构体影响的问题。例如，肌钙蛋白 I 和 HCG 在不同临床条件下有不同的分子形式。某些测量在临床诊断重要的分子成分被清晰地定义前，结果一致化是难以达到的。

2. 常规测量方法的分析特异性　常规测量过程特异，测量量与参考测量过程测量量完全一致，是量值溯源的前提。然而，由于临床检验被测物质的复杂性，有些分析物定义不充分，许多常规测量过程，尤其是利用免疫学原理的测量过程，做到真正意义上的特异非常困难，如不同测量过程作用于同一被测物质的不同抗原决定簇，可能给出不同的测量结果，还有些常规测量过程甚至还作用于被测物质以外的其他物质，其特异性问题则更为严重。某些测量在更特异性方法发现前，结果一致化是难以达到的。

3. 参考物质的互换性　互换性是参考物质的重要属性。当参考物质用于制造商溯源程序为产品校准品定值时，必须具有互换性。如果产品校准品溯源至没有互换性的参考物质，将导致不同常规程序测量患者样本没有可比性。物质的互换性（commutability of a material）定义：由一组旨在测量同一量的测量程序对某一物质分别进行测量时，各测量结果间可以产生相同的数字关系的能力，以及由同一测量程序测量含有该量的其他相关类型的物质时，可以获得期望关系的能力。

目前 ISO 17511：2020 版已经发布，针对以上问题，对那些没有参考测量程序的检验项目，新增“一致性”校准传递方案，即 ISO 21151：2020《体外诊断医疗器械 建立校准品和人样品赋值计量学溯源性的国际一致化方案的要求》。

二、检测系统的溯源性

目前，临床实验室广泛使用由制造商提供的自动化仪器、试剂和校准品/质控品组成的检测系统进行测量。检测系统根据各相关产品是否来源于同一制造商又分为配套检测系统和非配套检测系统。

配套检测系统由同一制造商提供的自动化仪器、试剂和校准品/质控品组成的检测系统进行测量。目前，国际上知名的制造商均提供配套检测系统。制造商负责配套检测系统满足 ISO 17511 的要求，其溯源性有保证，临床结果准确，不需要额外的确认工作。

非配套检测系统有时也称为自建系统，是指实验室自行选择不同制造商提供的自动化仪器、试剂和校准品/质控品组成的检测系统进行测量。因为非配套检测系统组成的差异，校准品的溯源性体系已被打破，不宜再直接引用原有计量学溯源性声明，因此非配套检测系统需要实验室通过适当的方式保证检测结果准确可靠。

（一）配套检测系统

1. 制造商的职责 校准品和正确度控制品由制造商提供，作为体外诊断医疗器械的一部分或与其一起使用。制造商需要按照 ISO 17511 的要求实现校准品定值的计量学溯源性。

制造商的计量学溯源性责任为从产品校准品的定值到二级校准品或二级参考测量程序（图 8-1，这部分用两条虚线隔开）。其对计量学溯源性链的说明应始于制造商产品校准品的值，止于制造商所使用的最高参考计量值。产品校准品的不确定度应包括所有较高水平校准等级的测量标准和测量程序连续传递的不确定度分量。制造商还应负责指导使用。

2. 配套检测系统制造商的溯源实现 为确保临床实验室检测结果的溯源性，配套检测系统的制造商在企业内部建立有完整的溯源程序。

（1）确定参考标准：各检测项目的溯源等级根据 ISO 17511 可溯源至国际单位制即溯源至 SI 单位（或导出单位），尚不能溯源至 SI 单位的溯源至目前可达到的最高计量学参考标准。

在溯源选用的参考测量方法上，各项目选择与预期用途适应的参考测量方法。有国际权威机构颁布的参考测量方法的检测项目，溯源时采用该测量方法；尚无推荐的参考测量方法时，采用经验证且公认的准确性高的测量方法。在溯源采用的参考物质选择上，有国际参考物质的项目溯源至该项目的国际参考物质；对既无国际参考物质也无参考测量程序时，该项目校准品溯源至制造商选定的标准测量程序或参考物质。

1）参考测量程序：参考测量程序通常具有较好的准确性和重现性，其所产生的值具有与其预期用途相称的测量不确定度，如质谱法、分光光度法等参考测量程序。参考测量程序必须由经过 CNAS 或 JCTLM 认可的参考测量实验室执行。

2）有证参考物质（CRM）：其定义为附有证书的参考物质，其一种或多种特性值用建立了溯源性的程序确定，使之可溯源至准确复现的表示该特性值的测量单位，每一种出证的特性值都附有给定置信水平的不确定度。

互换性是参考物质的重要属性。当参考物质用于制造商溯源程序为产品校准品定值时，必须具有互换性。如果产品校准品溯源至没有互换性的参考物质，将导致不同常规程序测量的患者样本没有可比性。

溯源至参考物质的结果受参考物质自身质量、稀释准备及测量仪器和试剂的影响，因此溯源至参考测量程序优于溯源至参考物质的方法（表 8-6）。

表 8-6　临床生化检验常规项目溯源列表

序号	检验项目	罗氏	贝克曼	迈瑞
1	白蛋白	ERM-DA 470K	CRM470	ERM-DA 470K
2	碱性磷酸酶	IFCC 参考测量程序	Beckman Coulter 主校准品	IFCC 参考测量程序
3	丙氨酸氨基转移酶	IFCC 参考测量程序	IFCC 参考测量程序	IFCC 参考测量程序
4	α-淀粉酶	IFCC 参考测量程序	IFCC 参考测量程序	IFCC 参考测量程序
5	天冬氨酸氨基转移酶	IFCC 参考测量程序	IFCC 参考测量程序	IFCC 参考测量程序
6	总胆红素	Doumas 参考方法	SRM 916a	Doumas 参考方法
7	钙	SRM 956c	SRM 909b	NIST/CDC/AACC 火焰原子吸收
8	总胆固醇	Abell/Kendall、ID/MS	Abell-Kendall	ID/MS
9	肌酐	ID/MS	ID/MS	ID/MS
10	γ-谷氨酰转移酶	IFCC 参考测量程序	IFCC 参考测量程序	IFCC 参考测量程序
11	葡萄糖	ID/MS	SRM 965	ID-LC-MS/MS，CDC HK 参考方法
12	乳酸脱氢酶	IFCC 参考测量程序	IFCC 参考测量程序	IFCC 参考测量程序
13	镁	原子吸收光谱	SRM 909b	原子吸收光谱
14	磷	NERL 一级参考物质	主校准品	主校准品
15	甘油三酯	ID-MS	ID-MS	ID-MS
16	总蛋白	SRM 927	SRM 927	SRM 927
17	尿酸	ID-MS	ID-MS	ID-LC-MS/MS
18	尿素	ID-MS	SRM 909b	CDC 参考方法
19	肌酸激酶	IFCC 参考测量程序	IFCC 参考测量程序	IFCC 参考测量程序
20	高密度脂蛋白胆固醇	CDC 参考方法	CDC 参考方法	CDC 参考方法
21	低密度脂蛋白胆固醇	CDC β 定量	CDC β 定量	CDC β 定量
22	载脂蛋白 A Ⅰ	WHO SP1-01	WHO SP1-01	WHO SP1-01
23	载脂蛋白 B	WHO SP3-07	WHO SP3-07	WHO SP3-07
24	补体因子 C3	CRM 470	CRM 470	ERM-DA470K
25	补体因子 C4	CRM 470	CRM 470	ERM-DA470K
26	C 反应蛋白	CRM 470	CRM 470	ERM-DA472
27	免疫球蛋白 A	CRM 470	CRM 470	ERM-DA470K

续表

序号	检验项目	罗氏	贝克曼	迈瑞
28	免疫球蛋白 G	CRM 470	CRM 470	ERM-DA470K
29	免疫球蛋白 M	CRM 470	CRM 470	ERM-DA470K
30	前白蛋白	CRM 470	CRM 470	ERM-DA470K
31	脂蛋白 a	IFCC SRM 2B	/	IFCC SRM 2B
32	铁	SRM937	主校准品	SRM937
33	β2-微球蛋白	WHO 标准物质	WHO 标准物质	WHO B2M
34	胱抑素 C	ERM-DA471	/	ERM-DA471
35	同型半胱氨酸	SRM 1955	/	NIST LC/MS/MS
36	类风湿因子	WHO 标准物质 64/2	WHO 标准物质 64/2	WHO 标准物质 67/183
37	糖化血红蛋白	IFCC 参考方法	IFCC 参考方法	IFCC 参考方法
38	抗链球菌溶血素“O”	内部标准物质	WHO 标准物质	WHO 标准物质 97/662
39	转铁蛋白	CRM 470	CRM 470	ERM-DA470k
40	铁蛋白	WHO 标准物质	WHO 标准物质 94/572	WHO 标准物质 94/572
41	钠	SRM 919	SRM 919	SRM 919
42	钾	SRM 918	SRM 918	SRM 918
43	氯	SRM 919	SRM 919	SRM 919

（2）建立制造商工作校准品：由于参考系统或参考物质的使用常是有限的，因此必须设立内部使用的参考系统（或材料）复制品，即设立制造商工作校准品是非常必要的。制造商工作校准品通常包括制造商内部参考物质和制造商一级校准品，制造商可以根据需要仅设立一个或同时设立两个。

1）制造商内部参考物质：制造商内部参考物质为一组人源冰冻血清，覆盖全测量范围。其由多个混合血清经离心、过滤等处理后，各个混合血清分装成小包装，–80℃保存。大量实践证明，–80℃保存的血清稳定性良好，且复溶后性能和新鲜血清相似。

制造商内部参考物质由参考实验室使用参考测量程序进行定值。

2）制造商一级校准品有时称为制造商主校准品。制造商一级校准品用于制造商内部传值，其相似于终端用户检测的人源样本，所以理想情况下，最好是一组人源冰冻血清，但是不易获得时，也可以是具有基质的物质。如果制造商一级校准品是冰冻临床血清，其制备与制造商内部参考物质类似。如果是有基质的物质，可以与产品校准品在原料要求和加工制备工艺上一样，均在–80℃保存。

制造商一级校准品溯源至有证参考物质或制造商内部参考物质。

（3）制造商产品校准品定值和测量不确定度评估：使用制造商工作校准品校准制造商标准测量程序，产品校准品通过重复测量，计算平均值得到靶值，并评估测量不确定度。

产品校准品的不确定度应包括所有较高水平校准等级的测量标准和测量程序连续传递的不确定度分量。制造商还应负责指导使用。

1）定值方案

a. 应制定明确的定值方案，合理地规定测量天数、仪器数量、测试次数、统计方案等。

b. 值得关注的是，为尽可能消除系统误差，确保定值准确性，应定义独立定值检测批。一批定值检测批是指使用新鲜的校准品重新校准仪器，并测定新鲜的定值样本。

c. 产品校准品如果需要给多个型号的检测系统定值，应分别在每个检测系统上按照上述方案给产品校准品定值。除非证明不同检测系统上定值结果一致，则各检测系统可以给定相同的校准品靶值。

2）定值过程的质量控制：为了确保制造商产品校准品定值过程在连续的质量控制下，在每批定值的同时要求测定两类趋势性质控品组成监视系统，用于监控定值的变化趋势和漂移情况。一类趋势性控制品是与产品校准品在原料要求和加工制备工艺上一样，储存条件为-80℃。另一类趋势性控制品是冰冻临床血清，其制备与制造商内部参考物质类似，储存条件为-80℃。

3）制造商标准测量程序：包括标准机、试剂、制造商一级校准品、趋势性质控品。其用于产品校准品定值时应可以代表检测系统的任意组合，也就是说校准品在不同仪器、试剂批次、校准品批次的任意组合下，测试同一临床样本，结果可比。

a. 标准机应有详细的要求，经过严格筛选并持续监控，确保标准机典型性和代表性，原则上应使用多台标准机开展定值工作。同时应制订维护保养计划，按时执行。

b. 试剂应经过验收，验收合格后方可使用，确保试剂的典型性和代表性。

c. 如果发现趋势性质控品结果失控，应及时查找原因，必要时应重新给制造商一级校准品、趋势性质控品定值。同时应评估市售的产品校准品、质控品的定值风险。

4）定值实验室：产品校准品的定值由定值实验室执行，所以定值实验室的质量管理是极其重要的，实验室必须有完整的质量控制，以确保定值的有效性。

a. 环境要求：实验室应制定详细的温度、湿度要求，并定期进行监控和检查。有样本需要的合适的储存设备，并定期进行监控和检查。生化仪用水应满足相应的水质标准，并定期进行监控和检查。

b. 人员要求：定值人员应经过严格的培训考核，具备定值所需的专业知识技能。

c. 校准品处理：校准品或质控品应根据说明书要求进行储存和操作，对于需要加水复溶的校准品或质控品，应通过天平称重方式确保加水体积满足预期要求。

d. 质量控制：定值实验室应制订内部质量控制计划，按计划执行，并进行有效的质量控制分析。如果失控，应及时查找原因，采取有效的纠正和预防措施。同时应定期参加适当的外部质量评估。

5）制造商产品校准品定值有效性：以上使用的校准品必须全部具有互换性才能保证产品校准品的定值预期和使用人血清校准得到的值没有差异，定值准确性和测量不确定度主要取决于统计模式和检测性能的质量。

以上校准品如果使用有基质的样本，其互换性有可能因不同仪器、不同试剂批次、不同校准品/质控品批次的影响而改变。所以制造商会定期使用一些患者样本（分析物含量分布于相应范围），通过方法学比较确认定值的有效性，要求方法学对比的直线回归的截距必须接近 0，斜率接近 1.00，并规定截距、斜率的允许偏差范围。

（4）制造商应给出的计量学溯源性信息

1）按 ISO 18113 规定的制造商为专业用体外诊断试剂提供的信息要求，校准品和正确度控制品的使用说明中应提供计量学溯源性信息。

2）用户需要、制造商也具备时，制造商应向专业用户提供校准品和正确度控制物质定值的不确定度。

3）还应提供产品校准品互换性资料，说明为产品校准品定值的测量程序和使用该校准品的常规测量程序的互换性。

4）产品技术文件中应详细说明产品校准品的传递程序。为保证计量学溯源性链的有效性，各水平上的量应相同。所描述的常规程序和较高计量水平的参考测量程序的分析特异性，以及校准品的稳定性和互换性应是已知的或经过论证的。

（5）GLU 项目制造商的溯源性实现：GLU 项目可溯源至 SI 单位，虽然有一级参考测量程序和一级参考物质 SRM917（GLU 纯物质），但通常制造商是采用二级参考程序或二级参考物质给产品校准品定值。

二级参考测量程序：由一级校准品校准的测量程序，通常为同位素稀释-气相色谱-质谱（ID/GC/MS）、同位素稀释-液相色谱-串联质谱（ID/LC/MS/MS）或己糖激酶光谱参考方法。如果制造商建立了二级参考测量程序，就不需要使用参考物质，而是建立制造商工作校准品。如前文所述，直接溯源至二级参考测量程序优于溯源至参考物质的方法。

二级参考物质：如果制造商没有建立二级参考测量程序，也可直接采用二级参考物质 SRM 965（GLU 血清基质标准物质）用于制造商工作校准品定值等。

（二）非配套检测系统

ISO 15189 明确规定，实验室使用非配套检测系统应开展方法确认，确认合格后方可投入使用。方法确认应尽可能全面，并通过客观证据（以性能特征形式）证实满足检验预期用途的特定要求，包括评估并确认正确度、精密度、可报告范围、生物参考区间等分析性能符合预期用途。其中，实验室应采用有证参考物质、正确度控制品等进行正确度验证或与经确认的参考方法（参考实验室）进行结果比对，以证明实验室检验结果的正确度。

针对可以溯源的检验项目，可通过适当的方式确保非配套检测系统可以溯源至现有的较高级别的参考测量程序和（或）参考物质，这样可以满足计量学溯源要求。

1. 提前准备工作 实验室应确认选择的非配套检测系统适用性，需要注意以下几点：

（1）仪器和试剂选择的合理性：如果仪器和试剂来自不同的制造商，必须确认精密度、可报告范围、生物参考区间等分析性能符合预期用途。因为生产试剂的方法学、原理、稳定性、抗干扰能力、携带污染等在不同制造商或型号的仪器上存在一定的差异，并且同一仪器上同时使用几个制造商的试剂会带来同样的问题，而且试剂成分的相互干扰可能影响更大。

（2）建立正确的测量程序：实验室应按试剂制造商说明书要求，对检测波长、反应时间、采集点数、试剂和样本的加样量等参数进行正确设置，如果修改了原推荐参数，实验室应重新评估参数改变是否影响预期用途。

（3）校准品的选择：目前，非配套检测系统选择的校准品有以下几个不同的来源，如试剂制造商，第三方，其他不同制造商的校准品，实验室“自制”的校准品。

不同来源的校准品与重新组合的仪器、试剂、测量程序构成了多种多样的检测系统，校准品的溯源性体系已被打破，不宜再直接引用原有计量学溯源性声明，实验室应重新评估溯源性以确保检测结果准确可靠。

2. 非配套检测系统溯源性实现方案

（1）经确认的参考方法（参考实验室）进行结果比对：实验室使用以参考方法定值的新鲜血清校准非配套检测系统，实现计量学溯源，这是最理想的溯源方案。其可以有效地实现检测结果准确，确保在不同检测系统间检测结果的一致性。但是参考方法必须由参考测量实验室执行，普通实验室不具备执行参考测量的能力，目前国内仅有几家参考测量实验室通过了 CNAS 认可，可对外开展此类校准服务。因此，临床实验室直接采用此方案评估非配套检测系统溯源性相对比较困难，广泛推广受限。

（2）使用有证参考物质进行正确度验证：实验室可使用有证参考物质对非配套检测系统进行正确度验证，这是一种方便且有效的评价方案。

如果认识不到参考物质与患者样本在不同常规检测系统中检测结果间的互换性，那么就无法实现检测结果的一致性。如果使用没有互换性的参考物质，不仅无法评估非配套检测系统的正确度，还会带来溯源错误的风险。国内外有各种各样的参考物质，如国际影响力较大的 WHO、IFCC 的系列参考物质，美国国家标准技术研究院（NIST）的 SRM 系列等，国内的国家标准物质、中国食品药品检定研究院的标准物质等，但互换性良好的参考物质其实并不多，即使 WHO、NIST 的很多参考物质也因缺乏互换性无法推广使用。所以实验室应重视选择合适的参考物质，应首选 JCTLM 列表中的参考物质，其互换性均经过确认。如果实验室需要选择其他参考物质，必须先行确认选择的参考物质的互换性是否经过确认，可查询参考物质技术报告确认参考物质是否具有互换性。

（3）使用正确度控制品进行正确度验证：实验室可通过参加国家卫健委临床检验中心或各省、自治区、直辖市临床检验中心组织的正确度质评计划，对非配套检测系统进行正确度验证。正确度质评与普通质评不同，正确度使用的质评物是人源的混合血清，其在不同检测系统间结果一致，可以正确地评估非配套检测系统的正确性。

值得注意的是，如果仅参加普通的室间质评或第三方、制造商组织的全球实验室比对计划，对于验证配套检测系统的准确性是有效的，但对非配套检测系统的验证会因非配套检测系统与其他参加者系统间的差异导致错误，这对于临床实验室是比较难识别的，所以推荐实验室参加正确度质评。

（4）试剂制造商建立的溯源体系，同样推荐按以上 3 个方案进行。虽然国内很多试剂制造商为满足临床实验室的实际需求，会依据试剂、仪器、测量程序重新组成的非配套检测系统，建立重新组合的检测系统的溯源性。但这其实需要试剂制造商评估与多种仪器的适用性，大大增加了试剂制造商的研发成本，所以试剂制造商多数选择市面上的主流仪器型号完成定值，难以完成检测系统溯源有效性确认，这存在极大的溯源风险。并且仪器和试剂是一个非常复杂的系统，即使是配套检测系统，制造商也在研发、生产管理上面临极大的挑战。对于试剂制造商，真正建立起完善的非配套检测系统的计量学溯源性是非常困难的。

因此，临床实验室为避免溯源风险，即使使用试剂制造商建立的溯源体系，也推荐按以上评估方案重新确认检测系统的溯源性，以保证检测结果准确可靠。

三、临床实验室

（一）溯源性

临床实验室只有使用具有溯源性的检测系统才能使检测结果实现溯源性。ISO 15189明确要求计量学溯源性应追溯至可获得的较高计量学级别的参考物质或参考程序。

（1）如果使用配套分析系统，可使用制造商的溯源性文件，并制订适宜的正确度验证计划。

（2）使用非配套分析系统时，实验室应采用有证参考物质、正确度控制品等进行正确度验证或与经确认的参考方法（参考实验室）进行结果比对以证明实验室检验结果的正确度。

（3）如以上方式无法实现，可通过以下方式提供实验室检测结果可信度的证明。

1）参加适宜的能力验证/室间质评，且在最近一个完整的周期内验证/质评合格。

2）与使用相同检测方法的已获认可的实验室或与使用配套分析系统的实验室进行比对，结果满意。

（二）测量不确定度

实验室应为检验过程中用于报告患者样本被测量值的每个测量程序确定测量不确定度。实验室应规定每个测量程序的测量不确定度性能要求，并定期评定测量不确定度的评估结果。测量不确定度的评定方法有两类："自下而上"法和"自上而下"法。GUM 和 QUAM 提供了测量不确定度评定的思路和方法，实验室可基于对测量影响因素的全面了解对不确定度进行评定，但对临床实验室过于烦琐，不适用。如果常规医学实验室以具有测量不确定度的测量结果提供医疗服务，以及依据 ISO 15189 进行认可，可应用"自上而下"的方法进行评定，其是基于偏倚和实验室内复现性来评定测量不确定度的，方法简单、方便，似乎更适用于临床实验室，但需有适宜的标准物质和（或）质控物评价测量程序的偏倚，并且未包括测量的生物学变异、测量前和测量后过程来源的不确定度。

（三）正确度验证计划

能力验证计划（室间质评计划）采用的样本可分为有互换性样本和无互换性样本两类。采用有互换性样本的能力验证有利于评估结果的溯源性。互换性的 PT/EQA 样本没有基质偏差，PT/EQA 结果反映的是临床患者结果的期望关系。因此，临床实验室可以直接通过 PL/EQA 结果与参考测量程序或指定的对比方法之间的比对来确定患者结果的准确性。这类计划称为正确度验证计划，其是采用具有互换性的样本，并使用参考测量程序或使用溯源至参考测量程序的高特异性比对方法进行定值，如卫生健康委员会正确度验证计划、部分省市临床检验中心的正确度验证计划。

第三节　医学实验室认可中生化检测系统/方法性能验证的实施

医学实验室认可中，生化检测系统/方法性能验证是其中的重要环节。定量方法的性能验证试验可包括但不限于正确度评价、校准验证、灵敏度、精密度、携带污染、方法学比较、参考区间验证、分析干扰及稀释验证等。实验室首次使用新的分析仪器或新的试剂时应尽量完整完成正确度/方法学比较、精密度和可报告范围的验证，必要时（如新建实验室或新的检测系统与原检测系统结果有差异时）应完成参考区间的验证。

一、正确度验证

一般可采用偏倚评估或方法学比对方式进行验证。

（一）偏倚评估

1. 样本　宜选用与待测样本基质相似的标准物质，且不少于两个浓度水平。

（1）国家标准物质。

（2）国际标准物质。

（3）行业公认标准物质。

（4）正确度控制品。

（5）PT 样本。

2. 检测过程　重复检测标准物质样本 3 次或以上，记录检测结果，计算检测结果的均值，并按以下公式计算偏倚：

$$偏倚=结果均值-靶值$$

3. 判断标准　偏倚≤1/2TEa（实验室制定的总允许误差，本节下同）。

（二）方法比对试验

1. 样本　临床样本不少于 20 份，被测物浓度在测量区间内分布均匀。

2. 参比方法　①参考方法；②采用 CNAS 认可的实验室经性能验证符合要求的在用检测程序进行比对。

3. 校准方法　按照制造商说明书规定的方法进行校准。

4. 实验周期　两种方法测定同一样本宜在相同时段进行。

5. 室内质控　宜采用 2 个水平的质控，且结果在控。

6. 操作方法　分别用参比方法和实验方法检测临床样本，记录检测结果，计算线性回归方程和相关系数（r）及每个浓度点的绝对或相对偏倚。

7. 判断标准　相关系数（r）≥0.975，否则可增加样本量或重新选择样本浓度；95%以上结果的偏倚或相对偏倚≤1/2TEa。

二、精密度验证

精密度性能是检测系统的基本分析性能之一，也是其他方法学评价的基础，如果精密度不佳，其他性能评价结果则无法保证。

1. 实验前准备 操作者必须熟悉方法和（或）仪器工作原理，了解并掌握仪器的操作步骤和注意事项，能在评估阶段维持仪器的可靠性和稳定性。

2. 实验样本 选择至少两个样本进行研究，可以是单个患者样本，混合血清（浆），或商品化质控材料，最好与制造商用于精密度实验的材料一致。验证精密度时，应至少评估两个浓度水平样本的精密度。所选样本浓度应在测量范围内有医学意义，即至少有一个浓度在医学决定水平左右。最好是医学决定水平或参考限值的样本浓度，或者简单地落在正常和异常区域。不要为了得到较小的精密度，都选用较高值的样本，甚至超出测量范围。也不应选用靠近最低检出限的样本，此时所得的精密度往往偏大。相当多的检验项目低值常无实际临床意义，但有少数检验项目，其低值也有临床价值，此时就需要评估有判断价值的低值精密度，使用时可进行功能灵敏度的评估。如没有医学决定水平，可在参考区间上限左右选一个浓度。此外，再根据检验项目的性质在线性区间内选择另一个值。如与制造商或文献报道的精密度进行比较，所选浓度应与被比较精密度的浓度接近；否则，有可能得出不恰当的结论。

制备样本后应合理储存，以确保其整个研究的稳定性。条件允许时通常的做法是分装和冻结样本。分装时应考虑到“死体积”及可能需要额外运行的可能性。

3. 具体实施 精密度验证研究要求重复测试至少两个具有不同被测浓度的样本。基本的实验设计为 5×5 方案，即 5 天，每天 1 次，每次运行重复 5 次。每个样本总共应得到 25 个结果。

4. 数据核查与离群值剔除

（1）因系统问题或质控失控而判定某一天数据无效时，应全部放弃。

（2）凝块、仪器异常、样本量不足等报警时，相应的结果应剔除。

（3）如及时发现上述异常报警并补充样本重复检测，可以认为是同一天（批），否则应补做一天（批）。

（4）不少于 5 天，且有效结果数减去天数不低于 18 个、19 个或以上为佳，即一个样本的离群数据最多 1 个，全部实验最多 2 个。超过上述数量应重新评估或联系制造商。

（5）如验证通过，则不必判断是否存在离群值。

（6）验证报告中必须记录离群数据供审核。

（7）采用 Grubbs 测试法剔除离群值，按下面公式计算 Grubbs 限值，超过限值（高于或低于）的数据即被视为离群值。

$$\text{Grubbs 限值} = \bar{x} \pm G \cdot s$$

其中，$\bar{x}$ 和 s 均基于样本的所有结果（N 个），包括疑似异常值。Grubbs 因子 G（取决于 N）来自表 8-7。

表 8-7　Grubbs 检验临界值表

N	G	n_0
23	3.087	4.565
24	3.112	4.792
25	3.135	5

注：Grubbs 因子（G）和"平均"每次运行结果数（n_0）作为总数的函数结果；N. 5 次运行，每次运行重复 5 次，最多丢失 2 个结果。

5. 统计分析　EP15A3 采用单因素方差分析计算重复性和实验室内不精密度，其主要输出结果如表 8-8 所示。

表 8-8　单因素方差分析主要输出格式

变异来源	SS	DF	MS
批间	SS_1	DF_1	MS_1
批内	SS_2	DF_2	MS_2
总	SS_{total}	DF_{total}	

注：DF. 自由度；DF_{total}. 总自由度；MS. 均方根；SS. 平方和。

除表格外，一些 ANOVA 程序还提供批间和批内计算的方差分量，即 V_B 和 V_W。如果未提供该信息，则按如下方式从 ANOVA 表格值计算 V_B 和 V_w。

$V_W=MS_2$，若 $MS_1 \leqslant MS_2$（极少数情况），则 $V_B=0$，否则 $V_B=(MS_1-MS_2)/n_0$。

进一步可以计算 s：

$$s_R = \sqrt{V_W}$$

$$s_B = \sqrt{V_B}$$

$$s_{WL} = \sqrt{V_W + V_B}$$

其中，s 表示标准差；R 表示可重复性；B 表示批间；WL 表示批内。

然后计算 CV，$\%CV_R=s_R \times 100/\bar{x}$ 和 $\%CV_{WL}=s_{WL} \times 100/\bar{x}$，其中 $\bar{x}$ 是样本所有结果的均值。

6. 用户评估的不精密度验证结果评价　临床实验室在测定了方法的精密度后应评价得到的精密度是否满意，最简单的办法就是与制造商（或文献）所提供的精密度进行比较，判断是否存在差异。如果临床实验室所测得的精密度小于制造商（或文献）的精密度，说明临床实验室所得到的精密度是合适的。如果临床实验室测得的精密度大于制造商（或文献）的值，则可以根据$\% CV_{WL} \leqslant 1/3TEa$ 判断结果是否可接受。

三、线性区间验证

1. 实验前准备

（1）实验操作人员应熟悉方法原理与操作，能对样本进行正确处理，确保仪器工作状态正常，采用适当的校准品对仪器进行校准。

（2）仪器的各项性能指标（如精密度）应与标称值相符，不存在明显的携带污染等。

（3）应使用同批号试剂及校准品。

2. 实验样本

（1）样本基质应与待检临床试验样本相似，但不可采用含有对测定方法具有明确干扰作用物质的样本，如溶血、脂血、黄疸或含有某些特定药物的样本。进行血清学标志物检测时，理想的样本为分析物浓度接近预期测定上限的混合人血清。

（2）在已知线性范围内选择5～7个浓度水平。

（3）所选用的浓度水平应可覆盖整个预期测定范围，如最小测定浓度或线性范围的最低限、不同的医学决定水平、最大测定浓度或线性范围的高限等。

（4）样本制备：不同浓度水平的样本可通过将高浓度样本与低浓度样本进行倍比稀释得到，注意在进行液体吸取时应选择精密度与准确度好的移液装置。制备时应将样本完全混合并避免蒸发或其他使样本变质的情况。每份样本的浓度与体积单位应统一。

（5）如果高/低浓度血清的值未知，可将每种血清编码，用编码代表每个血清的相对浓度。对于等浓度间隔样本，可用连续整数（如1、2、3、4与5）代表连续样本。进行数据处理时可用样本号代替X值。

表8-9中描述的样本制备过程是按照等浓度间隔的设计进行的，每个浓度水平的样本量为1.00ml。

表8-9　5个浓度水平的样本制备

样本号	1	2	3	4	5
低浓度血清（ml）	1.00	0.75	0.50	0.25	0.00
高浓度血清（ml）	0.00	0.25	0.50	0.75	1.00

制备非等浓度间隔的样本时应明确各样本间的浓度关系，测定时可以将这些样本间的相对浓度比值作为X值。

3. 样本测定　验证标称线性参数时需测定5～7个浓度水平，每个浓度水平重复测定3～4次。所有样本应在一次运行中或几次间隔很短的运行中随机测定，最好在一天之内完成。

4. 线性评价的数据处理

（1）参见表8-10进行数据记录。

（2）剔除离群值：离群值可由散点图初步判断，建议采用Grubbs法进行离群值检验。检验步骤如下：

1）每组数据中有4个测定结果，分别记为y_1、y_2、y_3、y_4。

2）将4个测定值按大小顺序排列，最大值记为y_{max}，最小值记为y_{min}。

3）由4个测定值计算均值（Y_{ave}）和标准差（s）。

表 8-10 线性评价数据记录表（7 个浓度水平，重复测定 4 次）

项目：			样本：		
仪器：		试剂/批号：		校准品/批号：	
操作者：		审核者：		测定日期：	
样本号	测定 1	测定 2	测定 3	测定 4	均值
1					
2					
3					
4					
5					
6					
7					

$$Y_{ave}=（y_1+y_2+y_3+y_4）/4$$

$$s=\sqrt{\frac{(y_i-Y_{ave})^2}{4}}$$

根据可疑值 y_{max} 或 y_{min} 分别按下式计算统计量 t。

$$t_1=（y_{max}-Y_{ave}）/s$$

$$t_2=（y_{min}-Y_{ave}）/s$$

4）根据给定的显著性水平和重复测定次数查表得出临界值（表 8-11）。

5）如果 t 值大于临界值，则相应的可疑值为离群值。

表 8-11 Grubbs 检验临界值表

样本数	显著性水平				样本数	显著性水平			
	0.05	0.025	0.01	0.005		0.05	0.025	0.01	0.005
3	1.153	1.155	1.155	1.155	4	1.463	1.481	1.492	1.496

5. 进行多项回归分析 对数据组进行多项回归分析，得到一级、二级与三级多项式。一级多项式为直线，二级多项式表示上升曲线或下降曲线，三级多项式表示“S”形曲线（在测量范围两端具有明显的非线性）。

多项式方程如下：

级数	多项式	回归自由度（Rdf）
一级	$Y=a+b_1X$	2
二级	$Y=a+b_1X+b_2X^2$	3
三级	$Y=a+b_1X+b_2X^2+b_3X^3$	4

6. 对回归方程进行线性检验 多元回归方程中以 b_i 表示的系数为回归系数。在二级与三级方程中，b_2 与 b_3 为非线性系数。对回归方程进行线性检验就是对每个非线性系数作 t 检验，判断回归系数与零是否有显著性差异。b_0 和 b_1 不反映非线性，故不需要对其进行检验。

对 b_2 与 b_3 的检验方法如下：

首先计算统计量 t，计算公式为

$$t=b_i / \mathrm{SE}_i$$

SE_i 为每个非线性系数的斜率标准误，计算公式为

$$\mathrm{SE}_i = s_{y,x}\left[\sum(x-X_{\mathrm{ave}})^2\right]$$

$$s_{y,x} = \sum(y-Y)^2/(n-2)$$

$$\sum(y-Y)^2 = \sum(y-Y_{\mathrm{ave}})^2 - \left[\sum(x-X_{\mathrm{ave}})(y-Y_{\mathrm{ave}})\right]^2 / \sum(x-X_{\mathrm{ave}})^2$$

其中，Y 为回归方程预测值，X_{ave} 与 Y_{ave} 为测定均值。

由公式 df=$L\times R$–Rdf 计算自由度，L 为样本数，R 为每个样本的测定次数，Rdf 为回归自由度，即回归方程中系数（包括 b_0）的个数。如测定 5 个样本，每个样本重复测定 4 次，则对测定数据进行回归分析后其三级多项式中 L=5，R=4，Rdf=4，df=5×4–4=16。在 t 值表中寻找 t 界值（双边检验，α=0.05），将计算出的 t 值与界值比较，如 $P>0.05$，表示非线性系数与零无显著性差异，数据组被认为具有线性，此时可对数据组进行精密度检验。当精密度符合线性判断要求时，数据分析可结束。如 $P<0.05$，表示此非线性系数具有统计学显著性，数据组为非线性，此时应进行临床标准的线性与非线性检验。

四、检出限及定量限

定量分析方法的可报告范围是临床实验室发出检验报告的依据之一，可报告范围包括可报告低限（定量限）与可报告高限。可检测的最低分析物浓度为检测系统的检出限（limit of detection，LoD），定量分析实际可以达到的极限为定量限（limit of quantitation，LoQ）。对于某些指标，如促甲状腺激素（TSH），滥用药物、治疗药物监测（TDM），某些心肌标志物，必须准确地确定可以检测的最低值。具体实施：

方法 1：采用商品空白溶液或去离子水作为 0 水平（Level 0）连续测定 10 次，采用多水平线性校准物中的 1 水平（最低水平即 Level 1）样本连续测定 3 次，记录以上测定的吸光度并通过以下公式计算 LoD 和 LoQ。

$$\mathrm{LoD} = \frac{2\times s_{\text{Level 0原始吸光度}} \times \text{Level 1浓度}}{\mathrm{Mean}_{\text{Level 0原始吸光度}} - \mathrm{Mean}_{\text{Level 1原始吸光度}}}$$

$$\mathrm{LoQ} = \frac{10\times s_{\text{Level 0原始吸光度}} \times \text{Level 1浓度}}{\mathrm{Mean}_{\text{Level 0原始吸光度}} - \mathrm{Mean}_{\text{Level 1原始吸光度}}}$$

方法 2：采用多水平线性校准物中的 1 水平（最低水平）样本连续测定 10 次，计算 10 次结果的 CV 及 s，若 CV<20%，将该水平稀释 2 倍后再连续测定 10 次，计算 10 次结果的 CV 及 s，若 CV<20%，将该水平继续 2 倍稀释，以此类推，直至稀释至 $2n$ 倍时 10 次结果的 CV>20%。通过以下公式计算 LoQ。

$$\mathrm{LoQ} = \frac{s_{n-1} + \dfrac{|s_n - s_{n-1}|}{2}}{20} \times 100\%$$

判断标准：与试剂说明书提供的检出限进行比较，如高于试剂说明书提供的检出限，则根据临床需要判断是否可接受。

五、参考区间验证

医学实验室转移使用国家权威机构或权威学术刊物发布的相应生物参考区间或引用试剂供应商提供的生物参考区间，应在评审其参考人群和检测方法一致性的基础上，对引用的生物参考区间进行验证。

如果实验室检验主体的人口统计学特征与参考区间研究的检验主体特征不具有同质性，即存在明显差别时参考区间不可转移使用。

1. 样本要求

（1）参考个体（样本）应具有本实验室健康人群的代表性，并满足排除和分组标准。

（2）选取与建立参考区间同质性的参考个体共 20 例或以上，如分组，每组的参考个体数量不少于 20 例。依照实验室标准操作规程检测样本。

2. 结果判断

（1）检测结果用“1/3”规则进行离群值检验。发现离群值均应剔除，并用新的参考个体代替。

（2）若 20 例参考个体中观测值在参考限之外不超过 1 例（或 5%），转移使用的参考区间可以接收。

（3）若 2 例以上超出界限，再选择 20 个参考个体进行验证。

（4）若仍有 3 个观察值超出参考限，重新评审所用的分析程序，考虑参考人群总体生物学特征是否存在差异，并且考虑建立实验室的参考区间。

六、样本携带污染

样本携带污染是指分析物含量高的样本对分析物含量低的样本的测定结果的影响。

1. 具体实施 连续测定高水平质控品或患者样本 3 次，紧跟着测定 3 管空白溶液或去离子水。如此，连续测定 5 天，并利用以下公式计算每天携带污染率及 5 天的均值。

$$携带污染率=（Rep1-Rep3）/（X_{HL}-Rep3）$$

其中，Rep1 和 Rep3 代表 3 管空白溶液或去离子水测定 3 次中的第 1 次和第 3 次结果；X_{HL} 指高水平质控品或患者样本的第 3 次测定结果。

2. 判断标准 携带污染率＜±3%。

七、稀释验证

将样本进行手工稀释或仪器自动稀释，从而了解手工稀释或仪器自动稀释引入的偏倚。

1. 具体实施 挑选接近待验证项目可报告范围上限的样本，手工或仪器自动稀释，比较稀释结果与计算结果。如果仪器自动稀释能满足日常临床需求，则不必验证手工稀释。

2. 判断标准 手工稀释测定结果与计算浓度、手工稀释与仪器自动稀释测定结果的差异应＜±1/2TEa。

（王伟灵　程歆琦　杨红玮）

第九章

医学实验室认可生化领域不符合项典型案例解析

中国合格评定国家认可委员会（CNAS）参考 ISO 15189：2003《医学实验室 质量和能力的要求》于 2004 年建立起医学实验室认可制度，截至 2020 年底，CNAS 认可的医学实验室已超过 450 家。在卫生主管部门和医学领域专家的支持和共同努力下，医学实验室认可在提升我国医学实验室质量管理和能力建设水平、推动医学检验学科进步，以及为政府和行业管理提供技术支持等方面发挥了积极和重要的作用。

医学实验室通过对评审发现的不符合项进行整改、验证、内部审核、管理评审等质量管理活动，使实验室的质量和技术水平不断提升，体现了质量管理体系运行的持续改进作用。

本章对 CNAS 认可评审中发现的典型不符合项进行归纳分析，期望能够帮助实验室充分利用不符合项这一管理工具，促进已认可实验室质量的持续改进，同时为期望申请认可的实验室提供借鉴和指导，在实验室质量管理体系建立和运行过程中的重要工作环节加以关注，确保检验工作质量。

第一节　医学实验室认可不符合项概述

一、不符合项定义

以下术语和定义引自 CNAS-GL008：2018《实验室认可评审不符合项分级指南》。

1. 不符合项　实验室的管理或技术活动不满足要求。

（1）“要求”指 CNAS 发布的认可要求文件，包括认可规则、认可准则、认可说明和认可方案中规定的相关要求，以及实验室自身管理体系和相应检测或校准方法中规定的要求。

（2）不符合项通常包括（但不限于）以下几种类型。

1）实验室管理体系文件不满足 CNAS 认可要求。

2）实验室运作不满足其自身文件要求。

3）人员能力不足以胜任所承担的工作。

4）操作程序，包括检测或校准的方法，缺乏技术有效性。

5）测量溯源性不满足相关要求。

6）未实施有效的质量控制程序。

7）缺乏必要的资源，如设备、人力、设施等。

8）实验室不满足 CNAS 认可规则文件要求，如未定期接受监督评审、未缴纳费用等。

2. 观察项 对实验室运作的某个环节提出需关注或改进的建议。观察项通常包括以下几种类型。

（1）被评审实验室的某些规定或采取的措施可能导致相关的质量活动达不到预期效果，但尚无证据表明不符合情况已发生。

（2）评审组对实验室管理体系的运作已产生疑问，但在现场评审期间由于客观原因无法进一步核实，对是否构成不符合不能做出准确的判断。

（3）现场评审中发现实验室的工作不符合相关法律法规（如环境保护法、职业健康安全法等）要求。

（4）对实验室提出的改进建议。

二、不符合项分级

根据不符合项对实验室能力和管理体系运作的影响，不符合项一般分为严重不符合项和一般不符合项两级。

1. 严重不符合项 影响实验室诚信或显著影响技术能力、检测或校准结果准确性和可靠性，以及管理体系有效运作的不符合。严重不符合项可能导致现场跟踪验证、暂停、不予认可或撤销实验室的认可资格或相关检测或校准项目。

经验表明严重不符合项往往与实验室的诚信和技术能力有关。例如：

（1）实验室提交的申请资料不真实，如未如实申报工作人员、检测或校准经历、设施或设备情况等。

（2）评审中发现实验室提供的记录不真实或不能提供原始记录。

（3）实验室原始记录与报告不符，有篡改数据嫌疑。

（4）实验室不做试验直接出报告。

（5）实验室在能力验证活动中提交的结果与原始记录不符，或不能提供结果的原始记录。

（6）人员能力不足以承担申请认可的检测或校准活动。

（7）实验室没有相应的关键设备或设施。

（8）实验室对检测或校准活动未实施有效的质量控制。

（9）实验室管理体系的某些环节失效。

（10）实验室故意违反 CNAS 认可要求，如超范围使用认可标识，涉及的报告数量较大。

（11）实验室在申请和接受评审活动中存在不诚信行为。

（12）实验室发生重大变化不及时通知 CNAS，如法人、组织机构、地址、关键技术人员等变动。

2. 一般不符合项 偶发的、独立的对检测或校准结果、质量管理体系有效运作没有严重影响的不符合项。如果一般不符合项反复发生，则可能上升为严重不符合项。

在实验室认可评审中经常发现一般不符合项。例如：

（1）设备未按期校准。

（2）试剂已过有效期。

（3）对内审中发现的不符合项采取的纠正措施未经验证。

（4）检测或校准活动中某些环节操作不当。

（5）原始记录信息不完整，无法再现原有试验过程等。

三、实验室不符合项的整改

对于评审员开具的不符合项，经实验室确认后，实验室可按立即纠正、原因分析、采取纠正措施及纠正措施有效性的验证等步骤整改。

实验室整改的基本步骤可包括以下方面。

（1）立即将发现的不良现象加以控制或消除。

（2）举一反三，排查其他方面是否存在类似问题，一并纠正。

（3）调查分析产生问题的原因。

（4）针对原因提出纠正措施。

（5）彻底付诸实施，控制纠正措施的执行情况。

（6）验证纠正措施的有效性。

对不符合项进行整改时应注意以下几个方面：

（1）一般只针对所提出的不符合项进行，但若有其他问题也应指出。

（2）原因是否彻底分析清楚，是否抓住要害。

（3）实施过程中有无困难，是否需要其他部门配合和支持。

（4）涉及文件更改、体系调整的是否已有效执行。

（5）是否在要求的时限内完成。

（6）最终的效果如何（要重新抽样检查确认）。

（7）有无必要的记录，记录控制得如何。

（8）没有完成或无法完成的要提交实验室管理者进行决策。

第二节　医学实验室生化领域技术要求常见不符合项分析

从认可过程中出现的不符合项来看，技术要求约占发现的不符合项总数的 70%。本节就临床化学专业领域技术要求中出现的一些常见不符合项按照 CNAS-CL02《医学实验室质量和能力认可准则》（等同采用 ISO 15189），技术要求的条款进行梳理和分析，供实验室借鉴和参考。

一、人员（对应 ISO 15189 的 5.1 条款）

1. 要求 人员是一切质量活动的基础，没有合格的人员，质量将无从谈起，所以该条款对实验室人员的资质、岗位描述、培训、能力评估、员工表现、继续教育、新员工的管理、人员记录或档案等均做出了相应的要求，在临床生化专业领域，人员资质要求主要表现在以下方面：

（1）大型生化仪操作人员应获得授权。

（2）生化组长和授权签字人须是中级职称或以上，且具有从事本专业 3 年以上的工作经历。

（3）负责生化室技术管理的人员应为中级或以上职称，具有 3 年或以上本专业的工作经历。一般医院检验科比较容易达到要求，而对于独立实验室来说需要格外关注这一条。

新员工的管理、人员培训、能力评估可能会对检验质量产生直接影响，应是实验室质量管理的重要关注点。

认可准则中 5.1.6 条款明确要求：实验室应根据所建立的标准，评估每一位员工在适当的培训后，执行所指派的管理或技术工作的能力并定期进行再评估，必要时应进行再培训。GB/T 22576.4—2021《医学实验室 质量和能力的要求 第 4 部分：临床化学检验领域的要求》5.1.6 条款具体规定为：应每年评估员工的工作能力。当职责变更时，或离岗 6 个月后再上岗时，或政策、程序、技术有变更时，应对员工进行再培训和再评估，合格后才可继续上岗，并记录。

2. 常见不符合项 本条款常见的不符合项主要体现在不能提供员工的能力评估记录或新员工能力评估的频次不满足要求。举例如下：

例 1：查急诊值班人员排班表，多名非急诊组成员参加值班，但实验室不能提供其岗位能力评估和岗位授权记录。

例 2：现场查阅发现生化室新进员工在最初 6 个月内未进行能力评估。

从发生的常见不符合项来看，虽然人员培训方面的不符合项少见，但实验室还是比较容易出现以下几个问题，应引起高度重视。

（1）培训的内容未覆盖准则要求。

（2）未全面覆盖培训对象。

（3）不能提供培训效果的评估记录。

（4）不能提供新员工入职后的介绍记录。

3. 建议 针对上述不符合项，建议实验室结合人员培训容易出现的问题，做好以下工作。

（1）制订年度培训计划：计划应体现培训时间、地点、内容、培训教师、培训对象、有无考核等关键信息；培训内容应覆盖准则要求的内容，其他内容可结合实验室人员、设备/设施的变化、存在的问题、工作任务、学科发展等具体情况自行拟定；不同内容的培训对象可以有所不同，但有关质量和安全方面的培训须全员参与；一些关键培训如岗前或岗位培训、安全培训、伦理培训、资质或授权培训等需要定期评估培训效果，可以采用考核的方式进行评估。

（2）建立新员工管理程序：规范对新员工的管理，对新员工入职后的安排最好有专人负责，首先要对新员工进行入职介绍，介绍的内容应包括实验室的基本情况及其将要工作的部门或区域、聘用的条件和期限、员工设施、健康和安全要求（包括火灾和应急事件）及职业卫生保健服务等；其次对新员工进行必要的培训；最后及时建立员工档案。上述各种活动均需保留相应的记录。

（3）建立能力评估标准：结合岗位要求和人员职级，不同职级人员的评估标准应有所不同，标准应尽可能量化，以确保对员工评价的客观性；根据标准定期对所有员工进行能力评估，能力评估的频次一般为1次/年，新员工第1年可酌情增加能力评估频次；如能力评估不满意、职责变更、离岗6个月以上再上岗或政策、程序、技术有变更时，员工应接受再培训和再评估，合格后方可继续上岗，评估记录应纳入员工档案。

二、设施和环境条件（对应ISO 15189的5.2条款）

1. 要求 实验室设施和环境条件以确保用户服务的质量、安全和有效及实验室员工、患者和来访者的健康与安全为宗旨，所以该条款对实验区、储存设施、员工设施、样本采集设施及设施和环境条件的控制等进行了相应要求，其中实验室生物安全、对可能影响检验质量的设施和环境条件加以控制是该条款的核心内容。

2. 常见不符合项 该条款常见的不符合项主要包括以下几个方面。

（1）实验室无生物安全风险评估的记录，如实验室不能提供生物安全评估的记录。

（2）没有保存试剂或样本冰箱的温度记录或未设定需控制的目标温度和允许范围。

（3）没有纯水设备的水质记录或记录不完整，如实验室不能提供试剂及仪器用水的微生物含量监测记录。

（4）生化分析仪未配备不间断电源或维护不当。

举例如下：

例1：前处理组和电泳组的CR-01号冰箱和CR-17号冰箱无温度记录。

例2：设施和环境条件规定生化室允许温度为15～30℃，相对湿度为20%～80%，不符合AU5800全自动生化分析仪工作环境温度为18～32℃及相对湿度为40%～80%的要求。

例3：生化组未能提供对使用的不间断电源定期充放电的维护记录。

实验室应实施安全风险评估，如果设置了不同的控制区域，应制定针对性的防护措施及相应的警示。用以保存临床样本和试剂的设施应设置目标温度和允许范围，并记录。实验室应有温度失控时的处理措施并记录。实验室应依据所用分析设备和实验过程对环境温度、湿度的要求，制定温度、湿度控制要求，并记录。应依据用途（如试剂用水、生化仪用水）制定适宜的水质标准（如电导率、微生物含量等），并定期检测。必要时，可配置不间断电源和（或）双路电源以保证关键设备（如需要控制温度和连续监测的分析仪、培养箱、冰箱等）正常工作。

3. 建议 针对上述不符合项，建议实验室按以下要求执行。

（1）在实验室入口处张贴生物安全标识，实验区域内配备适当的手套、口罩等预防性安全用品，水池旁配备紧急洗眼装置。另外，根据部门、岗位、检验流程实施生物安全风险评估，并形成生物安全风险评估报告。

（2）根据被保存样本或试剂的保存要求设定目标温度和允许范围，对保存样本或试剂用的冰箱温度进行监控并记录，如果条件允许，可安装电子智能温控系统对冰箱温度进行不间断监控；温度失控时应有相应的处理措施。

（3）应依据所用分析设备和实验过程对环境温度、湿度的要求制定温度、湿度控制要求，进而对环境温度、湿度进行监控并记录。依据用途（如试剂用水、生化仪用水）制定适宜的水质标准（如电导率、微生物含量等），对水质进行监控并记录，定期检测微生物含量。

（4）对生化分析仪等主要设备应配备不间断电源或双路电源，以确保生化分析仪正常工作。

三、实验室设备、试剂和耗材（对应 ISO 15189 的 5.3 条款）

1. 要求 认可准则中的该条款分别从实验室设备、试剂和耗材两个方面提出了一系列要求，首先规定了设备验收、设备使用、设备校准/计量学溯源、设备维护/维修、不良事件报告、设备档案等方面的相关要求；其次对试剂和耗材的接收、储存、验收、库存管理、使用说明、不良事件报告和记录等也做出了具体规定，其中设备校准/计量学溯源是保证检验结果准确性的前提，而设备维护与维修是保障设备正常运行的主要手段，试剂质量直接影响着生化反应，所以这三个方面是检验结果质量保证的关键，也是技术要求中不符合项出现得最多的条款，实验室必须重点关注。

2. 常见不符合项

（1）无仪器设备校准的报告或校准记录不完整（加样系统/温控系统/光学系统存在一项或两项缺失）或不满足相关行业标准的要求。

（2）设备校准超过规定期限。

（3）校准因子未正确使用。

（4）未按制造商使用说明的要求对检测项目进行校准（项目校准超期）或无项目校准记录。

（5）无仪器维护和维修记录。

（6）仪器故障修复后未验证；无对故障之前检验的影响评价记录。

（7）新批号试剂使用前未进行性能验证。

举例如下：

例 1：实验室不能提供编号为“HF113400002”AU640 和“HF113400004”AU680 生化分析仪的校准报告。

例 2：VITROS 5.1 FS 生化分析仪校准报告（2015 年 5 月 20 日）中无加样系统和温控系统校准。

例 3：查 ADVIA 2400 生化分析仪 2014 年 8 月 12 日校准报告，吸光度线性范围校准，实验室只能提供波长 520nm 的校准记录。

例 4：DXC800 生化分析仪 2013 年校准报告有效期为 2014 年 5 月 27 日，2014 年校准日期为 2014 年 10 月 20 日。

例 5：生化组试剂冰箱中所使用的温度计无有效性标识，也未注明校准因子。

例 6：实验室 TP 试剂说明书规定项目校准周期为 7 天，但评审发现该项目于 2014 年 6 月 10 日校准后直到 2014 年 9 月 9 日才进行下一次校准，间隔 3 个月。

例 7：2015 年 9 月 19 日，实验室因杯空白检查波长 340nm 吸光度达到 14 182mAu 更换了生化分析仪 7600-020P2 模块光源灯泡，设备正常运行后未填写仪器设备故障维修记录。

例 8：AU 2700 全自动生化分析仪 2015 年 3 月 4 日更换光源后，实验室不能提供分析性能验证记录。

例 9：2015 年 1 月 29 日，AU680 生化分析仪比色杯清洗系统故障，修复后，实验室不能提供对故障之前样本的检测结果是否有影响的检查记录。

例 10：生化组未能提供 ALT 检测试剂使用前的性能验证记录。

上述列举的不符合项主要集中表现在违背认可准则或 GB/T 22576.4 中 5.3.1.4、5.3.1.5 和 5.3.2.3 等条款的要求。5.3.1.4 条款规定：实验室应制定文件化程序，对直接或间接影响检验结果的设备进行校准。对于进行外部校准的设备，如果符合检测目的和要求，可按制造商校准程序进行，应至少对分析设备的加样系统、检测系统和温控系统进行校准，当校准给出一组修正因子时应确保之前的校准因子得到更新。5.3.1.5 条款规定：实验室还应制定文件化的预防性维护程序，该程序至少应遵循制造商说明书的要求，当发现设备故障时，应停止使用并清晰标识。实验室应确保故障设备已经修复并验证，表明其满足规定的可接受标准后方可使用。实验室应检查设备故障对之前检验样本结果的影响，并采取应急措施或纠正措施。5.3.2.3 条款是针对试剂管理的，它明确要求每当试剂盒的试剂组分或试验过程改变，或使用新批号或新货运号的试剂盒之前应进行性能验证。

3. 建议 针对上述常见不符合项，实验室应该注意以下几个方面。

（1）建立设备校准的年度计划，把所需校准的设备全部列入计划中，清楚写明校准的类型（校准或检定）、校准时间（上次和下次）、校准的内容或要求、校准实施者（制造商或计量院所）、校准报告确认者等信息，以保证校准的及时性和校准报告的符合性。

（2）项目校准及预防性维护程序至少应遵循制造商的建议，否则需提供相应证据证明因程序的偏离而不影响检验结果的可靠性。

（3）更换新批号试剂时应与前批号试剂做比对。

（4）只要发现设备故障，应停止使用并清楚标记；设备修复后，应进行校准、性能验证，达到要求才可以继续使用；应特别注意检查故障对之前检验样本结果的影响。

四、检验前过程（对应 ISO 15189 的 5.4 条款）

1. 要求 检验前质量控制是实验室质量管理体系中最重要、最关键的环节之一，是保证检验信息正确有效的先决条件，认可准则中该条款对实验室应该给患者和用户提供的信息、检验申请单信息、原始样本的采集和处理、样本送检、样本接收、样本前处理/准备/储存等相关要求进行了规定。

2. 常见不符合项

（1）检验申请单临床诊断、原始样本采集时间、样本接收时间等栏目没有填写；样本缺少患者唯一标识。

（2）样本采集手册中缺少部分样本采集信息及采样后所需的特殊处理等内容。

（3）采血人员未按《样本采集手册》的规定（如样本采集顺序）进行样本采集，样本采集后的保存不规范。

（4）对采集后的样本运送条件（时间、温度、运送载具等）未进行规定；样本送检时间超过规定要求。

（5）样本接收记录不完整；未按规定拒收不合格样本。

（6）样本需要分杯处理时未贴唯一性标识，不能保证分杯样本准确溯源到原始样本。

3. 建议 针对以上常见问题，实验室应该加强以下工作。

（1）应加强和临床医护人员的沟通，使其充分理解申请单上各项目设置的目的，样本唯一性标识的重要性等，取得其支持和配合。

（2）有关原始样本采集的相关指导应覆盖实验室所提供的所有检验项目，以及涉及的所有患者人群。

（3）应加强对样本采集人员的培训，采取措施（如定期检查）保证其操作持续符合规定。

（4）应在原始样本采集手册规定各种检验项目的样本的运送条件，如时间、温度等，并要求送检人员严格按照规定执行。

（5）严格按照准则规定内容进行样本接收记录；不合格样本不一定全部拒收，但应该有样本拒收的规定并执行。

（6）应有原始样本分杯处理程序，对分杯后的样本加贴唯一性标识以保证可溯源至原始样本。

五、检验过程（对应 ISO 15189 的 5.5 条款）

1. 要求 对检验程序的验证和确认、测量不确定度、生物参考区间或临床决定值、检验程序文件的内容等做出的要求。

2. 常见不符合项

（1）使用配套系统时没有性能验证报告或验证的性能参数不全面。

（2）使用未经确认的非配套系统时没有性能确认报告或确认的性能参数未满足其临床预期用途。

（3）没有测量不确定度评定报告；评定测量不确定度时纳入的不确定度分量不全，未设定目标不确定度。

（4）生物参考区间评审记录中没有提供参考人群纳入标准的程序，以及符合纳入标准相关的数据；生物参考区间评审的样本类型不全面、不准确；有年龄、性别差异的检验项目未分别设定生物参考区间。

（5）实验室项目 SOP 的内容不满足准则的要求。

举例如下：

例 1：生化室不能提供 cobas C311 全自动生化分析仪 AST、Glu、TP、CK 等检测项目的性能验证报告（如精密度、可报告范围信息）。

例 2：使用 AU5800 全自动生化分析仪、××试剂组成自检检测系统，但未见 TP 确认记录。

例 3：实验室 ALT 生物参考区间验证时未建立选择参考个体的纳入或排除标准。

例 4：在生化实验室提供的生物参考区间评审报告中，ALP、CK、CK-MB 未对儿童人群设定参考区间。

例 5：查阅文件，总胆固醇 SOP 文件缺乏检验目的，患者的准备，干扰、变异的潜在来源等认可准则要求的内容。

认可准则或 GB/T 22576.4 中 5.5.1.2 条款明确规定：在常规应用前，应由实验室对未加修改而使用的已确认的检验程序进行独立验证，通过获取客观证据（以性能特征形式）证实检验程序的性能与其声明相符，分析性能验证内容至少应包括正确度、精密度和可报告范围。5.5.1.3 条款则要求实验室应对以下来源的检验程序进行确认：①非标准方法；②实验室设计或制定的方法；③超出预定范围使用的标准方法；④修改过的确认方法。

方法确认应尽可能全面，并通过客观证据（以性能特征形式）证实正确度、精密度、可报告范围、生物参考区间等分析性能满足检验预期用途。5.5.2 条款规定：实验室应制定生物参考区间，并通知用户；如果改变检验程序或检验前程序，实验室应评审相关的参考区间，生物参考区间评审内容应包括参考区间来源、检测系统一致性、参考人群适用性等，评审应有临床医生参加，临床需要时宜根据性别、年龄等划分参考区间。5.5.3 条款则对检验程序的内容做出了清晰规定，其中包括检验目的，患者的准备，干扰、变异的潜在来源等。因此，上述列举的不符合事实明显违背了认可准则的要求。

有关测量不确定度方面的不符合项很少见，可能是因为测量不确定度在医学实验室实际应用方面尚存在争议。但测量不确定度越来越受到国内外同行的认可。

3. 建议 针对如上常见不符合项，实验室应该注意以下几个方面。

（1）实验室应使用已确认的检验程序，如配套检测系统，但在常规应用前实验室应进行性能验证，通过获取客观证据证实该检验程序的性能与制造商的声明相符，需验证的性能至少应包括正确度、精密度和可报告范围。

（2）目前在临床化学领域，有不少实验室采用非配套系统，这时应对所使用的检验程序进行性能确认，确认其正确度、精密度、可报告范围、干扰、检测限、生物参考区间等分析性能符合临床预期用途。

（3）依据“自上而下”的方法对定量检测项目的测量不确定度进行评定，对照设定的目标不确定度加以判断，最后形成不确定度评定报告。

（4）生物参考区间的验证应注意所选择的验证人群须符合所验证项的目的要求（不一定是全部健康的人群，可以分为患者组和非患者组）；应有明确的人群纳入标准，应适当分组（如年龄、性别等）验证；验证用的样本类型应覆盖实际检测用的样本类型并与其一致，检验程序使用血浆，则生物参考区间验证时不能使用血清等。

（5）制定 SOP 文件时，严格按照准则的要求来设计文件内容，编辑文件时可引用制造商说明书提供的信息；实际操作中对制造商检验程序的偏离一般是不允许的，但只要有偏离，就必须对相关程序做出规定，并提供偏离后有无影响患者检验结果可靠性的证据。

六、检验结果质量的保证（对应 ISO 15189 的 5.6 条款）

1. 要求 实验室应在规定条件下进行检验以保证检验质量，分别从室内质控、室间质评或室间比对和室内比对三个方面做出了相应规定。

2. 常见不符合项

（1）设定的室内质控规则未满足要求。

（2）室内质控均值和标准差不是根据实验室实际试验统计得出的均值和标准差进行设置的。

（3）室内质控失控时未进行处理。

（4）当质控品需要更换批号时，更换前未将新批号质控品与旧批号质控品进行平行测定。

（5）当室内质控发生趋势性变化时，实验室未进行原因分析，也未采取相应的预防措施。

（6）室间质评结果不满意或出现趋势性变化时，实验室未采取相应的处理措施。

（7）实验室同一项目存在多套检测系统检测，但不能提供定期室内比对记录，或比对结果不一致时未采取相应的处理措施。

举例如下：

例 1：BNⅡ全自动蛋白分析仪的室内质控程序中的质控失控规则只有 1_{3s}。

例 2：现场核查发现生化室 AU5821、AU5811 的 TP、Glu、ALT 等检测项目室内质控限未使用该检测系统自测的均值、标准差。

例 3：乳酸脱氢酶 VITROS 4600 的质控记录显示 2015 年 4 月 5 日违反 2_{2s} 失控规则，但实验室无法提供失控报告。

例 4：2015 年 4 月 23 日 GGT 项目失控，实验人员没有检查失控对之前患者样本检验结果的影响。

例 5：TSH 项目室内质控品批号在 2015 年 1 月 1 日由 1364EC 更换为 1423EC，实验室不能提供该质控品新旧批号平行测定的记录。

例 6：生化分析仪 cobas 8000（2）2015 年 8 月 4～16 日血清白蛋白室内质控数据偏于均值上限，在月总结中无趋势判断，与《室内质量控制程序》中的质控规则判断不符。

例 7：生化室人员参加卫计委临床检验中心 2015 年第二次室间质评时，尿素和钙的成绩均为不满意（均为 60%合格），实验室不能提供纠正措施记录。

例 8：尿素项目 2014 年卫计委第二次能力验证失控，原因分析为系统误差，实验室未对该失控对临床造成的影响进行评估。

例 9：TP、ALT、Cl 等项目 2014 年参加卫计委的室间质评全部出现负偏倚，没有进行原因分析及实施纠正措施。

例 10：不能提供生化分析仪 DDP 和 cobas 8000 相同测定项目 2015 年室内比对报告。

例 11：现场核查两台生化分析仪 2015 年 1 月 31 日的比对结果时发现，血清总钙 7 个样本的比对数据超出判定范围，但实验室不能提供原因分析、纠正措施记录。

认可准则中的 5.6.2 条款是有关实验室室内质控方面的要求，其中该部分 5.6.2.3 条款和应用说明的 5.6.2.3 条款均提到室内质控一旦失控，实验室应制定程序进行分析并采取相应的纠正措施，同时应检查失控对之前患者样本检验结果的影响。另外，GB/T 22576.4 的 5.6.2.1 条款清楚地表明实验室制定室内质控程序时可参照 WS/T 641—2018《临床检验定量测定室内质量控制》，内容包括：①使用恰当的质控规则，检查随机误差和系统误差；②质控物的类型、浓度和检测频度；③应通过实验室实际检测确定精密度质控物的均值和标准差；④更换质控物批号时应新旧批号平行测定，获得 20 个以上数据后，重新确定新批号质控物的均值。因此，室内质控失控而不采取纠正措施和（或）不检查对失控前检验结果的影响，质控规则在无充分的证据支持情况下仅用 1_{3s}，不通过实际检测来设定均值和标准差，更换质控品批号而不进行平行检测等情形均不符合准则要求。准则 5.6.3.1 条款要求实验室应参加适于相关检验和检验结果解释的实验室间比对计划（室间质评计划），并监控实验室间比对计划的结果，当不符合预定的评价标准时，应实施纠正措施，5.6.3.4 条款还要求实验室应评价参加实验室间比对的结果，如显示出存在潜在不符合的趋势，应采取预防措施。前文提到的有关室间质评方面的不符合项事实违背了这些要求。准则 5.6.4 条款规定：实验室应规定比较程序和所用设备与方法，以及建立临床适宜区间内患者样本结果可比性的方法；应用说明则更加具体，要求实验室用两套及以上检测系统检测同一项目时应有比对数据表明其检测结果的一致性，实验方案可参考 WS/T 407—2012《医疗机构内定量检验结果的可比性验证指南》，或比对频次每年至少 1 次，样本数量不少于 5 个，浓度水平应覆盖测量范围；比对结果的偏倚应符合＜1/3 TEa 的要求，比对结果不一致时应分析原因，并采取必要的纠正措施，以及评估纠正措施的有效性；使用不同参考区间的检测系统间不宜进行结果比对。如实验室使用两套或以上系统检测同一项目（相同参考区间），而不能提供比对记录或比对不一致时未采取相应措施显然是违背准则要求的。

3. 建议 针对上述常见不符合项，建议实验室采取以下措施：

（1）加强室内质控相关知识的培训，IQC 质控品水平必须达到可以验证检验结果达到预期质量标准的要求，临床生化试验项目应至少做两个浓度水平质控（正常水平/病理性水平），应同时采用检查随机误差和系统误差的质控规则，质控频率应与实验室工作量相适应，但至少应遵循制造商的建议，而且必须符合相关管理部门的规定。

（2）发现质控失控时立即采取纠正措施并记录，纠正措施记录应有原因分析、纠正/纠正措施、有效性验证等完整内容，同时不要忘记失控纠正后检查对失控前检验结果的影响。

（3）无论是定值质控品还是非定值质控品，均应通过实验室实际检测来确定其均值和标准差，作为质控图中心线和控制限的制定依据；质控品批号更换时新旧质控品需要进行平行测定。

（4）自配质控品的相关质量和技术记录应完整，应特别注意其来源、制备、性能分析和确认、有效使用期限等。

（5）实验室参加室间质评结果不满意时应采取相应的纠正措施或发现存在不满意的趋势时应采取预防措施。

（6）实验室存在两套或以上检测系统检测同一实验项目时，检测系统需要定期进行比对。

七、检验后过程（对应 ISO 15189 的 5.7 条款）

1. 要求 检验后过程主要包括检验结果的复核和检后样本的储存、保留、处置。

实验室应制定程序确保检验结果在被授权者发布前得到复核，适当时应对照室内质控、可利用的临床信息及以前的检验结果进行评估。

应有程序对检验后的临床样本进行识别、收集、保留、检索、访问、储存、维护和安全处置，应根据样本的性状、检验和任何适用的要求确定保留时间，样本的安全处置应符合国家/地方法规或有关废物管理的建议。

2. 常见不符合项 虽然相关的不符合项比较少见，但是检验后样本复检标准的建立及确定检验后样本的保留时间仍需要重点关注。

八、结果报告（对应 ISO 15189 的 5.8 条款）

1. 要求 实验室每一项检验结果均应准确、清晰、明确，并依据检验程序的特定说明做出报告，对报告格式、报告的发放、报告特性和报告内容等都有相应的规定。

2. 常见不符合项 相关的不符合项比较少见，但还是有些实验室的报告单内容存在不符合准则要求的情况，如报告单虽然给出了审核日期、报告日期，但没有明确具体的审核时间和报告时间。

九、结果发布（对应 ISO 15189 的 5.9 条款）

1. 要求 包括对报告中不合格原始样本的说明、危急值报告、结果转录、结果发布、结果的自动选择和报告、报告修改等的要求。

2. 常见不符合项 常见不符合项主要表现在危急值报告未记录或危急值报告不及时，如急诊检验 2015 年 8 月 17 日 23：00 检出一患者血钾结果为 9.26mmol/L（危急值上限设定为 6.0mmol/L），18 日 7：55 才报告客户方，而实验室规定检出危急值应在 10min 内报告相关方。

认可准则 5.9.1b 条款有明确规定：当检验结果处于规定的“警示”或“危急”区间内时，立即通知医生（或其他授权的医务人员），包括送至受委托实验室检验的样本结果；保存采取措施的记录，包括日期、时间、负责的实验室员工、通知的人员，以及在通知时遇到的任何困难。上述不符合事实明显违背了此条款。

3. 建议 针对上述常见不符合项，实验室应采取以下措施。

（1）组织相关临床科室共同协商设定危急值项目和界限，建立危急值报告程序，明确危急值报告流程，加强对相关人员危急值管理方面的培训，实验室相关人员应熟悉危急值项目、界限和报告流程，有条件的实验室可通过 LIS 自动识别危急值并报告临床医生。

（2）实验室在检验结果的自动选择和报告方面虽然很少发现不符合项，但也应引起实验室的重视，在结果的自动选择和报告系统应用前应进行验证并记录，应用后应定期进行验证并记录。

（3）检验报告有时可能会出现修改情况，但应做到检验报告后如不显示原始结果（如LIS 中的报告），应有相应标识说明其已被修改，且能够检索到原始结果；也可以在原始结果上进行修改（如纸面报告），但修改后原始结果仍应清晰可辨并清楚标注修改者和修改日期。

十、实验室信息系统（对应 ISO 15189 的 5.10 条款）

1. 要求 对信息系统管理的职责和权限、检验数据和信息的收集、处理、记录、报告、存储或检索等的要求。

2. 常见不符合项 常见的不符合项有无定期核查 LIS 内的最终检验报告结果与原始输入数据是否一致的记录或 LIS 数据与传输到 HIS 端的数据是否一致的记录。

3. 建议 针对上述常见不符合项，建议实验室做好以下几点。

（1）制定 LIS 管理程序，清晰规定不同人员使用 LIS 的职责和权限。

（2）LIS 一般由医院信息部门的专业人员负责管理，检验科应设专人负责处理日常工作中出现的问题并保持与信息部门的密切沟通，及时解决问题以确保 LIS 正常运行。

（3）LIS 可能会在使用过程中因不断有新的需求而不断更新，实验室应及时做好相关培训工作，以保证更新后的 LIS 得到正确使用。

（胡冬梅　肖路延　柯培锋）

第三部分

临床生化项目检验与应用

第十章

酶 学 项 目

酶通常是由活细胞生成和分泌的特殊蛋白质，在体内承担催化作用，其种类繁多，采用临床化学技术检测血液中酶的活性被称为血清酶学检测。由于催化反应和底物的不同，酶的检测结果受检测方法及生理状态的影响较大，因此临床对血清酶的检测结果解释需要慎重。在很多疾病中，血清酶的检测结果都会出现异常，其主要原因：①酶合成异常，如肝功能损害引起的胆碱酯酶合成减少；②释放增加，如肝细胞破坏导致丙氨酸氨基转移酶升高；③排泄障碍，如阻塞性黄疸引起的 γ-谷氨酰转移酶升高。临床通常采用连续监测法检测血清中酶的活性，通过连续监测酶促反应过程中底物或产物浓度的变化计算反应速度，又称为速率法。本章将着重介绍目前临床常用的血清酶学指标的相关内容。

第一节　丙氨酸氨基转移酶

一、病理生理

丙氨酸氨基转移酶（alanine amino transferase，ALT）又称为谷丙转氨酶（GPT），能够催化 L-丙氨酸和 α-酮戊二酸之间的氨基转移，从而形成丙酮酸和谷氨酸，是一种重要的代谢酶，也是肝脏受损的最常用指标。人体中 ALT 按其含量由多到少排序为肝脏、肾脏、心脏、肌肉、脑，以肝脏中活性最高。正常情况下，血液中 ALT 水平较低，当肝细胞发生炎症、坏死、中毒时，细胞膜通透性增大，ALT 即可逸出细胞外，使血液中 ALT 明显增加。轻微的肝细胞受损，ALT 活性可增高 1 倍，是肝功能受损的最灵敏的指标之一。所以肝脏本身的疾病，特别是各型病毒性肝炎、肝硬化、肝脓肿、肝结核、肝癌、脂肪肝、肝豆状核变性，均可引起不同程度的 ALT 升高。

二、检测方法与原理

ALT 的测定方法有多种，如赖氏法、金氏法、改良穆氏法，各种方法的单位定义各不相同，因此结果和参考值范围均不一致。同时由于检测方法受限，检测结果准确度较差，除赖氏法操作简便、经济，在一些小实验室还在使用外，其他方法已被淘汰。取代以上方法的是 IFCC 推荐的连续监测法，该方法规范，检测准确度和精密度高，是目前使用的主要方法，其检测原理为血清 ALT 催化 L-丙氨酸与 α-酮戊二酸的转氨基反应，生成丙酮酸，在乳酸脱氢酶（LDH）的作用下氧化 NADH 为 NAD^+，在上述偶联反应中，NADH 的氧化速率与样本中酶活性成正比，在 340nm 波长处，NADH 呈现特征性吸收峰，而 NAD 则没有。因此，可在 340nm 处监测吸光度的下降速率（$-\Delta A$/min），计算出 ALT 的活性单位。上述原理的反应方程式如下：

$$\text{L-丙氨酸} + \alpha\text{-酮戊二酸} \xrightarrow{\text{ALT}} \text{丙酮酸} + \text{L-谷氨酸}$$

$$\text{丙酮酸} + \text{NADH} + H^+ \xrightarrow{\text{LDH}} \text{L-乳酸} + \text{NAD}^+$$

三、参考值范围

男性：＜50U/L；女性：＜35U/L；新生儿/婴儿：13～45U/L。

四、临床意义

1. 肝胆疾病 各种肝脏疾病均可引起血清 ALT 升高，临床上主要用于肝脏疾病的诊断。各种急性病毒性肝炎、药物或酒精中毒引起的急性肝损害等，血清 ALT 水平可在临床症状（如黄疸）出现之前就急剧升高，急性病毒性肝炎时可达到 10～40 倍参考值范围上限，而药物性肝炎或缺血性肝病时 ALT 活性最高可大于 40 倍参考值范围上限，且 ALT＞AST。一般而言，急性病毒性肝炎时血清 ALT 水平与临床病情相平行，且往往是肝炎恢复期最后降至正常的酶，是判断急性病毒性肝炎是否恢复的一个很好的指标。若 ALT 持续增高 6 个月至 1 年以上则肝炎易转为慢性。慢性病毒性肝炎时 ALT 升高幅度不大，多在 300U/L 以下。ALT 长期异常，但水平不高，多见于慢性乙型肝炎和丙型肝炎、自身免疫性肝炎、长期大量饮酒后的酒精性肝炎等。胆道疾病，如胆石症、胆道梗阻，ALT 可有轻中度升高，梗阻解除，黄疸消退 1～2 周后 ALT 即可恢复正常，若 ALT 持续不降，提示合并病毒性肝炎。肝衰竭时 ALT 反而下降，说明肝细胞被大量破坏而无酶释放，提示预后不良。特别应注意的是，肝衰竭时由于大量肝细胞坏死，血中 ALT 逐渐下降，而胆红素却进行性升高，出现所谓“酶胆分离”现象，常是肝坏死的前兆。原发性肝癌患者 ALT 持续增高，可能合并肝坏死。某些肝硬化和肝癌患者，肝病已至晚期，肝功能很差，但 ALT 却正常。不少人因为大量腹腔积液、消化道出血或者体检时发现其他异常才得知原发疾病，隐源性肝硬化是其中一种。ALT 轻度增高的脂肪肝患者的 ALT 水平一般不超过 100U/L。

2. 其他 除肝脏外，体内其他脏器组织，如心脏、肾脏、肺、脑、睾丸、肌肉也都含有此酶。因此，心肌炎、肾盂肾炎、大叶性肺炎、肺结核、乙型脑炎、多发性肌炎、急性败血症、肠伤寒、流脑、疟疾、胆囊炎、钩端螺旋体病、流行性感冒、麻疹、血吸虫病及挤压综合征等疾病亦可见血中 ALT 升高。因为 ALT 是从胆管排出的，如果有胆管、胆囊及胰腺疾病，胆管梗阻，也可使 ALT 升高。临床常见的有胆囊炎、胆管蛔虫、肝胆管结石、胆囊及胆管肿瘤、壶腹周围癌、先天性胆管扩张症、急性或慢性胰腺炎、胰头癌及出血坏死性胰腺炎。其他内科疾病，如系统性红斑狼疮、甲状腺功能亢进、糖尿病、恶性组织细胞病、心力衰竭、风湿热、消化性溃疡、急性或慢性胃肠炎及尿毒症等也可发生 ALT 升高；营养不良、酗酒、应用某些药物、发热等情况均能使 ALT 轻度升高。生理状态下，血清

ALT 也可出现异常，如剧烈活动、体育锻炼、月经期，ALT 也可暂时升高。伴维生素 B_6 缺乏的妊娠、肝病终末状态、肾透析、肾功能不全时可造成 ALT 降低。

此外，COVID-19 患者多表现为缺氧，可直接或间接损害肝细胞，尤其是重症患者，对肝功能的损害更加严重，导致肝细胞中的部分酶类释放入血。临床研究发现，62%的 COVID-19 重症患者和 25%的轻症患者出现了 ALT 水平升高。92%的重症患者和 63%的轻症患者 LDH 升高，其中位数分别达到 400U/L 和 281U/L。AST 的水平在重症组也要高于轻症组，但在所有患者中升高不明显。因此，COVID-19 患者肝功能检查可能出现 ALT、LDH 升高。

五、影响（干扰）因素

血清中存在的 α-酮酸（如丙酮酸）对 ALT 的测定有正向干扰，双试剂法可去除此干扰。血清中谷氨酸脱氢酶（GLDH）升高时，在有氨存在的条件下，可导致 ALT 测定结果升高，一般来说，血清中氨含量甚微，对 ALT 影响不大，但对于个别重型肝炎患者此影响较大。有些患者血清中 ALT 过高，因此酶联反应速度过快，在到达测定时段前底物已被耗尽，从而使测定结果很低甚至为负值。解决办法是在仪器参数设置中，设定反应吸光度的下限，当反应中吸光度低于此限时，仪器报警提示，须用生理盐水稀释后重新测定。检测样本宜用空腹新鲜血清或肝素抗凝血浆。样本避免溶血，因为红细胞中 ALT 浓度为血浆中的 3～5 倍。分离后血清在室温保存时 ALT 可稳定 3 天，在 2～4℃时可稳定 3 周（10%～15%降低），避免冰冻，否则可引起明显降低。

第二节　天冬氨酸氨基转移酶

一、病理生理

天冬氨酸氨基转移酶（aspartate aminotransferase，AST）也称为谷草转氨酶（GOT），主要分布在胞质和线粒体中，两个部位的 AST 是同工酶，存在于胞质内的称为 c-AST，存在于线粒体内的称为 m-AST。约 80%的肝脏组织中的 AST 为线粒体同工酶，而健康个体循环中的 AST 大部分来自胞质同工酶。正常人血清中主要含 c-AST，而 m-AST 含量甚微。只有当组织细胞坏死、线粒体崩解时，m-AST 才大量释放入血，导致血清中 m-AST 急剧升高。AST 主要存在于肝脏、心肌、骨骼肌、肾脏、脑、胰腺、肺、白细胞和红细胞中，其浓度依次降低。和 ALT 一样，AST 也需要 5-磷酸吡哆醛作为辅助因子，以酶蛋白和全酶的形式存在于血清中。

二、检测方法与原理

目前临床常用的检测方法是 IFCC 推荐的连续监测法，其原理是血清 AST 催化 L-天冬氨酸与 α-酮戊二酸的转氨基反应，生成草酰乙酸和 L-谷氨酸，生成的草酰乙酸在苹果酸脱氢酶（MDH）的作用下氧化NADH为NAD^+，在波长340nm处NADH有吸收峰，在底物过剩时，NADH下降速率与AST活性成正比，由此可以计算出AST的活性。上述原理的反应方程式如下：

$$\text{L-天冬氨酸}+\alpha\text{-酮戊二酸}\xrightarrow{AST}\text{草酰乙酸}+\text{L-谷氨酸}$$

$$\text{草酰乙酸}+NADH+H^+\xrightarrow{MDH}\text{L-苹果酸}+NAD^+$$

三、参考值范围

成人：男性＜50U/L，女性＜35U/L；新生儿：25～75U/L；婴儿：15～60U/L。

四、临床意义

1. 肝脏疾病 各种肝脏疾病通常都会引起AST升高，包括各种急性或慢性肝炎、肝硬化、酒精性肝病等。血清中AST水平升高与损伤细胞内含有丰富的AST或细胞膜通透性的改变有关，血清中肝脏酶的活性可反映该酶从肝脏释放入血液循环及循环中清除该酶的速率。临床上常用AST与ALT比值来判断肝病的严重程度，如在急性肝损伤时，ALT的升高比AST更明显，故AST/ALT＜1。而对于慢性病毒性肝炎、肝硬化、肝癌、重型肝炎，由于AST明显升高，超过ALT，则AST/ALT＞1。当AST/ALT＞2时，且AST在300U/L以内时，提示酒精性肝病。

2. 心肌疾病 由于心肌AST含量丰富，故AST曾经作为心肌梗死的标志物，但目前临床已基本不用，而血清AST同工酶的检测意义也不大，但急性心肌梗死时因为m-AST在组织广泛坏死后血清浓度显著升高，所以m-AST被认为可用于心肌梗死检测，但并未被广泛应用。

3. 其他 如进行性肌营养不良、皮肌炎、肺栓塞、急性胰腺炎、肌肉挫伤、坏疽及溶血性疾病也可见AST升高。另外，饮酒、劳累、熬夜、剧烈运动或药物等也可导致AST生理性升高。

五、影响（干扰）因素

溶血、脂血及黄疸对AST影响不大。AST的检测样本应采用血清或血浆。

第三节 碱性磷酸酶

一、病理生理

碱性磷酸酶（alkaline phosphatase，ALP）是对一类含锌金属酶的统称，属磷酸单酯水解酶，该类酶催化有机磷酸酯的水解，在碱性pH环境下活性最佳。ALP广泛分布于人体组织和体液，以骨骼、肝脏、乳腺、小肠、肾脏等组织中的含量较高，其大部分由骨细胞产生，小部分来自肝脏，经胆汁排入肠道。不同组织中的 ALP 为同工酶，它们催化相同的反应，但某些理化性质不同。ALP 能催化核酸分子脱掉 5′-磷酸基团，从而使 DNA 或 RNA 片段的 5′-P 端转换成 5′-OH 端。但它不是单一的酶，而是一组同工酶。目前已发现有 AKP1、AKP2、AKP3、AKP4、AKP5 与 AKP6 六种同工酶。其中 AKP1、AKP2 和 AKP6 均来自肝脏，AKP3 来自骨细胞，AKP4 产生于胎盘及癌细胞，而 AKP5 则来自小肠绒毛上皮与成纤维细胞。ALP 的确切功能还不是很清楚。在肝脏中，ALP 主要功能是下调肝内胆管上皮细胞分泌的活性，在骨骼中，ALP 可能与钙化有关，另外，它也可能参与了运输过程。血清 ALP 在正常成人中主要有三个来源：骨骼、肝脏和肠道，其中骨骼和肝脏是主要来源。

二、检测方法与原理

目前临床常用的检测方法是连续监测法，其原理是血清中 ALP 在碱性溶液中作用于对硝基酚磷酸盐（4-NPP）产生磷酸盐和对硝基酚（4-NP），生成的磷酸盐与基质中的二乙醇胺（DEA）结合生成二乙醇胺磷酸盐，4-NP 在碱性溶液中转变为对硝基酚氧离子，在波长 405nm 处有吸收峰。因此，可根据 4-NP 的形成速率计算 ALP 的活性。IFCC 推荐的方法采用 AMP（2-氨基-2-甲基-1-丙醇）作为缓冲液，在 pH 10.4 的条件下，AMP 作为磷酸酯受体，通过测定 4-NPP 到 4-NP 的转化率来判断 ALP 的活性，在波长 410nm、480nm 处检测吸光率的变化。上述原理的反应方程式如下：

$$\text{4-NPP} + \text{AMP} \xrightarrow{\text{ALP, Mg}^{2+}} \text{4-NP} + \text{AMP-Pi}$$

三、参考值范围

成人：30～120U/L；儿童及青少年碱性磷酸酶参考值范围见表 10-1。

表 10-1　儿童及青少年碱性磷酸酶参考值范围

年龄	男性（U/L）	女性（U/L）
1～30 天	75～316	48～406
30 天～1 岁	82～383	124～341
1～3 岁	104～345	108～317
4～6 岁	93～309	96～297
7～9 岁	86～315	69～325
10～12 岁	42～362	51～332
13～15 岁	74～390	50～162
16～18 岁	52～171	47～119

四、临床意义

1. 肝胆疾病　肝胆疾病可导致血清 ALP 活性升高，并与肝脏酶活性升高相平行，血清

ALP 对肝脏疾病的价值主要在于诊断胆汁淤积，约 75%的长期胆汁淤积患者，ALP 升高 4 倍或以上。肝外和肝内梗阻时 ALP 均可升高，二者升高的程度基本没有差别。在癌症、胆总管结石、硬化性胆管炎、胆管狭窄等疾病导致的阻塞性黄疸中，ALP 变化程度一致。在由于药物性肝炎、原发性胆汁性肝硬化、肝移植排异和少见的酒精性脂肪变性坏死导致的肝内胆汁淤积症患者中，ALP 升高程度也很相似。

2. 肿瘤 如乳腺癌、肺癌、卵巢癌、骨细胞瘤、骨肉瘤等患者的 ALP 升高，可能提示有肝脏转移。

3. 其他 如发生变形性骨炎、成骨细胞癌、佝偻病、骨软化、甲状腺及甲状旁腺功能亢进、肾小管性酸中毒等疾病时 ALP 也会升高。而儿童骨骼发育期 ALP 活性可比成人高 1～2 倍，孕妇及进食脂肪含量高的食物也会导致 ALP 生理性升高。

五、影响（干扰）因素

溶血和某些抗凝剂可干扰 ALP 检测。应采用血清样本检测，不可使用络合抗凝剂的血浆，如枸橼酸、草酸盐和乙二胺四乙酸（EDTA），避免样本溶血。

第四节　酸性磷酸酶

一、病理生理

酸性磷酸酶（acid phosphatase，ACP）是一种在酸性条件下催化磷酸单酯水解生成无机磷酸的水解酶。人血清酸性磷酸酶的最适 pH 为 5～6，最适作用温度为 37℃。ACP 存在于前列腺、肝脏、脾脏、肾脏、红细胞、血浆、乳汁、唾液等，健康男性血清中 1/3～1/2 的 ACP 来源于前列腺。

二、检测方法与原理

血清 ACP 常见的临床化学检测方法为磷酸萘酚底物法，其基本原理为 ACP 在酸性条件下水解 α-萘酚磷酸酯，产生 α-萘酚和磷酸，α-萘酚与固红 TR 反应生成有色物质，在波长 405nm 处有吸收。在底物过剩的情况下，α-萘酚生成速率与 ACP 活性成正比。反应体系中加入 1，5-戊二醇等物质作为磷酸接受体，以加速磷酸酯水解。通过加和不加酒石酸，分别测定酒石酸抵抗 ACP（Tr-ACP）和总 ACP（t-ACP）。上述原理的反应方程式如下：

$$\text{α-萘酚磷酸酯} + H_2O \xrightarrow{ACP} \text{α-萘酚} + \text{磷酸}$$

$$\text{α-萘酚} + \text{固红TR} \longrightarrow \text{有色物质}$$

三、参考值范围

总 ACP：0～9U/L；前列腺 ACP：0～3U/L。

四、临床意义

1. 前列腺疾病 ACP对前列腺癌的诊断具有价值，在前列腺癌尤其是转移癌中可明显升高，且对晚期前列腺癌的诊断、疗效观察和预后监测有很大的价值。某些非恶性前列腺疾病，如前列腺炎、前列腺肥大等疾病，ACP活性也会升高。

2. 血液病 包括粒细胞白血病、戈谢病、尼曼–皮克病、原发性血小板减少性紫癜、溶血性贫血等ACP活性也升高。

3. 其他 某些骨疾病如软骨病、骨肉瘤、多发性骨髓瘤、成骨不全、变形性骨炎也可导致ACP活性升高；另外，甲状腺功能亢进及急、慢性肾炎和尿潴留也会导致ACP活性升高。

五、影响（干扰）因素

溶血会导致检验结果偏高，黄疸样本也会干扰ACP的检测。另外，样本在高温和碱性环境下不稳定，需要冷藏保存并酸化。应采用血清或血浆样本检测，不可采用草酸盐抗凝，否则会导致检验结果偏低，血清中ACP在室温下不稳定，需要添加乙酸盐缓冲液酸化。

第五节 5′-核苷酸酶

一、病理生理

5′-核苷酸酶（5′-nucleotidase，5′-NT）是一种对底物特异性不高的水解酶，可催化某些核苷酸的水解，如5′-磷酸腺苷和肌苷5′-磷酸酯，这类核苷酸的磷酸连接在5′-戊糖位置。5′-NT存在于肝脏、肠、脑、心脏、血管和胰腺中，而在肝脏中，该酶主要与肝小管和肝窦的细胞膜有关，其生理功能还不清楚。但是释放入血液循环中的5′-NT仅来源于肝胆组织，因为5′-NT需要经过肝胆系统内高浓度胆汁酸去垢处理后才能释放入血，因此血清5′-NT水平变化主要和肝胆系统状况有关。

二、检测方法与原理

5′-NT通常使用连续监测法检测，检测底物是一磷酸腺苷（AMP），但由于血清中非特异性ALP也参与AMP的水解反应，因此5′-NT的测定必须进行校正，或用β-甘油磷酸钠作为抑制剂结合ALP，阻止非特异性反应。在波长340nm处监测吸光度下降速率，计算出5′-NT活性。上述原理的反应方程式如下：

$$\text{AMP}+H_2O\xrightarrow{\text{5}'\text{-NT}}\text{腺苷}+\text{Pi}$$

$$\text{腺苷}+H_2O\xrightarrow{\text{腺苷脱氨酶}}\text{次黄苷}+NH_3$$

$$NH_3+\alpha\text{-酮戊二酸}+\text{NADH}\xrightarrow{\text{腺苷脱氨酶}}\text{L-谷氨酸}+\text{NAD}^+$$

三、参考值范围

参考值范围为 0～11U/L。

四、临床意义

5′-NT 检测主要用于肝胆系统疾病的诊断和骨骼疾病的鉴别诊断。血清 5′-NT 活性升高主要见于肝胆系统疾病，如阻塞性黄疸、肝癌、肝炎等，其活性变化与 ALP 一致，但其在骨骼系统疾病中不升高，因此可以用于鉴别 ALP 升高是肝胆疾病还是骨骼系统疾病造成。另外，肝实质细胞损伤严重如重型肝炎时，ALP 多数升高，但 5′-NT 正常，因此对于重型肝炎和梗阻性黄疸的鉴别，5′-NT 也有一定的价值。

五、影响（干扰）因素

乳糜血会干扰 ALP 的检测，其他胆红素或溶血对检测结果影响不大。采血后 1h 内分离血清，由于酶活性不稳定，血清样本不应放置于室温中。

第六节　脂　肪　酶

一、病理生理

脂肪酶（lipase，LPS）又称甘油三酯水解酶或甘油三酯酶，是一组特异性较低的脂肪水解酶类，主要来源于胰腺，其次为胃及小肠，能水解多种含长链脂肪酸的甘油酯，催化甘油三酯水解生成脂肪酸和甘油（或者甘油二酯和甘油单酯）。LPS 仅作用于脂和水界面的脂肪，其作用的发挥必须有胆汁酸盐、脂肪酶和共脂肪酶的共同参与，三者组成结合物催化底物反应。通常胰腺以等量分泌脂肪酶及共脂肪酶进入血液循环，但因共脂肪酶分子量较小，可以从肾小球滤出，急性胰腺炎时共脂肪酶/脂肪酶比值下降。

二、检测方法与原理

常用偶联法和色原底物法检测，在此介绍前者。胰脂肪酶将长链脂肪酸酯从甘油三酯中水解出来，其中甘油二酯被水解为甘油单酯和脂肪酸。然后通过甘油单酯脂肪酶（MGLP）、甘油激酶（GK）、磷酸甘油酯氧化酶（GPO）和过氧化物酶（POD）催化偶联酶反应。上述原理的反应方程式如下：

$$\text{甘油二酯} + H_2O \xrightarrow{LPS} \text{甘油单酯} + \text{脂肪酸}$$

$$\text{甘油单酯} + H_2O \xrightarrow{MGLP} \text{甘油} + \text{脂肪酸}$$

$$\text{甘油} + ATP \xrightarrow{GK} \text{甘油-3-磷酸酯} + ADP$$

$$\text{甘油-3-磷酸酯} + O_2 \xrightarrow{GPO} \text{磷酸二羟丙酮} + H_2O_2$$

$$2H_2O_2 + \text{4-氨基比林} + \text{TOOS} \xrightarrow{POD} \text{醌二亚胺-染料(红色)} + 4H_2O$$

三、参考值范围

成人：＜67U/L（＜1.12μKat/L）。

儿童及青少年：＜1 岁，0～8U/L（0～0.13μKat/L）；1～10 岁，4.67～31U/L（0.08～0.52μKat/L）；11～18 岁，7～39U/L（0.12～0.65μKat/L）。

四、临床意义

1. 胰腺疾病 胰腺是人体 LPS 的主要来源，在急性胰腺炎及胰腺癌时可见血清 LPS 增高，慢性胰腺炎时偶见 LPS 升高。在急性胰腺炎时，2～12h 血清 LPS 显著升高，24h 至峰值，至 48～72h 可恢复正常，但随后又可持续升高 8～15 天。由于血清 LPS 在急性胰腺炎时活性升高的时间早，上升幅度大，持续时间长，故其诊断价值优于淀粉酶。临床观察发现，凡血清淀粉酶升高的病例，其 LPS 均升高；而 LPS 升高者淀粉酶不一定升高，约有 2/3 淀粉酶正常的胰腺炎患者，其 LPS 正常；非胰腺炎的急腹症有血清淀粉酶升高，而 LPS 不升高。

2. 其他 酗酒、酒精性胰腺炎、肝胆疾病等血清 LPS 可有不同程度的升高。

五、影响（干扰）因素

使用肝素、钙、胆盐、磷脂酰胆碱等可使 LPS 偏高；口服避孕药则可使 LPS 偏低。胆红素可增加此酶活性，故黄疸样本可使检验结果偏高，血红蛋白可抑制脂肪酶活性，故溶血样本可使检验结果降低。应采用血清和 EDTA 或肝素化血浆样本检测。

第七节 淀 粉 酶

一、病理生理

淀粉酶（amylase，AMY）是水解淀粉和糖原的酶类总称，是一类专门水解 α-1，4-糖苷键的酶，根据作用的方式可分为 α-淀粉酶和 β-淀粉酶。其中 α-淀粉酶主要由唾液腺和胰腺分泌，AMY 分子量较小，可通过肾小球滤出，因此当患流行性腮腺炎和急性胰腺炎时，血和尿中的淀粉酶含量明显升高。

二、检测方法与原理

IFCC 推荐以被修饰的麦芽七糖作为底物。血清 AMY 水解 4，6-亚乙基（Gl）-4-硝基苯基（G_7）-4-α-D 麦芽七糖（E-G_7-NP），生成三种 4-硝基苯基麦芽多糖，后者在 α-葡萄糖苷酶的作用下水解为 4-硝基苯酐（NP）和葡萄糖。NP 在反应液 pH 中解离为黄色的 4-硝基苯氧离子，在波长 405nm 左右有吸收峰，NP 的生成速率与 AMY 的浓度成正比，因而可通过检测 NP 生成测定血清 AMY 活性浓度。上述原理的反应方程式如下：

$$E\text{-}G_7\text{-}NP + H_2O \xrightarrow{AMY} E\text{-}G_5 + E\text{-}G_4 + E\text{-}G_3 + G_2\text{-}NP + G_3\text{-}NP + G_4\text{-}NP$$

$$G_2\text{-}NP + G_3\text{-}NP + G_4\text{-}NP + H_2O \xrightarrow{\alpha\text{-葡萄糖苷酶}} NP + \text{葡萄糖}$$

三、参考值范围

血清/血浆：28～100U/L（0.46～1.66μKat/L）。

尿液：男性≤490U/L（8.16μKat/L）或 280U/g 肌酐；女性≤450U/L（7.50μKat/L）或 380U/g 肌酐。

四、临床意义

1. 急性胰腺炎 AMY 主要用于急性胰腺炎的诊断，一般发病后 8～12h 血清淀粉酶开始升高，12～24h 达高峰，2～5 天下降至正常。急性胰腺炎时血清 AMY 明显升高，升高幅度一般和疾病的严重程度无关，但升高幅度越大，急性胰腺炎的可能性越大。AMY 分子量较小，可通过肾小球滤出，故在急性胰腺炎时尿 AMY 含量也升高。但是 AMY 对胰腺炎的诊断特异性不强，其他急腹症如阑尾炎、肠梗阻等也会有 AMY 升高；另外，腮腺炎也可导致唾液淀粉酶水平升高。

2. 其他 如慢性胰腺炎急性发作、胰腺肿瘤、胃十二指肠疾病、急腹症、唾液腺炎症、慢性肾功能不全等疾病也会有 AMY 升高。

五、影响（干扰）因素

使用口服避孕药、可待因、吗啡、麻醉药、磺胺类药物及唾液污染样本会使测定结果偏低，进食不影响测定，溶血、脂血及黄疸对结果影响不大。样本应使用血清或肝素化血浆，避免使用 EDTA、草酸盐或枸橼酸盐抗凝血浆；尿液样本可使用定时或随机样本。

第八节 肌酸激酶及其同工酶

一、病理生理

肌酸激酶（creatine kinase，CK）又称为磷酸肌酸激酶，能可逆地催化肌酸和三磷酸腺苷（ATP）生成磷酸肌酸和二磷酸腺苷的反应，是一个与细胞内能量运转、肌肉收缩、ATP 再生有直接关系的重要激酶。CK 广泛存在于骨骼肌、心肌和脑组织中，至少有三种同工酶形式：肌肉型（MM 型）、脑型（BB 型）和杂化型（MB 型）。MM 型主要存在于各种肌肉细胞中，BB型主要存在于脑细胞中，MB型主要存在于心肌细胞中。CK及其同工酶CK-MB的升高是急性心肌梗死的一个重要诊断指标，具有重要的临床意义。

二、检测方法与原理

常见的检测方法包括活性测定和质量测定，CK活性测定通常采用酶偶联速率法，质量测定主要用酶联免疫吸附法、免疫增强比浊法或化学发光免疫法。IFCC推荐方法原理如下：CK催化磷酸肌酸和二磷酸腺苷（ADP）生成肌酸和ATP，生成的ATP在己糖激酶（HK）催化下与葡萄糖反应，生成葡萄糖-6-磷酸和ADP，葡萄糖-6-磷酸在葡萄糖-6-磷酸脱氢酶（GPDH）作用下被氧化为6-磷酸葡萄糖酸，同时$NADP^+$被还原成NADPH，NADPH在波长340nm处有吸收峰，在底物过剩的情况下，NADPH生成速率与血清CK浓度成正比。CK-MB的活性测定通常采用免疫抑制法，该方法用特异性抗血清抑制CK的M亚单位，通过测定反应中B亚单位的活性再乘以2，得到CK-MB的活性。但是当血清中存在大量可检测CK-BB或巨CK时，或者当试剂和仪器设置不当时，可能会出现CK-MB大于CK的情况。因此，采用CK-MB质量法（CK-MB mass）检测是可以解决上述问题的。上述原理的反应方程式如下：

$$\text{ADP}+\text{肌酸磷酸}\xrightarrow{\text{CK}}\text{肌酸}+\text{ATP}$$

$$\text{ATP}+\text{葡萄糖}\xrightarrow{\text{HK}}\text{ADP}+\text{葡萄糖-6-磷酸}$$

$$\text{葡萄糖-6-磷酸}+\text{NADP}^+\xrightarrow{\text{GPDH}}\text{6-磷酸葡萄糖酸}+\text{NADPH}+\text{H}^+$$

三、参考值范围

CK：男性为24～194U/L；女性为24～170U/L。

CK-MB≤25U/L（活性）；CK-MB≤5ng/L（质量）。

四、临床意义

1. 心脏疾病 急性心肌梗死时，CK在发病2～4h开始升高，12～48h达到峰值，2～4天恢复正常，CK升高程度与心肌损伤程度基本一致，且发生心电图不易诊断的心内膜下心肌梗死和复发性心肌梗死时CK活性亦升高。动态监测有助于心肌梗死的病情观察和预后估计，CK活性与心肌梗死区的定位、面积大小和预后有关。CK活性也可作为溶栓再灌注的指标。但心肌损伤过程中CK的升高主要由CK-MB的升高引起，CK-MB具有更好的特异性，因此临床上通常同时检测CK和CK-MB两项指标用于诊断心肌梗死；CK-MB质量法测定较CK-MB活性检测具有更高的敏感度和特异度。

2. 肌肉系统疾病 由于骨骼肌中含有CK，因此各型肌病也可引起CK和CK-MB升高，如假性肥大性肌营养不良、多发性肌炎、肌强直、皮肌炎等。轻度骨骼肌损伤也可导致CK升高，但一般CK-MB升高不明显。

3. 神经系统疾病 血清CK也存在于脑组织中，部分脑血管疾病患者血清CK活力也可升高，但出现时间迟，升高幅度低。此外，脑膜炎、脑炎等脑病也可以有 CK 升高。

此外，COVID-19 部分患者发病早期可出现 CK 增高。临床数据显示，除呼吸系统症状外，一定比例的患者出现了心脏受累的临床表现，主要表现为心肌损伤。一项前瞻性研究报道，超过 30%的患者血清 CK 表达升高。

五、影响（干扰）因素

溶血样本可干扰 CK 和 CK-MB 检测。另外，样本中出现 CK-BB 及巨型 CK 等情况时，可导致 CK-MB 检测结果假性升高。应使用血清、肝素或 EDTA 处理的血浆样本，采血后及时分离，避免溶血。

第九节　乳酸脱氢酶及其同工酶

一、病理生理

乳酸脱氢酶（lactate dehydrogenase，LDH）是糖无氧酵解及糖异生的重要酶系之一，可催化丙酮酸与 L-乳酸之间的氧化还原反应，依条件不同具有可逆性。乳酸脱氢酶存在于机体所有组织细胞的胞质内，其中以肾脏含量较高。LDH 由两种亚单位组成（H 和 M），因此可组成 5 种不同的同工酶，包括 LDH1（H4）、LDH2（H3M）、LDH3（H2M2）、LDH4（HM3）、LDH5（M4）。各种同工酶的分布具有组织特异性，如肝脏、骨骼肌以 LDH5 为主，心脏、肾脏以 LDH1 为主，血清中 LDH2＞LDH1＞LDH3＞LDH4＞LDH5。

二、检测方法与原理

由于 LDH 具有两种亚基和多种同工酶，因此血清 LDH 检测结果差异较大。血清 LDH 活性测定采用连续监测法，其中以乳酸和 NAD 作为底物的称为 LP 法，以丙酮酸和 NADH 作为底物的称为 PL 法，IFCC 推荐 LP 法。其反应原理如下：血清 LDH 催化 L-乳酸氧化为丙酮酸，同时将氢转移给 NAD^+，生成 NADH，后者在波长 340nm 处有吸收峰，通过测定 NADH 生成速率来计算 LDH 活性。LDH 同工酶测定通常使用琼脂糖电泳法或采用连续监测法单独检测 LDH1 含量，该方法通过 1，6-己二醇抑制 M 亚基，从而测定 LDH1 的含量。其反应方程式如下：

$$\text{L-乳酸} + NAD^+ \xrightarrow{LDH} \text{丙酮酸} + NADH + H^+$$

三、参考值范围

血清：男性＜248U/L（12 岁以上），女性＜247U/L（12 岁以上）。儿童：0～10 天为 290～2000U/L，10 天至 2 岁为 180～430U/L，2～12 岁为 110～295U/L。

尿液：560～2050U/L。

脑脊液：含量为血清的1/10。

琼脂糖电泳法同工酶检测：LDH1（28.4±5.3）%；LDH2（41.0±5.0）%；LDH3（19.0±4.0）%；LDH4（6.6±3.5）%；LDH5（4.6±3.0）%。

四、临床意义

1. 心脏疾病 心肌细胞LDH远高于血清，以LDH1和LDH2为主，心肌梗死后10～12h升高，24～48h达高峰，8～9天后恢复正常，与CK相比出现较迟，但持续时间长，且与心肌梗死病情严重程度和梗死范围有关。心肌梗死早期LDH1/总LDH比值升高，因为LDH1比LDH2升高更早、更明显，测定比值对心肌梗死诊断的阳性率和可靠性优于单纯测定LDH1或CK-MB。另外，其他心肌炎、心律失常等心脏疾病中LDH活性也有升高。LDH不能用于溶栓治疗的评估。

2. 肝脏疾病 急性肝炎或慢性活动性肝炎LDH常显著或中度升高，其敏感度略低于ALT。肝细胞损伤后LDH4和LDH5大量释放入血，导致LDH5/LDH4比值升高（＞1），也可作为肝细胞损伤的指标。肝癌时LDH活性明显升高，尤其是转移性肝癌升高更显著。LDH/AST比值也可以用于区分溶血引起的肝前性黄疸或肝性黄疸引起的异常红系造血。胸腔积液中的LDH可以用于鉴别漏出液和渗出液，若胸腔积液LDH/血清LDH＞0.6，则是渗出液。

3. 其他 部分血液病如白血病、巨幼红细胞贫血、恶性淋巴瘤等LDH活性升高。另外，营养不良、横纹肌损伤、胰腺炎、肺梗死等LDH活性也升高。

此外，COVID-19部分患者发病早期可出现LDH升高。武汉中心医院的早期数据显示，92%的重症患者和63%的轻症患者LDH升高，其中位数分别达到400U/L和281U/L。另一项前瞻性研究显示，超过70%的患者LDH升高。

五、影响（干扰）因素

溶血可以显著影响血清LDH的检测，而黄疸和脂血影响较小。剧烈运动也可引起LDH活性升高。应采用血清或肝素化血浆样本，由于红细胞中LDH含量是血清的150倍，故不可使用溶血样本，样本必须避免污染。

第十节 γ-谷氨酰转移酶

一、病理生理

γ-谷氨酰转移酶（γ-glutamyltransferase，GGT）主要分布于肝细胞膜和微粒体，参与谷胱甘肽的代谢，可以催化氨基酸从一个肽转移至另外一个肽，起到氨基酸转移酶的作用，同时也在氨基酸跨膜转运中通过γ-谷氨酰循环发挥作用。肾脏、肝脏和胰腺中GGT含量丰富，但血清中GGT主要来自肝胆系统。GGT在肝脏中广泛分布于肝细胞的胆管上皮细胞中，胆汁中浓度很高，因此当肝内合成亢进或胆汁排出受阻时，血清中GGT升高，某些药物和酒精可使其合成增加。而在肝癌时，由于癌细胞形成胚胎期样的逆分化，也可导致GGT生成增加，因此GGT也作为肝癌的一个血清学标志物。GGT在肝胆疾病中升高的机制还不明确，但可能是通过溶解并释放与膜结合的GGT而使血清中浓度升高。

二、检测方法与原理

目前国内主要采用IFCC和欧洲常规Szasz法。GGT作用于γ-谷氨酰-3-羧基-4-对硝基苯胺（GCNA）和双甘肽产生L-γ-谷氨酰双甘肽和2-硝酸-5-氨基苯甲酸，在波长405nm处检测吸收峰，计算出血清中GGT的浓度。

$$\text{GCNA} + \text{双甘肽} \xrightarrow{\text{GGT}} 2\text{-硝基-}5\text{-氨基苯甲酸} + \text{L-}\gamma\text{-谷氨酰双甘肽}$$

三、参考值范围

GGT参考值：男性＜55U/L；女性＜38U/L。

四、临床意义

GGT是肝功能检查的一项指标，升高通常是肝脏损伤的表现，因此主要用于对肝脏疾病的诊断和治疗监测。

1. 病毒性肝炎　急性肝炎时GGT呈中等程度升高，慢性肝炎时GGT活性一般在正常范围内，如持续升高则预示病情恶化。

2. 胆道阻塞性疾病　如原发性胆汁性肝硬化、硬化性胆管炎等疾病导致的慢性胆汁淤积可使GGT活性升高；肝癌时也可导致肝内阻塞，另外肝癌细胞也可合成GGT，从而使GGT活性明显升高，达到正常参考值上限10倍以上。对阻塞性黄疸的诊断，GGT比ALP、LAP等指标更灵敏。另外，由于在骨性疾病中GGT也升高，所以GGT也用于补充ALP的诊断价值，排除骨性疾病引起的ALP升高。

3. 酒精性或药物性肝脏损伤　GGT可明显或中度升高，单独GGT水平升高或GGT水平升高比例与其他酶（如ALP或ALT）不一致时，尤其是无症状患者，这种情况可能是重度饮酒的一个指标，酗酒者戒酒后GGT可以下降。酒精性肝炎患者的GGT活性显著升高，可达到10倍以上，而ALP升高幅度则较小。

4. 其他　脂肪肝、胰腺炎、胰腺肿瘤、前列腺肿瘤等GGT也可轻度升高。

五、影响（干扰）因素

目前发现某些抗癫痫药物（如巴比妥类）可能导致GGT测定值假性升高；采样前大量摄入酒精也可能导致GGT测定值升高。应采用无溶血血清样本，可使用EDTA抗凝血浆。

肝素抗凝可使血清在反应物中变浑浊，枸橼酸盐、草酸盐和氟化物可使 GGT 活性降低。

第十一节　腺苷脱氨酶

一、病理生理

腺苷脱氨酶（adenosine deaminase，ADA）是嘌呤核苷代谢中重要的酶类，也是一种与机体细胞免疫活性密切相关的核酸代谢酶。ADA 能催化腺嘌呤核苷转变为次黄嘌呤核苷，再经核苷磷酸化酶作用生成次黄嘌呤，其代谢终产物为尿酸。ADA 分布于人体各组织，在胸腺、脾脏和淋巴组织中含量最高。血液中的 ADA 主要存在于红细胞、粒细胞和淋巴细胞中，其活性为血清中的 40～70 倍。ADA 有 3 种同工酶，分别为 ADA1、ADA2 和 ADA3，其中 ADA2 仅存在于单核细胞中。

二、检测方法与原理

ADA 催化腺苷脱氨生成次黄嘌呤核苷，再经嘌呤核苷磷酸化酶（PNP）作用生成次黄嘌呤。次黄嘌呤经次黄嘌呤氧化酶（XOD）作用转变为尿酸和过氧化氢（H_2O_2）。H_2O_2 在过氧化物酶（POD）存在的情况下，可与 *N*-乙醛-*N*-（2-羟基-3-硫丙基）-3-甲基苯胺（EHSPT）和 4-氨基安替比林（4-AA）反应（Trinder 反应）生成紫红色的有色醌。通过动态测量波长 550nm 处吸光度上升的速率来计算 ADA 的活性。其反应方程式如下：

$$\text{腺苷} + H_2O \xrightarrow{ADA} \text{次黄嘌呤核苷} + NH_3$$

$$\text{次黄嘌呤核苷} + Pi \xrightarrow{PNP} \text{次黄嘌呤} + \text{核糖-1-磷酸}$$

$$\text{次黄嘌呤} + 2H_2O + 2O_2 \xrightarrow{XOD} \text{尿酸} + 2H_2O_2$$

$$2H_2O_2 + 4\text{-AA} + \text{EHSPT} \xrightarrow{POD} 4H_2O + \text{醌染料}$$

三、参考值范围

ADA 参考值：4～24U/L。

四、临床意义

1. 肝脏疾病　急性肝炎时 ADA 可轻中度升高；在慢性活动性肝炎和肝硬化时，ADA 活性显著升高，可达 90%左右；重型肝炎时，ADA 常明显升高；肝硬化患者血清 ADA 活性明显高于急性黄疸型肝炎，因此其有助于梗阻性黄疸和肝细胞性黄疸的鉴别。

2. 结核感染的鉴别　结核性胸腔积液、腹水 ADA 活性显著升高，而癌性胸腔积液、腹水 ADA 不升高，故检测胸腔积液、腹水 ADA 活性有助于二者的鉴别；结核性脑膜炎的脑脊液 ADA 活性升高，而病毒性脑膜炎 ADA 不高，因此 ADA 活性检测也可以用于中枢神经系统感染的鉴别诊断。

3. 其他 伤寒、传染性单核细胞增多症、风湿热、溶血性贫血、白血病及某些肿瘤患者血清 ADA 活性也可升高。ADA 活性降低见于某些重度免疫缺陷疾病。

五、影响（干扰）因素

黄疸、溶血、脂血和维生素 C 对 ADA 活性干扰不大；可采用血清或血浆样本。

第十二节 胆碱酯酶

一、病理生理

胆碱酯酶（cholinesterase，ChE）是一类糖蛋白，主要催化乙酰胆碱的水解反应，可以使神经末梢释放的乙酰胆碱水解，从而介导神经冲动的跨突触传递。人和动物机体中包括两类胆碱酯酶，即真性胆碱酯酶和假性胆碱酯酶，前者存在于红细胞及脑灰质中，后者也称为拟胆碱酯酶，即血清胆碱酯酶，由肝脏合成，能够反映肝细胞的合成功能。真性胆碱酯酶对乙酰胆碱的反应特异性高，而假性胆碱酯酶也可以催化其他胆碱酯类物质水解。

二、检测方法与原理

ChE 可以采用干化学法、pH 指示剂法、pH 差示法、比色法等方法进行检测，目前最常用的是硫代胆碱法，采用连续监测法进行检测，也是德国临床化学协会推荐的方法。该方法以丁酰硫代胆碱为底物，在 ChE 的催化下生成丁酸和硫代胆碱，硫代胆碱将黄色的六氰基铁（DTNB）还原为无色的六氰基亚铁（TNBA），在波长 410nm 处测量吸光度，吸光度的降低与样本中的 ChE 活性成正比。

$$\text{丁酰硫代胆碱} \xrightarrow{\text{ChE}} \text{丁酸} + \text{硫代胆碱}$$

$$\text{硫代胆碱} + \text{DTNB} \longrightarrow \text{TNBA} + \text{2-硝基苯脘-5-巯基硫代胆碱}$$

三、参考值范围

ChE 参考值：男性为 4.62～11.5kU/L（77～192μKat/L）；女性为 3.93～10.8kU/L（65～180μKat/L）。

四、临床意义

1. 肝脏疾病 血清 ChE 由肝脏合成，因此测定其血清活性可以反映肝脏的合成功能。在多数肝病中血清 ChE 活性下降，如急性肝炎，其活性下降 30%～50%，且与病情相关。

而在肝硬化中，其活性可降低 50%～70%。亚急性重型肝炎患者特别是肝昏迷患者，血清 ChE 明显降低，且多呈持久性降低。但对于慢性肝炎、梗阻性肝病和轻度肝硬化，其活性变化不大。另外，脂肪肝患者血清 ChE 水平明显升高。

2. 有机磷中毒 由于胆碱酯酶受到有机磷化合物及其他杀虫剂成分抑制，这些化合物使神经组织中胆碱酯酶失去活性，会导致患者死亡，胆碱酯酶活性会降低 40%～80%。

3. 其他 全身营养不良、重度贫血、癌症晚期、血吸虫病、败血症、重症肺结核等疾病可引起血清 ChE 活性下降，而肾病综合征、甲状腺功能亢进、糖尿病、高血压、高脂血症等疾病则引起血清 ChE 活性升高。

五、影响（干扰）因素

黄疸、溶血和维生素 C 对 ChE 活性测定干扰不大；可采用血清或肝素抗凝血浆样本。

第十三节 α-羟丁酸脱氢酶

一、病理生理

α-羟丁酸脱氢酶（α-hydroxybutyrate dehydrogenase，HBDH）不是一个独立的特异酶，而是含有 H 亚基的 LD-1 和 LD-2 的总称。测定 HBDH 实际反映的是乳酸脱氢酶同工酶 LDH1 和 LDH2 的活性。该酶在哺乳动物体内普遍存在，主要分布于心肌细胞、红细胞、白细胞及肾脏组织。当机体组织病变引起 LDH 的两种同工酶升高时，均可引起 HBDH 测量值升高，因此其活力与 LDH 活力相平行。

二、检测方法与原理

HBDH 可以采用速率法、比色法、荧光光度法进行检测，其中最常用的方法为速率法，因底物为 α-酮丁酸，因此也称为 α-酮丁酸底物法。HBDH 催化 α-酮丁酸还原成 α-羟丁酸，同时使还原型辅酶（NADH）氧化成氧化型辅酶（NAD^+），在波长 340nm 处检测 NADH 的消耗速率可计算出 HBDH 的活性。其反应方程式如下：

$$\alpha\text{-酮丁酸} + NADH + H^+ \xrightarrow{HBDH} \alpha\text{-羟丁酸} + NAD^+$$

三、参考值范围

HBDH 参考值：72～182U/L。

四、临床意义

1. 心肌疾病 HBDH 主要是作为心肌酶谱中的一项指标，对心肌梗死有诊断价值，结合 LDH 测定可以对心肌梗死做出判断。血清 LDH/HBDH 值为 1.3～1.6，当发生心肌梗死时，该比值下降，可达 0.8～1.2。这是由于 LDH1 和 LDH2 在心肌组织中分布较多，当心肌细胞坏死后，LDH1 和 LDH2 释放至血液中，导致 HBDH 活性升高。除了心肌梗死外，风湿性心肌炎、急性病毒性心肌炎的 HBDH 活性也会升高。目前不建议将 HBDH 用于心肌梗死的诊断。

2. 肝脏疾病 肝脏中也含有丰富的 LDH，但肝脏病变时 LDH 总活性的升高比 HBDH 升高更明显，因此 LDH/HBDH 值反而升高，可达 1.6～2.5，检测这两种酶的比值可以用来鉴别肝脏疾病和心肌疾病。

3. 血液系统疾病 由于红细胞中 HBDH 含量很丰富，因此溶血性贫血时，HBDH 活性会升高。另外，白血病患者该酶活性也升高，且与病情的变化和治疗效果有关，故 HBDH 也可用于白血病的治疗监测。

五、影响（干扰）因素

由于红细胞中 HBDH 含量高，因此溶血样本对试验的干扰很明显，应注意避免样本发生溶血。

第十四节　葡萄糖-6-磷酸脱氢酶

一、病理生理

葡萄糖-6-磷酸脱氢酶（glucose-6-phosphate dehydrogenase，G6PD）参与了葡萄糖磷酸戊糖途径的代谢过程，它催化 6-磷酸葡萄糖脱氢，形成 6-磷酸葡萄糖酸。在代谢过程中 G6PD 可促进还原型辅酶（NADPH）的生成，后者能保护红细胞免受氧化剂的破坏。G6PD 缺乏将导致 NADPH 生成减少，间接导致还原型谷胱甘肽（GSH）生成减少，使红细胞膜功能受损而发生溶血。

二、检测方法与原理

G6PD 常见的检测方法包括葡萄糖-6-磷酸（G6P）底物法、定量比值法、抑制法和荧光分析法。常用的 G6P 底物法检测原理是 G6PD 催化 G6P 转化成 6-磷酸葡萄糖酸（6-PG），同时 NADP 转化成 NADPH，在波长 340nm 处 NADPH 吸光度与 G6PD 活性成正比。其反应方程式如下：

$$\text{G6P} + \text{NADP} \xrightarrow{\text{G6PD, Mg}^{2+}} \text{6-PG} + \text{NADPH} + \text{H}^+$$

该方法存在一定的局限性，因为样本中 6-磷酸葡萄糖脱氢酶（6-PGD）也会参与代谢产生 NADPH，因此对 G6PD 的活性测定产生干扰。另外，样本溶血、脂血、黄疸等也会对检测产生影响。而定量比值法同时检测 G6PD 和 6-PGD 两种酶的活性，进行二者比值计算可以克服这些干扰，但定量比值法的重复性不好。

三、参考值范围

成人 G6PD 活性：1300～3600U/L；儿童 G6PD 活性：1700～4000U/L。

四、临床意义

1. G6PD 缺乏症 是 X 连锁不完全显性遗传病，患者 G6PD 先天性缺陷导致红细胞膜被氧化破坏，从而出现溶血症状，在临床上可以表现为溶血性贫血、蚕豆病、新生儿黄疸和先天性慢性非球形红细胞溶血性贫血。当酶活性＜60%时即会出现诱发性溶血性贫血。新生儿黄疸约有 1/3 与 G6PD 缺乏有关。而溶血性贫血患者在接触氧化物质时可以发生溶血反应，如各种药物、化学药剂、蚕豆。

2. 其他 有研究数据显示，糖尿病、急性非淋巴细胞白血病、白内障等疾病患者血液中 G6PD 活性下降，而部分恶性肿瘤患者 G6PD 活性升高。

五、影响（干扰）因素

溶血、脂血和黄疸样本均可影响测定结果。当胆红素≤342μmol/L、甘油三酯≤5.6mmol/L、血红蛋白≤2.0g/L、维生素 C≤0.3g/L 时，对测定结果造成的干扰偏倚在±15%内。G6P 底物法需采用压积红细胞进行检测，空腹采血，可使用肝素、EDTA 或枸橼酸钠抗凝，不能使用干燥管或促凝管。样本于 4000r/min 离心 5min，吸取 20μl 压积红细胞加入 1ml 溶解液，在 25min 内进行检测。定量比值法可采用全血样本进行检测。

第十五节 *N*-乙酰-β-D-葡萄糖苷酶

一、病理生理

N-乙酰-β-D-葡萄糖苷酶（*N*-acetyl-β-D-glucosaminidase，NAG）是一种细胞内溶酶体酶，以肾近曲小管含量最高，其生理作用与水解多糖、蛋白聚糖、脂蛋白分子和糖蛋白的 *N*-乙酰-β-D-氨基葡萄糖糖苷键有关。尿、血清 NAG 活性变化与机体某些病理状态密切相关。在血液循环中，NAG 在肝脏中被清除，半衰期较短（约为 5min），并且分子量较大（130 000～140 000Da），因此不能经由肾小球从血液循环大量滤出。当肝脏细胞坏死时，细胞内的 NAG 会释放至血液中，或者当肝功能损害、清除 NAG 能力减弱时，也会导致 NAG 活性升高。尿中 NAG 主要起源于肾脏，特别是肾小管上皮细胞溶酶体的释放。当肾脏受到损害特别是近曲肾小管受到损害时，可导致肾小管上皮细胞脱落、坏死，细胞膜通透性改变，溶酶体中所含的 NAG 大量释放进入肾小管管腔，使尿中 NAG 活性升高。因此，

尿 NAG 是反映肾小管损害的敏感且特异的指标。

二、检测方法与原理

NAG 可以采用比色法、酶法、荧光法和速率法等多种方法进行测定，其中以 2-氯-4-硝基苯-*N*-乙酰-β-D-氨基葡萄糖苷（CNP-NAG）速率法最为常用。以 CNP-NAG 为底物，通过水解反应产生色原 CNP，在波长 340nm 处有吸收峰，通过检测其反应速率，可计算出 NAG 活性。

$$\text{CNP-NAG} + H_2O \xrightarrow{\text{NAG}} \text{CNP} + \text{NAG}$$

除了 CNP-NAG 底物法外，也可以采用 6-甲基-2-吡啶基-1-硫-*N*-乙酰-β-D-氨基葡萄糖苷（MPT-NAG）作为底物进行测定。

$$\text{MPT-NAG} + H_2O \xrightarrow{\text{NAG}} N\text{-乙酰-β-D-氨基葡萄糖} + \text{MPT}$$

三、参考值范围

1. CNP 底物法 尿液 0.3～12U/L（肌酐校正 0.3～1.2U/mmol Cr），血清 9.5～34.9U/L。

2. MPT 底物法 尿液 0.3～14.6U/L（肌酐校正 0.3～1.5U/mmol Cr），血清 8.1～20.3U/L。

四、临床意义

1. 肾脏疾病 主要测定尿液 NAG 活性，可用于多种肾脏疾病的病程监测和诊断。NAG 主要来自近球小管溶酶体，当肾脏受到损害尤其是近曲肾小管受到损害时，尿中的 NAG 活性会显著升高，因此 NAG 活性变化也是反映肾实质损害的早期而灵敏的指标，其灵敏度高于尿蛋白、肌酐清除率等。例如，在肾小球肾炎和肾病综合征患者尿液中 NAG 活性可显著增高（超过 10 倍），病情缓解后可以下降。对于急性肾衰竭、药物性肾损害及肾移植排斥反应，NAG 活性可早期显著升高，具有早期监测的价值。部分继发性肾病，如高血压肾病、糖尿病肾病，患者尿液中 NAG 活性也会升高。对于尿路感染，NAG 活性可以对感染进行定位，如肾盂肾炎 NAG 活性升高，而下尿路感染则不升高。

2. 肝脏疾病 各种肝脏疾病，如急性肝炎、原发性肝癌、酒精性肝炎、肝硬化时，血清 NAG 活性均有升高。

3. 其他 妊娠中晚期血清 NAG 活性也有升高。

五、影响（干扰）因素

当维生素 C≤30mg/dl、血红蛋白≤25g/L、结合胆红素≤288mg/dl、甘油三酯≤2.7mmol/L 时，对检测结果无干扰。采用血清或尿液样本，MPT 底物法不可使用血浆，尿液样本为新鲜中段尿，需要 1500r/min 离心 5min 后取上清液使用，置于 2～8℃冰箱中，不加防腐剂可稳定 5 天。血清样本需要空腹采集。

第十六节 α1-抗胰蛋白酶

一、病理生理

α1-抗胰蛋白酶（α1-antitrypsin，AAT）是丝氨酸蛋白酶超家族成员，由 *SERPINA1* 基因编码。其主要功能是抑制各种蛋白酶活性，尤其是对抗由多形核白细胞发生吞噬作用时释放的溶酶体蛋白水解酶。该酶在血液中的浓度为 0.9～2.0g/L，但在急性炎症时可上升数倍。当血液中 AAT 缺乏或功能障碍时可导致中性粒细胞弹性蛋白酶活性升高，破坏弹性蛋白，导致肺弹性降低，引起呼吸系统并发症。另外，AAT 由肝脏合成并释入血液循环，如果 AAT 功能缺陷，会导致其在肝脏中累积，从而造成肝硬化。

二、检测方法与原理

AAT 通常采用免疫比浊法进行检测，试剂中含有 AAT 抗体，样本中 AAT 与抗体结合形成抗原–抗体复合物，使反应液浊度发生变化，通过免疫透射比浊法进行定量，透射光被吸收的量与免疫复合物的量成正比，通过标准曲线可计算出样本中 AAT 的含量。

三、参考值范围

成人血清：0.9～2.0g/L（90～200mg/dl）。

四、临床意义

1. 遗传性疾病 α1-抗胰蛋白酶缺乏症是一种常染色体显性遗传病，由于 AAT 的缺乏，组织成分被蛋白酶降解，尤其是肺组织的损伤，可以引起肺气肿的表现，如儿童 AAT 缺乏可导致呼吸窘迫综合征。

2. 感染性疾病 AAT 是一种急性时相反应蛋白，在急性或慢性炎症中，其血清浓度会升高。

3. 其他 晚期妊娠和雌激素疗法期间，AAT 水平也可以升高，在恶性肿瘤、胶原病、外科手术、药物等情况下 AAT 也可以升高，而重型肝炎肾病综合征中 AAT 可以降低。

五、影响（干扰）因素

黄疸、溶血、脂血样本对 AAT 检测影响不显著。

第十七节 血管紧张素转换酶

一、病理生理

血管紧张素转换酶（angiotensin converting enzyme，ACE）是肾素-血管紧张素系统（RAS）的重要组成成分，可以调节机体血压。其功能主要是催化血管紧张素Ⅰ转化为血管紧张素Ⅱ，并使缓激肽失活。在组织中主要分布于肺毛细血管，在内皮细胞和肾上皮细胞中也有分布。ACE是肾素-血管紧张素-醛固酮系统及缓激肽系统的重要调节因素，影响人体多种生理功能，但血清ACE活性与年龄、性别、睡眠等生理因素关系不大，肺部疾病时ACE活性降低，可能与肺毛细血管损伤、ACE生成减少有关。

二、检测方法与原理

采用连续监测法，以苯丙酰氨基双甘肽（FAPGG）为底物，ACE可催化FAPGG生成苯丙酰胺和双甘肽，在波长340nm下检测吸光度的变化，可以计算出ACE的活性。

三、参考值范围

ACE参考值：12～68U/L。

四、临床意义

1. 肺部疾病 慢性阻塞性肺疾病（COPD）、肺心病患者血清ACE含量降低，可能与肺毛细血管内皮细胞损伤导致ACE合成减少有关。外源性支气管哮喘ACE活性升高，而内源性支气管哮喘ACE活性降低。结节病活动期间，ACE活性随病情加重而升高，因此ACE可以作为结节病病情评估的指标。肺癌患者ACE活性降低，且转移后肺癌患者ACE活性更高，因此ACE可作为肺癌治疗疗效的观察指标。

2. 心血管疾病 ACE活性升高是心肌梗死的危险因素，DD基因型与高血清ACE浓度相关，易导致心肌梗死和心肌病。用ACE抑制剂治疗高血压时，测定血清ACE浓度可用于药量监控。

3. 其他 如麻风病、2型糖尿病、卡氏肺孢子虫肺炎、前列腺肿大等疾病也可引起ACE水平升高。

五、影响（干扰）因素

脂血可干扰检测结果，采样前需要空腹以防止脂血。

第十八节 醛缩酶

一、病理生理

醛缩酶（aldolase，ALD）是一种醛裂解酶，在糖酵解中催化 1，6-二磷酸果糖与磷酸二羟丙酮及3-磷酸甘油醛的相互转变，反应可逆。ALD广泛分布于各种动物组织中，其中以骨骼肌中活性最高，脑、心肌、肝脏次之，血清最低，红细胞中该酶活性比血清高15倍。

二、检测方法与原理

在ALD的作用下，1,6-二磷酸果糖（F-1,6-DP）分解生成3-磷酸甘油醛（GAP）和磷酸二羟丙酮（DAP），GAP 进一步在磷酸丙糖异构酶（TIM）的作用下生成DAP，DAP在磷酸甘油脱氢酶（GDH）的作用下与 NADH 反应，生成甘油-1-磷酸和 NAD^+，在波长 340nm 处测定NADH的变化速率可计算ALD活性。样本可使用血清或肝素及EDTA抗凝血浆。

$$\text{F-1,6-DP} \xrightarrow{\text{醛缩酶}} \text{GAP} + \text{DAP}$$

$$\text{GAP} \xrightarrow{\text{TIM}} \text{DAP}$$

$$2\text{DAP} + 2\text{NADH} + 2\text{H}^+ \xrightarrow{\text{GDH}} \text{甘油-1-磷酸} + 2\text{NAD}^+$$

三、参考值范围

ALD参考值：≤7.6U/L（37℃）。

四、临床意义

1. 肌肉疾病 ALD活性在肌营养不良症、多发性肌炎、骨骼肌广泛损伤等患者血清中升高。其中在进行性假肥大型肌营养不良患者中，血清 ALD 活性最高，可达正常上限的10～50倍。在心肌梗死患者血清中其活力也有升高，一般在胸痛发作24～48h达高峰，其变化规律与AST相同，但比AST改变要早，心绞痛时则正常。

2. 肝脏疾病 急性病毒性肝炎患者ALD活性升高，与ALT的变化趋势基本一致。但在慢性肝炎、肝硬化、阻塞性黄疸患者中仅轻度升高。

3. 其他 在出血性胰腺炎、肺梗死、重度烫伤、一氧化碳中毒、前列腺癌等疾病时ALD活性明显升高，在甲状腺功能亢进、白血病等疾病时ALD活性轻度升高，在果糖不耐受症、Tay-Sachs病时ALD活性降低。

五、影响（干扰）因素

溶血可使检测结果受到干扰。

第十九节 单胺氧化酶

一、病理生理

单胺氧化酶（monoamine oxidase，MAO）是催化单胺氧化的酶类，该酶主要结合于多数细胞内线粒体外膜，属于含黄素胺氧化酶家族成员。人体内包括两种类型的 MAO，即 MAO-A 和 MAO-B，在神经元和神经胶质细胞中，两种类型均存在，但在神经系统外，两种类型的 MAO 分布具有组织特异性，肝脏中主要是 MAO-A。MAO 催化单胺氧化脱氨，生成相应的酮（或醛）和氨。血清和结缔组织中的 MAO 能促进结缔组织成熟，在胶原形成过程中，参与胶原成熟的最后阶段“架桥”形成，使胶原和弹性硬蛋白结合。

二、检测方法与原理

采用连续监测法测定，以苄胺（$RCH\text{-}NH_2$）为底物，在 MAO 作用下生成氨（NH_3）、醛和过氧化氢（H_2O_2），生成的氨在谷氨酸脱氢酶（GLDH）作用下与 α-酮戊二酸反应，同时使 NADH 转变为 NAD，在波长 340nm 下读取吸光度，连续监测吸光度的变化速率可计算出样本中 MAO 的活性。样本可使用血清或血浆。

$$RCH\text{-}NH_2 + O_2 + H_2O \xrightarrow{MAO} RCHO + NH_3 + H_2O_2$$

$$2NH_3 + \alpha\text{-酮戊二酸} + NADH + H^+ \xrightarrow{GLDH} NAD^+ + L\text{-谷氨酸} + H_2O$$

三、参考值范围

MAO 参考值：12～40U/ml。

四、临床意义

1. 肝硬化 MAO 在临床主要作为肝硬化的检测指标，肝硬化时 MAO 活性显著增强，阳性率可达 80%以上。而且血清 MAO 活性升高与肝脏表面结节形成的进程相一致。

2. 急、慢性肝炎 急性重型肝炎时，肝细胞坏死导致线粒体大量释放 MAO，从而使血清 MAO 活性升高，阳性率可达 73%。普通肝炎急性期或慢性活动性肝炎也会出现轻度 MAO 活性升高，但不明显。

3. 其他 糖尿病、甲状腺功能亢进、肢端肥大症、心力衰竭引起的肝脏淤血等疾病也可能出现 MAO 活性升高。

五、影响（干扰）因素

抗干扰性能较好，脂血、黄疸和溶血的影响不大。

第二十节　α-L-岩藻糖苷酶

一、病理生理

α-L-岩藻糖苷酶（α-L-fucosidase，AFU）是一种催化含岩藻糖基的生物大分子水解的溶酶体酸性水解酶，参与体内糖蛋白、糖脂和寡糖的代谢和降解。该酶通过水解反应生成L-岩藻糖和乙醇。该酶广泛分布于人体组织细胞、血液和体液中。

二、检测方法与原理

采用连续监测法检测，以4-硝基苯α-L-岩藻吡喃糖苷（CNPF）为底物，经AFU水解后释放2-氯4-硝基苯酚（CNP），用碱性缓冲液终止反应后，使CNP呈显著黄色，在波长405～410nm处读取吸光度值，连续监测吸光度的变化速率可计算出样本中AFU的活性。该法批内CV＜5%，批间CV＜8%。检测样本为血清，样本在4℃条件下可保存7天。

$$\text{CNPF} \xrightarrow{\text{AFU}} \text{CNP} + \text{L-岩藻糖苷}$$

三、参考值范围

AFU参考值：0～40U/L。

四、临床意义

1. 肝癌　目前普遍认为AFU是原发性肝癌的标志物之一，有报道称，超过80%的肝癌患者血清AFU活性升高。该指标比甲胎蛋白（AFP）更灵敏度（＞80%），但特异度相对较低，在肺癌、乳腺癌、卵巢癌、子宫内膜癌等恶性肿瘤中也可升高；另外，在肝硬化、慢性肝炎等其他慢性肝病中也有轻度升高。该指标对直径＜3cm的肝癌诊断价值要优于AFP（阳性率超过70%），因此对于AFP阴性的肝癌患者，该检查是很好的补充，在AFP阴性的肝癌患者中，有75%～80%的患者AFU出现阳性。有学者通过将AFU与AFP等其他标志物进行联合，可进一步提高肝癌的检出率至90%以上。另外，AFU检测动态观察对判断肝癌疗效、预后和复发也有重要意义。但是，该指标作为肝癌标志物的研究结果也存在争议。因此，AFU的临床应用价值尚需要大样本的临床试验进行证实。

2. 遗传性疾病　遗传性AFU活性缺失将导致岩藻糖苷贮积症，该病在临床上以神经系统异常、反复呼吸道感染、智力低下及心脏病变为特征，无黏多糖尿，血清检测AFU活性下降。

3. 白血病　测定AFU对不同类型白血病的分化程度判断有一定的价值，如慢性淋巴细胞白血病，AFU活性显著低于其他类型。

4. 妊娠监测 AFU 可作为妊娠的监测指标，随妊娠周数增加，血清 AFU 活性逐渐增加；而妊娠终止或分娩后，AFU 活性下降。

五、影响（干扰）因素

抗干扰性能较好，脂血、黄疸和溶血的影响不大。样本不可采用肝素抗凝，如需检测血浆样本，可用 EDTA 抗凝。

第二十一节　亮氨酸氨基转肽酶

一、病理生理

亮氨酸氨基转肽酶（leucine aminopeptidase，LAP）是一种蛋白水解酶，可以催化蛋白质或肽的亮氨酸 N 端水解。该酶作用广泛，也可以水解其他氨基酸 N 端残基，在人类、家畜、细菌甚至植物中均可以发现该酶。在人体组织中，LAP 以肝脏、胰腺、胆囊、小肠、子宫、肌肉最丰富，在十二指肠、血清与尿中也有分布，在肝脏中它具有很高的活性，主要定位于胆管上皮细胞。该酶属于金属肽酶，需要有 Mn^{2+}、Mg^{2+}及 Zn^{2+}等二价阳离子存在，并在稳定和合适的 pH 条件下才能发挥最佳活性，如在 pH 8.0 的环境中，最适反应温度为 60℃。目前 LAP 在人体中的具体功能还不清楚。

二、检测方法与原理

L-亮氨酸对硝基苯胺盐酸盐经 LAP 水解，通过在波长 405nm 下检测产物对硝基苯胺每分钟吸光度变化率（ΔA/min）来计算待测样本中 LAP 的活性，该方法的批内及批间 CV 为 3.68%～5.91%。LAP 可以用于检测血清或尿液样本。

三、参考值范围

LAP 参考值：39～80U/L。

四、临床意义

1. 肝胆疾病 LAP 在肝脏内的含量很丰富，是一项比 ALP 更敏感的胆道梗阻指标，尤其在阻塞性黄疸时，其活性明显增高，常达参考值的 5 倍以上，甚至在黄疸出现以前，LAP 就可以明显升高，其检测活性也随病情进展而持续升高。该酶活性在大多数肝病中均有升高，如在肝硬化、病毒性肝炎患者中可中度升高，常为参考值的 2～4 倍，各类肝病的 LAP 活性升高程度由高到低依次为肝癌、淤胆型肝炎、急性肝炎、肝硬化。

2. 妊娠及胚胎性疾病 血清 LAP 在妊娠期可以逐渐升高，分娩期达到高峰，分娩后酶的水平会下降。但对于某些胚胎性疾病，如葡萄胎、流产、死胎等，其活性显著降低，脐带血 LAP 浓度轻微升高，但低于母体水平。其他妇科疾病未见该酶活性升高。

3. 肾脏疾病 LAP 在尿中也有分布，当肾脏受到严重损伤致使肾实质发生病理性改变时，尿中 LAP 也可明显升高，如肾小球肾炎活动期、急性肾盂肾炎、急性肾衰竭等。

4. 恶性肿瘤 LAP 活性在多种恶性肿瘤中也有升高，如胰腺癌时 LAP 阳性率达 100%，此酶活力正常时可排除胰腺癌。肝癌时 LAP 活性也升高，但并不绝对，因此 LAP 活性正常并不能排除肝癌。肾肿瘤时 LAP 活性也升高，肿瘤治疗后尿中 LAP 升高提示肿瘤复发。

五、影响（干扰）因素

LAP 检测试剂稳定性不佳，需要使用前配制，配制后的试剂在 2～8℃仅可稳定 1 天，因此该项目在临床使用受限。

（李　波　毛远丽）

第十一章
蛋白质、多肽与免疫球蛋白

蛋白质是人体生命活动中最重要的物质，人体中的蛋白质有 10 万多种，占人体干重的 45%。酶、多肽激素、抗体、细胞因子、转运蛋白、收缩蛋白等均是蛋白质。多种疾病会出现蛋白质代谢紊乱，表现为蛋白质结构、种类、含量、分布和功能发生变化。定量或定性检测体液中蛋白质的含量，对于疾病的诊断和预后判断都具有重要意义。

对人体内蛋白质的检测方法主要有：①基于蛋白质的理化特性建立的方法技术，如染料结合、直接吸光度检测、选择沉淀等，多用于总蛋白或某一类蛋白质的测定。②根据蛋白质的特有功能或成分活性而建立的方法，主要用于酶等功能蛋白的测定。③根据不同蛋白质的抗原性，制备相应抗体而建立的定量免疫学检测方法，广泛用于单一蛋白质准确定量测定。例如，应用免疫比浊法测定免疫球蛋白 IgG、IgA、IgM、IgD、IgE 及补体 C3、C4 等。④色谱、质谱等揭示蛋白质结构和功能改变的蛋白组学技术。

第一节　总　蛋　白

一、病理生理

总蛋白（total protein，TP）为血清中所含各种蛋白质的总称，由白蛋白和球蛋白组成。血清蛋白具有维持血液正常胶体渗透压和 pH、运输代谢物、调节被运输物质的生理作用和解除其毒性、免疫作用及营养作用等多种功能。血清蛋白不仅存在于血清内，也分布于各种细胞外液，并不断进行交换。血清总蛋白不仅可用于机体营养状态的评估，还可用于疾病的诊断及鉴别诊断。

二、检测方法与原理

血清（浆）中蛋白质的肽键（—CO—NH—）在碱性溶液中与二价铜离子反应生成紫红色的双缩脲络合物（H_2N—OC—NH—CO—NH_2）。这种紫红色络合物在波长 540nm 处有明显吸收峰，络合物的颜色深浅与蛋白质的浓度成正比。

$$\text{蛋白质} + Cu^{2+} \xrightarrow{\text{碱性溶液}} \text{Cu-蛋白质络合物}$$

试剂中加入酒石酸钠钾可防止氢氧化铜沉淀的形成，碘化钾可防止铜离子的自动还原。

三、参考值范围

成人血清总蛋白参考值（双缩脲常规法）：65～85g/L。

四、临床意义

了解体内蛋白质代谢的一般情况；对肝脏、肾脏损害，多发性骨髓瘤等有一定的诊断与鉴别诊断意义。

（一）总蛋白升高的原因

1. 球蛋白升高 球蛋白反映肝脏合成功能，对于急性肝炎，球蛋白变化不明显；对于慢性肝炎、肝硬化、肝癌，球蛋白则会明显升高。若其值超出正常值，则表明肝细胞损伤、肝功能下降。

2. 疾病引起总蛋白升高 如慢性肝脏疾病，包括慢性活动性肝炎、肝硬化、慢性酒精性肝病、原发胆汁性肝硬化等，球蛋白严重升高，导致总蛋白也相应地升高。

3. 生理性升高 近期剧烈运动、大量饮酒或未休息好都有可能引起白蛋白暂时性升高。

4. 其他 总蛋白的升高见于脱水、休克、慢性肾上腺皮质功能减退等造成的血液浓缩；另外，血清蛋白的合成增加，多见于多发性骨髓瘤患者，此时主要是球蛋白的增加导致总蛋白的增加。

（二）总蛋白减低的原因

1. 合成障碍 肝细胞受损，肝功能障碍，肝脏合成蛋白质减少，白蛋白下降明显，造成总蛋白减低。一般由肝炎引起。

2. 蛋白质丢失严重 见于大面积烧伤、大量血浆渗出、大出血、肾病综合征、溃疡性结肠炎。

3. 营养不良或消耗增加 如长期食物中蛋白质含量不足或慢性肠道疾病所致吸收不良，患有慢性消耗性疾病如结核病、甲状腺功能亢进、恶性肿瘤、肝硬化等。

4. 肾脏疾病 如肾病综合征、类脂性肾病、肾小球肾炎。

5. 血浆中水分增加 血液被稀释，如静脉注射过多的低渗溶液或各种原因引起的水钠潴留。

五、影响（干扰）因素

1. 脂血 严重脂浊血清可引起测定值偏高，应进行处理后测定，可以采用乙醚或丙酮对甘油三酯进行提取，这个过程颇为烦琐。若采用双试剂的双缩脲法，在自动生化分析仪上设计两点法得到结果，可部分消除甘油三酯干扰。

2. 疾病 在少数情况下，丙种球蛋白病，特别是 IgM（Waldenström 巨蛋白血症）类可能影响结果的可靠性。在用作诊断时，检测结果应结合患者的病史、体检结果及关于病情的其他临床情况进行综合评价。

3. 药物影响

（1）导致总蛋白升高：肾上腺素、血管紧张素具有血液浓缩作用，从而导致血清总蛋白升高。促皮质素、皮质类固醇、合成的类固醇、雄激素、生长激素、胰岛素、甲状腺制剂、黄体酮有促进或增加蛋白质合成作用。静脉注射氨基酸可导致检测结果升高。血清中的右旋糖酐在双缩脲反应中产生浊度致结果假性升高，而氯贝丁酯导致总蛋白升高的机制不明。

（2）导致总蛋白降低：癫痫类药物可使总蛋白降低约3%。吡嗪酰胺、利福平、苯、四氯化碳、二硫化碳可损害肝脏导致蛋白质合成减少。三甲双酮可致蛋白质从尿中丢失；汞化合物可致白蛋白尿。铵离子影响呈色反应可使总蛋白假性降低。

（3）临床上采用右旋糖酐治疗时对血清总蛋白测定可造成较大正干扰，但若试剂中的酒石酸钾钠低于5g/L或高于15g/L，便不会产生影响，目前国内试剂中酒石酸钾钠浓度多高于15g/L。

第二节 白 蛋 白

一、病理生理

白蛋白（albumin，Alb）又称清蛋白，几乎均由肝脏实质细胞合成，是血清中的主要蛋白质成分，占血浆总蛋白的57%～68%，半衰期为15～19天。白蛋白的分子结构于1975年被阐明，其为含580个氨基酸残基的单链多肽，分子量为66.3kDa，分子中含17个二硫键，不含有糖组分。其合成率虽然受食物中蛋白质含量的影响，但主要受血浆中白蛋白水平的调节，在肝细胞中几乎没有储存，在所有细胞外液中都含有微量的白蛋白。在体液pH7.4的环境中，白蛋白为负离子，每分子可以带有200个以上的负电荷。

1. 血浆中主要的载体蛋白 许多水溶性差的物质可以通过与白蛋白结合而被运输。这些物质包括胆红素、长链脂肪酸（每分子可以结合4～6个分子）、胆汁酸盐、前列腺素、类固醇激素、金属离子（如Cu^{2+}、Ni^{2+}、Ca^{2+}）及药物（如阿司匹林、青霉素等）。

2. 维持血浆胶体渗透压 血浆中的白蛋白亲水作用比球蛋白大，含量远高于球蛋白，这使得白蛋白对球蛋白起到胶体稳定作用。当白蛋白合成不足时，血浆球蛋白稳定性下降，影响物质代谢和利用，同时引起相应的症状。

3. 重要的营养蛋白 白蛋白还是人体内一种重要的营养物质。白蛋白在血浆中也不断地进行着代谢更新，血浆白蛋白分解产生的氨基酸可用于合成组织蛋白，氧化分解以供应能量或转变成其他含氮物质。

4. 解毒作用 白蛋白是具有大量负电荷和起到胶体作用的物质，体内遇到重金属离子时会自动与重金属离子结合，由排泄系统排出体外，起到解毒的作用。另外，白蛋白对胃壁还有保护作用。

5. 其他 白蛋白制品在临床上主要用于失血创伤和烧伤等引起的休克、脑水肿及肝硬化、肾病引起的水肿或腹水等危重症的治疗，以及低蛋白血症患者。另外，白蛋白具有保护血细胞、调节凝血、缓冲体内酸碱、减少炎症反应、抗氧化及修复损伤等功能。

二、检测方法与原理

人白蛋白等电点（pI）为 4～5.8，在 pH 4.2 的缓冲液中，白蛋白充分显示出阳离子特征，在非离子型表面活性剂存在时，能与阴离子染料溴甲酚绿（BCG）相结合，形成在波长 628nm 处有吸收峰的蓝绿色复合物。蓝绿色的颜色强度与白蛋白浓度成正比。

$$\text{白蛋白}+\text{BCG}\xrightarrow{\text{pH4.2}}\text{白蛋白BCG复合物}$$

样本要求：血清、血浆（肝素锂和 K_2-EDTA 抗凝血浆），不能使用氟化物血浆。

三、参考值范围

成人血清白蛋白（溴甲酚绿法）参考值：40～55g/L。此外，根据测定的血清总蛋白及白蛋白浓度，可按血清球蛋白=血清总蛋白–白蛋白，计算出血清球蛋白（globulin，Glb）和白蛋白/球蛋白（A/G）值：血清球蛋白浓度为 20～40g/L，A/G 为（1.2～2.4）：1。

四、临床意义

人血清 Alb 的临床意义通常应结合血清总蛋白（TP）、球蛋白（Glb）和 A/G 值进行分析。

（1）急性 Alb 降低伴 TP 降低，但 A/G 值正常，见于大出血、严重烫伤时血浆大量丢失和短期内大量补液；慢性 Alb 降低伴 TP 降低但 A/G 值正常，见于长期营养不良蛋白质合成不足；慢性 Alb 降低但 TP 正常或略减少，而球蛋白升高、A/G 值降低甚至倒置，提示肝纤维化导致肝实质细胞 Alb 生成受损，肝间质细胞球蛋白表达上调；慢性 Alb 及 TP 降低，球蛋白正常而 A/G 值降低，提示血浆 Alb 大量丢失，如肾病综合征等导致 Alb 从尿中丢失。妊娠特别是妊娠晚期，由于对 Alb 需求增加，又伴随血容量升高，亦可见上述改变，但分娩后可迅速恢复正常。由于 Alb 为维持血浆胶体渗透压的主要成分，当 Alb＜20g/L 时，常发生水肿。

（2）Alb 伴 TP 升高但 A/G 值正常，见于脱水等导致血浆浓缩。尚未发现单纯导致 Alb 升高的疾病。

（3）无白蛋白血症：对于罕见的先天性白蛋白缺乏症患者，血浆 Alb 含量常低于 1g/L，但患者不会出现水肿等症状，部分原因可能是血液中球蛋白含量代偿性升高。

（4）由 Alb 含量估计其配体的存在形式和作用：在血浆白蛋白浓度明显下降的情况下，内源性激素和外源性药物等与 Alb 的结合部分减少，而游离部分相对增加，因而活性增强。

（5）作为个体营养状态的评价指标：血浆 Alb 浓度受饮食中蛋白质摄入量的影响，是群体调查时常用的指标。血浆 Alb 作为营养指标的评价标准：＞35g/L 为正常，28～34g/L 为轻度缺乏，21～27g/L 为中度缺乏，＜21g/L 为严重缺乏。当 Alb 浓度低于 28g/L 时会出现水肿。

五、影响（干扰）因素

在溴甲酚绿法反应条件下，BCG 不仅和 Alb 反应显色，也可和血清中其他一些蛋白特别是 α1-珠蛋白、转铁蛋白和触珠蛋白反应显色。但 BCG 和 Alb 显色反应迅速，而与其他蛋白的显色反应缓慢，需要 1h 才能完全完成。因此，应严格控制反应在 30s 内完成，以减少“慢反应”蛋白的干扰。脂血浑浊样本需加做样本空白管。不能使用氟化物血浆。

第三节 前白蛋白

一、病理生理

前白蛋白（prealbumin，PA）又称为前清蛋白，由 4 个相同亚基组成，分子量约为 55kDa，是由肝细胞合成的富含色氨酸的糖蛋白，在 pH 8.6 时，因电泳时迁移至白蛋白之前而得名。PA 作为组织修补材料和运载蛋白，可结合约 10%的 T_4 和 T_3，对 T_3 亲和力更大；此外，脂溶性维生素 A 以视黄醇形式存在于血浆中，先与视黄醇结合蛋白形成复合物，再与 PA 以非共价键形成视黄醇-RBP-PA 复合物运输，该复合物一方面可避免视黄醇氧化，另一方面可防止小分子的视黄醇-RBP 复合物从肾脏丢失。PA 的半衰期约为 1.9 天，且证明对足够的蛋白质和能量摄入进行合成有显著的依赖。因此，急性肝损伤和膳食蛋白缺乏造成的肝细胞合成减少可使血浆 PA 水平急速降低。因此，测定其在血浆中的浓度对于了解蛋白质的营养不良、肝功能不全时比白蛋白和转铁蛋白具有更高的敏感性。据文献记载，PA 表现为负急性时相反应，其浓度在炎症过程中迅速下降。

二、检测方法与原理

采用免疫比浊法，抗人 PA 抗体加入样本血清中与血清中 PA 特异性结合，形成 PA-PA 抗体复合物微粒，导致浊度增加。在一定的条件下，浊度的增加与免疫复合物微粒数即 PA 数相关，从而得以定量 PA 浓度。免疫比浊法对浊度改变的检测包括散射比浊法和透射比浊法。在多数自动生化分析仪上采用透射比浊法，波长为 340nm。

三、参考值范围

血清 PA 参考值（透射比浊法）：成人为 250～400mg/L，儿童约为成人水平的一半，青春期急剧增加达成人水平。

四、临床意义

1. 营养不良的评价指标 PA 在 200～400mg/L 时为正常，100～150mg/L 为轻度缺乏，

50～100mg/L 为中度缺乏，＜50mg/L 为严重缺乏。

2. 肝功能评价指标 肝功能损伤时 PA 降低，因其半衰期较短，因此比白蛋白和转铁蛋白作为营养不良和肝功能不全指标的敏感性更高，对早期肝炎及重型肝炎有特殊的诊断价值。另外，约 30%白蛋白正常的肝病患者的前白蛋白减少，坏死后肝硬化几乎是零。

3. 负性急性时相反应蛋白 在急性炎症、恶性肿瘤、创伤等急性合成蛋白的情况下，血清 PA 均迅速下降，降低程度与病情有密切关系。

4. 肝病预后指标 亚急性重型肝炎时 PA 一直处于低值，预后较好，当病情改善时，前白蛋白也迅速升高，其高低程度与病情有密切关系。

5. 肝病鉴别诊断 结合氨基转移酶、胆红素检测对不同类型肝脏疾病和非肝脏疾病有鉴别意义，如前白蛋白、氨基转移酶、胆红素均增高，多属急性肝脏疾病，如前白蛋白不增高，仅氨基转移酶、胆红素增高，则应考虑为非肝脏疾病。

6. 其他 PA 浓度升高见于霍奇金病。另外，肾病综合征前白蛋白不仅不减少，而且在饮食充分时还可以升高，同时血液浓缩和肝脏代谢能力增强也是其升高的原因。

五、影响（干扰）因素

样本浑浊、灰尘污染、存在微小凝血块等微粒对免疫浊度法干扰大，必须注意避免。试剂有任何可见的浑浊，即应弃去。使用英脱利匹特（脂肪乳注射液）的患者，可能会干扰 PA 的测定，使 PA 假性升高。在少数情况下，丙种球蛋白病，特别是 IgM 型（Waldenström 巨蛋白血症），可能影响结果的可靠性。

第四节 铜蓝蛋白

一、病理生理

铜蓝蛋白（ceruloplasmin，Cp）又称为铜氧化酶，是一种含铜的α2-糖蛋白，其含糖为 8.0%～9.5%，Cp 是由 1046 个氨基酸组成的单链多肽，平均分子量约为 132kDa，每分子含 6～8 个铜原子，由于含铜而呈蓝色。95%的血清铜存在于 Cp 中，另外 5%呈可扩散状态。Cp 端唾液酸与多肽链连接，具有遗传上的基因多态性。在血液循环中 Cp 可视为铜的没有毒性的转运载体和储存库。Cp 的主要生理功能与氧化还原反应有关，根据其他物质的性质，它既能起氧化作用，又能起抗氧化作用。Cp 具有铁氧化酶的作用，可将 Fe^{2+}氧化为 Fe^{3+}而结合到转铁蛋白上，使铁不具有毒性。Cp 也参与儿茶酚胺和多酚的氧化，还可抑制 Cu^{2+}等金属离子对膜脂质的过氧化损伤作用。一般认为 Cp 由肝脏合成，一部分由胆道排泄，尿中含量甚微。Cp 测定对某些肝脏、胆囊、肾脏等疾病的诊断有一定意义。此外，Cp 也是一种急性时相反应蛋白。

二、检测方法与原理

采用免疫比浊法，将抗人Cp多或单克隆抗体加入样本血清中，通过抗原–抗体反应与血清中Cp特异性结合，形成免疫复合物微粒，导致浊度增加。在波长340nm处进行比浊测定。

三、参考值范围

成人血清Cp参考值（透射比浊法）：男性为1.10～2.20μmol/L，女性为1.17～3.30μmol/L。

四、临床意义

蛋白丢失综合征和肝细胞障碍是获得性Cp减少症最重要的原因。由于Cp是急性时相灵敏的反应物，因此在急性和慢性炎症反应中Cp水平升高。Cp水平显著升高将使血清呈现蓝绿色。

（一）Cp升高的临床意义

1. 重症感染 如炎症、肝炎、骨膜炎、肾盂肾炎、结核病、尘肺等。

2. 恶性肿瘤 如白血病、恶性淋巴瘤、各种癌。

3. 胆汁淤滞 如原发性胆汁淤滞型肝硬化、肝外阻塞性黄疸、急性肝炎、慢性肝炎、酒精性肝硬化。

4. 其他 如急性精神分裂症、震颤性谵妄、高胱氨酸尿症、甲状腺功能亢进、风湿病、类风湿关节炎、再生障碍性贫血、心肌梗死、手术后等。

（二）Cp降低的临床意义

1. 合成障碍 Wilson病即肝豆状核变性（为最有价值的诊断指标），常染色体隐性Wilson病的Cp浓度降低。在病理化学方面，该病伴有Cp合成减少，是由于金属硫蛋白缺乏，Cu^{2+}不能进入分子内所致。本病最终导致铜在肝脏（伴有肝硬化）、脑（出现神经症状）、眼角膜（出现Kayser-Fleischer环）及肾脏（出现血尿、蛋白尿、氨基酸尿）处发生病理性沉积。在纯合携带者中，Cp水平明显降低。杂合携带者表现为Cp水平不降低或仅轻度降低。

2. 吸收障碍 少见的Menke综合征（遗传性铜吸收不良）涉及遗传引起的铜吸收障碍并伴有Cp水平降低。

3. 营养不良 如肾病综合征、蛋白漏出性胃肠病、低蛋白血症等。

4. 其他 如原发性胆汁性肝硬化、原发性胆道闭锁症等，以及新生儿、未成熟儿。

五、影响（干扰）因素

治疗药物如英脱利匹特可导致铜蓝蛋白检测出现假性升高的结果。在极少数 γ-球蛋白病，尤其是 IgM 型（Waldenström 巨球蛋白血症），可产生不可信的结果。

第五节　α1-酸性糖蛋白

一、病理生理

α1-酸性糖蛋白（α1-acid glycoprotein，AAG）是血清类黏蛋白的主要部分，早期称为乳清类黏蛋白。分子量约为 40kDa，含糖约 45%，包含等分子的已糖、已糖胺和唾液酸，pI 为 2.7～3.5。早期认为肝脏是其唯一合成器官，近年经研究表明，某些肿瘤组织也可合成。AAG 的肽链结构与 Ig 轻链可变区及部分重链区、结合珠蛋白 α 链结构类似，说明 AAG 从 Ig 家系演变而来。AAG 是主要的急性时相反应蛋白，其浓度可以在炎症发生后的 24～48h 增加 3 倍，与免疫防御功能有关。

二、检测方法与原理

采用免疫比浊法检测，将抗人 AAG 多或单克隆抗体加入样本血清中，通过抗原–抗体反应与血清中 AAG 特异性结合，形成免疫复合物微粒，导致浊度增加。在波长 340nm 处进行比浊测定。

三、参考值范围

成人血清 AAG 参考值（透射比浊法）：0.5～1.2g/L。

四、临床意义

（一）AAG 含量升高

在风湿病、系统性红斑狼疮、恶性肿瘤、感染、外伤、急性心肌梗死等疾病时，AAG 含量升高，在癌症转移时升高更明显。另外，AAG 升高是活动性溃疡性结肠炎最可靠的指标之一。糖皮质激素增加，包括内源性的增加如库欣综合征和外源性增加如使用泼尼松、地塞米松等药物治疗时，可引起 AAG 升高。脑脊液 AAG 含量升高，多见于结核性脑膜炎、化脓性脑膜炎、脑组织损伤及脑膜出血等。

AAG 与结合珠蛋白测定联用是鉴别血管内溶血的有价值指标。通常这两种指标可同时升高或降低。若 AAG 含量升高，而结合珠蛋白正常，则认为是体内轻微溶血的急性时相反应。AAG 还可作为肿瘤复发（尤其是胸腺癌与肺癌）药物治疗的定量指标。

（二）AAG 浓度降低

AAG 浓度降低见于服用 17α-羟基雄性激素、严重肝损害、肾病综合征及胃肠道疾病致蛋白质严重丢失、遗传因素和严重营养不良等情况。雌激素可使 AAG 水平降低。

此外，体液中 AAG 含量可按下列次序升高：漏出液＜炎症渗出液＜恶性肿瘤渗出液。

五、影响（干扰）因素

在极少数 γ-球蛋白病，尤其是 IgM 型（Waldenström 巨球蛋白血症），可产生不可信的结果。此外，还有其他影响免疫比浊法检测的共同影响因素。

第六节　触珠蛋白/结合珠蛋白

一、病理生理

触珠蛋白又称结合珠蛋白（haptoglobin，HP），是肝脏合成的一种 α2-球蛋白，在醋纤膜电泳及琼脂糖凝胶电泳中位于 α2 区带。其分子是由 2 个 α 链和 2 个 β 链形成的四聚体。α 链有 α1 及 α2 两种，而 α1 又有 α1F 及 α1S 两种遗传变异体。HP 能与红细胞中释放出的游离血红蛋白结合，每分子 HP 可结合两分子血红蛋白（Hb）。结合后的复合物不可逆，在数分钟内便转运到网状内皮细胞分解，其中氨基酸和铁可被机体再利用，HP 可以避免 Hb 对肾脏的损害，同时防止 Hb 从肾脏丢失而为机体保留了铁和氨基酸等营养物质。但是，HP 不能被重新利用，溶血后其被分解，含量急剧降低，血浆 HP 浓度多在 1 周内由再生而恢复。HP 的合成与降解均在肝脏，半衰期为 3.5～4 天。

二、检测方法与原理

采用免疫比浊法测定，将抗人 HP 多或单克隆抗体加入血清样本中，通过抗原–抗体反应与血清中 HP 特异性结合，形成免疫复合物微粒，导致浊度增加。在波长 340nm 处进行浊度测定，从而确定 HP 含量。

三、参考值范围

HP 参考值：（731±420）mg Hb/L。

四、临床意义

1. HP 升高　肝外阻塞性黄疸患者血清中 HP 含量正常或升高；HP 升高还见于创伤、

烧伤、急性或慢性感染、结核病、风湿病、红斑狼疮、恶性肿瘤、冠心病、肾病综合征等疾病，以及内分泌失调者、使用避孕药或类固醇药物者、正常妊娠妇女。

2. HP 降低 临床上测定 HP 主要用于诊断溶血性贫血。各种溶血性贫血 HP 含量都明显降低，甚至低到测不出的程度。轻度溶血时，血浆中游离 Hb 全部与 HP 结合而被清除，此时血浆中测不出游离 Hb，仅见 HP 减少。当游离 Hb 量超过 HP 结合能力时方能测出。因此，HP 降低可作为诊断轻度溶血的一项敏感指标；急、慢性肝细胞疾病（如肝炎）时 HP 降低；传染性单核细胞增多症、先天性无结合珠蛋白血症时 HP 可下降或缺如；巨幼细胞贫血时 HP 也可下降。

五、影响（干扰）因素

HP 的生理功能就是与 Hb 结合。在 Glick 研究中，在样本中加入溶血产物，结果形成 HP-Hb 复合物。该复合物出现在试剂管中，并导致 HP 值降低 10%～15%。在极少数 γ-球蛋白病，尤其是 IgM 型（Waldenström 巨球蛋白血症），可产生不可信的结果。高甘油三酯血清样本对检测有负性干扰。此外，还有其他影响免疫比浊法检测的共同影响因素。

第七节 α2-巨球蛋白

一、病理生理

α2-巨球蛋白（α2-macroglobulin，α2-MG）由 4 个亚单位组成，含糖量约为 8%，分子量为 725kDa，是血浆中分子量最大的蛋白质。α2-MG 由肝细胞、单核/巨噬细胞等合成，半衰期约为 5 天。α2-MG 的主要特性是能与多种离子和分子结合，特别是能与蛋白水解酶如纤维蛋白溶解酶、胰蛋白酶、胃蛋白酶、糜蛋白酶及组织蛋白酶 D 结合而影响这些酶的活性。当酶与 α_2-MG 结合处于复合物状态时，酶虽然没有失活，但是由于 α2-MG 的空间阻碍作用，酶不易作用于大分子底物而发挥不了其活性，而对于分子量小的蛋白质底物，则能被 α2-MG-蛋白酶复合物所催化水解。因此，α2-MG 对与其结合的酶的活性影响具有选择性。α2-MG 也是血浆锌、激素和酶转运载体，还可刺激淋巴细胞和粒细胞发育。

二、检测方法与原理

采用免疫浊度法检测，将抗人 α2-MG 多或单克隆抗体加入样本血清中，通过抗原–抗体反应与血清中 α2-MG 特异性结合，形成免疫复合物微粒，导致浊度增加。免疫浊度法对浊度改变的检测包括散射比浊法和透射比浊法两类。目前 α2-MG 测定多采用散射比浊法。

三、参考值范围

α2-MG 参考值（散射比浊法）：1.3～3.0g/L。

四、临床意义

1. α2-MG 升高 低白蛋白血症，尤其是肾病综合征时，α2-MG 含量可显著升高，α2-MG/白蛋白值显著增大。这可能是一种代偿机制以保持血浆胶体渗透压，也可能是 α2-MG 分子量大，难以从肾小球滤过丢失所致。

2. α2-MG 降低 急性胰腺炎和进展性前列腺癌治疗前 α2-MG 含量降低，并与病情的严重程度有关；弥散性血管内凝血（DIC）、抗纤维蛋白溶栓治疗、心脏手术、营养不良、肺气肿、慢性肝炎、糖尿病、甲状腺功能亢进时 α2-MG 含量降低。低 α2-MG 浓度的急性心肌梗死者预后较好。

五、影响（干扰）因素

在极少数 γ-球蛋白病，尤其是 IgM 型（Waldenström 巨球蛋白血症），可产生不可信的结果。轻中度黄疸和溶血血清样本对检测无显著干扰。但是，脂血血清样本对检测有明显干扰。此外，还有其他影响免疫比浊法检测的共同影响因素。

第八节 脑脊液蛋白

一、病理生理

脑脊液（cerebrospinal fluid，CSF）中的蛋白质含量很低，仅相当于血浆蛋白的 5%，由血浆蛋白经血脑屏障超滤进入，以白蛋白为主。中枢神经系统合成释放少量蛋白质，如免疫球蛋白等。病理情况下由于血脑屏障的通透性改变，以及中枢神经系统大量合成释放，脑脊液中蛋白质的量和种类发生改变，对于疾病的诊断有重要意义。

二、检测方法与原理

目前国内脑脊液总蛋白（CSF-TP）测定常采用的方法有邻苯三酚红钼络合显色法、免疫比浊法、沉淀比浊法和染料结合法。脑脊液白蛋白、脑脊液免疫球蛋白 G（CSF-IgG）检测采用免疫透射比浊法。

三、参考值范围

成人腰池脑脊液总蛋白（沉淀比浊法）为 150～450mg/L，脑池液为 100～250mg/L；成人腰池脑脊液白蛋白（免疫透射比浊法）为 140～230mg/L，脑脊液白蛋白/血清白蛋白值为 0.5～0.8；成人腰池 CSF-IgG（免疫透射比浊法）为 10～30mg/L。

四、临床意义

1. 脑脊液总蛋白升高 常见于颅内感染等各种原因导致的血脑屏障通透性增加、各种颅内疾病、颅内及全身性出血性疾病和脑脊液循环阻塞。脑脊液总蛋白升高的常见疾病见表 11-1，应结合其他临床资料及脑脊液其他检查结果进行综合分析。

表 11-1 脑脊液总蛋白测定的临床意义

疾病	腰池脑脊液总蛋白（mg/L）
脑瘤	150～2 000
多发性硬化	250～800
颅内出血	300～1 500
脑脓肿	300～3 000
浆液性（病毒性）脑膜炎	300～1 000
神经梅毒	500～1 500
病毒性脑炎	500～3 000
癫痫	500～3 000
结核性脑膜炎	500～3 000
脊髓肿瘤	1 000～2 000
化脓性细菌性脑膜炎	10 000～60 000

2. 脑脊液白蛋白 脑脊液白蛋白测定的临床意义主要是判断血脑屏障通透性。白蛋白指数=脑脊液白蛋白（mg/L）/血清白蛋白（g/dl），脑脊液中的白蛋白完全来自通过血脑屏障的血浆。当指数＜9 时，认为血脑屏障无损害；9～14 时有轻度损害；15～30 时为中度损害；31～100 时为严重损害；＞100 时，表明血脑屏障完全破坏。

3. IgG/白蛋白值 计算公式如下：

IgG/白蛋白值=CSF-IgG（mg/dl）/脑脊液白蛋白（mg/dl）

在脱髓鞘疾病中，由于鞘内合成免疫球蛋白增加，脑脊液中免疫球蛋白亦增加，测定脑脊液中 IgG/白蛋白值对脱髓鞘疾病诊断有一定价值。70%的多发性硬化患者该比值＞0.27。

4. β-淀粉样蛋白（β-amyloid） 阿尔茨海默病患者脑脊液中存在 β-淀粉样蛋白，测定该蛋白对阿尔茨海默病的诊断有重要价值。

5. C 反应蛋白 正常人脑脊液中无 C 反应蛋白，当中枢神经系统急性感染时，患者血清和脑脊液中 C 反应蛋白升高。脑脊液中免疫球蛋白的检测对某些神经系统疾病有鉴别诊断意义，如结核性脑膜炎时，IgA 显著升高；化脓性脑膜炎时，IgM 显著升高；病毒性脑膜炎时，IgA 及 IgM 无明显变化。

五、影响（干扰）因素

免疫比浊法的一些共同影响因素将影响检测结果，请参阅血清白蛋白测定中免疫比浊法的干扰因素。

第九节　尿微量白蛋白

一、病理生理

1982 年 Viberti 等发现糖尿病患者尿中总蛋白在正常范围，而尿白蛋白排泄却增加的现象，此现象可以预示胰岛素依赖型糖尿病肾病的发作，提出了尿微量白蛋白（microalbumin，mALB）的概念。白蛋白是重要的血浆蛋白之一，在正常情况下，白蛋白的分子量大，不能透过肾小球基底膜，因此在健康人尿液中仅含有浓度很低的白蛋白，具体到每升尿中白蛋白含量不超过 20mg。疾病时，肾小球基底膜受到损害致使通透性发生改变，任何能够引起肾小球基底膜通透性升高的病变均可导致白蛋白的排出。这时白蛋白即可进入尿液中，尿白蛋白浓度即可持续升高。尿白蛋白可早期反映肾脏异常，也可反映整个血管系统的改变，被认为是动脉病变的窗口。

二、检测方法与原理

尿液中的白蛋白与抗人白蛋白特异性抗体在缓冲液中反应生成抗原–抗体复合物，产生浊度，并与尿中白蛋白浓度成正比，采用透射比浊法测定吸光度，与同样处理的标准品制备的标准曲线相对比，求得浓度。

三、参考值范围

尿微量白蛋白参考值：24h 尿＜30mg/24h；定时尿＜20μg/min；随机尿＜30mg/g 肌酐。

四、临床意义

尿白蛋白的病因既可以是肾小球性（如糖尿病性微血管病、高血压、肾小球受损），也可以是肾小管性（重吸收受抑制）或肾后性。在选择性肾小球性蛋白尿中，尿中分泌量达 100～3000mg/g 肌酐；非选择性肾小球性蛋白尿的特点是高分子量蛋白分泌增多（IgG 占白蛋白 10%以上）。通过白蛋白和总蛋白间的差异（白蛋白不到 30%，同时伴有总蛋白的升高）可识别肾前性蛋白尿。肾小球疾病（如肾病综合征）时肾小管重吸收超负荷，伴肾小球肾小管间质性肾病、糖尿病肾病或其他病因（溢出性蛋白尿）所致肾衰竭，因此在肾小球肾小管性蛋白尿中发现白蛋白和微量白蛋白同时升高。

（1）间歇性蛋白尿：对于一些反复发生感染的肾盂肾炎与膀胱炎，会出现尿蛋白，故一旦发现感染，应立即进行抗感染治疗，蛋白尿会随着炎症控制而消失。心力衰竭、高血压等会随着病情的变化而表现为间歇性蛋白尿。

（2）持续性蛋白尿：肾小管或肾小球发生不可逆损害时会出现连续性蛋白尿。肾小球疾病是最多见的持续性蛋白尿的原因，包括继发性肾小球疾病（如硬皮病、红斑狼疮引起的肾病）和原发性肾小球疾病（如慢性肾炎和急性肾炎）。

（3）临时性蛋白尿：剧烈运动、脱水、妊娠、高血压、高热、急性疾病等可致临时性蛋白尿。

五、影响（干扰）因素

可用定时尿或随机尿样本检测。若尿液混浊，应于分析前离心或过滤。高浓度水平的水杨酸盐（5g/L）能引起尿蛋白沉淀，使检验结果偏低。女性在月经期收集尿液可能因携带额外的蛋白而影响检测结果，因此须避免在月经期进行检测。过量的运动可能增加白蛋白的分泌，须避免在运动后采集尿液进行测定。

第十节 α1-微球蛋白

一、病理生理

α1-微球蛋白（α1-microglobulin，α1-MG）为肝细胞和淋巴细胞产生的一种低分子量（仅 33kDa）、pH 稳定的糖蛋白，是一种疏水配体结合蛋白，因电泳时出现于 α1 区带而得名。α1-MG 存在于体液及淋巴细胞膜表面，血液中 α1-MG 以游离或与 IgA、白蛋白结合的两种形式存在。游离 α1-MG 可自由滤过肾小球，但原尿中约 99.8%的 α1-MG 被近曲小管上皮细胞摄取和代谢（不以原型返回血浆），仅有微量随尿排泄。正常情况下，α1-MG 与 IgA 结合型占总 α1-MG 的 40%～70%，结合型 α1-MG 不能通过肾小球，其在尿液中的浓度为零。

二、检测方法与原理

α1-MG 抗体和与样本中相应抗原反应生成抗原-抗体复合物，形成免疫复合物微粒，导致浊度增加，可用透射比浊法测定。

三、参考值范围

血清 α1-MG 参考值（透射比浊法）：10～30mg/L。

尿液 α1-MG 参考值（透射比浊法）：晨尿＜14mg/g 肌酐；24h 尿液＜14mg/L（引自试剂说明书）。每个实验室应考虑参考值对人群的适用性，如有必要，应自行确定参考值范围。

四、临床意义

1. 血清 α1-MG 升高 多见于各种原因引起的肾小球滤过功能损伤，也见于 IgA 型骨髓瘤、肝癌、肾盂肾炎、失钾型肾炎、肾血管性疾病等。

在判断肾小球滤过功能损伤上，血清 α1-MG 与胱抑素 C 的诊断性能相当，检测尿 α1-MG 浓度可作为诊断近端肾小管损伤的标志。肾小管蛋白尿时，尿 α1-MG 分泌增加是肾小球滤出率保持不变、肾小管重吸收受损害的表现。此种蛋白尿常见于慢性肾小管间质病及内源性或外源性肾小管毒物造成的急性和慢性肾损害。肾衰竭早期血 α1-MG 升高，而其他残留的肾细胞中持续的蛋白质高渗透性将最终导致肾排泄增加，同时重吸收能力也增加（蛋白尿溢出）。尿 α1-MG 可鉴别诊断急性和慢性肾小管损害（所有形式的原发性和继发性范科尼综合征）、重金属中毒、药物肾毒性副作用和肾移植后排斥反应。

2. 血清 α1-MG 降低 见于重度肝损伤，为生成减少所致。

五、影响（干扰）因素

高甘油三酯血清对检测有负干扰。α1-MG 存在与人类白细胞抗原 HLA-A11、HLA-B20 和 HLA-BW51 等有交叉反应的抗原决定簇，因此必须选用特异性 α1-MG 抗体制备的试剂盒，否则将导致检测结果呈明显假性升高。一些共同影响因素请参阅血清白蛋白测定中免疫比浊法的干扰因素。

第十一节 β2-微球蛋白

一、病理生理

1968 年，Berggard 等在 Wilson 病患者及慢性镉中毒患者尿液中发现了 β2-微球蛋白（β2-microglobulin，β2-MG）。β2-MG 与主要组织相容性复合物（MHC）抗原（HLA）轻链（β 链）相一致。其三级结构与 CH3-IgG 免疫球蛋白功能区一致。

β2-MG存在于除红细胞和胎盘滋养层细胞以外的所有有核细胞中，主要是由淋巴细胞、血小板、多形核白细胞产生的一种小分子球蛋白，其分子量为 11.8kDa，是由 99 个氨基酸组成的单链多肽。其分子内含一对二硫键，其二硫键相连环路介于氨基酸 25 和 81 之间，不含糖。β2-MG 与 MHC Ⅰ类抗原呈非共价键连接。β2-MG 与淋巴细胞表面识别功能及杀伤细胞受体的作用有关，广泛存在于血清、尿液、脑脊液、唾液及初乳中。人体每日约合成 150mg，血清中，其生物半衰期约为 40min，正常人 β2-MG 的合成率及从细胞膜上的释放量相当恒定，β2-MG 通常只由肾脏清除，从肾小球自由滤过，99.9%在近端肾小管被吸收，并在肾小管上皮细胞中分解破坏。因此，正常情况下 β2-MG 的排出是很微量的。

二、检测方法与原理

采用免疫比浊法检测。基于样本中的 β2-MG 与试剂中包被有 β2-MG 抗体的乳胶颗粒反应形成不溶性的复合物，可在波长约 700nm 处进行检测。

三、参考值范围

血清 β2-MG：0.8～2.8mg/L；尿液 β2-MG：0.03～0.10mg/24h；成人随机尿液 β2-MG：＜0.2mg/L。各实验室最好根据使用的检测系统建立自己的参考值范围。

四、临床意义

（一）血清 β2-MG 检测的临床意义

肾功能是影响血清 β2-MG 浓度的最主要因素，可用血清 β2-MG 评估肾功能。血清 β2-MG 是反映肾小球滤过功能的灵敏指标，各种原发性或继发性肾小球病变如累及肾小球滤过功能，均可致血清 β2-MG 升高。血清 β2-MG 是反映高血压和糖尿病肾功能受损的敏感指标。1985 年，Gejyo 等首先发现，在长期透析患者中，透析相关淀粉样变沉积物的主要蛋白成分是 β2-MG，其中淀粉样物质易沉积于骨和关节部位，这是一种称为透析相关淀粉样变性的疾病。此外，血清 β2-MG 有助于动态观察、诊断早期肾移植排斥反应。

血清 β2-MG 是淋巴细胞增殖性疾病的主要标志物。血清 β2-MG 水平可用于评估骨髓瘤的预后及治疗效果。人巨细胞病毒、EB 病毒、HBV、HCV 及 HIV 感染时血清 β2-MG 也可升高。

自身免疫性疾病时血清 β2-MG 升高，尤其是系统性红斑狼疮活动期。50%的类风湿关节炎患者血清 β2-MG 升高，并且和关节受累数目呈正相关。测定血清 β2-MG 可用于评估自身免疫性疾病的活动程度，并可作为观察药物疗效的指标。

（二）尿液 β2-MG 检测的临床意义

尿液 β2-MG 是诊断近曲小管损害敏感而特异的指标。当近曲小管轻度受损时，尿液 β2-MG 明显增加，且与肾小管重吸收率呈正相关。

血清 β2-MG 升高，尿液 β2-MG 不变：主要由于肾小球滤过功能下降引起，常见于急、慢性肾炎，肾衰竭等。

血清 β2-MG 不变，尿液 β2-MG 升高：主要由于肾小管重吸收功能明显受损引起，见于先天性近曲小管功能缺陷、范科尼综合征、慢性镉中毒、Wilson 病等。

血清和尿液 β2-MG 都升高：主要由于体内某些部位产生过多或肾小球和肾小管都受到损伤引起，常见于恶性肿瘤、自身免疫性疾病、肾损害、慢性肝炎、糖尿病等。肾移植患者血清和尿液 β2-MG 明显升高常提示机体发生排斥反应。老年人也可见血清和尿液 β2-MG 升高。

尿蛋白/β2-MG 值有助于鉴别肾小球或肾小管病变。单纯肾小球病变尿蛋白/β2-MG 值＞300，单纯肾小管病变，该比值＜10，而混合性病变时该比值介于两者之间。

尿液 β2-MG 可用于鉴别尿路感染，上尿路感染时尿液 β2-MG 浓度明显增加，而下尿路感染时则基本正常。

五、影响（干扰）因素

由于尿液 β2-MG 在酸性环境中不稳定，疑为尿中酸性蛋白酶的分解作用所致，因此不宜采集清晨第一次尿作为样本，且样本采集后应使用 K_2HPO_4 将 pH 调整为 7.8 后再进行检测，2～8℃可以稳定保存 2 天，−20℃可以稳定保存 2 个月。一些共同影响因素请参阅血清白蛋白测定中免疫比浊法的干扰因素。

第十二节　转 铁 蛋 白

一、病理生理

转铁蛋白（transferrin，TRF）是一种分子量为 79 570Da 的糖蛋白，含糖量约为 6%，由一条多肽链和两条由 *N*-糖苷键连接的低聚糖链组成，并以多种亚型存在。TRF 可逆地结合多价离子，包括铁、铜、锌、钴等离子。每分子 TRF 可结合两个 Fe^{3+}，其在 pH 为 7.4 时结合力最强，随着 pH 的降低，其值逐渐降低。TRF 主要在肝脏合成，其合成量随机体对铁的需求及储存量的变化而改变，半衰期为 7 天，pI 为 5.5～5.9，醋酸纤维素薄膜（CAM）电泳在 β 区带。血浆 TRF 的主要生理功能是转运铁离子。从小肠进入血液的 Fe^{2+}必须被铜蓝蛋白氧化为 Fe^{3+}后才能与 TRF 结合。TRF-Fe^{3+}复合物与多种细胞，特别是骨髓造血细胞表面的 TRF 受体结合后，被摄入细胞而解离出 Fe^{3+}以供合成血红蛋白、铁蛋白、细胞色素及肌红蛋白，然而 TRF 本身结构不变。

转铁蛋白为血清中的铁转运蛋白。在机体缺铁时，转铁蛋白饱和度是提示功能性缺铁的极为敏感的指标之一。在炎症或不常见的疾病（如维生素 C 缺乏病）中，若血清转铁蛋白浓度很低，可排除缺铁。转铁蛋白饱和度比铁蛋白更适合筛查遗传性血色病的纯合基因型。转铁蛋白饱和度联合铁蛋白检测可作为排除慢性肝病患者中铁超负荷的明确标准。

二、检测方法与原理

人 TRF 抗体和与样本中 TRF 反应生成抗原–抗体复合物，形成免疫复合物微粒，导致浊度增加，可用比浊法测定。其中，透射比浊法被广泛使用。

三、参考值范围

成人血清 TRF 参考值（透射比浊法）：2.3～4.1g/L。各实验室最好根据使用的检测系统建立自已的参考值范围。

四、临床意义

1. 贫血的鉴别诊断　缺铁性（低血色素性）贫血时，TRF 代偿性合成增加，但铁饱和度远低于 30%（正常值在 30%～38%）；相反，如果贫血是由于红细胞对铁的利用障碍（如再生障碍性贫血），则血浆中 TRF 正常或低下，但铁的饱和度升高。在铁负荷过量时，TRF 水平正常，但饱和度可超过 50%，甚至达 90%。

2. 负性急性时相反应蛋白 TRF 在急性时相反应中往往降低，在炎症、恶性病变时常与白蛋白、前白蛋白同时下降。

3. 判断营养状态及肝功能 在营养不良及慢性肝脏疾病时下降；肾病综合征时因 TRF 大量从尿中丢失，因此血清水平下降。

转铁蛋白缺乏症是一种罕见的遗传病，特点是患者的血浆中缺少或缺乏转铁蛋白，在肝脏、胰腺、心肌、脾脏、肾上腺、甲状腺中均有含铁血黄素沉着和纤维组织增生，而骨髓中几乎没有可利用铁以合成血红蛋白，因此产生低色素性贫血。

五、影响（干扰）因素

妊娠及口服避孕药或雌激素注射可使血浆 TRF 升高。样本放置时间过长或处理不当，脂血，样本有沉淀或灭活过的样本可影响检测结果。一些共同影响因素请参阅血清白蛋白测定中免疫比浊法的干扰因素。

第十三节 铁 蛋 白

一、病理生理

铁蛋白（ferritin，Ferr）是原核生物和真核生物中的主要细胞内铁储存蛋白，保持铁以可溶性和无毒形式存在。其分子量≥440kDa，包括一个由 24 个亚基组成的蛋白外壳（外径为 12～13nm）及一个铁核心（空心直径为 8nm）。不同来源的铁蛋白虽然在一级结构上变化很大（氨基酸序列相似性有时才达到 14%），但都有相似的空间结构。所有异构体的共同点是它们在结构上包括两个单独的亚基，酸性 H（重）型亚基和弱碱性 L（轻）型亚基。碱性异铁蛋白主要负责长期铁储存功能，主要存在于肝脏、脾脏和骨髓。酸性异铁蛋白主要存在于心肌、胎盘、肿瘤组织及储存器官（含量较少）。与铁不结合的铁蛋白称为去铁铁蛋白。游离铁对细胞是有毒性的，因为它是 Fenton 反应中活性氧形成自由基的催化剂。在稳态条件下，血清铁蛋白水平与机体铁储备相关，因此血清铁蛋白检测是评估机体铁储备最方便的测试。

二、检测方法与原理

多种常规方法被用于检测铁蛋白，如酶联免疫吸附试验（ELISA）、荧光免疫检测法（FIA）、发光免疫检测法（LIA）、散射比浊法和透射比浊法，目前电化学发光法检测铁蛋白较为常见。检测原理：样本中铁蛋白与生物素化单克隆铁蛋白特异性抗体和标记钌配合物的单克隆铁蛋白特异性抗体反应形成夹心式配合物，孵育一段时间，加入链霉亲和素包被的微粒后，通过生物素和链霉亲和素的相互作用，配合物结合成固相。反应物进入电化学发光测量池，微粒被吸附在电极表面，对电极加压产生化学发光，通过光电倍增管进行测量。

三、参考值范围

血清铁蛋白参考值：成年男性及 50 岁以上女性为 30～400μg/L，50 岁以下成年女性为 15～150μg/L；儿童 1 个月内为 150～450μg/L，第 2～3 个月为 80～500μg/L，3 个月至 16 岁为 20～200μg/L。各实验室最好根据使用的检测系统建立自己的参考值范围。

四、临床意义

最有必要进行铁蛋白检测的情况包括铁代谢诊断，监测铁剂治疗，确认高危群组中的铁储量及各种贫血的鉴别诊断。其中包括隐性缺铁前期和隐性缺铁及铁过载。铁蛋白测定还用于鉴别缺铁性贫血和低色素性贫血（慢性感染和肿瘤性贫血，铁粒幼细胞性贫血或地中海贫血）。铁蛋白检测特别适用于红细胞生成素治疗期间监测铁利用和分布障碍存在时的肾性贫血。

1. 血清铁蛋白降低 低血清铁蛋白是缺铁性贫血最特异的实验室检测结果，常低于 14.0μg/L。但其敏感性较低，因为发生血液感染或任何类型的慢性炎症时，血清铁蛋白会增加，铁蛋白从铁缺乏的低值转为正常值。因此，低血清铁蛋白水平比正常范围包含更多的信息。低血清铁蛋白提示甲状腺功能减退、维生素 C 缺乏或腹腔疾病。部分自身免疫系统疾病如系统性红斑狼疮、干燥综合征、某些结缔组织病时铁蛋白也可明显减少。素食者可能会导致缺铁性铁蛋白水平降低，其中一项研究发现，素食者中有 19%出现铁蛋白降低。妊娠期和哺乳期铁蛋白也可低于正常值。

2. 血清铁蛋白升高 在感染情况下，体内铁蛋白升高而没有铁过载。铁蛋白也被用作铁过载紊乱的标志物，其中铁蛋白水平异常升高，如血色素沉积症、含铁血黄素沉着症、成人斯蒂尔病、某些卟啉症和噬血细胞淋巴细胞增多症/巨噬细胞活化综合征。铁蛋白也是一种急性期反应物，在疾病过程中常升高。正常的 C 反应蛋白可用于排除由急性期反应引起的铁蛋白升高。根据对神经性厌食症患者的研究，发现在急性营养不良期间，铁蛋白可能会升高，这可能是由于铁进入血管内储存所致。另一项研究表明，神经性厌食症者分解代谢时可以释放异铁蛋白，这些异铁蛋白的增加可能干扰正常铁蛋白浓度的测定。通过免疫测定或免疫比浊法测定铁蛋白可以区分这些异铁蛋白，但不是铁储存状态的真实反映。此外，铁蛋白在体内具有显著的非储存作用，如氧化损伤的保护作用。

3. 铁储存增加 见于原发性血色病、继发性铁负荷过多，如过多输血、不恰当铁剂治疗、溶血性贫血等。

4. 铁蛋白合成增加 见于恶性病变。多种恶性肿瘤细胞可以合成和分泌铁蛋白，如肝癌、肺癌、白血病、霍奇金病、多发性骨髓瘤等。铁蛋白已成为恶性肿瘤辅助诊断指标之一。甲状腺功能亢进症时铁蛋白合成也增加。

5. 组织内的铁蛋白释放增加 急性肝炎、慢性肝炎或其他肝病时血清铁蛋白也明显升高。在肝硬化等高危患者中同时检测 AFP 与铁蛋白，对于早期发现肝癌有重要价值。急性心肌梗死早期也可出现铁蛋白升高。

五、影响（干扰）因素

采用叠氮化合物作为稳定剂的样本和灭活的样本可影响检测结果。

第十四节 视黄醇结合蛋白

一、病理生理

视黄醇结合蛋白（retinol-binding protein，RBP）为血液中视黄醇（维生素 A）的转运蛋白。RBP 属 α1-球蛋白，具有从肝细胞中转运视黄醇至周围组织的功能。该蛋白属于脂蛋白家族，可由肝细胞、小肠及其他组织细胞合成，广泛分布于血浆及其他体液中。血浆中主要是由肝细胞表达分泌的 RBP4，分子量仅 21kDa。其主要功能是与前白蛋白共同和维生素 A 的反式视黄醇结合、转运，并保护其不被氧化，当复合物中视黄醇与靶细胞结合后，RBP 便与前白蛋白分离，自肾小球滤出，由近端肾小管上皮细胞吸收、降解。RBP 还参与胎儿的发育调控。血浆中 RBP 分子量小，可经肾小球自由滤过，但原尿中 99%的 RBP 被近曲小管上皮细胞以胞饮方式重摄取并分解（不以原型返回血浆），仅有微量从尿中排泄。测定视黄醇结合蛋白能早期发现肾小管的功能损害，并能灵敏地反映肾近曲小管的损害程度，还可作为肾功能早期损害和治疗监测的指标。

二、检测方法与原理

人 RBP 抗体和样本中 RBP 反应生成抗原–抗体复合物，形成免疫复合物微粒，导致浊度增加，可用比浊法测定。其中，透射比浊法广泛使用。

三、参考值范围

成人血清 RBP 参考值（透射比浊法）：25～70mg/L。

四、临床意义

RBP 的半衰期很短（3～12h），生物特异性高，血清 RBP 水平经常作为临床营养状况评价指标。RBP 在胎儿发育中起重要作用。RBP 调节视黄醇转运和代谢，而视黄醇和视黄酸在调节基因表达与胚胎的发育中起着关键作用。

血清 RBP 升高：多见于各种原因所致的肾小球滤过功能损伤，在判断肾小球滤过功能损伤方面，血清 RBP 与胱抑素 C 的诊断性能相当。由于血清胱抑素 C 的广泛应用，加之 RBP 的上述肾排泄特点，目前更常检测尿液 RBP 浓度作为诊断近端肾小管损伤标志。

血清 RBP 降低：RBP 在肝脏合成，当肝脏受各种因素损伤后，RBP 的合成功能降低，表现为血中 RBP 水平下降；同时，RBP 的半衰期较前白蛋白更短，故更能早期敏感地反映肝脏的合成功能与分解代谢的变化。维生素 A 缺乏症、低蛋白血症、甲状旁腺功能亢进症、吸收不良综合征等也可出现血中 RBP 降低。另外，体内锌、铁缺乏及严重感染等也能降低 RBP 的生物合成。

五、影响（干扰）因素

脂浊血清有明显干扰，需超速离心获取清澈血清再进行测定。一些共同影响因素请参阅血清白蛋白测定中免疫比浊法的干扰因素。

第十五节　缺血修饰白蛋白

一、病理生理

1990 年，Bar-Or 发现，人血清白蛋白在通过心肌缺血部位时，自由基等可破坏血清白蛋白的氨基酸序列（其氨基端被修饰），这种 N 端被修饰/被铜占据的白蛋白称为缺血修饰白蛋白（ischemia-modified albumin，IMA），其特点是 N 端和钴等过渡金属离子的结合率下降。

二、检测方法与原理

采用白蛋白-钴（Co）结合法（ACB 法）检测 IMA。血清中白蛋白与试剂中 Co^{2+}结合后，反应液中剩余的游离 Co^{2+}与有机显色剂反应生成红褐色产物。当样本中含有较多的 IMA 时，加入同等量的钴试剂，由于 IMA 与 Co^{2+}的结合能力降低，反应液中剩余的游离 Co^{2+}浓度较高，加入显示剂后形成较多的红褐色产物。在特定波长下比色，吸光度高低在一定范围内和游离 Co^{2+}浓度成正比，然后与定值样本进行比较，即可计算出样本中 IMA 的浓度。

三、参考值范围

成人 IMA 参考值：＜64.7U/ml。

四、临床意义

IMA 是检测早期心肌缺血的敏感指标，心肌缺血 5～10min 即可在血液中检出，2～6h

达高峰，12～24h 基本恢复正常。

IMA 可用于心电图正常胸痛患者心肌缺血的排除诊断，但 IMA 不能鉴别心肌梗死和心肌缺血，因此现在主张对急性冠脉综合征患者同时检测 IMA 和肌钙蛋白 T，因为两者联合使用可提高心肌梗死诊断的灵敏度，并使确诊时间提前。IMA 对急性冠脉综合征患者心肌缺血检出的灵敏度是心电图的 2 倍，是 cTn 的 4 倍。

IMA 不仅可以用于急性冠脉综合征患者的早期诊断，还可用作经皮冠状动脉介入术后的判断指标。无侧支循环患者的 IMA 明显高于有侧支循环者，IMA 升高与病变严重程度相关。

IMA 的心脏特异性较低，其升高还可见于休克、终末期肾病和某些肿瘤患者，但不见于外伤、组织缺氧、骨骼肌缺血、自身免疫性疾病、良性胃肠疾病和外周血管疾病患者。因此，IMA 在用于排除急性冠脉综合征时，需结合患者临床表现、心电图、肌钙蛋白及其他生化标志物等。

五、影响（干扰）因素

样本类型：不可使用 EDTA、枸橼酸盐等抗凝血浆；最好在接受抗凝药物或溶栓治疗前采血。样本稳定时间：室温 2.5h 内，因此需及时送检。抽血前应避免剧烈运动，需静坐 5min。血乳酸浓度在 3～11mmol/L 时可使原始 IMA 值降低 7%～25%。血清白蛋白＜30g/L 或＞55g/L 时，对结果的解释要慎重。IMA 与白蛋白浓度呈负相关，白蛋白浓度每升高 1g/L，则 IMA 下降 2.18U/ml。

第十六节　肌 钙 蛋 白

一、病理生理

肌钙蛋白（troponin，Tn）是存在于骨髓肌和心肌细胞中的一组收缩蛋白。心肌肌钙蛋白（cTn）是肌钙蛋白复合体中与心肌收缩功能有关的一组蛋白，是由心肌肌钙蛋白 T（cTnT，是调节蛋白的部分）、心肌肌钙蛋白 I（cTnI，含抑制因子）和肌钙蛋白 C（TnC，与钙结合的蛋白）三个亚单位组成的蛋白复合物。肌钙蛋白 T 是调节横纹肌收缩的一种物质。尽管 TnT 的功能在所有横纹肌中都一样，但心肌产生的 TnT（分子量为 39.7kDa）与骨骼肌的 TnT 并不同。由于组织特异性高，cTnT 和 cTnI 是心肌细胞特有的抗原，其特异性与敏感性均高于以往常用的心肌酶谱。cTn 一般在心肌梗死症状出现 3～4h 开始升高，cTnT 持续时间达 2 周，cTnI 持续时间为 5～7 天。

二、检测方法与原理

（1）电化学发光免疫测定法（ECLIA）。测定 cTnT 原理：待测样本中的 cTnT 与钌标记的抗 cTnT 单克隆抗体和生物素化的抗 cTnT 另一位点的单克隆抗体在反应体系中混匀，形成双抗体夹心抗原–抗体复合物。加入链霉亲和素包被的磁性微粒与之结合，在磁场的作用下，捕获抗原–抗体复合物的磁性微粒将其吸附至电极上，各种游离成分被吸弃。电极加压后产生光信号，并通过光电倍增器测量发光强度，其强度与样本中一定范围的 cTnT 含量成正比。

（2）化学发光免疫测定法（CLIA）。测定 cTnI 原理：待测样本中的 cTnI 与生物素化的鼠抗 cTnI 单克隆抗体和辣根过氧化物酶（HRP）标记的鼠抗 cTnI 单克隆抗体结合，形成双抗体夹心大分子免疫复合物，此复合物被固相微孔中的链霉亲和素捕获，其余游离成分被吸弃。加入发光底物后，结合 HRP 即与底物反应产生光信号。光信号的强弱与样本中一定范围的 cTnI 含量成正比。

三、参考值范围

cTnT 参考值：＜0.014μg/L；cTnI 参考值：＜0.034μg/L。由于各厂商的产品不同及各地区的实验室差异，各实验室应建立自己的参考值范围。

四、临床意义

cTnT 升高见于心肌梗死、不稳定型心绞痛、心肌损伤、心脏移植患者，在横纹肌溶解及多肌炎患者中也可见升高。相比于 ST 段抬高心肌梗死（STEMI），cTnT 对非 ST 段抬高心肌梗死（NSTEMI）的诊断更有价值。cTnT 是能预测急性冠脉综合征短期、中期甚至长期结局的一种独立的预后诊断标志物。在非 ST 段抬高急性冠脉综合征诊断和治疗的新导则中，cTnT 是诊断心肌损伤的主要标志物。cTnT 升高的水平与冠状动脉疾病的严重程度和不良预后有关。低浓度的 cTnT 是心血管事件（包括初发和再发的心房颤动）的独立预测指标。血中 cTnT 浓度升高也见于其他疾病，如心肌炎、心脏挫伤、肺栓塞和药物引起的心脏毒作用。

COVID-19 患者发生严重低氧血症、酸中毒时可引起心肌损害，心肌对缺氧十分敏感。急性严重缺氧还可导致心室颤动或心搏骤停。长期慢性缺氧可导致心肌纤维化、心肌硬化、周围循环衰竭。临床数据显示，46%的重症患者和 26%的轻症患者可出现 CK 增高，但是两组人群的 CK 检测中位数无显著差异。另外，研究发现 31%的重症和 4%的轻症患者超敏肌钙蛋白 I 升高。在 COVID-19 病程进展过程中，心肌损伤标志物、心肌酶谱、心力衰竭标志物都可出现升高。例如，肌红蛋白（Myo）、超敏肌钙蛋白 I、超敏肌钙蛋白 T、N 端 B 型尿钠肽前体（NTPro-BNP）等心肌损伤指标均可出现升高。

五、影响（干扰）因素

样本中血红蛋白浓度＞0.1g/dl 时会导致结果假性降低。对于接受高剂量生物素治疗的患者（＞5mg/d），须在末次生物素治疗 8h 后采集样本。

第十七节　肌 红 蛋 白

一、病理生理

肌红蛋白（myoglobin，Myo）是哺乳动物细胞（主要是肌细胞）储存和分配氧的蛋白质，可逆地结合肌肉细胞中的氧并对其进行转运。Myo 由一条多肽链和一个辅基血红素构成，分子量约为 17.8kDa，存在于心肌和骨骼肌中。除去血红素的脱辅基肌红蛋白称为珠蛋白，它和血红蛋白的亚基（α-珠蛋白链和 β-珠蛋白链）在氨基酸序列上具有明显的同源性，它们的构象和功能也极其相似。

二、检测方法与原理

采用电化学发光免疫法检测。将待测样本中的 Myo 与钌标记的抗 Myo 单克隆抗体和生物素化的抗 Myo 另一位点的单克隆抗体在反应体系中混匀，形成双抗体夹心抗原–抗体复合物。加入链霉亲和素包被的磁性微粒与之结合，在磁场的作用下，捕获抗原–抗体复合物的磁性微粒将其吸附至电极上，各种游离成分被吸弃。电极加压后产生光信号，并通过光电倍增器测量发光强度，其强度与样本中一定范围的 Myo 含量成正比。

三、参考值范围

Myo 参考值：男性为 28～72μg/L；女性为 25～58μg/L。由于各厂商的产品不同及各地区的实验室差异，各实验室应建立自己的参考值范围。

四、临床意义

Myo 分子量小，更易从坏死肌肉细胞（如心肌梗死、创伤）中释放。Myo 恢复至正常的时间早于其他肌酶。Myo 对于需冠状动脉手术的心肌梗死患者的早期诊断优于其他标志物。此外，由于可以迅速被肾脏清除，肾衰竭患者特别是晚期患者的血清 Myo 可能出现异常。

在心肌细胞受损，如急性心肌梗死时可以释放出 Myo。血液中 Myo 的增加一般在疼痛发作后 2～4h，这比其他心肌损伤标志物如 CK、CK-MB 及肌钙蛋白出现得都要早。按照在治疗中所采取的溶栓再灌注措施，Myo 浓度可以在 4～12h 后达到最高值，然后相对较快地下降到正常水平。在成功地进行干预治疗时，Myo 快速增加，而且增加的梯度可以作为溶栓成功的标志。检测 Myo 对于心肌梗死的鉴别诊断有非常重要的作用：如果疼痛发作 6h 后 Myo 没有增加，并且在 4h 内重复检测一次仍没有变化时，基本上可以排除急性心肌损伤。引起 Myo 增加的非梗死性原因包括肌肉外伤、挤压综合征、肌病、肌肉受压/紧张、休克、横纹肌溶解及肾脏排泄功能减退。

五、影响（干扰）因素

在非常罕见的情况下，特定 IgM 型（Waldenström 巨球蛋白血症）可能会导致检测结果不可靠。

第十八节　B 型利尿钠肽/N 端 B 型利尿钠肽前体

一、病理生理

B 型利尿钠肽又称脑尿钠肽（brain natriuretic peptide，BNP），是由心肌细胞合成的具有生物学活性的天然激素，主要在心室表达，同时也存在于脑组织中。心肌细胞所分泌的 BNP 先以 108 个氨基酸组成的前体（proB-type natriuretic peptide，proBNP）形式存在，当心肌细胞受到刺激时，在活化酶的作用下裂解为由 76 个氨基酸组成的无活性的 N 端片段（NT-proBNP）和由 32 个氨基酸组成的有活性的 C 端片段，并释放入血液循环。心肌细胞受牵拉和血管透壁压超负荷作用共同参与了 BNP 的合成与释放。NT-proBNP 主要由肾小球滤过，因此在血液中的浓度受肾功能影响较大。NT-proBNP 在体内半衰期为 120min，体外稳定性强，在心力衰竭患者血液中的浓度较 BNP 高，因此在某些情况下更有利于心力衰竭的诊断。BNP 是心室最主要的利钠肽，其生物半衰期约为 23min。血中 BNP 代谢途径不受肾脏影响，浓度升高能反映心力衰竭时心室压力升高和容积增加。BNP 水平可用于评估心力衰竭的严重程度，也可用于慢性心力衰竭的诊断和疗效监测。

二、检测方法与原理

1. NT-proBNP 常用的检测方法　目前常用的方法为电化学发光免疫法。将待测样本中的 NT-proBNP 与钌标记的抗 NT-proBNP 单克隆抗体和生物素化的抗 NT- proBNP 另一位点的单克隆抗体在反应体系中混匀，形成双抗体夹心抗原–抗体复合物。加入链霉亲和素包被的磁性微粒与之结合，在磁场的作用下，捕获抗原–抗体复合物的磁性微粒使其吸附至电极上，各种游离成分被吸弃。电极加压后产生光信号，并通过光电倍增器测量发光强度，其强度与样本中一定范围的 NT-proBNP 含量成正比。

2. BNP 常用的检测方法　目前常用的方法为化学发光免疫法。第一步，将样本和 BNP 抗体包被的顺磁微粒混合。样本中的 BNP 和 BNP 抗体包被的微粒相结合。冲洗后进入第二步，添加抗 BNP 吖啶酯标记结合物，生成反应混合液。再次冲洗后，向反应混合液中添加预激发液和激发液。利用相对光单位（RLU）检测化学发光反应。仪器检测到的 RLU 与样本中一定范围的 BNP 含量成正比。

三、参考值范围

成人 NT-proBNP 参考值：＜150pg/ml；成人 BNP 参考值：＜100pg/ml。

四、临床意义

NT-proBNP 升高主要见于急性或慢性心力衰竭、冠心病、慢性肾病等疾病。心力衰竭是一种临床综合性疾病，其特征是心脏结构和功能性异常造成全身灌注不能满足代谢需求，导致静息或应激期间心排血量减少和（或）心房内压升高。左心室功能障碍可以是心力衰竭的功能性先兆因素之一。左心室功能不全的患者，血浆和血清中 BNP 浓度增加，同时血浆和血清中推定为无活性氨基端碎片的浓度，NT-proBNP、proBNP 浓度都增加，BNP 主要由心室分泌，在此过程中裂解为有活性的 BNP 和 NT-proBNP 氨基端碎片。研究已经证明利尿钠肽检测（包括 NT-proBNP）在心力衰竭从诊断到疗效监测中的重要作用。

欧洲心脏病学会的慢性心力衰竭指导原则建议将利尿钠肽浓度，包括 NT-proBNP 在内，作为初步诊断性检测。NT-proBNP 水平低于所推荐的非急性和急性发作的 NT-proBNP 临界值患者不太可能出现心力衰竭，因此无须接受超声心电图检查，而 NT-proBNP 升高有助于确认需要进一步心脏检查的患者。这项检测还可用于心力衰竭的早期，这时的症状只是暂时性的，而非始终存在。由于 NT-proBNP 的高灵敏度，可将其用于监测器质性心脏病无症状者的轻度心功能障碍。NT-proBNP 还可用于急性冠脉综合征患者的诊断。对于慢性心力衰竭患者，连续检测 NT-proBNP 浓度有助于监测疾病进展、预测患者结局和评估治疗效果。NT-proBNP 值升高强烈预示结局不良，且数值不断升高表示存在风险，而 NT-proBNP 值显著降低则表示结局改善和预后较好。NT-proBNP 可用于非心脏手术之前评估患者的围手术期心脏风险。此外，NT-proBNP 还可用于药物心脏毒性风险较高患者的监测，且有助于确定导致液体潴留或容量负荷过载的心脏毒性肿瘤药物的给药方法。NT-proBNP 浓度可强烈预测心力衰竭的首次发作，并可增强慢性心脏病和脑卒中预测能力。BNP 水平与美国纽约心脏学会（NYHA）分级存在良好的相关性。左心室射血分数（LVEF）或运动耐量评估表明，血浆 BNP 水平会随着心脏生理储备功能下降而升高。欧洲心脏病学会（ESC）已经把尿钠肽（如 BNP）用于对心力衰竭和急性冠状动脉综合征（ACS）患者进行分层。心力衰竭患者体内 BNP 升高，提示疾病进展，并发症发生率和死亡率增加。另外，研究显示 BNP 升高的急性冠脉综合征患者发生心脏并发症的概率和心肌梗死后的死亡率也相应升高。研究表明，BNP 检测可用于优化心力衰竭患者的治疗/监控。

五、影响（干扰）因素

BNP 在玻璃试管中不稳定，推荐使用塑料采集管。样本在 2～8℃可保存 24h；应避免反复冻融。

第十九节　脂肪酸结合蛋白

一、病理生理

脂肪酸结合蛋白（fatty acid binding protein，FABP）是脂肪酸及其他亲脂物质（如花生四烯酸和维甲酸类）的转运蛋白家族。FABP分布于哺乳动物的心肌、小肠、肝脏、脂肪、脑、表皮等组织细胞质中。研究表明，这些蛋白质有助于脂肪酸在细胞膜和细胞外膜之间转移。另外，部分转运蛋白成员也可将亲脂性分子从细胞膜外转运到某些细胞内，如PPAR受体。已发现的FABP包括心脏型FABP（H-FABP）、小肠型FABP（I-FABP）、肝脏型FABP（L-FABP）、脑细胞型FABP（B-FABP）、肾脏型FABP（K-FABP）、骨骼肌型FABP（S-FABP）等。

H-FABP是由132个氨基酸组成的一种小分子（分子量约为15kDa）可溶性细胞质蛋白。H-FABP大量存在于心肌组织中，占心脏全部可溶性蛋白的4%～8%，其结合两个脂肪酸分子并参与脂肪酰基辅酶A的运输，参与氧化过程，从而在线粒体中产生能量。心肌缺血性损伤时，H-FABP可以在胸痛发作1～3h后从血液中检出，6～8h达到峰值，24～30h恢复正常。可作为急性冠脉综合征的早期血浆标志物。其主要通过肾脏清除，症状发作后不久H-FABP即可出现在患者尿液中。

二、检测方法与原理

人H-FABP抗体和与样本中H-FABP反应，生成抗原–抗体复合物，形成免疫复合物微粒，导致浊度增加，可用比浊法进行测定。其中，透射比浊法被广泛使用。

三、参考值范围

H-FABP参考值：＜5μg/L。

四、临床意义

血清H-FABP升高见于早期急性心肌损伤。临床上有1/3以上的急性冠脉综合征患者在缺乏典型临床症状时就已经发生心肌损伤的病理变化，cTn、CK-MB等心肌标志物的血清浓度只有在心肌坏死后才会升高，而在心肌缺血时无明显变化，H-FABP在急性冠脉综合征发病早期可迅速释放到血液中，对于急性冠脉综合征的诊断具有时间优势，同时对心肌损伤具有高特异度、高灵敏度、高符合率的特点；在急性冠脉综合征患者中，H-FABP浓度可有效鉴别出急性心肌梗死、心力衰竭及不稳定型心绞痛等不良事件的高危患者；H-FABP与肌钙蛋白联合检测可提高诊断敏感性，对急性冠脉综合征更具诊断价值。

H-FABP还可早期诊断肺栓塞，评估心力衰竭程度。H-FABP可用于早期检测心肌损伤，还被延伸用于心脏手术，在心脏手术中松开主动脉钳夹后H-FABP血清浓度比CK-MB和TnT更早达到最高水平。

五、影响（干扰）因素

脂浊血清有明显干扰，须超速离心获取清澈血清后再测定。一些共同影响因素请参阅血清白蛋白测定中免疫比浊法的干扰因素。

第二十节 类风湿因子

一、病理生理

多数类风湿关节炎患者的血清中存在免疫球蛋白的抗体（以 IgM 型为主）——类风湿因子（rheumatoid factor，RF），其可与人的 IgG 和其他动物的 IgG 发生反应。RF 是一组针对 IgG 分子抗原决定簇上 Fc 段的嗜异性抗体。这些自身抗体可以是各种免疫球蛋白类型（包括 IgM、IgG、IgA、IgD 和 IgE 五种类型），临床上对类风湿关节炎的诊断、分型和疗效观察通常以检测 IgM 型 RF 为主。这种反应属于抗原、抗体反应，RF 起到抗 IgG 抗体的作用。阳性测试结果表示存在 RF，这有助于炎症性关节炎患者确诊为类风湿关节炎。

二、检测方法与原理

通过与 IgG 致敏的绵羊红细胞或乳胶颗粒发生凝集反应，从而定量检测 RF，此为检测 RF 的经典方法。

免疫比浊法检测 RF：结合有热灭活 IgG（抗原）的乳胶与样本中的 RF 抗体发生凝集反应，形成抗原–抗体复合物，然后采用比浊法进行检测。

三、参考值范围

RF 参考值：＜14IU/ml。

四、临床意义

RF 在未经治疗的类风湿关节炎患者中阳性率为 80%，且滴定度常在 1∶160 以上。临床上动态观察滴定度有助于病变活动及药物疗效的评价。其他风湿性疾病如系统性红斑狼疮 RF 的阳性率为 20%～25%；硬皮病与皮肌炎 RF 的阳性率为 10%～24%。类风湿关节炎患者和约 50%的健康人体内都存在能产生 RF 的 B 细胞克隆，在变性 IgG（与抗原结合的 IgG）或 EB 病毒直接作用下，可大量合成 RF。

IgG 类 RF 的含量与类风湿关节炎患者的滑膜炎、血管炎和关节外症状密切相关。IgA 类 RF 见于类风湿关节炎、硬皮病、Felty 综合征和系统性红斑狼疮，是类风湿关节炎临床活动的一个指标。IgE 类 RF 除见于类风湿关节炎患者外，也见于 Felty 综合征和青年型类风湿关节炎。在类风湿关节炎患者中，存在高效价的 RF 并伴有关节功能严重受限时，常提示预后不良。在非类风湿关节炎患者中，RF 的阳性率随年龄的增加而增加，但这些人以后发生类风湿关节炎者极少。

五、影响（干扰）因素

在少数情况下，丙种球蛋白病，特别是 IgM 型（Waldenström 巨蛋白血症）可能影响结果的可靠性。

第二十一节　抗链球菌溶血素“O”

一、病理生理

链球菌溶血素“O”是 A 群溶血性链球菌的重要代谢产物，具有溶血活性，能溶解人及动物的红细胞。A 群链球菌可导致各种感染，如肾小球肾炎、急性心内膜炎、Sydenham 舞蹈病、急性风湿热和上呼吸道感染。链球菌溶血素“O”可刺激机体产生抗体，称为抗链球菌溶血素“O”（anti-streptolysin O，ASO）抗体。ASO 抗体的升高说明可能有溶血性链球菌感染。

二、检测方法与原理

采用免疫比浊法检测。人 ASO 抗体与包被有链球菌溶血素“O”抗原的乳胶颗粒发生凝集反应，产生沉淀物，可应用比浊法检测沉淀物。

三、参考值范围

ASO 参考值：成人 0～200IU/ml，儿童＜150IU/ml。正常值因年龄、季节、气候、链球菌流行情况及地区差异而有所不同，各实验室应建立自己的参考值范围。

四、临床意义

A 群链球菌感染后 1 周 ASO 即开始升高，4～6 周可达高峰，并能持续数月，当炎症消退时，ASO 下降并在 6 个月内恢复正常，如果 ASO 不下降，提示可能存在复发性感染或慢性感染。链球菌感染时，尤其是皮肤感染，可能无法观察到 ASO 升高。仅有 85%的风湿热患者可检测到 ASO，因此必须进行抗链球菌脱氧核糖核酸酶抗体与抗链球菌透明质酸酶抗体检测。

1. ASO 升高

（1）风湿热、急性肾小球肾炎、结节性红斑、猩红热、急性扁桃体炎等疾病可引起 ASO 明显升高。

（2）少数肝炎、结缔组织病、结核病及多发性骨髓瘤也可有 ASO 升高。

2. ASO 偏低

（1）药物性如水杨酸盐类、肾上腺皮质激素、抗生素可引起 ASO 下降。

（2）在肾病综合征和抗体缺乏综合征患者的血清中仅有极低含量的 ASO。

五、影响（干扰）因素

使用血浆可使 ASO 检测结果降低，降低程度接近 7%。

在少数情况下，丙种球蛋白病，特别是 IgM 型（Waldenström 巨蛋白血症）可能导致检测结果不可信。

第二十二节　C 反应蛋白/超敏感 C 反应蛋白

一、病理生理

C 反应蛋白（C-reactive protein，CRP）由肝脏合成，是由 5 个相同的多肽链组成的一个分子量为 105kDa 的五元环。CRP 通过 C1q 激活补体系统，启动调理作用及吞噬细胞的吞噬作用，其主要功能是与组织损伤所产生的内源性毒素结合并使其降解。CRP 是最敏感的急性期反应蛋白。超敏 C 反应蛋白（high-sensitivity C-reactive protein，hsCRP）灵敏度更高，检测下限更低。hsCRP 检测已用于儿科感染的早期诊断及心血管疾病的风险评估。

二、检测方法与原理

1. CRP 采用颗粒增强免疫比浊法检测　当样本中的 CRP 与 CRP 抗体发生抗原–抗体反应时，复合物被乳胶颗粒吸附并发生凝集反应。可用免疫比浊法检测波长 570nm 处吸光度的变化（两点终点法）。

2. hsCRP 采用免疫透射比浊法检测　当样本中的 CRP 与 CRP 抗体发生抗原–抗体反应时，复合物被乳胶颗粒吸附并发生凝集反应。根据吸光度变化检测凝集反应，吸光度变化速率与样本中 CRP 浓度成正比（速率法）。

三、参考值范围

成人参考值（IFCC/CRM470）：＜5mg/L。

CDC/美国心脏学会（AHA）推荐将 hsCRP 的 cut-off 值用于心血管疾病风险评估：＜1.0mg/L 为低风险；1.0～3.0mg/L 为中等风险；＞3.0mg/L 为高风险。

hsCRP 浓度较高的患者更易出现心肌梗死和严重的外周血管病变。

新生儿和儿童参考值：新生儿（0～3 周）为 0.1～4.1mg/L；儿童（2 个月～15 岁）为

0.1～2.8mg/L。

四、临床意义

发生急性时相反应后，血清 CRP 在 6～12h 开始上升，并在 24～48h 达到峰值。

1. 并发感染的鉴别 CRP＞100mg/L 与严重刺激有关，如严重创伤和严重感染（败血症），且通常为细菌感染，病毒感染通常≤50mg/L，革兰氏阴性菌感染可高达 500mg/L。CRP 反应在肝病的患者中可能不太明显。

2. CRP 检测用于监测全身炎症过程 CRP 在 10～50mg/L 时提示轻度炎症、手术、创伤、心肌梗死、血栓、非活动性风湿病、恶性肿瘤、病毒感染等。血清 CRP 持续居高不下通常提示预后很差，表示存在未控制的感染。

3. hsCRP 可以作为预测健康人群中冠心病发生的危险性及预后判断的指标 AHA/CDC 对 hsCRP 检测对心血管疾病的风险评估给予了以下建议：首先，任何风险评估的检测不能在感染、系统性炎症或外伤患者中进行。其次，不明原因的 hsCRP 持续超过 10mg/L 的患者应评估非心血管病病因。最后，使用 hsCRP 评估心血管疾病时应针对代谢稳定的患者，而且要与以前的检测结果相比较。

五、影响（干扰）因素

在极少数情况下，丙种球蛋白病特别是 IgM 型（Waldenström 巨蛋白血症）可能影响结果的可靠性。尽管已采取措施来减少人抗鼠抗体的干扰，但接受单克隆鼠抗体治疗或出于诊断目的注入单克隆鼠抗体的患者，样本可能出现错误结果。血清样本血液必须彻底凝固，并在离心后不含任何颗粒或残存的纤维蛋白。

第二十三节 免疫球蛋白

一、病理生理

免疫球蛋白（immunoglobulin，Ig）是 B 细胞经抗原诱导、分化为浆细胞后合成和分泌的一类具有抗体活性或抗体样结构的球蛋白，是介导体液免疫反应的主要物质。Ig 有分泌型 Ig（secreted Ig，sIg）和膜型 Ig（membrane Ig，mIg）两种形式，前者主要存在于血浆、体液和外分泌液中，约占血浆蛋白总量的 20%，执行各种免疫功能；后者分布于 B 细胞膜表面。Ig 分子由 2 条相同的重链（heavy chain，H）和 2 条相同的轻链（light chain，L）通过二硫键（—S—S—）组成一“Y”形四肽结构。重链分为 γ、α、μ、δ 和 ε 五型，对应 IgG、IgA、IgM、IgD 和 IgE 五类免疫球蛋白；轻链分为 κ 和 λ 两型，各类免疫球蛋白的轻链相同。

IgG 分子由两条轻链（κ 或 λ）和两条 γ 重链组成。约 80%的血清免疫球蛋白为 IgG；

其主要作用是防御微生物、直接中和毒素及诱导补体结合。IgG 是唯一能够穿越胎盘屏障并为胎儿和新生儿提供被动免疫保护的免疫球蛋白。

13%的血浆免疫球蛋白由 IgA 组成，它可保护皮肤和黏膜免受微生物的侵害；可与毒素结合，联合溶菌酶产生抗细菌和抗病毒活性。IgA 为机体分泌的体液如初乳、唾液和汗液中的主要免疫球蛋白。分泌型 IgA 可防御局部感染，并与消化道中食物抗体相结合。在血清中，IgA 以单体、二聚体和三聚体的形式存在，而在机体分泌的体液中则仅以二聚体形式存在，并额外多一条链（分泌小体）。

IgM 分子通常由 10 条 μ 重链和 10 条 κ 或 λ 轻链组成。所有的 μ 链都与一条 J 链连接在一起。简而言之，对比 IgG 的结构，IgM 呈五聚体结构。IgM 为最大的免疫球蛋白（分子量为 970kDa），但仅占血浆免疫球蛋白的 6%。IgM 是感染后最先出现在血清中的特异性抗体。

IgE 在抗寄生虫感染和抗过敏反应（Ⅰ型超敏反应）中起重要作用。Ⅰ型超敏反应的特征是在机体接触导致过敏的抗原（过敏原）之后立即产生过敏反应。过敏原与致敏肥大细胞或嗜碱性粒细胞结合后可与细胞膜上的 IgE 交叉结合，进而导致细胞脱颗粒，释放活性因子（如组胺），产生典型的Ⅰ型超敏反应症状。

血清 IgD 含量较低，生物学功能尚不明确。IgD 分子量约为 175kDa，血清中含量为 0.04～0.4g/L，仅占总免疫球蛋白的 0.2%，半衰期为 2.8 天。循环中 IgD 无抗感染作用，但可能与某些超敏反应有关。

二、检测方法与原理

1. IgA 采用免疫比浊法检测 IgA 抗体与样本中的抗原发生反应，形成抗原–抗体复合物，伴发凝集反应，可采用比浊法检测。加入聚乙二醇（PEG）可促使反应迅速达到终点，可增加灵敏度。

2. IgG 采用免疫比浊法检测 IgG 抗体与样本中的抗原反应，形成抗原–抗体复合物，伴发凝集反应，可采用比浊法检测。PEG 的加入使反应迅速到达终点，提高了灵敏度。

3. IgM 采用免疫比浊法检测 IgM 抗体与样本中的 IgM 抗原发生反应，形成抗原–抗体复合物，伴发凝集反应，可采用比浊法检测。加入 PEG 可促使反应迅速达到终点，并增加灵敏度。

4. IgE 采用电化学发光免疫法检测 待测样本中的 IgE 与钌标记的抗 IgE 单克隆抗体和生物素化的抗 IgE 另一位点的单克隆抗体在反应体系中混匀，形成双抗体夹心抗原–抗体复合物。加入链霉亲和素包被的磁性微粒与之结合，在磁场的作用下，捕获抗原–抗体复合物的磁性微粒被吸附至电极上，各种游离成分被吸弃。电极加压后产生光信号，并通过光电倍增器检测发光强度，其强度与样本中一定范围的 IgE 含量成正比。此外，在过敏原检测系统中免疫法有广泛应用。

5. IgD 采用双抗体夹心法检测 先将抗人 IgD 包被在聚苯乙烯反应板微孔内，加入待测血清或标准品后，再加酶标记抗人 IgD 抗体，在固相微孔上形成抗体–抗原（IgD）–酶标记抗体复合物，洗涤除去未结合物，最后加入酶底物溶液进行呈色反应，根据呈色强度定量检测血清中 IgD 水平。

三、参考值范围

免疫球蛋白的参考值范围见表 11-2。

IgE 参考值范围：健康无症状受试者的 IgE 浓度很大程度上取决于年龄。新生儿 IgE 浓度值最低，9～13 岁年龄组达到最大值，成年人 IgE 浓度再次下降。推荐的阈值见表 11-3。

表 11-2 根据 CRM 470 蛋白标准化的免疫球蛋白参考值范围 （单位：g/L）

年龄组	IgA	IgG	IgM
0～1 岁	0.00～0.83	2.32～14.11	0.00～1.45
1～3 岁	0.20～1.00	4.53～9.16	0.19～1.46
4～6 岁	0.27～1.95	5.04～14.64	0.24～2.10
7～9 岁	0.34～3.05	5.72～14.74	0.31～2.08
10～11 岁	0.53～2.04	6.98～15.60	0.31～1.79
12～13 岁	0.58～3.58	7.59～15.49	0.35～2.39
14～15 岁	0.47～2.49	7.16～17.11	0.15～1.88
16～19 岁	0.61～3.48	5.49～15.84	0.23～2.59
20 岁以上	0.7～4	7～16	0.4～2.3

表 11-3 IgE 参考值范围

年龄组	数值（IU/ml）
新生儿	1.5
1 岁以内的婴儿	15
1～5 岁	60
6～9 岁	90
10～15 岁	200
成年人	100

IgD 参考值范围：健康人血清中 IgD 含量波动较大，文献报道的参考值范围也各不相同，如 0.003～0.140g/L、0.003～0.03g/L 等。各实验室应采用相应的方法和试剂盒，通过调查本地区一定数量的不同年龄、性别人群，建立自己的参考值范围。

四、临床意义

（1）血清/血浆中的多克隆 IgG 在以下疾病时可能会增加：系统性红斑狼疮、慢性肝病（病毒性肝炎和 Laennec 肝硬化）、囊性纤维病等。单克隆 IgG 在 IgG 型骨髓瘤中会增加。

（2）IgG 合成降低发生于先天性和获得性免疫缺陷疾病，以及选择性 IgG 亚类缺陷，如 Bruton 型无丙种球蛋白血症。血清和血浆中 IgG 浓度降低见于蛋白丢失性肠病、肾病综合征、皮肤烧伤。IgG 代谢增加发生于 Wiskott-Aldrich 综合征、强直性肌营养不良或与抗免疫球蛋白抗体有关。脑脊液中 IgG 的检测用于评估感染，脑脊液中 IgG 浓度增加可能是因为血脑屏障通透性增高、局部/鞘内 IgG 合成增加或二者都有。血脑屏障功能障碍可以通过白蛋白脑脊液与血清比值而可靠地进行量化评估。白蛋白比值升高说明血脑屏障功能障碍。如果同时测定脑脊液和血清中的 IgG 与白蛋白，就可区分来自血液的 IgG 和鞘内合成的 IgG。

（3）检测尿液中的 IgG 及尿白蛋白可区分选择性和非选择性肾小管蛋白尿，因为 IgG 仅在非选择性肾小球蛋白尿（IgG/白蛋白＞0.03）时显著增加。此外，尿液中 IgG 的检测可用于监测和评估肾小球蛋白尿。

（4）多克隆 IgA 水平升高可见于慢性肝病、慢性感染、自身免疫性疾病（类风湿关节炎、系统性红斑狼疮）、肉瘤样病和 T 细胞功能障碍性免疫缺陷病。

（5）IgA 合成减少可出现在获得性和先天性免疫缺陷病，如 Bruton 型无丙种球蛋白血症。胃肠病及烧伤所致的蛋白质丢失均可导致 IgA 浓度降低。

（6）由于婴儿体内 IgA 刚开始缓慢合成，因此在婴儿体内 IgA 浓度低于成人。

（7）IgM 可激活补体，有助于杀死细菌。感染期过后，IgM 水平比 IgG 水平下降速度更快。因此，通过比较特异性 IgM 和 IgG 的滴度有助于鉴别急性感染和慢性感染。若 IgM 占优势提示为急性感染，而当 IgG 占优势时，则提示为慢性感染（如风疹和病毒性肝炎）。多克隆 IgM 水平升高可见于病毒、细菌和寄生虫感染，肝脏疾病、类风湿关节炎、硬皮病、囊性纤维病和毒品成瘾者。单克隆 IgM 水平升高见于 Waldenström 巨球蛋白血症。蛋白丢失性肠病和烧伤所致的蛋白质丢失均可导致 IgM 浓度逐渐降低。IgM 合成减少可见于先天性和获得性免疫缺陷病。由于婴儿体内 IgM 合成比较晚，因此其浓度低于成人。

（8）正常情况下 IgE 在血清中的含量很低（低于总血清免疫球蛋白含量的 0.001%）。IgE 浓度与年龄有关，新生儿含量最低。其浓度以后逐渐升高，5～7 岁达到稳定水平，但特定年龄段的人群中 IgE 含量变化较大。婴幼儿周期性的呼吸道感染中，IgE 的检测有助于评估预后。因为 IgE 在过敏反应中有重要意义，其含量升高可见于花粉症、过敏性支气管炎和皮炎。但 IgE 含量正常不能排除过敏性疾病。因此，在临床鉴别诊断过敏性和非过敏性疾病时，定量检测人血清或血浆中 IgE 的含量并与其他临床检查联合应用才有实际意义。

（9）非过敏性疾病中血清 IgE 含量也可升高，例如，支气管曲霉病、Wiskott-Aldrich 综合征、高 IgE 综合征、IgE 骨髓瘤和寄生虫感染。

（10）IgD 含量升高主要见于 IgD 型多发性骨髓瘤、高 IgD 血症与周期性发热、慢性感染、大量吸烟者、癌症末期及某些超敏反应等。IgD 降低的临床意义并不十分明确，常见于先天性无丙种球蛋白血症、硅沉着病（矽肺）、系统性红斑狼疮和类风湿关节炎等。

五、影响（干扰）因素

已知可通过氨基酸的组成和大小鉴别单克隆 γ-球蛋白病（单克隆免疫球蛋白血症）中分泌的所谓副蛋白和相应的多克隆来源的免疫球蛋白。副蛋白会减少球蛋白与抗体的结合，降低定量检测的准确性。

IgG 免疫比浊法：*N*-乙酰半胱氨酸和维生素 C 能降低 IgG 检测结果。

IgE 电化学发光免疫法：采用氟化钠/草酸钾血浆检测得出的结果比采用血浆检测得出的结果约低 18%。

第二十四节　免疫球蛋白轻链

一、病理生理

免疫球蛋白轻链（light chain，L）约由 214 个氨基酸残基组成，通常不含碳水化合物，分子量约为 24kDa。免疫球蛋白的 L 链根据其恒定区差异分为两型：κ 型与 λ 型，κ 型只有一种亚型，λ 则有 λ1、λ2、λ3 和 λ4 四种型。同一个天然免疫球蛋白分子上 L 链的型总是相同的。正常人血清中的 κ∶λ 约为 2∶1。细胞克隆的异常增加将导致单克隆免疫球蛋白或免疫球蛋白片段（游离轻链）增加，使 κ 及 λ 链的比例发生改变。κ 与 λ 的比例超出正常预示为单克隆丙种球蛋白血症。正常人尿中只有少量轻链存在。当代谢失调和发生多发性骨髓瘤时，血中出现大量游离轻链，并从尿中排出，即为本周蛋白（Bence-Jones 蛋白）。

二、检测方法与原理

（1）免疫球蛋白轻链κ采用免疫透射比浊法检测：κ抗体与样本中的抗原反应形成抗原–抗体复合物，随后出现凝集，可采用比浊法检测。

（2）免疫球蛋白轻链λ采用免疫透射比浊法检测：参考免疫球蛋白轻链κ检测法。

三、参考值范围

成年人血清轻链参考值（免疫透射比浊法）：κ为 1.7～3.7g/L；λ 为 0.9～2.1g/L；κ/λ 值为 1.35～2.65。成年人尿液轻链含量应小于检测下限，κ/λ值为 0.75～4.5。不同的试剂盒提供的参考值差异较大；如用文献或说明书提供的参考值，使用前应加以验证。

四、临床意义

检测不同种类轻链的含量有助于诊断多发性骨髓瘤、淋巴肉瘤、Waldenström 巨球蛋白血症和结缔组织病（如类风湿关节炎、系统性红斑狼疮）。

另外，同时具有两种单克隆丙种球蛋白血症者尽管产生不同的轻链，但理论上κ和 λ 轻链的比例应在正常值范围内。在诊断单克隆丙种球蛋白病时，定量检测κ及 λ 轻链的含量并不能完全替代高分辨率电泳、免疫电泳或免疫固定电泳等方法。

五、影响（干扰）因素

在极罕见的情况下，γ 球蛋白病特别是 IgM 型（Waldenström 巨球蛋白血症）可能造成检测结果不可靠。

第二十五节 补 体 成 分

一、病理生理

补体（complement，C）是正常血浆中一个复杂的蛋白系统，补体与抗体共同作用破坏病原菌和其他外来细胞。补体系统包括 30 多种可溶性蛋白及膜结合蛋白，广泛参与机体免疫防御和免疫调节。

补体分子是分别由肝细胞、巨噬细胞及肠黏膜上皮细胞等多种细胞产生的。其理化性质及其在血清中的含量差异甚大。补体占血清总蛋白的 5%～6%，多属于糖蛋白且大部分属于β球蛋白，C1q、C8 和 P 因子等为γ球蛋白，C1s、C9 和 D 因子为α球蛋白。各补体成分的分子量变动范围很大，其中 C4 结合蛋白的分子量最大，为 550kDa；D 因子分子量最小，仅为 23kDa。其中含量最高的为 C3，约含 1mg/ml，而 D 因子仅含 1μg/ml，二者相差约千倍。C1q 是构成补体 C1 的一个重要成分，分子量为 390kDa，由 6 个相同的亚单位组成对称的六聚体，当 2 个以上的 C1q 与免疫复合物中的 IgM 或 IgG 的 Fc 段结合后，C1q 构型发生改变，导致 C1r 和 C1s 的相继活化，启动补体经典激活途径。

补体按生物学功能分成三类：①补体固有成分，包括 C1（q/r/s）、C4、C2、C3、C5～C9、B 因子、D 因子和 P 因子及它们的裂解成分和灭活成分等；②补体调控蛋白，如 H 因子、I 因子、C1 抑制物、S 蛋白、CD59、膜辅助因子和衰变加速因子等；③补体受体，如 CR1～CR5、C3aR、C5aR、C1qR 和 B 因子受体等。

二、检测方法与原理

检测补体的方法有两种：①免疫溶血法，主要用于经典途径（CH50）和旁路途径（AH50）补体活性的检测；②免疫化学法（单向免疫扩散、免疫电泳、免疫透射比浊法和免疫散射比浊法），主要用于 C3、C4 和 C1q 等补体单个成分含量的检测。

（1）50%溶血率（50% complement hemolysis，CH50）检测：补体最主要的生物学活性是免疫溶细胞作用。抗体（溶血素）致敏的绵羊红细胞（SRBC）可通过活化补体（C1～C9）激活经典途径，导致 SRBC 溶解。在一定范围内（如 20%～80%溶血率），溶血程度与补体活性呈正相关，常以 CH50 作为判断指标。CH50 主要反映补体（C1～C9）经经典途径活化的活性，如果新鲜血清（补体来源）加入致敏绵羊红细胞后，CH50 水平下降，说明其补体系统中的一个或若干成分含量或活性不足。

（2）C3 检测：采用免疫透射比浊法检测，C3 抗体与样本中的抗原反应形成抗原–抗体复合物，随后出现凝集，可采用比浊法检测。

（3）C4、C1q 目前常用免疫透射比浊法检测，可参考 C3 检测方法。

三、参考值范围

参考值：C3 为 0.9～1.8g/L；C4 为 0.1～0.4g/L；CH50 为 50～100U/ml；C1q 为 157～237mg/L。每个实验室应研究期望值对患者人群的可转移性，如果需要则应确定自己的参考值范围。

四、临床意义

补体系统可通过经典途径和替代途径激活，这两条途径最终合并为一条通路。由于补体 C3 是两条途径中的常见因子，可检测 C3 浓度及其降解产物（包括 C3c）作为补体系统激活的参数。

补体 C3 降低表示补体系统被激活。C4 的检测可起到辅助作用，如果 C4 水平正常，则可能激活了替代途径。在许多炎症和感染性疾病中可观察到 C3 降低。主要病因有系统性红斑狼疮、类风湿关节炎、亚急性细菌性心内膜炎、病毒血症、寄生虫感染或细菌性脓毒症。出现 C3 肾炎因子时，在部分脂肪营养不良或膜增生性肾炎患者中可见到 C3 明显降低。

作为一种急性时相蛋白，C3 在炎症过程中生成增多。在全身性感染、非感染性慢性炎症疾病（主要是慢性多关节炎）和几种生理状态（妊娠）下升高。C3 水平升高极少超过正常值的 2 倍，并可掩盖当前消耗引起的 C3 减少。

补体 C4 通过经典激活途径参与激活过程。补体 C4 的减少很常见，但完全消失很少见。补体 C4 降低或完全消失发生于免疫综合征、系统性红斑狼疮、自身免疫性甲状腺炎和幼年型皮肌炎。系统性红斑狼疮患者开始发病阶段经常可发现补体 C4 的缺失，且病程比正常补体水平的患者更缓和。细菌、病毒性脑膜炎，链球菌、金黄色葡萄球菌败血症及肺炎可同时伴有补体 C4 的降低。

当补体 C3 水平较低时，补体 C4 浓度会发生变化。如在此情况下，补体 C4 浓度正常，那么旁路途径可能被激活。补体 C4 检测主要用于评估低补体血症的病程。

作为一种急性时相反应蛋白，补体 C4 在炎症过程中会升高。补体 C4 的升高可见于系统性感染、非感染性慢性炎症（主要为慢性多发性关节炎）和生理状态（妊娠）。其升高值很少超过正常值的两倍，并且能掩盖日常消耗的减少。

CH50 活性增高：肿瘤（如骨髓瘤、肝癌）、感染、组织损伤、自身免疫性疾病（如类风湿关节炎、系统性红斑狼疮）等常可见补体活性升高。

CH50 活性降低：①合成减少，如先天性补体缺陷症、各种肝病（如肝炎、肝硬化、肝癌等）、免疫功能不全等；②消耗增加，多见于急性肾小球肾炎、系统性红斑狼疮活动期、类风湿关节炎等；③丢失过多，如大面积烧伤、肾病综合征。

C1q 是补体 C1 的重要组成成分，主要参与补体的经典激活途径。其增高见于血管炎、骨髓炎、类风湿关节炎、痛风、硬皮病等；降低见于系统性红斑狼疮和活动性混合性结缔组织病等。

五、影响（干扰）因素

补体易失活、降解，待测血清在室温（20～25℃）中放置不得超过 6h，2～8℃放置不得超过 24h。因此，抽血后应及时分离血清并尽快检测，否则应于–20℃保存样本，但应避免反复冻融样本。

在极罕见的情况下如 γ 球蛋白病，特别是 IgM 型（Waldenström 巨球蛋白血症）可能造成检测结果不可靠。

（贾兴旺　冯　杰）

第十二章
血浆脂质、脂蛋白及代谢物

血浆脂类简称血脂，是指血清或血浆中能被人体利用的脂肪酸、脂肪酸酯等不溶于水但可溶于有机溶剂的一类有机化合物的总称，包括游离胆固醇、胆固醇酯、磷脂、甘油三酯、糖脂、游离脂肪酸等。血浆中最多的脂质有胆固醇、磷脂和甘油三酯，其中胆固醇包括游离胆固醇和胆固醇酯。血脂的来源可分为内源性和外源性两种，内源性脂质以甘油三酯为主；外源性脂质经膳食进入人体后由小肠吸收，以乳糜微粒的形式经淋巴进入血液循环。血浆脂质总量为 4.0～7.0g/L，其含量与血浆有机成分相比只占其小部分，然而其代谢却非常活跃，承担着重要的生理功能。血脂参与构成细胞膜，是类固醇激素及胆汁酸等合成的原料，还可作为营养物质为细胞新陈代谢提供能量等。因血脂不溶于水，所以无论是外源性或内源性脂类均以溶解度较大的脂蛋白复合体形式在血液循环中运输。各种脂蛋白中蛋白质和脂类组成的比例各不相同，据此可将脂蛋白分为：乳糜微粒、极低密度脂蛋白、低密度脂蛋白、高密度脂蛋白及脂蛋白 a 等。脂蛋白颗粒中的蛋白质部分称为载脂蛋白，现在发现的有十多种，其中主要的有载脂蛋白 A、B、C、E、H 等，每类血浆脂蛋白颗粒含不止一种载脂蛋白。血脂的合成和降解维持在正常平衡的状态，其含量变动基本稳定在一个范围内，当机体在某些生理或病理状态时，血脂的动态平衡遭到破坏并可能引发脂质代谢紊乱，因此血脂的检测可及时反映体内脂类代谢的状况，可用于心脑血管疾病患者饮食调理和药物治疗效果的动态监测。下文将对血脂、脂蛋白、载脂蛋白等主要及相关检测指标进行介绍。

第一节　总胆固醇

一、病理生理

胆固醇（cholesterol，CHO）为一种不溶于水、易溶于乙醇或氯仿等试剂的环戊烷多氢菲衍生物。人体内 CHO 主要来自两个途径：食物经小肠吸收的外源性途径，约占 1/3；体细胞合成的内源性途径，约占 2/3。食物中的 CHO 主要为游离胆固醇（free cholesterol，FC），在小肠腔内与磷脂、胆酸结合成微粒，在肠黏膜吸收后与长链脂肪酸结合形成胆固醇酯。大部分胆固醇酯参与形成乳糜微粒（chylomicron，CM），少量组成极低密度脂蛋白（very low density lipoprotein，VLDL），经淋巴系统进入体循环。内源性 CHO 在肝脏和小肠黏膜由乙酸合成。未被吸收的 CHO 在小肠下段转化为类固醇随粪便排出，排入肠腔的胆固醇和胆酸盐可经肠肝循环回收再利用。血清中的总胆固醇（total cholesterol, TC）主要包括 FC（1/4）及酯化胆固醇（cholesterol ester，CE）（3/4）。大多数组织细胞中的 CHO 是游离的，又称为非酯化胆固醇，它是细胞膜的必要成分，同时也是类固醇（甾体类）激素（雄性激素、雌性激素及肾上腺皮质激素等）、维生素 D 和胆汁酸的前体。CHO 主要存在于血液中，与蛋白质结合形成脂蛋白。CHO 是人体组织细胞的基本成分，除脑组织外，人体几乎所有组织都能合成 CHO，因此过多地摄食 CHO 含量较高的食物、吸烟、饮酒或是在某些病理状态下，CHO 水平过高可引起高胆固醇血症，这被认为是冠心病发生的重要原因及危险因素之一。

二、检测方法与原理

临床实验室中常检测 TC 的含量进而反映人体胆固醇水平，TC 主要包括 FC 及 EC。TC 的检测方法包括酶分析法、比色法、荧光法、气相和高效液相色谱法等。TC 检测的决定性方法为放射性核素稀释–气相色谱–质谱法，此法准确度最高，但需特殊的仪器与试剂，技术要求较高，由美国国家标准和技术研究所建立。TC 检测的国际通用参考方法为正己烷抽提 L-B 反应显色法（Lieberman-Burchard 改良法），此法原为 Abell 等于 1952 年创建，由美国疾病控制中心（CDC）的脂类标准化实验室协同有关学术组织作了评价和实验条件的最优化。此法的原理为用氢氧化钾乙醇溶液使血液蛋白变性及水解血清中的胆固醇酯，加水后用正己烷抽提，提取胆固醇，用 Lieberman-Burchard 试剂与胆固醇显色，检测胆固醇浓度。国内由卫健委北京老年医学研究所生化室建立的高效液相层析（HPLC）法推荐为我国 TC 检测的参考方法。胆固醇氧化酶–过氧化物酶-4-氨基安替比林和酚法（CHOD-PAP）是中华医学会检验医学分会推荐的常规方法，其优点是快速准确，特异性强，样本用量少，不需要抽提，便于自动化分析和批量检测。酶法检测原理：胆固醇酯被胆固醇酯酶分解为游离的胆固醇和脂肪酸，游离胆固醇在胆固醇氧化酶的作用下氧化生成 H_2O_2，H_2O_2 可通过 Trinder 反应检测，该反应是 H_2O_2、苯酚和 4-氨基安替比林在过氧化物酶的作用下生成醌亚胺非那腙的红色醌类化合物，酶法检测中反应方程式如下：

$$\text{胆固醇酯} + H_2O \xrightarrow{\text{胆固醇酯酶}} \text{游离胆固醇} + \text{脂肪酸}$$

$$\text{游离胆固醇} + O_2 \xrightarrow{\text{胆固醇氧化酶}} \Delta 4\text{-胆甾烯酮} + H_2O_2$$

$$2H_2O_2 + 4\text{-氨基安替比林} + \text{苯酚} \xrightarrow{\text{过氧化物酶}} \text{醌亚胺} + 4H_2O$$

在上述偶联反应中，醌亚胺在波长 550nm 处有最大吸收峰，吸光度值与 TC 浓度成正比，可在波长 550nm 处检测吸光度值，从而计算出 TC 的浓度，A_0 为加入试剂 1 孵育后测得的吸光度值，A_1 为呈色反应后测得的吸光度值。

$$\Delta A = A_1 - A_0$$

$$\text{TC浓度} = \text{TC校准品浓度} \times \frac{\Delta A\text{测定}}{\Delta A\text{校准}}$$

三、参考值范围

《中国成人血脂异常防治指南》（2016 年修订版）建议，动脉粥样硬化性心血管疾病

（atherosclerotic cardiovascular disease，ASCVD）一级预防人群血脂合适水平和异常分层标准：

正常：＜5.20mmol/L（200mg/dl）。

边缘升高：5.20～6.20mmol/L（200～240mg/dl）。

升高：≥6.20mmol/L（240mg/dl）。

四、临床意义

TC 检测主要用于原发性和继发性脂代谢异常疾病的诊断等。TC 浓度可作为基线值提示是否需要进一步检测脂蛋白代谢的其他实验室指标，也可用于预测动脉粥样硬化、心肌梗死等心脑血管疾病的发生概率。

1. 血清 TC 升高

（1）原发性高胆固醇血症：家族性高胆固醇血症（低密度脂蛋白受体缺陷）、家族性 Apo B 缺陷症、多源性高甘油三酯、混合型高脂蛋白血症。

（2）继发性高胆固醇血症：动脉粥样硬化、肾病综合征、甲状腺功能减退、糖尿病、妊娠、肠梗阻等。

（3）长期高胆固醇、高饱和脂肪酸和高热量饮食及饮酒过量等。

2. 血清 TC 降低

（1）原发性低胆固醇血症：家族性无 β 或低 β 脂蛋白血症。

（2）继发性低胆固醇血症：甲状腺功能亢进、严重肝衰竭、溶血性贫血、恶性肿瘤晚期、感染和营养不良等。

五、影响（干扰）因素

TC 水平受年龄、性别、遗传、精神因素、饮食、饮酒、吸烟和职业等影响。TC 水平随年龄的增长而上升，但 70 岁以后不再上升甚至有所下降。中青年女性低于男性，女性妊娠和绝经后 TC 水平较同年龄男性高。长期高胆固醇及高饱和脂肪酸饮食可使 TC 水平升高。血液采集时，静脉压迫 3min 可使 TC 升高 10%左右，站立位较卧位 TC 也可升高。溶血会引起正干扰，胆红素＞171μmol/L 时可引起负干扰，高尿酸也可引起负干扰。大量还原性药物，如维生素 C、酚磺乙胺、盐酸异丙嗪、复方丹参等，也可引起负干扰。

第二节　高密度脂蛋白胆固醇

一、病理生理

人血浆高密度脂蛋白胆固醇（high density lipoprotein cholesterol，HDL-C）是含有 Apo AⅠ、Apo AⅡ、磷脂和胆固醇的小型高密度脂蛋白（HDL）颗粒，在肝脏和小肠中合成。

采用密度梯度超速离心法可将 HDL 颗粒分离成三种密度大小不同的颗粒：HDL1、HDL2 和 HDL3，血浆中的 HDL 主要以 HDL2（1/3）和 HDL3（2/3）为主。HDL 的主要功能是参与胆固醇逆向转运（reverse cholesterol transport，RCT），即将肝外组织细胞内的胆固醇通过血液转运到肝脏，在肝脏转化为胆汁酸盐排出体外。RCT 的第一步是 FC 自肝外细胞（包括动脉平滑肌细胞及巨噬细胞等）移出，HDL 是 FC 从细胞内移出不可缺少的接受体。RCT 的第二步是 HDL 载运胆固醇的酯化及 CE 的转运。HDL 在卵磷脂胆固醇酰基转移酶（lecithin- cholesterol acyltransferase，LCAT）、Apo AⅠ及胆固醇酯转移蛋白（cholesterol ester transfer protein，CETP）等的作用下，可将胆固醇从肝外组织转运到肝脏进行代谢，机体可通过此种机制将外周组织中衰老细胞膜中的胆固醇转运至肝脏代谢并排出体外。

二、检测方法与原理

HDL 是血清中颗粒数多而且很不均一的一组脂蛋白，按其密度高低主要分为 HDL2 和 HDL3 两个亚组分，一般临床只测总 HDL。因为 HDL 含蛋白质和脂质各半，脂质主要是胆固醇和磷脂，磷脂检测比较麻烦，通常以检测胆固醇含量（HDL-C）代表 HDL 水平。

HDL-C 检测的参考方法为超速离心结合 Lieberman-Burchard 改良法。常规检测方法一般是先采取一定的方法抑制或沉淀 CM、极低密度脂蛋白（VLDL）及低密度脂蛋白（LDL），再利用检测总胆固醇的相关方法（多采用酶法）检测 HDL-C 中胆固醇的含量。可采用的沉淀方法包括肝素/$MnCl_2$、磷钨酸/$MgCl_2$、葡聚糖硫酸盐/$MgCl_2$、聚乙二醇 6000 及定量脂蛋白电泳等，其中葡聚糖硫酸盐/$MgCl_2$ 被建议为临床生化实验室首选的方法。目前临床常用的酶法主要有选择性抑制法或过氧化氢酶清除法等。

1. 选择性抑制法 此法分为两步反应：第 1 步反应，第 1 试剂将聚阴离子等抑制剂吸附在 LDL、VLDL 及 CM 表面形成遮蔽圈，但不发生沉淀，能抑制这类脂蛋白中的胆固醇与酶试剂发生反应；第 2 步反应，第 2 试剂含胆固醇检测酶及对 HDL-C 表面的亲水基团有亲和力的表面活性剂（反应促进剂），使酶与 HDL-C 中的胆固醇发生反应。

第 1 步反应：

$$\left.\begin{matrix}\text{LDL}\\\text{VLDL}\\\text{CM}\end{matrix}\right\}\xrightarrow{\text{高分子化合物}}\text{复合体(不溶解)}$$

第 2 步反应：

$$\text{HDL-C}\xrightarrow{\text{表面活性剂}}\text{HDL-C(可溶)}$$

$$\text{胆固醇酯}+H_2O\xrightarrow{\text{胆固醇酯酶}}\text{游离胆固醇}+\text{脂肪酸}$$

$$\text{游离胆固醇}+O_2\xrightarrow{\text{胆固醇氧化酶}}\Delta4\text{-胆甾烯酮}+H_2O_2$$

$$2H_2O_2+4\text{-氨基安替比林}+N,N\text{-双(4-磺丁基)-3-甲基苯胺}\xrightarrow{\text{过氧化物酶}}\text{呈色反应}+4H_2O$$

2. 过氧化氢酶清除法 此法分为两步反应：第 1 步反应，第 1 试剂中具有特异选择性的强离子缓冲液与表面活性剂作用于血清中 CM、VLDL 及 LDL，使其所含的胆固醇暴露，在胆固醇酯酶及胆固醇氧化酶的催化反应下生成 H_2O_2，H_2O_2 被过氧化氢酶分解为 H_2O 和 O_2 而被清除。第 2 步反应，第 2 试剂中含有过氧化氢酶抑制剂以抑制过氧化氢酶活性，利用表面活性剂使 HDL-C 颗粒中的胆固醇暴露后与酶发生反应。

第 1 步反应：

$$\left\{\begin{matrix}\text{LDL}\\\text{VLDL}\\\text{CM}\end{matrix}\right\}\xrightarrow{\text{强离子缓冲液表面活性剂}}\text{胆固醇暴露}$$

$$\left\{\begin{matrix}\text{LDL}\\\text{VLDL}\\\text{CM}\end{matrix}\right\}\text{-胆固醇}+H_2O\xrightarrow{\text{胆固醇酯酶}}\text{游离胆固醇}+\text{脂肪酸}$$

$$\text{游离胆固醇}+O_2\xrightarrow{\text{胆固醇氧化酶}}\Delta 4\text{-胆甾烯酮}+H_2O_2$$

$$2H_2O_2\xrightarrow{\text{过氧化氢酶}}2H_2O+O_2$$

$$\text{过氧化氢酶}\xrightarrow{\text{抑制剂}}\text{过氧化氢酶失活}$$

第 2 步反应：

$$\text{HDL-C}\xrightarrow{\text{表面活性剂}}\text{HDL-C(可溶)}$$

$$\text{胆固醇酯}+H_2O\xrightarrow{\text{胆固醇酯酶}}\text{游离胆固醇}+\text{脂肪酸}$$

$$\text{游离胆固醇}+O_2\xrightarrow{\text{胆固醇氧化酶}}\Delta 4\text{-胆甾烯酮}+H_2O_2$$

$$2H_2O_2+4\text{-氨基安替比林}+N,N\text{-双(4-磺丁基)-3-甲基苯胺}\xrightarrow{\text{过氧化物酶}}\text{呈色反应}+4H_2O$$

在上述偶联反应中，色素在波长 600nm 处有最大吸收峰，吸光度值与 HDL-C 浓度成正比。因此，可在波长 600nm 处检测吸光度值，从而计算出 HDL-C 的浓度，A_0 为加入试剂 1 孵育后测得的吸光度值，A_1 为呈色反应后测得的吸光度值。

$$\Delta A = A_1 - A_0$$

$$\text{HDL-C浓度}=\text{HDL-C校准品浓度}\times\frac{\Delta A\text{测定}}{\Delta A\text{校准}}$$

三、参考值范围

HDL-C 参考值：1.04～1.55mmol/L（40～60mg/dl）。

四、临床意义

HDL-C 是动脉粥样硬化的保护因素，大量研究证明 HDL-C 具有抗动脉粥样硬化作用，血清 HDL-C 水平与动脉粥样硬化性心血管疾病呈负相关，在冠心病的发生及发展中起保护作用。HDL-C 检测可用于评估冠心病发病风险，是监测高脂血症患者饮食调节、运动效果和药物治疗效果的重要指标。

1. HDL-C 含量降低

（1）动脉粥样硬化、吸烟、高脂饮食、肥胖、低 α-脂蛋白血症、高甘油三酯血症、类固醇激素过多。

（2）糖尿病、肝炎、肝硬化、尿毒症等。

（3）某些药物，如利尿剂、β-受体阻滞剂、普罗布考及新霉素等。

（4）对于 HDL-C＜1.0mmol/L（40mg/dl）者，主张控制饮食和改善生活方式，目前无药物干预的足够证据。

2. HDL-C 含量升高

（1）适量运动、少量饮酒、节食后及长期体力劳动者。

（2）CETP 缺乏症、慢性阻塞性肺疾病及原发性胆汁性肝硬化。

3. TC/HDL-C 值升高 TC/HDL-C 值对预测冠心病的发生具有一定的意义，当 TC/HDL-C≤4.0 时，冠心病发生率较低；当 TC/HDL-C≥8.0 时，发生冠心病的风险较高。

4. LDL-C/HDL-C 值增高 LDL-C 升高的同时，若 HDL-C 不能相应增高，则 LDL-C/HDL-C 值增高，致动脉硬化作用增强，发生冠心病的风险较高。

五、影响（干扰）因素

HDL-C 明显受遗传因素影响，严重营养不良者 HDL-C 较低，肥胖者 HDL-C 也多偏低。高甘油三酯血症、血红蛋白＞5g/L、胆红素＞171μmol/L 及 LDL-C＞6.0mmol/L 时，可影响 HDL-C 的检测。

第三节 极低密度脂蛋白胆固醇

一、病理生理

极低密度脂蛋白胆固醇（very low density lipoprotein cholesterol，VLDL-C）是运输内源性甘油三酯（TG）的主要形式。肝细胞可以葡萄糖为原料合成 TG，也可利用食物及脂肪组织动员的脂酸合成脂肪，然后加上 Apo B100、Apo E 及磷脂、CHO 等形成 VLDL。此外，小肠黏膜细胞也可合成少量的 VLDL。VLDL 入血后，从 HDL 获得 Apo C，其中的 Apo CⅡ激活肝外组织毛细血管内皮细胞表面的脂蛋白脂酶（lipoprotein lipase，LPL）。和 CM 一样，VLDL 的 TG 在 LPL 作用下逐步水解，同时其表面的 Apo C、磷脂及胆固醇向 HDL 转移，而 HDL 的 CE 又转移到 VLDL，VLDL 本身颗粒逐渐变小，但是密度逐渐增加，Apo B100 及 Apo E 的含量相对增加，进而转变为中间密度脂蛋白（intermediate density lipoprotein，IDL）。IDL 中 CHO 及 TG 含量大致相等，其可与肝细胞膜 Apo E 受体结合，因此部分 IDL 被肝细胞摄取代谢。未被肝细胞摄取的 IDL 中的 TG 被 LPL 及肝脂肪酶进一步水解，最后只剩 CE，同时其表面的 Apo E 转移至 HDL，IDL 即转变为低密度脂蛋白。

二、检测方法与原理

VLDL-C 主要由 CHO、磷脂、TG 及蛋白构成，TG 是其主要成分。临床实验室中常通过检测 VLDL 中 CHO 的含量来评估 VLDL 的水平。需注意的是，VLDL-C 需与 TC、TG 及其他脂蛋白同时检测分析才具有诊断价值。VLDL-C 的检测可采用脂蛋白电泳法。

三、参考值范围

VLDL-C 参考值：0.21～0.78mmol/L（8～30mg/dl）。

四、临床意义

VLDL-C 升高的主要原因是 TG 增高，常伴随 HDL-C 降低、血尿酸过多等。

（1）VLDL-C 含量升高可见于家族性Ⅳ型高脂蛋白血症、酗酒、胰腺炎、肥胖、糖尿病、低甲状腺素血症、肾炎、肾病综合征、尿毒症，以及禁食，服用避孕药、雌激素、孕激素，妊娠等。

（2）VLDL-C 含量降低可见于肝功能异常。

（3）VLDL-C 需与 TC、TG 及其他脂蛋白同时检测分析才具有诊断价值。

五、影响（干扰）因素

饮酒、服用雌激素及孕激素等可影响 VLDL-C 的检测。

第四节　低密度脂蛋白胆固醇

一、病理生理

人血浆中的低密度脂蛋白胆固醇（low density lipoprotein cholesterol，LDL-C）是由 VLDL 转变而来的，它是转运肝脏合成的内源性胆固醇的主要形式，肝脏也是降解 LDL 的主要器官。LDL 受体广泛分布于肝脏、动脉壁等全身各组织的细胞膜表面，能特异性地识别与结合含 Apo B100 或 Apo E 的脂蛋白，故又称为 Apo B、Apo E 受体。当 LDL 与 LDL 受体结合后，受体聚集成簇，内吞入细胞并与溶酶体结合，在溶酶体蛋白水解酶作用下，LDL 中的 Apo B100 水解为氨基酸，其中的 CE 被胆固醇酯酶水解为 FC 及脂酸。FC 被细胞膜摄取，构成细胞膜的重要成分，在调节细胞胆固醇代谢上发挥着重要作用。

二、检测方法与原理

LDL 是富含胆固醇的脂蛋白，LDL 所含的载脂蛋白主要为 Apo B100。与 HDL-C 检测类似，LDL-C 也是检测 LDL 中胆固醇含量以代表 LDL 水平。

LDL-C 检测的参考方法为超速离心结合 Lieberman-Burchard 改良法。1995 年中华医学会检验医学分会曾在国内推荐聚乙烯硫酸沉淀法（PVS）作为 LDL-C 的常规方法，但此法的主要缺点是标本需预先离心处理，且易受高 TG 浓度影响。LDL-C 检测的常规方法包括均相直接检测法和计算法，目前建议用均相直接检测法作为临床实验室首选的检测 LDL-C 的常规方法。一般是先采取一定的方法沉淀 CM、极低密度脂蛋白（VLDL）及高密度脂蛋白（HDL），经过第 1 步反应，LDL-C 以外的脂蛋白胆固醇被消除。第 2 步反应中，没被消除的 LDL-C 在表面活性剂作用下产生呈色反应。

1. 均相直接检测法

第 1 步反应：

$$\left.\begin{matrix}\text{HDL}\\ \text{VLDL}\\ \text{CM}\end{matrix}\right\}\xrightarrow{\text{表面活性剂}}\text{微粒化胆固醇}$$

$$\text{微粒化胆固醇}+H_2O\xrightarrow{\text{胆固醇酯酶}}\text{游离胆固醇}+\text{脂肪酸}$$

$$\text{游离胆固醇}+O_2\xrightarrow{\text{胆固醇氧化酶}}\Delta 4\text{-胆甾烯酮}+H_2O_2$$

$$2H_2O_2+4\text{-氨基安替比林}\xrightarrow{\text{过氧化物酶}}2H_2O+O_2(\text{无色})$$

第 2 步反应：

$$\text{LDL-C}\xrightarrow{\text{表面活性剂}}\text{微粒化胆固醇（活化）}$$

$$\text{微粒化胆固醇}+H_2O\xrightarrow{\text{胆固醇酯酶}}\text{游离胆固醇}+\text{脂肪酸}$$

$$\text{游离胆固醇}+O_2\xrightarrow{\text{胆固醇氧化酶}}\Delta 4\text{-胆甾烯酮}+H_2O_2$$

$$2H_2O_2+4\text{-氨基安替比林}+N\text{-乙基-}N\text{-(3-丙磺基)-3-甲基苯胺}\xrightarrow{\text{过氧化物酶}}\text{呈色反应}+4H_2O$$

在上述偶联反应中，色素在波长 550nm 处有最大吸收峰，吸光度值与 LDL-C 浓度成正比，因此可在波长 550nm 处检测吸光度值，从而计算出 LDL-C 的浓度，A_0 为加入试剂 1 孵育后测得的吸光度值，A_1 为呈色反应后测得的吸光度值。

$$\Delta A = A_1 - A_0$$

$$\text{LDL-C浓度}=\text{LDL-C校准品浓度}\times\frac{\Delta A\text{测定}}{\Delta A\text{校准}}$$

2. Friedewald 计算法 LDL-C 的浓度可以根据 TC、TG 及 HDL-C 的浓度通过 Friedewald 公式计算得出，公式如下：

LDL-C=TC−TG/5−HDL-C（mg/dl）

LDL-C=TC−TG/2.2−HDL-C（mmol/L）

因高甘油三酯可影响 LDL-C 的检测，故以上两个公式仅适用于 CM 和 TG 浓度低于

4.7mmol/L 的空腹血清。

三、参考值范围

《中国成人血脂异常防治指南》（2016 年修订版 ）建议，ASCVD 一级预防人群血脂合适水平和异常分层标准：

理想值：＜2.60mmol/L（100mg/dl）。

临界值：2.60～3.40mmol/L（100～130mg/dl）。

边缘升高：3.40～4.10mmol/L（130～160mg/dl）。

升高：＞4.10mmol/L（160mg/dl）。

四、临床意义

（1）LDL-C 含量升高可见于高甘油三酯血症、糖尿病、尿毒症、家族性胆固醇增高症、Ⅱa 型高脂蛋白血症及服用某些药物（如利尿剂、β-受体阻滞剂、普罗布考、新霉素等）。LDL-C 升高是动脉粥样硬化发生和发展的主要危险因素，也是引起动脉粥样硬化斑块沉积的主要诱因，动脉粥样硬化病理虽然以慢性炎症反应为特征，但 LDL-C 很可能是这种慢性炎症始动和维持的基本要素。LDL-C 的含量与心脑血管疾病的发病率及病变程度呈显著正相关，因此 LDL-C 主要用于脂代谢紊乱评价和动脉粥样硬化的危险性预测。

（2）LDL-C 含量降低可见于适量的运动及节食后、高甲状腺素血症、骨髓瘤、创伤、严重肝脏疾病及 Reye 综合征等。

（3）将降低 LDL-C 水平作为防控动脉粥样硬化性心血管疾病危险的首要干预靶点，非 HDL-C 可作为次要干预靶点。

（4）《中国成人血脂异常防治指南》（2016 年修订版）设定的调脂治疗目标值：极高危，LDL-C＜1.8mmol/L；高危，LDL-C＜2.6 mmol/L；中危和低位，LDL-C＜3.4mmol/L。LDL-C 基线值较高不能达目标值者，LDL-C 至少降低 50%。极高危者 LDL-C 基线在目标值以内者，LDL-C 仍应降低 30%左右。

五、影响（干扰）因素

样本分离速度、储存条件及高甘油三酯血症均可影响 LDL-C 的检测。血红蛋白＞5g/L、胆红素＞171μmol/L、HDL-C＞2.8mmol/L 时，LDL-C 的检测受影响。

第五节　甘 油 三 酯

一、病理生理

甘油三酯（triglyceride，TG）是血脂的主要成分之一，是由三分子长链脂肪酸和一分子甘油形成的脂肪分子。TG 不溶于水，在血液中只有与脂蛋白结合才能被运输。血浆中的 TG 主要来自两方面：一是外源性 TG，食物在小肠经胆汁酸盐乳化成细小微团，被胰脂肪酶水解为甘油、脂肪酸及少量的半水解产物（甘油单酯、甘油二酯）。二是内源性 TG，主要在肝脏、脂肪组织及小肠中合成，以肝脏的合成能力最强。其中，肝脏组织细胞只能合成 TG 而不能对其进行储存，TG 在肝脏内质网合成后，与 Apo B100、Apo C 及磷脂、CHO 结合生成 VLDL，由肝细胞分泌入血，从而运输至肝外组织。脂肪组织是机体合成 TG 的另一重要组织，它可利用从食物脂肪而来的 CM 或 VLDL 中的脂酸合成 TG。

二、检测方法与原理

TG 的检测方法主要有化学法、酶法和色谱法三大类。其中决定性方法为放射性核素稀释–质谱法。参考方法为二氯甲烷抽提–变色酸显色法，此法为美国 CDC 参考方法，其原理为用二氯甲烷提取 TG，同时以硅酸处理去除磷脂、游离甘油、甘油单酯和部分甘油二酯，然后经过皂化、氧化、变色酸显色等，计算 TG 的水平。目前酶法为推荐检测方法，脂蛋白脂肪酶–甘油磷酸氧化酶–过氧化物酶-4-氨基安替比林和酚法（GPO-PAP 法）是最常用的一种酶法。首先 TG 被水解生成甘油和脂肪酸，然后甘油被甘油激酶磷酸化，磷酸甘油在甘油磷酸氧化酶作用下生成 H_2O_2 及中间产物，H_2O_2 可通过呈色反应检测，GPO-PAP 法检测反应方程式如下：

$$\mathrm{TG}+\mathrm{H_2O}\xrightarrow{\text{脂蛋白脂酶}}\text{甘油}+\text{脂肪酸}$$

$$\text{甘油}+\mathrm{ATP}\xrightarrow{\text{甘油激酶}}3\text{-磷酸甘油}+\mathrm{ADP}$$

$$3\text{-磷酸甘油}+2\mathrm{H_2O}+\mathrm{O_2}\xrightarrow{\text{甘油磷酸氧化酶}}2\mathrm{H_2O_2}+\text{磷酸二羟丙酮}$$

$$2\mathrm{H_2O_2}+4\text{-氨基安替比林}+N\text{-乙基-}N\text{-(3-丙磺基)-3-甲基苯胺}$$

$$\xrightarrow{\text{过氧化物酶}}\text{呈色反应}+4\mathrm{H_2O}$$

在上述偶联反应中，色素在波长 550nm 处有最大吸收峰，吸光度值与 TG 浓度成正比，因此可在波长 550nm 处检测吸光度值，从而计算出 TG 的浓度，A_0 为加入试剂 1 孵育后测得的吸光度值，A_1 为呈色反应后测得的吸光度值。

$$\Delta A = A_1 - A_0$$

$$\text{TG浓度}=\text{TG校准品浓度}\times\frac{\Delta A\text{测定}}{\Delta A\text{校准}}$$

三、参考值范围

《中国成人血脂异常防治指南》（2016 年修订版）建议，ASCVD 一级预防人群血脂合适水平和异常分层标准：

正常：＜1.70mmol/L（150mg/dl）。

边缘升高：1.70～2.30mmol/L（150～200mg/dl）。

升高：≥2.30mmol/L（200mg/dl）。

四、临床意义

血清中TG主要存在于VLDL和CM中，高甘油三酯血症是心脑血管疾病的危险因素之一。

（1）TG升高可见于糖尿病、冠心病、肥胖症、胰腺炎、甲状腺功能减低、糖原贮积症、肾病综合征、原发性高脂蛋白血症、长期禁食或高脂饮食及大量饮酒等。TG轻至中度升高常常反映VLDL及其残粒（颗粒更小的VLDL）增多，这些残粒脂蛋白由于颗粒变小，可能具有直接致动脉粥样硬化作用。TG升高也可通过影响LDL或HDL的结构而具有致动脉粥样硬化作用。高水平的LDL-C和TG可增加心脑血管疾病发生的风险，TG和HDL-C呈负相关，高TG常伴HDL-C降低，同时合并其他冠心病危险因子（如冠心病家族史、饮酒、吸烟等）对心脑血管疾病发生风险评价具有重要意义。

（2）TG降低可见于原发性β-脂蛋白缺乏症、甲状腺功能亢进、肝衰竭、肾上腺功能减低及消化不良等。

五、影响（干扰）因素

TG水平受遗传和环境因素的双重影响，与种族、年龄、性别及生活习惯（如饮食、运动等）有关。TG水平个体内及个体间变异大，人群中血清TG水平呈明显正偏态分布，且同一个体TG水平受饮食和时间等因素的影响，所以同一个体在多次检测时，TG水平可能有较大差异。一般而言，儿童低于成人，成年男性稍高于女性，TG含量随年龄的增长有上升的趋势，更年期后女性高于男性。

样本采集时静脉压迫时间过长和将带有血凝块的血清保存时间太长都会造成检测值升高。卧位采血者其TG检测值比坐位及站位时要低。样本长时期保存在室温中可使TG自发水解，从而导致血清样本中TG含量降低。

血清胆红素＞100μmol/L、维生素E对检测值有负干扰，甲状腺素、类固醇激素、口服避孕药及溶血样本也可干扰检测值。

第六节　载脂蛋白AⅠ

一、病理生理

载脂蛋白AⅠ（apolipoprotein AⅠ，Apo AⅠ）和载脂蛋白AⅡ（Apo AⅡ）是HDL的主要载脂蛋白，在肝脏和小肠中合成，也存在于小肠CM中。Apo AⅠ约占Apo A的75%，能活化LACT，使CHO转化为CE，促进CHO的运输和调节HDL代谢。血浆Apo AⅠ浓度与HDL水平呈正相关。Apo AⅠ基因的增强表达能够减少动脉壁内泡沫细胞的形成和堆积，高浓度血浆Apo AⅠ与HDL能预防和对抗动脉粥样硬化的形成，但是低浓度血浆Apo AⅠ和HDL本身却不足以诱发动脉粥样硬化的发生。

二、检测方法与原理

Apo AⅠ的检测多采用免疫学方法，其中免疫比浊法在临床中应用得较为广泛。Apo AⅠ主要存在于HDL颗粒的表面，血清稀释及表面活性剂的应用有助于HDL表面Apo AⅠ的暴露，Apo AⅠ与试剂中的特异性抗人Apo AⅠ抗体相结合，形成不溶性免疫复合物，使反应液发生浑浊，抗原-抗体结合后形成的免疫复合物在波长340nm处有最大吸收峰，吸光度值与免疫复合物的浓度成正比，浊度高低即可反映样本中Apo AⅠ的含量。

$$\text{Apo AⅠ} \xrightarrow{\text{表面活性剂}} \text{Apo AⅠ(活化)}$$

$$\text{Apo AⅠ} + \text{抗Apo AⅠ单克隆抗体} \xrightarrow{\text{免疫反应}} \text{不溶性免疫复合物}$$

三、参考值范围

Apo AⅠ参考值：男性为0.96～1.76g/L；女性为1.03～2.03g/L。

四、临床意义

Apo AⅠ主要存在于HDL中，占载脂蛋白的65%～70%，其在胆固醇和脂蛋白代谢中起重要作用。Apo AⅠ与HDL明显呈正相关，目前认为Apo AⅠ的含量与冠状动脉的病变程度呈负相关，可以作为心血管疾病诊断的辅助指标。因而Apo AⅠ主要用于心脑血管疾病危险性的预测。Apo AⅠ缺乏症（如Tangier病）、家族性低α脂蛋白血症、鱼眼病等血清中Apo AⅠ和HDL极低。

五、影响（干扰）因素

血中Apo AⅠ水平受一些药物和激素的影响，如避孕药等。Apo AⅠ随年龄增长波动较小，女性稍高于男性，但差别不明显。

总胆红素＞68.4μmol/L、高甘油三酯血症对检测结果有影响。

第七节　载脂蛋白B

一、病理生理

载脂蛋白B（apolipoprotein B，Apo B）是人体内最大的载脂蛋白，主要存在于LDL和CM中，是二者的结构蛋白。正常情况下，每一个LDL、IDL、VLDL和Lp（a）颗粒中均含有一分子Apo B，因LDL颗粒占绝大多数，大约90%的Apo B分布在LDL中。目前发现的Apo B类型主要有两种：Apo B100和Apo B40。前者来源于肝脏；后者来源于小肠，仅在肠源性的脂蛋白（如 CM）中存在，参与外源性 CHO 的转运，不与 LDL 受体结合，在正常情况下很难在血液循环中检测到。Apo B100 是 Apo B 中主要的作用成分，构成了95%以上的 LDL 蛋白成分，正常人空腹所测的 Apo B 即 Apo B100。Apo B100 在肝脏合成以后转运内源性 CHO，与周围组织细胞表面的 LDL 受体结合，与细胞内 CHO 的沉积关系密切。Apo B100 与动脉粥样硬化和冠心病的发生及发展有很大的关系，LDL-C 和 Apo B100 同时升高的人群患冠心病的风险较高。

二、检测方法与原理

同 Apo AⅠ的检测。

三、参考值范围

Apo B 参考值：男性为 0.43～1.28g/L；女性为 0.42～1.12g/L。

四、临床意义

Apo B 主要反映 LDL 水平，与血清 LDL-C 水平呈明显正相关，而 LDL-C 升高被认为是动脉粥样硬化的主要危险因素，因此 Apo B 升高同样是心血管疾病的危险因素，两者的临床意义相似，Apo B 水平升高仍可提示心血管类疾病的患病风险上升。

（1）Apo B 升高可见于动脉粥样硬化、肥胖、Ⅱ型高脂血症、胆汁淤积症、肾病及甲状腺功能减退等。

（2）Apo B 降低可见于肝脏相关疾病及甲状腺功能亢进等。

在少数情况下，可出现高 Apo B 血症而 LDL-C 水平正常，提示血液中存在较多小而密的 LDL（small dense low-density lipoprotein，sdLDL）。当高甘油三酯血症时（VLDL 较高），sdLDL（B 型 LDL）增高。与大而轻的 LDL（A 型 LDL）相比，sd-LDL 颗粒中 Apo B 含量较高而胆固醇较低，故可出现 LDL-C 虽然不高，但血清 Apo B 增高的所谓“高 Apo B 血症”，这反映 B 型 LDL 增多。因此，Apo B 与 LDL-C 同时检测有助于临床判断。

五、影响（干扰）因素

Apo B 在血浆中的水平随年龄的增长有上升的趋势，但在 70 岁以后 Apo B 不再上升或开始下降。50 岁以前男性高于女性，50 岁以后女性高于男性。中国人群的 Apo B 水平低于欧美人群。正常情况下，Apo B 的水平与 Apo AⅠ呈负相关，并随 TG 和 LDL 水平波动。

总胆红素＞68.4μmol/L、高甘油三酯血症对 Apo B 的检测结果有影响。

第八节　载脂蛋白 E

一、病理生理

载脂蛋白 E（apolipoprotein E，Apo E）是一种富含精氨酸的碱性蛋白，最早是从正常人的 VLDL 中发现的，Apo E 主要存在于 VLDL、CM 及 CM 残基和某些高密度脂蛋白亚型中，是 LDL 受体、VLDL 受体和 LDL 受体相关蛋白等的配体，在 CHO 和 TG 的运输及代谢中发挥着重要作用。Apo E 主要在肝脏和大脑中合成，在中枢神经系统主要由星形胶质细胞产生，在周围神经系统通过巨噬细胞合成。Apo E 通过细胞表面受体调节胆固醇及其脂类物质的储存和再分布，影响血浆脂蛋白代谢，同时参与组织修复、抑制血小板聚集、免疫调节和抑制细胞增殖及阿尔茨海默病的病理生理过程，并在神经系统正常发育及损伤修复过程中发挥作用。

Apo E 基因具有多态性，其多态性导致了人群中存在 6 种不同的遗传表型，即 3 种杂合体（E2/3、E3/4、E2/4）和 3 种纯合体（E2/2、E3/3、E4/4）。

二、检测方法

（1）Apo E 血清定量检测采用免疫透射比浊法（同 Apo AⅠ）。

（2）Apo E 基因型检测常采用限制性片段长度多态性聚合酶链反应（PCR-RFLP）技术。

（3）Apo E 表型检测可采用等电聚焦-免疫印迹法。

三、参考值范围

Apo E 参考值：27.7～55.9mg/L。

四、临床意义

Apo E 基因多态性存在种族变异，不同人群中 Apo E 基因型不同，Apo E 基因多态性是导致个体间血脂和脂蛋白水平差异进而影响心脑血管疾病发生及发展的重要遗传因素之一。Apo E 是 LDL 受体的配体，也是 CM 残粒受体的配体，与脂蛋白代谢密切相关。Apo E 基因具有多态性，同一基因位点上存在三个主要复等位基因 *ε2*、*ε3*、*ε4*。大量研究显示携带 Apo E *ε2* 等位基因者血液中 Apo E 高、Apo B 低，CHO 也低，对动脉粥样硬化有保护作用。而携带 Apo E *ε4* 等位基因者，血液 Apo B 高，CHO 及 TG 浓度也高，是动脉粥样硬化的危险因素。Apo E 多态性变异还与肾病综合征、糖尿病、老年痴呆症和其他神经系统退行性病变有关，故在高脂血症评定心脑血管疾病危险因素方面以 Apo E 多态性为手段有重要的临床意义。

五、影响（干扰）因素

避孕药、甲状腺激素、甾体激素等可影响 Apo E 水平。

第九节　游离脂肪酸

一、病理生理

游离脂肪酸（free fatty acid，FFA）又称为非酯化脂肪酸（non-esterified fatty acid，NEFA），由油脂、软脂酸和亚油酸等组成，在血清中与白蛋白结合而运输。FFA 主要由中性脂肪分解释放入血，在末梢组织中可以能源形式被利用。正常情况下，血清中的 FFA 含量极微，主要成分为油酸（54%）、软脂酸（34%）及硬脂酸（6%），另外还有少量月桂酸、肉豆蔻酸、花生四烯酸等，FFA 易受各种病理生理变化的影响，特别是脂质代谢、糖代谢和内分泌功能紊乱等。

当肌肉活动所需肝糖原耗尽时，脂肪组织会分解中性脂肪成 FFA 来充当能源使用。同时 FFA 可导致活性氧（reactive oxygen species，ROS）和活性氮（reactive nitrogen species，RNS）生成增多，从而启动氧化应激机制，可直接氧化和损伤 DNA、蛋白质、脂类，还可作为功能性分子信号激活细胞内多种与胰岛素抵抗和 B 细胞功能受损密切相关的应激敏感信号通路。

二、检测方法与原理

FFA 的检测目前主要包括非酶法和酶法。酶法检测结果准确可靠、快速，适合临床批量检测，应用较为广泛。

酶法：血清 FFA 与 ATP 在乙酰 CoA 合成酶作用下生成乙酰 CoA，后者在乙酰 CoA 氧化酶作用下生成生成紫色化合物 2,3-过-烯醇酰 CoA 及 H_2O_2，H_2O_2 可通过呈色反应检测，酶法检测反应方程式如下：

$$\text{FFA}+\text{ATP}+\text{CoA}\xrightarrow{\text{乙酰CoA合成酶}}\text{乙酰CoA}+\text{AMP}+\text{焦磷酸盐}$$

$$\text{乙酰CoA}+O_2\xrightarrow{\text{乙酰CoA氧化酶}}2,3\text{-过-烯醇酰CoA}+H_2O_2$$

$$2H_2O_2+N\text{-乙酰-}N\text{-(2-羟-3-硫代丙酰)}_3\text{-甲苯胺CoA}+4\text{-氨基安替比林}$$
$$\xrightarrow{\text{过氧化物酶}}\text{呈色反应}+4H_2O$$

在上述偶联反应中，色素在波长 550nm 处有最大吸收峰，吸光度值与 FFA 浓度成正比。因此，可在波长 550nm 处检测吸光度值，从而计算出 FFA 的浓度，A_0 为加入试剂 1 孵育后测得的吸光度值，A_1 为呈色反应后测得的吸光度值。

$$\Delta A=A_1-A_0$$

$$\text{FFA浓度} = \text{FFA校准品浓度} \times \frac{\Delta A\text{测定}}{\Delta A\text{校准}}$$

三、参考值范围

FFA 参考值：0.1～0.6mmol/L。

四、临床意义

正常状况下人体内 FFA 含量较低，但 FFA 易受内分泌功能的影响，影响激素水平的疾病均可导致 FFA 波动。

（1）FFA 生理性升高可见于饥饿、运动、情绪激动及饮用咖啡过多等。

（2）FFA 生理性降低可见于餐后。

（3）FFA 病理性升高可见于糖尿病、糖原贮积症、甲状腺功能亢进、褐色细胞瘤、肢端肥大症、巨人症、库欣综合征、重度肝损伤、心肌梗死、妊娠后期、阻塞性黄疸、肝炎、肝硬化、急性胰腺炎、血色病等。

（4）FFA 病理性降低可见于甲状腺功能减退、艾迪生病、胰岛细胞瘤、脑垂体功能减退症、降糖药或胰岛素使用过量等。

五、影响（干扰）因素

（1）人血浆中存在 LPL，若样本未能及时分离和检测，可能会使 FFA 检测结果偏高。肝素有激活 LPL 的功能，因此患者在接受肝素治疗期间采集样本或采集的样本使用肝素抗凝都会使 FFA 的检测结果偏高。

（2）肾上腺素、去甲肾上腺素、咖啡因、烟碱、磺胺丁脲、乙醇及避孕药等可使血清 FFA 升高，而阿司匹林、氯贝丁酯、烟酸及普萘洛尔等可使血清 FFA 下降。

（3）FFA 受人体生理因素影响较大。

第十节 脂蛋白 a

一、病理生理

脂蛋白 a[lipoprotein（a），Lp（a）]是人体内的一种独特脂蛋白，由载脂蛋白（a）和 Apo B 经二硫键连接而成，其结构与 LDL 相似。Apo A 和纤溶酶原结构高度相似，均含有 3 对二硫键构成的 Kringle 样结构。Lp（a）可被氧化修饰，氧化修饰后的 Lp（a）能使纤溶酶原激活抑制剂 I 过量产生，从而抑制纤溶和导致血栓形成。Lp（a）还能与 LDL 相互作用形成聚合物，延长其在内膜的存留时间，有助于泡沫细胞的形成。Lp（a）能激活 β-转化生长因子，刺激平滑肌细胞增生并增强其活力。Lp（a）中的 Apo B100 在内膜下易与细胞外基质结合，而游离的 Apo A 则能诱捕更多的富含 CHO 的颗粒，使巨噬细胞更大量地摄取经受体介导的 LDL 和 Apo A。众多临床流行病学资料证明，Lp（a）是冠心病重要的且与遗传密切相关的危险因素。

二、检测方法与原理

Lp（a）的检测主要包括免疫学和非免疫学方法。常用的 Lp（a）免疫化学定量方法有免疫透射比浊法、胶乳增强免疫透射比浊法、电泳免疫扩散法、放射免疫扩散法、免疫散射法和 ELISA 等。

Lp（a）与试剂中的特异性抗人 Lp（a）抗体相结合，形成不溶性免疫复合物，使反应液发生浑浊，抗原-抗体结合后形成的免疫复合物在波长 600nm 处有最大吸收峰，吸光度值与免疫复合物的浓度成正比，浊度高低即可反映样本中 Lp（a）的含量。

$$\text{Lp(a)+抗Lp(a)单克隆抗体} \xrightarrow{\text{免疫反应}} \text{不溶性免疫复合物}$$

三、参考值范围

Lp（a）参考值：0～300mg/L。

四、临床意义

在排除各种应激性升高的情况 下，Lp（a）被认为是 ASCVD 的独立危险因素。

（1）Lp（a）为心血管疾病的独立危险因素，当 Lp（a）＜200mg/L 时为低风险，200～300mg/L 时为中度风险，300～500mg/L 时为高风险，＞500mg/L 时为非常高风险。

（2）Lp（a）病理性升高可见于缺血性心脑血管疾病、高脂血症、动脉粥样硬化、冠心病、外科手术、急性创伤和急性炎症等。

（3）高 Lp（a）伴随高 LDL 时具有高的心脑血管疾病风险。

五、影响（干扰）因素

（1）血清 Lp（a）浓度主要与遗传有关，基本不受性别、年龄、体重和大多数降胆固醇药物影响。正常人群中 Lp（a）水平呈明显偏态分布，虽然个别人可高达 1000mg/L，但 80%的正常人在 200mg/L 以下。通常以 300mg/L 为切点，高于此水平者患冠心病的危险性明显增高。妊娠妇女可出现生理性波动，闭经后有上升趋势。

（2）Lp（a）的免疫化学定量法易受到载脂蛋白（a）多态性的影响。

第十一节 氧化修饰低密度脂蛋白

一、病理生理

氧化修饰低密度脂蛋白（oxidized low density lipoprotein，Ox-LDL）是LDL内大量多价不饱和脂肪酸在过量自由基及其他致氧化因素作用下发生过氧化反应，产生大量丙二醛（malondialdehyde，MDA），最终MDA与LDL内Apo B中的赖氨酸残基结合发生化学修饰反应，生成Ox-LDL。Ox-LDL具有被巨噬细胞和平滑肌细胞快速吞噬的生物学特性，是形成泡沫细胞的主要因素，它对单核细胞有趋化作用，能够抑制单核细胞在病灶中游走，使其堆积在病灶中，参与粥样斑块的形成。Ox-LDL还具有较强的细胞毒性，能够改变内皮细胞的功能状态，促使单核细胞及LDL进入血管内膜下，加速脂质条纹与动脉硬化的形成。因此，Ox-LDL引发的一系列病理生理改变是导致动脉粥样硬化的关键，与动脉粥样硬化患者病情严重程度密切相关。

二、检测方法

目前Ox-LDL的检测方法主要是ELISA。

Ox-LDL与试剂中的特异性抗人Ox-LDL抗体相结合，形成不溶性免疫复合物，使反应液发生浑浊，抗原-抗体结合后形成的免疫复合物浊度高低即可反映样本中Lp（a）的含量。

$$\text{Ox-LDL+抗Ox-LDL单克隆抗体} \xrightarrow{\text{免疫反应}} \text{不溶性免疫复合物}$$

三、参考值范围

Ox-LDL参考值：53.6～111.8mg/L。

四、临床意义

Ox-LDL是动脉粥样硬化病变区内特有的成分，不存在于正常动脉血管组织中，在心脑血管疾病发生时含量明显升高，因此Ox-LDL不仅可作为心脑血管疾病的特异性诊断指标，还可用于监测患者的药物治疗效果及疾病恢复情况。Ox-LDL升高可见于动脉粥样硬化、冠心病、脑梗死、糖尿病、高血压及肾病综合征等。

五、影响（干扰）因素

目前主要使用ELISA检测Ox-LDL，Ox-LDL的免疫学检测主要受检测抗体的纯度、稳定性、特异性、精密度及准确度等影响，且检测标准尚未建立，同时目前尚无能够应用于自动化分析仪器的检测试剂，因此不便于临床批量操作。

第十二节　小而密低密度脂蛋白胆固醇

一、病理生理

血浆低密度脂蛋白（LDL）由大小、密度不均一的颗粒组成。根据颗粒相对大小将 LDL 分为两种亚型：一般将直径＞27nm、密度＜1.03g/ml 的称为大而轻的 LDL；直径＜26nm、密度＞1.04g/ml 的称为小而密低密度脂蛋白（small dense low density lipoprotein，sdLDL），其所携带的胆固醇称为小而密低密度脂蛋白胆固醇（small dense low density lipoprotein cholesterol, sdLDL-C）。相关研究表明，不同亚型的 LDL-C 与动脉粥样硬化（AS）间的相关性存在一定的差异，LDL-C 亚型中 sdLDL-C 占优势或血清 sdLDL-C 较高的个体，其心脑血管事件的发生率更大。sdLDL-C 已被美国国家胆固醇教育计划（NCEP）委员会成人治疗组列入重要心血管病危险因素之一，其风险评估优于传统的危险因素指标如 TG、LDL-C 及 Apo B 等。除了 sdLDL-C 升高与冠心病、代谢综合征、糖尿病风险增加显著相关的大量数据外，sdLDL-C 在颈动脉斑块、脂肪肝检测方面的临床意义也陆续有实验进行验证，sdLDL-C 还可以作为饮食和药物降脂治疗效果的生化标志物监测指标发挥作用。

二、检测方法与原理

sdLDL-C 检测方法主要有：密度梯度超速离心法，是目前国际上 sdLDL-C 检测的参考方法；管式凝胶电泳（TGE）法，采用管式聚丙烯酰氨凝胶电泳原理，可完全分离鉴定所有脂蛋白；高效液相色谱法等。但上述检测方法均需要特殊实验设备，并且耗时久，操作复杂，并不适合临床常规检测；目前实验室用于 sdLDL-C 检测的常规方法有过氧化物酶法、均相酶法、直接清除法等，sdLDL-C 的检测方法在不断更新，其在临床应用方面的实验数据也不断丰富完善，为 sdLDL-C 的临床应用提供了指导作用。

直接清除法：此法分为两步反应。第 1 步反应，第 1 试剂中的聚阴离子和抗人高密度脂蛋白抗体选择性抑制 sdLDL-C 以外的脂蛋白，适量的非离子表面活性剂在脂蛋白胆固醇氧化酶、胆固醇酯酶及过氧化氢酶存在下消除非 sdLDL 脂蛋白的胆固醇；第 2 步反应，第 2 试剂含胆固醇检测酶及对 sdLDL 表面的亲水基团有亲和力的表面活性剂（反应促进剂），使酶与 sdLDL 中的胆固醇发生反应。

第 1 步反应：

$$\text{非sdLDL-C} \xrightarrow{\text{强离子缓冲液表面活性剂}} \text{胆固醇暴露}$$

$$\text{非sdLDL-C中暴露的胆固醇} + H_2O \xrightarrow{\text{胆固醇酯酶}} \text{游离胆固醇+脂肪酸}$$

$$\text{游离胆固醇} + O_2 \xrightarrow{\text{胆固醇氧化酶}} \Delta 4\text{-胆甾烯酮} + H_2O_2$$

$$2H_2O_2 \xrightarrow{\text{过氧化氢酶}} 2H_2O + O_2$$

$$\text{过氧化氢酶} \xrightarrow{\text{抑制剂}} \text{过氧化氢酶失活}$$

第 2 步反应：

$$\text{sdLDL-C} \xrightarrow{\text{表面活性剂}} \text{sdLDL-C(可溶)}$$

$$\text{胆固醇酯} + H_2O \xrightarrow{\text{胆固醇酯酶}} \text{游离胆固醇} + \text{脂肪酸}$$

$$\text{游离胆固醇} + O_2 \xrightarrow{\text{胆固醇氧化酶}} \Delta 4\text{-胆甾烯酮} + H_2O_2$$

$$2H_2O_2 + 4\text{-氨基安替比林} + N,N\text{-双(4-磺丁基)-3-甲基苯胺} \xrightarrow{\text{过氧化物酶}} \text{呈色反应} + 4H_2O$$

在上述偶联反应中，色素在波长 600nm 处有最大吸收峰，吸光度值与 sdLDL-C 浓度成正比。因此可在波长 600nm 处检测吸光度值，从而计算出 sdLDL-C 的浓度，A_0 为加入试剂 1 孵育后测得的吸光度值，A_1 为呈色反应后测得的吸光度值。

$$\Delta A = A_1 - A_0$$

$$\text{sdLDL-C浓度} = \text{sdLDL-C校准品浓度} \times \frac{\Delta A\text{测定}}{\Delta A\text{校准}}$$

三、参考值范围

sdLDL-C 参考值：0.25～1.17mmol/L。

四、临床意义

1. sdLDL-C 与 AS

（1）众多研究表明，与传统的血脂检测项目比较，sdLDL-C 具有更强的促血管内皮细胞损伤、机体氧化应激、诱发人体血栓素的合成从而导致血栓等作用，致 AS 作用更明显，与冠状动脉痉挛、心绞痛、AS 及冠状动脉狭窄程度等显著相关。作为致 AS 的危险因素，sdLDL-C 对心血管系统疾病的预测能力备受关注，国内外已有大量的流行病学、回顾性及前瞻性研究。sdLDL-C 检测项目的开展具有较大的应用前景，对冠心病的早期发现及预防具有重要的临床意义。

（2）LDL-C 是 AS 发生及发展的主要脂类危险因素，而 sdLDL-C 是具有致 AS 作用的主要 LDL-C 亚型。其作用机制包括 sdLDL 抗氧化能力较弱，易形成氧化修饰的 LDL，Ox-LDL 不被 LDL 受体所识别，但可被巨噬细胞通过清道夫受体识别。由于该受体无反馈调节机制，最终导致胆固醇的堆积，进而形成泡沫细胞，并最终导致动脉粥样硬化。sdLDL-C 颗粒表面极性分子减少，与动脉内膜上的蛋白聚糖亲和力高，易黏附于血管壁进入血管内皮细胞。另外，sdLDL-C 颗粒小，易进入动脉壁内，并被动脉壁内的巨噬细胞吞噬，sdLDL-C 中唾液酸含量较低，所带负电荷较少，使 sdLDL-C 与蛋白多糖结合能力强而黏附于血管壁，导致 LDL 在动脉壁的停留时间延长，增加了其氧化修饰的可能性。

2. sdLDL-C 与糖尿病　糖尿病血脂代谢异常的主要表现为 TG 升高、HDL-C 降低和

LDL-C 升高，统称为致动脉粥样硬化表型，与心脑血管并发症的发生密切相关，特别在 2 型 DM 中，血脂代谢异常导致微血管并发症的危险性增加。随着血糖浓度的增高，sdLDL-C 明显升高，而且 sdLDL-C 浓度与血清胰岛素水平呈负相关。

3. sdLDL-C 与高血压 对高血压患者进行血脂成分检测，发现高血压患者中，当 TG≥1.7mmol/L 时，其 sdLDL-C 也随之增高，高血压合并糖尿病者 sdLDL-C 明显升高，提示高血压合并糖尿病者发生心血管病的风险高于单纯高血压者。

4. sdLDL-C 与脑卒中的关系 脑卒中主要分为两类：脑梗死和脑出血，其中脑梗死约占 80%。脑梗死主要的病理基础是动脉粥样硬化、血管闭塞和狭窄及不明原因血管炎性病变导致的脑血管栓塞。对脑卒中患者血清 sdLDL-C 水平进行分析，在调整了其他危险因素后，显示 sdLDL-C 与缺血性脑梗死的发生密切相关，sdLDL-C 是缺血性脑卒中发病和患者短期内死亡的独立危险因素。sdLDL-C 与颈动脉内膜中层厚度具有正相关性，是颈动脉粥样硬化最好的脂质标志物。

五、影响（干扰）因素

胆红素≥250μmol/L、血红蛋白≥1.0g/L、TG≥11.3mmol/L、维生素 C≥0.3g/L 对检测结果有干扰。

第十三节　脂蛋白相关磷脂酶 A2

一、病理生理

脂蛋白相关磷脂酶 A2（1ipoprotein-associated phospholipase A2，Lp-PLA2）是磷脂酶超家族中的亚型之一，又称血小板活化因子乙酰水解酶，主要由血管内膜中的巨噬细胞、T 细胞和肥大细胞分泌，分子量为 45kDa，受炎症介质的调节。Lp-PLA2 可通过水解氧化磷脂，生成脂类促炎物质（如溶血卵磷脂和氧化游离脂肪酸），进而产生多种致动脉粥样硬化作用。当动脉粥样硬化斑块的炎症发展到严重程度，将要或者已经出现斑块破裂时，Lp-PLA2 将会被大量释放入血液，因此检测 Lp-PLA2 在血液中的活性能够特异性反映动脉粥样斑块的炎症程度，有助于心血管疾病危险因素的诊断和监测，并指导临床治疗。与超敏 C 反应蛋白（hsCRP）不同，Lp-PLA2 是具有血管特异性的炎症标志物，研究发现 Lp-PLA2 为冠心病和缺血性卒中的独立危险因素。

二、检测方法与原理

Lp-PLA2 检测方法主要有两种：酶质量法和酶速率法。质量法中最常用的是 ELISA 法和发光法，是国内最早的 Lp-PLA2 检测方法，因无法准确反映酶的催化能力，目前已逐渐被速率法替代。速率法检测酶活性可直观反映酶的催化能力，与质量法相比，酶活性法抗干扰能力更强，线性范围更宽，稳定性更佳，自动化程度高，故现在推荐实验室使用速率法检测 Lp-PLA2。速率法：用 Lp-PLA2 水解底物 1-癸酰基-2-（4-硝基苯戊二酰基）磷脂酰胆碱（DNGP）的 Sn-2 位产生 4-硝基苯戊二酰基，4-硝基苯戊二酰基在水溶液中立即释放出 4-硝基苯酚，可引起 405nm 处吸光度的变化，通过检测一定时间内 405nm 处吸光度的变化速率，即可计算出样本中 Lp-PLA2 的活性。

$$\text{1-癸酰基-2-（4-硝基苯戊二酰基）磷脂酰胆碱} + H_2O \xrightarrow{\text{Lp-PLA2}} \text{4-硝基苯戊二酰基} + \text{1-癸酰基甘油磷酰胆碱}$$

$$\text{4-硝基苯戊二酰基} + H_2O \xrightarrow{\text{自发水解}} \text{4-硝基苯酚} + \text{戊二酸}$$

三、参考值范围

Lp-PLA2 参考值（酶法）：＜659U/L。

2015 年脂蛋白相关磷脂酶 A 临床应用专家建议（质量法）：正常水平为＜200μg/L；中度升高为 200～223μg/L；明显升高为≥223μg/L。

四、临床意义

（1）Lp-PLA2 在血液中的浓度能够反映动脉粥样斑块的炎症程度。通过检测血液中的 Lp-PLA2，可以了解动脉粥样硬化斑块的炎症程度及其稳定性，可预警心肌梗死和脑卒中的发生，对预防心脑血管突发事件具有相当重要的意义，可用于无症状高危人群的疾病风险筛选及冠心病患者心血管事件风险评估。

（2）检测冠心病患者 Lp-PLA2 水平有助于急性冠脉综合征（ACS）的危险分层，Lp-PLA2 下降水平与他汀类药物降脂效果呈正相关，检测血管内 Lp-PLA2 的变化，可了解动脉粥样硬化相关心脑血管栓塞性疾病的风险及治疗效果，并及时采取预防措施和调整治疗措施。

（3）研究显示：发生急性心肌梗死后，高水平 Lp-PLA2 患者死亡风险比低水平患者高，Lp-PLA2 水平与脑卒中的复发呈正相关，检测患者 Lp-PLA2 水平有助于对此类患者进行疾病复发和生存期预测。

（4）Lp-PLA2 的其他临床应用：除心脑血管疾病外，慢性肾脏病尤其是晚期肾衰竭患者 Lp-PLA2 质量和活性水平明显增高，Lp-PLA2 可反映肾脏损伤和动脉硬化进展。Lp-PLA2 可能通过影响机体代谢及胰岛素抵抗参与 2 型糖尿病的发生及发展。Lp-PLA2 与急性胰腺炎的易感性和严重性相关。Lp-PLA2 还可以作为预测子痫前期发生的指标，且与阻塞性睡眠呼吸暂停也有一定的关系，Lp-PLA2 活性水平较高者发生老年痴呆症的风险更大。

（5）脂蛋白相关磷脂酶 A2 临床应用专家建议推荐以下人群可检测 Lp-PLA2 水平以预测心血管事件风险：①无症状高危人群的筛查，尤其是动脉粥样硬化性心血管疾病中等危险的人群，在传统危险因素评估的基础上，可检测 Lp-PLA2 以进一步评估未来心血管疾病的风险。②已接受他汀治疗且胆固醇水平控制较好的患者，Lp-PLA2 水平可提高心血管病事件风险预测价值。③发生急性血栓事件的患者，包括 ACS 和动脉粥样硬化性缺血性卒中患者，Lp-PLA2 有助于远期风险评估，如与 hsCRP 联合检测可提高预测价值。

五、影响（干扰）因素

样本中胆红素≥342μmol/L、血红蛋白≥5g/L、乳糜≥0.30%、维生素 C≥2g/L 时，对检测结果有干扰。

（马红雨　董　磊）

第十三章
微量元素与维生素

微量元素在人体内的含量极少，通常指低于人体总重量 0.01%、每人每日需要量在 100mg 以下的元素。其在人体的各种功能维持中起到至关重要的作用，如其参与人体的一些重要物质（酶、激素及核酸等）的新陈代谢过程，参与血红蛋白、肌红蛋白、细胞色素、细胞色素酶等的合成，促进神经系统发育等。根据机体对微量元素的需要情况，可分为必需微量元素和非必需微量元素，必需微量元素有铁、铜、锰、锌、碘、硒、钼、钴、铬、氟等 10 余种。

维生素是一类人体维持正常功能所必需，但体内不能合成或合成量较少、必须由食物供给的一类低分子量有机物质，根据其溶解性质可分为脂溶性维生素和水溶性维生素两大类。脂溶性维生素是亲脂性的非极性分子或衍生物，与脂类的吸收相伴随，包括维生素 A、D、E、K。水溶性维生素多以辅酶的形式发挥作用，包括 B 族维生素和维生素 C。维生素在体内既不参与构成生物体的组织部分，也不是体内的能量物质，但是维生素在调节机体正常代谢及生理功能方面起到重要作用。例如，参与蛋白质、糖类、脂质和核酸的代谢与调节，参与造血调节、促进细胞成熟，维持视力、黏膜及皮肤的正常功能，辅助机体抗氧化等。

由于微量元素和维生素几乎与体内所有的生化反应相关，因而在人体的代谢中起着非常重要的作用。当微量元素和维生素摄入过量、不平衡、不足甚至缺乏时，物质代谢发生障碍，会不同程度地引起人体生理功能异常或疾病发生。儿童生长发育快，能量消耗较大，消化吸收功能相对于成人较弱、饮食结构相对成人单一等，导致儿童可能会比成人更易出现微量元素和维生素的不均衡，进而引起疾病。本章重点介绍几种与人体发挥正常生理功能密切相关的微量元素和维生素。

第一节 血 铅

一、病理生理

铅是一种慢性积累性毒物和潜在的致癌、致突变物质，具有较强的神经毒性，主要经过消化道、皮肤、呼吸道吸收，入血后可以分布到各组织和脏器中。血铅主要通过肾脏由尿液排出，小部分可通过肠道、汗液或者其他体液排出。铅在人体内无任何生理功能，其理想的血铅水平为零。然而，由于环境中铅的普遍存在，绝大多数人体中均存在一定量的铅，铅在体内的量超过一定水平就会损害健康。儿童由于代谢和发育方面的特点，对铅毒性特别敏感。铅可在人体骨骼中积蓄，主要损害神经系统、造血器官和肾脏，对婴儿的智力和身体发育影响尤为严重。儿童铅吸收率高达42%～53%，约为成人的5倍，而排铅能力只有成人的30%。当儿童体内血铅超过100μg/L时，智力指数就会下降10～20分。

二、检测方法与原理

血铅常用的检测方法包括原子吸收光谱法、原子发射光谱法、原子荧光光谱法和微分电位溶出法等。近年来随着质谱技术的飞速发展，电感耦合等离子体质谱法（inductively coupled plasma mass spectrometry，ICP-MS）也越来越广泛用于血铅等微量元素检测。

1. 石墨炉原子吸收光谱法 该方法利用石墨材料制成管、杯等形状的原子化器，用电流加热原子化进行原子吸收分析的方法。当辐射投射到铅原子蒸气上，如果辐射波长相应的能量等于铅原子由基态跃迁到激发态所需要的能量时，就会引起铅原子对辐射的吸收，产生吸收光谱，通过检测气态原子对特征波长（283.3nm）的吸收，便可获得有关组成和含量的信息，铅元素的吸光度与其在待测溶液中铅的浓度成正比，通过标准曲线计算得出样本（全血或血清）中铅元素的含量。

2. ICP-MS法 在ICP-MS中，ICP作为质谱的高温离子源（7000K），样本在通道中进行蒸发、解离、原子化、电离等过程。离子通过样本接口和离子传输系统进入高真空的质谱部分，质谱部分为四极快速扫描质谱仪，通过高速顺序扫描分离检测所有离子，扫描元素质量数范围为6～260，并通过高速双通道对分离后的离子进行检测。与传统无机分析技术相比，ICP-MS技术提供了最低的检出限、最宽的动态线性范围，干扰少、分析精密度高、分析速度快，可进行多元素同时检测。

三、参考值范围

血铅参考值：0～100μg/L。

四、临床意义

血铅＜100μg/L，相对安全；血铅≥200μg/L，应复查静脉血。

《儿童高铅血症和铅中毒分级和处理原则（试行）》中的“诊断与分级”规定：儿童高铅血症和铅中毒要依据静脉血铅水平进行诊断。

1. 高铅血症 连续两次静脉血铅为100～199μg/L，血红素代谢受影响，神经传导速度下降。

2. 铅中毒 连续两次静脉血铅≥200μg/L，并依据血铅水平分为轻度铅中毒、中度铅中毒、重度铅中毒。

轻度铅中毒：血铅为200～249μg/L。

中度铅中毒：血铅为250～449μg/L，可使铁、锌、钙代谢受影响，出现缺钙、缺锌、血红蛋白合成障碍，可有免疫力低下、学习困难、注意力不集中、智力水平下降或生长发育迟缓等表现。

重度铅中毒：血铅≥450μg/L。血铅为 450～699μg/L 时可出现性格多变、易激怒、多动症、攻击性行为、运动失调、视力和听力下降、不明原因腹痛、贫血和心律失常等中毒症状。血铅≥700μg/L，可导致肾功能损害、铅性脑病（头痛、惊厥、昏迷等）甚至死亡。

五、影响（干扰）因素

血铅检测属微量或痕量分析，必须尽可能避免各个环节的铅污染。无论采用何种方法，都必须按照《血铅临床检验技术规范》的要求严格执行样本采集、保存和运送，分析中的质量控制及检测全过程防止外部铅对样本的污染。

第二节　血　　钙

一、病理生理

钙（calcium）是人体内含量最多的无机元素之一，仅次于碳、氢、氧和氮。新生儿体内钙总量为 29～30g，随着生长发育体内钙不断积累，成年男性约为 1200g，成年女性约为 1000g。人体内 99%的钙以羟基磷灰石的形式存在，少量为无定型钙。血浆钙含量为 2.25～2.75mmol/L，不到人体钙总量的 0.1%，多以 3 种形式存在，游离钙（Ca^{2+}）约占 50%，与其他离子结合的复合物约占 5%，与血浆蛋白结合的钙约占 45%，前两者可从肾小球滤过而进入肾小管。血浆中游离钙与血浆蛋白结合钙在血浆中呈动态平衡状态，并受 pH 的影响，当 H^+浓度升高时游离钙增多，而当 HCO_3^-浓度升高时结合钙增多。血钙的主要生理作用是维持骨骼内骨盐的含量；稳定神经细胞膜，降低神经肌肉应激性；Ca^{2+}作为凝血因子Ⅳ参与血液凝固过程；维持细胞膜的完整性和通透性；调节多种酶的活性；作为结构成分参与成骨作用。钙的检测包括总钙和游离钙，在评价钙生物学活性上，离子钙较好，但在反映机体钙的总体代谢状况上，总钙较为客观，两者不能完全相互替代。

二、检测方法与原理

血清总钙的检测方法有比色法（最常用的是邻甲酚酞络合酮法、甲基麝香草酚蓝法、偶氮砷Ⅲ法）、火焰光度法、原子吸收分光光度法等。IFCC 推荐的总钙检测决定性方法为放射性核素稀释质谱法，参考方法为原子吸收分光光度法。WHO 和我国卫健委临床检验中心推荐的常规方法是以邻甲酚酞络合酮为染料的分光光度法。离子钙检测目前最常用的方法是离子选择电极法。

1. 放射性核素稀释质谱法　在待分析的样本中加入已知量的待测元素的某一富集同位素（稀释剂），使之与样本成分同位素混合均匀，从而改变样本中待测元素的同位素丰度值，用质谱法检测混合后样本中该元素同位素丰度比例，即可得出样本中钙元素的含量。

2. 原子吸收分光光度法 钙的空心阴极灯发射422.7nm谱线，通过火焰进入分光系统照射到检测器上。样本（全血或血清）用去离子水稀释后被吸入原子化器（火焰），钙在高温下解离成钙原子蒸气。在原子化过程中产生待测元素的自由基态原子，对特征谱线（422.7nm）产生部分吸收，未被吸收的部分透射过去，应用光学检测系统测定特征谱线光强大小，通过标准曲线方法计算获得样本中钙元素的含量。

3. 邻甲酚酞络合酮分光光度法 邻甲酚酞络合酮是金属络合指示剂，同时也是酸碱指示剂，在碱性溶液中与钙及镁螯合，生成紫红色螯合物。进行总钙检测时，在试剂中加入8-羟基喹啉以消除样本中镁离子的干扰。在上述偶联反应中，紫红色螯合物在波长575nm处有最大吸收峰，吸光度值与总钙浓度成正比，因此可在波长575nm处监测吸光度的光密度值，计算出总钙的浓度。

4. 离子选择电极法 当钙离子与钙离子选择膜结合时，会产生一个跨膜电化学电位，该电位与钙离子的浓度成比例。把检测的电位改变与参比电极之间形成的电位差接通到检测仪器上，再与离子钙标准溶液的电位差比较，即可得出离子钙的浓度。

三、参考值范围

全血样本（原子吸收分光光度法）：0～4岁，1.42～2.10mmol/L；＞4岁，1.55～2.50mmol/L。

成人血清总钙：2.11～2.52mmol/L。

儿童血清总钙：2.1～2.8mmol/L（新生儿3日内为2.0mmol/L，偶氮砷Ⅲ法）。

成人离子钙浓度：1.10～1.34mmol/L。

儿童离子钙浓度：1.12～1.27mmol/L（离子选择电极法）。

四、临床意义

1. 血钙升高 见于甲状旁腺功能亢进、代谢性酸中毒、肿瘤、维生素D过多等。

2. 血钙降低 见于原发性或继发性甲状旁腺功能减退、维生素D缺乏、新生儿低钙血症等。

五、影响（干扰）因素

（1）使用血清或肝素抗凝血浆样本，不能使用钙螯合剂（如 $EDTANa_2$ 及草酸盐）作抗凝剂的样本。

（2）血清总钙受蛋白浓度影响，血清蛋白异常时，需校正。

（3）样本采集后应尽快检测，否则样本pH易发生改变，血清pH每增加0.1，离子钙降低0.1mmol/L。

（4）维生素 D、葡萄糖酸钙、双氢氯丙嗪、雄激素、雌激素、黄体酮等可使检测结果偏高。

（5）苯妥英钠、苯巴比妥、利尿药、硫酸钠等药物可使检测结果偏低。

第三节　血　　镁

一、病理生理

镁是人体内位于钠、钾、钙离子之后的第四种最常见的阳离子。成人体内镁总量为 21～28g（1750～2400mmol）。其中，50%存在于骨骼中，48%存在于细胞内，仅 2%存在于细胞外液。骨骼肌、心肌、肝脏、肾脏、脑等组织含镁量都高于血液。

细胞外液镁的生理作用：①参与体内许多重要生物学过程，其作为体内 300 多种酶的辅助因子或激活剂，在体内许多重要的酶促反应中都起着决定性的作用。②参与蛋白质的生物合成并与核酸的结构和功能相关。③在维持骨骼生长及神经肌肉传递，尤其是体内能量代谢方面，起着非常重要的作用。

血清中的镁 71%为游离镁，22%与白蛋白结合，7%与球蛋白结合。体内镁的平衡状态，特别是细胞外液镁的浓度，在很大程度上由肾脏对镁的排泄量所决定。血清镁水平正常时，肾小球滤过的 90%～95%的镁被肾小管重吸收；血清镁浓度降低时，肾小管对镁重吸收加强（甚至达 100%），使尿镁排泄减少，这称为肾脏的保镁功能；血清镁升高时，肾脏排镁增加。

镁主要在小肠吸收，吸收后 4h，血清镁即达高峰。镁随尿、粪及汗液而排泄。

二、检测方法与原理

血清镁的检测方法有比色法、荧光法、离子选择电极法、酶法、原子吸收分光光度法、放射性核素稀释质谱法等。决定方法为放射性核素稀释质谱法，参考方法为原子吸收分光光度法。我国卫健委临床检验中心推荐的常规方法是甲基麝香草酚蓝比色法、钙镁试剂法（Calmagite 染料比色法）。

1. 原子吸收分光光度法检测原理　镁的空心阴极灯发射 285.2nm 谱线，通过火焰进入分光系统照射到检测器上。样本（全血或血清）用去离子水稀释后被吸入原子化器（火焰），镁在高温下解离成镁原子蒸气。在原子化过程中产生待测元素的自由基态原子，对特征谱线（285.2nm）产生部分吸收，未被吸收的部分透射过去，应用光学检测系统测定特征谱线光强大小，根据朗伯–比尔定律，通过标准曲线方法获得样本中镁元素的含量。

2. 甲基麝香草酚蓝比色法检测原理　血清中的镁、钙离子在碱性溶液中能与甲基麝香草酚蓝染料结合，生成蓝紫色的复合物，加入乙二醇-双-（乙-氨基乙醚）四乙酸（EGTA）可以遮蔽钙离子的干扰。

3. Calmagite 染料比色法检测原理　血清中镁在碱性环境中与 Calmagite 染料生成紫红

色络合物，颜色的深浅与镁的浓度成正比。与同样处理的标准品比较，可得到镁的含量。溶液中加入 EGTA 可消除钙的干扰，使用表面活性剂可使蛋白胶体稳定，不必去除蛋白质而直接检测镁。

$$\text{Calmagite} + \text{Mg} \xrightarrow{\text{碱性}} \text{紫红色络合物}$$

三、参考值范围

全血样本（原子吸收分光光度法）：1.12～2.06mmol/L。

血清样本：成人为 0.75～1.02mmol/L；儿童为 0.5～0.9mmol/L。

四、临床意义

1. 血清镁升高

（1）肾脏疾病：凡影响肾小球滤过率者均可使血清镁滞留而升高，如慢性肾炎少尿期、尿毒症、急性或慢性肾衰竭等。

（2）内分泌疾病：如甲状腺功能减退症（黏液性水肿）、甲状旁腺功能减退、艾迪生病、未治疗的糖尿病酮症酸中毒（治疗后迅速下降）。

（3）治疗措施不当：凡用镁制剂治疗不当引起中毒者。

（4）其他疾病：多发性骨髓瘤、严重脱水症、关节炎、急性病毒性肝炎、阿米巴肝脓肿、草酸中毒等。

2. 血清镁降低

（1）消化道丢失：如长期禁食、吸收不良或长期丢失胃肠液者，以及慢性腹泻、吸收不良综合征、手术后的肠道瘘管或胆道瘘管、长期吸引胃液后、酒精中毒严重呕吐者等。

（2）内分泌疾病：如甲状腺功能亢进、甲状旁腺功能亢进、糖尿病酮症酸中毒纠正后、原发性醛固酮增多症及长期使用皮质激素治疗后，均使尿镁排泄增加。

（3）治疗措施不当：用汞撒利或氯噻嗪等利尿剂治疗者，未及时补充镁。长期静脉滴注无镁溶液。

（4）其他疾病：急性胰腺炎在胰腺周围可形成镁皂；晚期肝硬化可继发醛固酮增多症；低白蛋白血症能使镁结合量减少；急性心肌梗死、急性酒精中毒及新生儿肝炎、婴儿肠切除后等。

五、影响（干扰）因素

（1）样本室温放置半小时后离心分离血清或血浆，接收样本后应于 4h 内检测完毕。15～30℃环境下不应超过 8h。如无法在 4h 内完成检测，血清或血浆保存在 2～8℃，48h 内完成。

（2）静脉采血时止血带压迫时间过长可出现结果假性升高。溶血样本对检测有明显的正干扰；脂血样本去脂处理后方可检测。

（3）试剂宜置于塑料瓶中保存。显色剂已退色则不可使用。

（4）试剂防止污染，如自来水、器皿清洗不洁、试剂交叉污染等。

（5）溶液中的EGTA可消除钙的干扰；表面活性剂则可消除蛋白质的干扰。

第四节 血　　磷

一、病理生理

磷（phosphorus，P）主要以无机盐形式存在于体内。磷的总量为400～800g。87.6%以上的磷是以羟磷石灰的形式存在于骨骼和牙齿中。血浆中的磷通常是指无机磷，血液中的磷酸盐（$HPO_4^{2-}/H_2PO_4^-$）是血液缓冲体系的重要组成部分，是细胞内及骨矿化所需磷酸盐的来源。正常人血浆中钙与磷的浓度维持相对恒定，正常人钙和磷（mg/L）的乘积为36～40。当血磷升高时，血钙则降低；反之，当血钙升高时，血磷则减少。此种关系在骨组织的钙化中有重要作用。磷的吸收部位在小肠的上段。摄入的磷从粪便与尿液中排出，后者占60%。

二、检测方法与原理

血清无机磷的检测方法有硫酸亚铁磷钼蓝比色法、硫酸亚铁铵还原法、原子吸收分光光度法、放射性核素稀释质谱法等。决定方法为放射性核素稀释质谱法，WHO推荐使用比色法。我国卫健委临床检验中心推荐的常规方法是以硫酸亚铁或米吐尔（对甲氨基酚硫酸盐）作为还原剂的还原钼蓝法。

对甲氨基酚硫酸盐直接显色法原理：利用无机磷在酸性溶液中与钼酸铵反应生成磷钼酸铵复合物，用还原剂对甲氨基酚硫酸盐还原生成钼蓝。试剂中加入吐温80可以抑制蛋白质的干扰。

$$\text{钼酸铵} + \text{P} \xrightarrow{\text{酸性}} \text{磷钼酸铵复合物}$$

$$\text{磷钼酸铵复合物} + \text{对甲氨基酚硫酸盐} \longrightarrow \text{钼蓝}$$

三、参考值范围

成人血清磷：0.85～1.51mmol/L；儿童血清磷：1.1～1.80mmol/L（磷钼酸紫外终点法）。

四、临床意义

1. 血清磷升高　见于肾小管对磷的重吸收增强（甲状旁腺功能减退），排泄障碍（慢性肾炎晚期、尿毒症），维生素D过多，多发性骨髓瘤，淋巴瘤，白血病及骨骼愈合期等。

2. 血清磷降低 见于肾小管对磷的重吸收受抑制（甲状旁腺功能亢进）；维生素 D 缺乏（软骨病、佝偻病等）；糖类吸收利用时，葡萄糖进入细胞内被磷酸化，造成磷的降低；肾小管变性病变时，肾小管重吸收磷发生障碍，血磷偏低；长期服用制酸类药物也可使血磷降低。

五、影响（干扰）因素

（1）A/G 值倒置的样本易发生混浊，应使用 30g/L 的三氯醋酸溶液去除蛋白。宜采用血清或肝素抗凝的血浆，应避免使用枸橼酸钠、EDTA 和草酸盐作为抗凝剂。

（2）样本应避免溶血，因为红细胞中含有高浓度的有机磷酯，在储存期间易水解生成无机磷。

（3）对甲氨基酚硫酸盐试剂宜少量配制，放置时间不宜过长。

第五节 血 锌

一、病理生理

锌（zinc）是人体必需的元素之一，其在血液中的含量相对恒定。锌主要在小肠吸收。吸收后的锌与血浆白蛋白结合，通过血液循环转运到各组织器官。不同组织器官周转代谢速度不同。锌在骨和神经系统周转代谢较慢；毛发中锌基本上不存在分解代谢；肝脏是锌代谢的主要器官，周转代谢速度较快。代谢后的锌主要经胆汁、胰液及其他消化液从粪便中排泄。

锌的生理作用：①参与体内酶的组成，体内 200 种以上的酶含有锌。在不同酶中，锌起着催化分解、合成、稳定酶蛋白四级结构，调节酶活性等多种生化作用。②锌参与胱氨酸和黏多糖的代谢，因此血锌参与维持上皮细胞和被毛的正常形态与生长。如果锌缺乏将影响胱氨酸和黏多糖的正常代谢，从而导致上皮细胞的角质化和脱毛。③参与维持激素的正常作用，锌与胰岛素或胰岛素原形成的可溶性聚合物有利于胰岛素发挥正常的生理生化作用。锌离子对胰岛素分子有保护作用。另外，锌对其他激素的形成、储存和分泌都具有生理作用。④维持生物膜的正常结构和功能，防止生物膜遭受氧化损害和结构变形，锌对生物膜中正常受体功能亦有保护作用。

二、检测方法与原理

检测血锌的主要方法有原子吸收分光光度法、中子活化法和吡啶偶氮酚比色法。我国卫健委临床检验中心推荐的血清锌检测方法是原子吸收分光光度法。

1. 原子吸收分光光度法检测原理 样本在高温状态下，离子锌被还原并转化为原子锌蒸气，复合元素空心阴极灯发射出 213.8nm 的特征谱线，穿过火焰原子化器上方火焰中，样本（全血或血清）原子化过程中产生的锌元素自由基态原子，对 213.8nm 的特征谱线产生部分吸收，未被吸收的部分透射过去，光吸收的强度与火焰中锌离子的浓度成正比。应用光学检测系统测量 213.8nm 特征谱线光强大小，根据朗伯–比尔定律，通过标准曲线方法获得样本中锌元素的含量。

2. 吡啶偶氮酚比色法检测原理 血清样本中二价的锌离子与硝基-PAPS[3-羟基-4-（5-硝基吡啶偶氮）]在碱性溶液中反应，生成紫色的复合物，在波长 570nm 处有最大吸收峰，根据朗伯–比尔定律，通过标准曲线方法获得样本中锌元素的含量。

3. 其他检测原理 电感耦合等离子体质谱（ICP-MS）法，检测原理同血铅。

三、参考值范围

全血样本（原子吸收分光光度法）：＜1 岁为 58～100μmol/L；1～2 岁为 62～110μmol/L；2～3 岁为 66～120μmol/L；3～4 岁为 72～130μmol/L；＞4 岁 76.5～170.0μmol/L。

血清样本（成人）：11.6～23.0μmol/L（76～150μg/dl）。

四、临床意义

1. 锌升高 常见于工业污染引起的急性锌中毒、甲状腺功能亢进、垂体及肾上腺皮质功能减退、真性红细胞增多症、嗜酸性粒细胞增多症和高血压等。

2. 锌降低 常见于营养不良、恶性贫血、胃肠道吸收障碍、急性组织烧伤、酒精中毒性肝硬化、心肌梗死、慢性感染、妊娠和肾衰竭等。儿童缺锌可出现食欲缺乏、嗜睡、发育停滞和性成熟延缓等现象。

第六节 血 铁

一、病理生理

铁（iron，Fe）是人体的一种必需微量元素，在人体内的分布非常广，几乎所有组织都含有铁，以肝脏、脾脏含量最高，肺内也含铁。铁主要由消化道经十二指肠吸收，胃和小肠亦可少量吸收。二价铁（Fe^{2+}）比三价铁（Fe^{3+}）易吸收，但是食物中的铁多为 Fe^{3+}，因此必须在胃和十二指肠内还原成 Fe^{2+}才可被充分吸收。吸收了的 Fe^{2+}在肠黏膜上皮细胞内重新氧化为 Fe^{3+}，并且刺激十二指肠的黏膜细胞形成一种特殊蛋白——亲铁蛋白，后者和 Fe^{3+}结合形成铁蛋白。铁蛋白中的铁分解为 Fe^{2+}并进入血液循环，残留的铁蛋白仍储存在肠黏膜细胞内。影响铁吸收的因素非常多，胃酸与胆汁都可促进铁吸收。

铁的生理功能：①参与血红蛋白、肌红蛋白、细胞色素、细胞色素酶等的合成，并具有激活琥珀脱氢酶、黄嘌呤氧化酶等的活性；②参与能量代谢和造血功能；③铁的释放能量作用和线粒体聚集铁的数量多少有关，线粒体聚集铁越多，释放的能量也就越多；④铁还影响蛋白和脱氧核糖核酸的合成并参与造血及维生素的代谢。

二、检测方法与原理

检测血清铁的主要方法有分光光度法、原子吸收分光光度法等，分光光度法用得较多（亚铁嗪直接比色法、红菲绕啉直接比色法等）。

1. 原子吸收分光光度法检测原理 在高温状态下，离子铁被还原并转化为原子铁蒸气，复合元素空心阴极灯发射出248.3nm的特征谱线，穿过原子化器上方火焰时，样本（全血或血清）原子化过程中产生的铁元素自由基态原子对248.3nm特征谱线产生部分吸收，未被吸收的部分透射过去，光吸收的强度与火焰中铁离子的浓度成正比。应用光学检测系统测量248.3nm特征谱线光强大小，根据朗伯-比尔定律，通过标准曲线方法获得样本中铁元素的含量。

2. 亚铁嗪直接比色法检测原理 血清铁与运铁蛋白结合成复合物，在酸性介质中铁从复合物中解离出来，再被还原剂还原成二价铁，并与亚铁嗪生成紫红色化合物，在波长562nm处有吸收峰，根据朗伯-比尔定律，通过标准曲线方法获得样本中铁元素的含量。

3. 其他检测原理 电感耦合等离子体质谱（ICP-MS）法，检测原理同血铅。

三、参考值范围

全血样本（原子吸收分光光度法）：儿童为7.52～11.82mmol/L。

血清样本（比色法）：成人男性为10.6～36.7μmol/L；成人女性为7.8～32.2μmol/L；儿童为9.0～32.2μmol/L。

四、临床意义

1. 铁升高

（1）利用障碍：铁粒幼细胞贫血、再生障碍性贫血、铅中毒。

（2）释放增多：溶血性贫血、急性肝炎、慢性活动性肝炎。

（3）铁蛋白增多：白血病、含铁血黄素沉着症、反复输血。

（4）铁摄入过多：铁剂治疗过量。

2. 铁降低

（1）铁缺乏：缺铁性贫血。

（2）慢性失血：月经过多、消化性溃疡、恶性肿瘤、慢性炎症等。

（3）摄入不足：长期缺铁饮食；生长发育期的婴幼儿、青少年；生育期、妊娠及哺乳期的妇女。

第七节 叶 酸

一、病理生理

叶酸（folic acid，FA）由蝶啶、对氨基苯甲酸和 L-谷氨酸组成，也称为蝶酰谷氨酸，属于 B 族维生素，又称为维生素 B_9。在体内以四氢叶酸的形式作为一碳单位转移酶的辅酶，起着一碳单位传递体的作用。叶酸对蛋白质、核酸的合成及各种氨基酸的代谢有重要作用，是儿童健康生长发育不可缺少的营养素。叶酸在体内不能合成，必须由食物供给，尤其是绿色蔬菜。食物中的叶酸主要以蝶酰多谷氨酸形式存在，多含有 7 个谷氨酸残基，谷氨酸之间以 γ-肽键相连。蝶酰多谷氨酸在小肠被叶酸水解酶作用，生成蝶酰单谷氨酸，后者易被小肠上段吸收，在小肠黏膜上皮细胞二氢叶酸还原酶的作用下，生成有活性的 5，6，7，8-四氢叶酸（tetrahydrofolic acid，FH）。含单谷氨酸的甲基四氢叶酸是四氢叶酸在血液循环中的主要形式。而在体内各组织中，四氢叶酸主要以多谷氨酸形式存在。

叶酸对于人体具有十分重要的生理功能：①叶酸是蛋白质和核酸合成的必需因子，在细胞分裂和繁殖中起重要作用；②血红蛋白卟啉基的形成、红细胞和白细胞的快速增生都需要叶酸参与；③叶酸使甘氨酸和丝氨酸相互转化，使苯丙氨酸形成酪氨酸、组氨酸形成谷氨酸、半胱氨酸形成蛋氨酸；④叶酸是能携带和提供“一碳基团”，提供制造神经鞘和构成传递神经冲动化学物质的主要原料。

二、检测方法与原理

叶酸的常规检测方法主要包括微生物法、放射免疫法、酶联免疫吸附、电化学发光免疫法、高效液相色谱-串联质谱法。

1. 高效液相色谱-串联质谱法（LC-MS/MS）检测原理 叶酸经离子化后进入质谱，按照荷质比分离离子，通过检测离子谱峰的强度实现分析目的。通过色谱纯化后的样本气化离子化形成的离子在电场和磁场的综合作用下，按照质量数和电荷数的比值大小依次排列成谱并被记录下来，再推算出样本中叶酸含量。

2. 电化学发光免疫法检测原理 以三联吡啶钌作为标志物，包被叶酸结合蛋白，待测样本中的叶酸与标记叶酸竞争性结合包被好的叶酸结合蛋白，通过外加电场的作用产生化学发光反应，即可检测血清中叶酸的含量。

三、参考值范围

叶酸参考值：＞3ng/ml。

四、临床意义

血清中叶酸的含量反映膳食叶酸的摄入情况。<3ng/ml 为叶酸缺乏。血清叶酸降低主要见于发育迟缓、巨幼红细胞贫血、神经管畸形、儿童多动症、心血管疾病等。因此，血清叶酸检测对监测儿童生长发育、营养状态及相关疾病的诊断和治疗监测具有极其重要的作用。另外，叶酸缺乏可导致同型半胱氨酸血症，是诱发动脉粥样硬化和心脑血管疾病的独立危险因素。在治疗巨幼红细胞贫血时,过量的叶酸会掩盖恶性贫血的某些症状,使疾病发展到严重损害神经系统的阶段。

第八节　维生素 B_{12}

一、病理生理

维生素 B_{12}（vitamin B_{12}）又称钴胺素，是唯一含金属元素的维生素。维生素 B_{12} 是一种含有 3 价钴的多环系化合物，4 个还原的吡咯环连在一起变成 1 个咕啉大环（与卟啉相似），是维生素 B_{12} 分子的核心。所以含这种环的化合物都被称为类咕啉。自然界中的维生素 B_{12} 都是由微生物合成的，高等动植物不能制造维生素 B_{12}。维生素 B_{12} 是唯一需要肠道分泌物（内源因子）帮助才能被吸收的维生素。有的人由于肠胃异常，缺乏这种内源因子，即使膳食中维生素 B_{12} 充足也会患恶性贫血。植物性食物中基本不含维生素 B_{12}。维生素 B_{12} 在肠道内停留时间长，约需要 3h（大多数水溶性维生素只需要数秒钟）才能被吸收。

维生素 B_{12} 的主要生理功能：①参与制造骨髓红细胞，防止恶性贫血；②防止脑神经受到破坏。

二、检测方法与原理

维生素 B_{12} 检测方法主要为化学发光免疫分析、高效液相色谱-串联质谱法。

1. 化学发光免疫分析法检测原理　利用某些发光物质如鲁米诺（luminol）、异鲁米诺（isoluminol）、金刚烷（AMPPD）及吖啶酯（AE）等，经氧化剂氧化或催化剂催化后成为激发态产物，当其回到基态时就会将剩余能量转变为光子，可利用发光信号测定仪检测其光量子强度。检测时将发光物质直接标记于抗原或抗体上，加氧化剂或催化剂激发；亦可将氧化剂或催化剂（如碱性磷酸酶等）标记于抗原或抗体上，加发光底物反应。抗原-抗体反应结束后需分离多余的标志物再进行激发反应。

2. 高效液相色谱-串联质谱法检测原理　同叶酸检测。

三、参考值范围

化学发光法：140～960pg/ml。

质谱法：170～900pg/ml。

四、临床意义

（1）维生素 B_{12} 缺乏可由多种原因引起，最常见的原因是内源因子缺乏，导致维生素 B_{12} 不能从食物中吸收。维生素 B_{12} 缺乏可导致恶性贫血，最常见于年龄超过 50 岁的人群。其他导致维生素 B_{12} 缺乏的原因有胃切除术，由于胃切除后引起的吸收障碍，以及各种细菌或炎性疾病影响小肠的吸收功能。维生素 B_{12} 的吸收量与有功能的小肠的长度呈正相关。

（2）维生素 B_{12} 升高常见于孕期、使用口服避孕药和服用多种维生素、骨髓增生性疾病如慢性粒细胞性白血病和髓性单核细胞性白血病等。单纯性维生素 B_{12} 升高并不会引起临床疾病。

第九节　维生素A和维生素E

一、病理生理

1. 维生素 A（vitamin A）　属于脂溶性维生素，又称视黄醇（其醛衍生物为视黄醛）或抗干眼病因子，是一个具有脂环的不饱和一元醇，包括动物性食物来源的维生素 A_1、维生素 A_2 两种，是一类具有视黄醇生物活性的物质。

维生素 A_1 多存在于哺乳动物及咸水鱼的肝脏中，维生素 A_2 常存在于淡水鱼的肝脏中。由于维生素 A_2 的活性比较低，通常所说的维生素 A 是指维生素 A_1。

维生素 A 的主要生理功能：①是构成视觉细胞中感受弱光的视紫红质的组成成分，视紫红质由视蛋白和 11-顺-视黄醛组成，与暗视觉有关；②人体缺乏维生素 A 会出现皮肤干燥、脱屑和脱发等症状。

2. 维生素 E（vitamin E）　是一种脂溶性维生素，其水解产物为生育酚，是最主要的抗氧化剂之一。其溶于脂肪和乙醇等有机溶剂中，不溶于水，对热、酸稳定，对碱不稳定，对氧敏感。对热不敏感，但用油炸食品时，维生素 E 活性明显降低。

维生素 E 的主要生理功能：①促进性激素分泌，使男性精子活力和数量增加；使女性雌性激素浓度增高，提高生育能力，预防流产。②可抑制晶状体内的过氧化脂反应，使末梢血管扩张，改善血液循环，预防近视眼的发生和发展。

二、检测方法与原理

维生素 A 和维生素 E 的检测主要用液相色谱-串联质谱分析法。该方法的具体原理为质谱的分析建立在物质离子化的基础上，按照荷质比分离离子，通过检测离子谱峰的强度实现分析目的。通过色谱纯化后的样本气化离子化形成的离子在电场和磁场的综合作用下，按照质量数和电荷数的比值大小依次排列成谱并被记录下来，再推算出样本中维生素 A 与维生素 E 的含量。

三、参考值范围

维生素 A 参考值：0.7～7.85μmol/L。

维生素 E 参考值：5～12μg/ml。

四、临床意义

1. 维生素 A

（1）缺乏时，临床表现主要是夜盲症和皮肤病。夜盲症是人类维生素 A 缺乏最早出现的症状之一。皮肤病是维生素 A 缺乏的另一重要表现。此外，维生素 A 缺乏时，免疫功能低下，血红蛋白合成障碍，生殖失调，儿童生长发育迟缓。

（2）过多时，因为其是脂溶性维生素，不能随尿排出，故储存于肝脏和其他部位，最后达到中毒水平，可引起急性、慢性及致畸的毒性。急性中毒时可出现头痛、恶心、呕吐、脱皮等症状；慢性中毒时可出现步态紊乱、肝大、长骨末端外周部分疼痛、皮肤痛痒、肌肉僵硬等。

2. 维生素 E

（1）维生素 E 缺乏常见于溶血性贫血、水肿、蜡样质色素沉着及囊性纤维化等疾病。维生素 E 是抗氧化剂，能保护生物膜免受过氧化作用而被破坏。当维生素 E 缺乏时，红细胞膜受损，寿命缩短，出现溶血性贫血。此外，由于维生素 E 功能的多样性，其缺乏的临床表现也较为多样，如可引起肝脏代谢失调，肌肉、神经功能障碍，运动失调，毛发脱落，精子缺乏等。

（2）过多时，主要表现为骨骼肌无力、生殖功能紊乱、胃部不适等。大剂量维生素 E 可抑制生长，干扰血液凝固等，出现骨骼萎缩、凝血时间延长等表现。

（宋文琪　李启亮）

第十四章

电解质与血气

人体内水平衡的维持主要依赖四种电解质：钾、钠、氯和碳酸氢盐离子，这些电解质还具有维持酸碱平衡、肌肉功能及作为酶的辅助因子的作用。因此，维持生物体内正常的水平衡至关重要。在临床上，水、电解质代谢紊乱可引起多种器官系统疾病。

第一节　电　解　质

钾、钠、氯的实验室检查对于电解质紊乱和酸碱平衡失调的判断具有重要价值，是临床常见的组合检测项目之一。

一、血钾

（一）病理生理

成人机体总钾约为45mmol/kg体重，98%的钾位于细胞内，只有2%位于细胞外液，浓度约为4.0mmol/L。与之相对，细胞内钾浓度接近150mmol/L。钾的内部分配，即钾进出细胞，是另一个可以影响钾浓度的因素，且对全身钾含量并无影响。由于钾在细胞内的浓度非常高，所以所有可以导致细胞破坏的病理学情况都会使细胞内钾大量外流，引起钾浓度升高。

（二）检测方法与原理

1. 离子选择电极法　参见血气分析仪基本原理。

2. 紫外可见分光光度法

（1）酶法：采用掩蔽剂掩蔽钠离子，用谷氨酸脱氢酶消除内源性NH_4^+的干扰，利用钾对丙酮酸激酶的激活作用来检测钾浓度。

（2）大环发色团显色法：大环离子载体分子由各原子按规律排列形成空腔，空腔中可高亲和力地固定或结合金属离子。不同的大环空腔大小不同，可固定或吸附不同的元素。当阳离子被固定时，发色团发生颜色变化，颜色深浅与固定离子的多少有关。

（三）参考值范围

血清或血浆：3.5～5.3mmol/L。

尿液（定时）：25～125mmol/24h。

（四）临床意义

1. 低钾血症 血清钾低于3.5mmol/L时称为低钾血症。引起低钾血症的常见原因有：①钾摄入不足；②钾排出增多；③细胞外钾进入细胞内；④血浆稀释。

临床表现与低钾的程度和发生速度有关。肌无力为突出表现，严重者呼吸肌麻痹，还可出现精神异常、昏迷、心率增快、期前收缩，严重者心室扑动或心室颤动，甚至发生肠麻痹。

2. 高钾血症 血清钾高于5.5mmol/L时称为高钾血症。引起高血钾症的常见原因有：①钾输入过多；②钾排泄障碍；③细胞内钾向细胞外转移。

高钾血症主要表现为神经及神经肌肉接头处的兴奋性抑制，可发生房室传导阻滞、心率减慢、心律不齐，从而引起循环功能衰竭和心室颤动，最后心脏停搏于舒张期。

（五）影响（干扰）因素

血钾检测受样本的采集、运输、处理等非疾病因素影响，样本采集最好在输液前进行，输液时必须在输液装置的对侧肢体采血，减少静脉补液对结果的影响，如静脉补钾可引起结果偏高。溶血可导致钾离子溢出细胞，致血钾值假性升高。而延迟分离血清、剧烈振荡、长时间日光照射和环境温度高等均可造成溶血。

二、血钠

（一）病理生理

人体内总计约有4000mmol的钠，其中约30%以复合物的形式存在于骨骼中，其余几乎全部存在于细胞外液中。作为含量最丰富的细胞外液溶质，钠是渗透压的主要决定因素。钠正常浓度的维持还依赖于机体总钠平衡。钠平衡的维持严重依赖于肾脏对钠的排泄，以使其与摄入量匹配。

（二）检测方法与原理

1. 离子选择电极法 参见血气分析仪基本原理。

2. 紫外可见分光光度法

（1）酶法：邻硝基酚-β-D-半乳糖苷（ONPG）在钠依赖性β-D-半乳糖苷酶催化下生成邻硝基酚和半乳糖。邻硝基酚的生成量和样本中钠离子浓度成正比，可在405nm波长处检测吸光度的改变，从而计算钠的浓度。

（2）大环发色团显色法：大环离子载体分子由各原子按规律排列形成空腔，空腔中可高亲和力地固定或结合金属离子。不同的大环空腔大小不同，可固定或吸附不同的元素。当阳离子被固定时，发色团发生颜色变化，颜色深浅与固定离子的多少有关。

（三）参考值范围

血清或血浆：136～145mmol/L。

尿液：40～220mmol/24h。

（四）临床意义

1. 低钠血症 指血浆中 Na^+<130mmol/L。低钠血症可由钠减少或水增多引起，常见原因有：①肾性因素，肾功能损害引起的低钠血症有渗透性利尿、肾上腺功能低下、肾素生成障碍，以及急、慢性肾衰竭等；②非肾性因素，除钠丢失外还伴有水丢失，血浆渗透压降低，引起水分向细胞内转移，出现细胞水肿，严重者可出现脑水肿；③ADH 分泌失调和低醛固酮血症等；④假性低钠血症，如高脂血症与高血浆蛋白等。

2. 高钠血症 指血浆中 Na^+>150mmol/L，可因摄入钠过多或水丢失过多引起。与低钠血症相比，高钠血症较为少见。根据发生的原因和机制分为浓缩性高钠血症和潴留性高钠血症两种。浓缩性高钠血症表现为尿少、发热、体重减轻及躁动等中枢神经系统症状，而潴留性高钠血症则有体重增加、血容量增加、水肿，严重者心力衰竭。

三、血氯

（一）病理生理

氯离子（Cl^-）是细胞外液中的主要阴离子，也是血液中最重要的阴离子之一。氯离子的主要功能是维持渗透压、液体平衡及肌肉活性，维持血浆中的离子电中性，以及明确酸碱紊乱的原因。

人体内总计约有 3200mmol 的氯离子，绝大多数存在于细胞外液中。氯离子由胃的壁细胞以盐酸的形式分泌，它是胃液的组成部分。氯离子正常浓度范围的维持主要依赖于肾脏对尿中氯排泄的调节。日常饮食中摄取的氯主要以盐类调味剂的形式存在。肾脏对氯排泄的调节与钠类似，依赖于醛固酮及肾素-血管紧张素系统。氯的排泄与 HCO_3^- 重吸收/再生相关，这是肾脏对血液 pH 调节的重要机制，对病理性酸碱紊乱状态下氯的作用有所影响。

（二）检测方法与原理

1. 分光光度法

（1）硫氰酸汞法：基于氯离子与硫氰酸汞反应形成非游离的氯化汞和游离的硫氰酸离子，硫氰酸离子与铁离子反应形成一种浅红色的硫氰酸铁复合物，在波长 480nm 处有吸收峰。该方法分析范围为 80～125mmol/L。

（2）酶法：采用 2-氯-4-硝基苯-α-半乳糖-麦芽二糖苷（Gal-G2-α-CNP）与水（H_2O）反应，原理如下。

$$\text{Gal-G2-}\alpha\text{-CNP} + H_2O \xrightarrow{\alpha\text{-淀粉酶}} \text{CNP} + \text{半乳糖} + \text{麦芽糖}$$

在波长 405nm 处检测 CNP 的生成速率，对照标准可计算出氯离子含量。

酶法检测血清中氯离子，反应温和，无污染，特异性、精密度和线性范围均较好，且检测结果与库仑滴定法和离子选择电极法均有很好的相关性，是一个有发展前途的检测方法。

2. 离子选择电极法 参见血气分析仪基本原理。

（三）参考值范围

血清或血浆：98～107mmol/L。
尿液：110～250mmol/24h。
脑脊液：118～132mmol/L。

（四）临床意义

1. 血清氯离子升高 见于急性肾小球肾炎和慢性肾小球肾炎；碳酸氢盐丢失，常引起氯离子相对升高，导致高氯性酸中毒，如Ⅱ型肾小管性酸中毒；使用含氯量高的药物，如盐酸精氨酸的输入、大量服用氯化铵。

2. 血清氯离子降低 常见原因为氯化钠摄入不足或丢失增加，可分为两大类，即代偿性（继发性）低氯血症和缺氯性（原发性）低氯血症。见于血二氧化碳潴留时代偿作用，氯摄入减少，使用利尿剂，呕吐，大量出汗。

（五）影响（干扰）因素

血清中高球蛋白会引起样本混浊而干扰检测。氯离子的检测反应对温度非常敏感，吸光度会随温度的升高而增加。样本中溴离子和碘离子也会产生一定的干扰。

第二节 血 pH、PO_2、PCO_2

血气（blood gas）是指血液中所含的 O_2 和 CO_2 气体。血气分析是评价患者呼吸、氧化及酸碱平衡状态的必要指标。对急、重症患者的监护和抢救尤为重要。目前，多采用血气分析仪测定血 pH、PO_2、PCO_2 三项指标，再由此计算出其他酸碱平衡指标。

一、血 pH

（一）病理生理

血 pH=7.4 是由 Henderson-Hasselbalch 方程式推导而来，正常生理状态下，人体血液的 pH 稳定在 7.35～7.45，维持和调节酸碱平衡的因素主要有缓冲系统、肺和肾脏对酸碱平衡的调节。在正常代谢过程中，会连续产生 H^+与 CO_2，二者均有使 pH 降低的趋势，但 pH 仍可被控制在一个非常窄的范围。pH 稍微偏离正常值范围就可影响细胞代谢，最终导致组织/器官功能不良。人体的 pH 不会低于 6.8 或高于 7.8。因此，异常的 pH 与病因识别对于进行必要的医学干预非常重要。pH 的计算公式为

$$pH = -\lg[H^+]$$

其中，$[H^+]$ 表示氢离子浓度。pH 低与酸中毒相关；pH 高与碱中毒相关。

（二）检测方法与原理

pH 检测原理如图 14-1 所示。pH 电极是利用电位法原理检测溶液的 H^+浓度，其电极是对 H^+敏感的玻璃电极，同时必须与另一电位值已知的参比电极配套，通常与甘汞电极保持电接触。血样中的 H^+与玻璃电极膜中的金属离子进行交换，产生电位差，并与血样的 H^+浓度成正比，二者之间存在对数关系。在电极内部有 pH 恒定的溶液，与玻璃膜接触。玻璃电极内部还有 Ag/AgCl 参比电极，浸在 pH 恒定液中，电极线连接伏特计，检测血样$[H^+]$所产生的电位差。

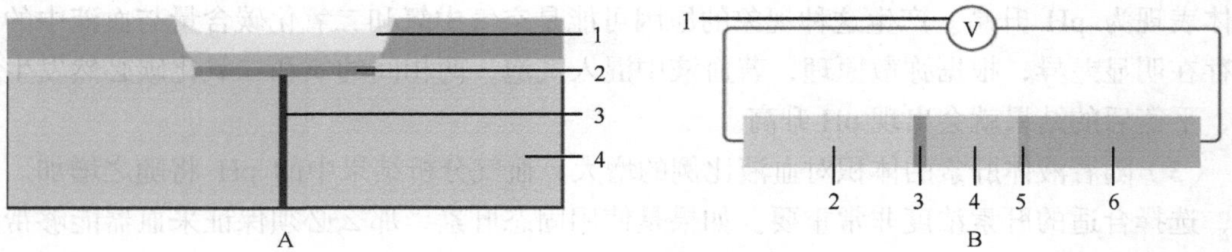

图 14-1　pH 检测原理

A. pH 传感器示意。1. 膜：该膜为离子选择性膜，直接与样本或定标试剂接触，对 H^+敏感；2. 固态接触面：与膜的电子和离子接触点；3. 电子接触面：传感器和分析仪之间的电子接触点；4. 传感器底架：传感器固定的结构性平台。B. 测量 pH 的电极链（或电子回路）示意。1. 电压表：检测回路中的电势；2. 参比电极：提供与电压表之间的电连接；3. 液接界：参比电极与样本之间的接触点；4. 样本：要检测的未知液体；5. 膜：离子敏感膜，对 H^+敏感；6. 固态接触面：提供与电压表之间的电连接

（三）参考值范围

成人动脉血 pH：7.35～7.45。

新生儿动脉血 pH：7.30～7.39（出生 24h 内），7.35～7.45（出生 24h 后）。

（四）临床意义

pH 与 PCO_2和 HCO_3^-同时用于酸碱失衡的诊断与监测。pH 与 PCO_2和 HCO_3^-的检测，在多种急性或重症疾病及重度损伤（外伤）的治疗中有重要临床价值。因此，临床经常进行 pH 检测，如急诊室、手术室、重症监护病房等。广义而言，所有酸碱失衡都可以归为下列三种主要原因：①维持 pH 在正常范围内所必需的三个器官（肺脏、肾脏和大脑）中的任何一个出现疾病和损伤；②某些疾病或情况引起代谢性酸性物质（如乳酸、酮酸）生成增多，导致维持 pH 正常的稳态机制超负荷；③医学干预措施，如机械通气及一些药物可以导致或促成酸碱失衡。

健康人的动脉血 pH 维持在 7.35～7.45。HCO_3^-与 H_2CO_3 的比值是决定血液 pH 的主要因素，二者任何一个改变均能影响 pH，而且相互间可进行代偿性增减，若同时按比例升高或降低，其 pH 不变。因此，pH 应用有其局限性：pH 只能决定是否有酸血症或碱血症，pH＞7.45 为碱血症，pH＜7.35 为酸血症，pH 正常不能排除有无酸碱失衡；单凭 pH 不能区别是代谢性还是呼吸性酸碱失衡。

无呼吸影响的酸碱度（pHNR）是指将血样本用 5.33kPa（40mmHg）的 CO_2 平衡后所测得的 pH，是排除了呼吸因素干扰的 pH，因此更能反映代谢性酸碱失衡。健康人 pHNR

与 pH 基本一致。pH 大于或小于 pHNR，说明 pH 有呼吸因素影响，存在呼吸性酸中毒或呼吸性碱中毒。pH 7.30～7.35 及 pH 7.45～7.50 为治疗满意范围。pH 7.10～7.30 及 pH 7.50～7.64 为机体内酶系统活动受损的范围。人可生存的最高酸度为 pH 6.9，最高碱度为 pH 7.7。

（五）影响（干扰）因素

分析前环节的误差是影响血气分析 pH 结果的主要因素，这表现在以下方面：

（1）患者情绪不稳时采血，测得的 pH 会升高。

（2）采集样本时如果混入气泡，应立即排除。如时间过长，可使检测结果发生误差，具体表现为 pH 升高。产生这种现象的原因可能是空气中氧和二氧化碳含量与血液中的含量存在明显差异，根据弥散原理，若血液中混入气泡，两相间的氧和二氧化碳必然发生交换，平衡后的结果就会出现 pH 升高。

（3）随着液体肝素的体积对血液比例的增大，血气分析结果中的 pH 将随之增加。因此，选择合适的肝素浓度非常重要。如果是使用固态肝素，那么必须保证采血器能够帮助血样与肝素快速完全地混匀以免抗凝不充分。为了使误差最小化，可容忍的注射器无效腔中的溶液量应小于 5%。但由于一滴水的体积已达 0.05ml，实际很难做到稀释影响的最小化。因此，应尽量使用干式抗凝剂。

（4）样本送检过程中，如果发生溶血或凝血，将直接影响血气分析结果的可靠性。凝血的样本会堵塞仪器的管道系统。血液如果溶解，会使血气分析结果中的 pH 降低。这是因为动脉血红细胞内的 pH 低于血浆。

二、血 PO_2

（一）病理生理

生命的维持依赖于不断向组织供氧，而这又依赖于肺部静脉血的不断氧合。氧气弥散沿着一个下降的压力梯度进行，在空气吸入时 PO_2 水平相对较高[21.2kPa（159mmHg），海平面水平]，按照呼吸道、肺泡气、动脉血、毛细血管的顺序逐渐降低，最终在细胞/线粒体内达到最低值[1～1.5kPa（7.5～11.5mmHg）]。PO_2 从呼吸道到线粒体逐渐下降的现象被称为氧阶梯。氧阶梯形成的压力梯度对氧气向组织的供应有重要的生理学意义。通气不足等病理学因素对氧阶梯的干扰会导致组织缺氧。虽然 PO_2 只代表了动脉血中氧含量（CtO_2）的很小一部分，但非常重要，因为它是氧气与血红蛋白结合的主要决定因素，从而影响了动脉血运输的氧气总量，即组织细胞的氧气供应量。

（二）检测方法与原理

PO_2 的光学检测原理是基于 O_2 降低样本所接触磷光染料的强度和磷光时间常数的能力。绿色 LED 发射出光线，经双色棱镜反射到 PO_2 传感器上。由于磷光现象存在，将会有红光穿过双色棱镜返回到光电探测器上。光电探测器将会发出与光强度成比例的电信号，经过数模转换器转换成数字信号，由数据处理单元计算得出 PO_2 浓度。PO_2 的光学检测系统如图 14-2 所示。

（三）参考值范围

动脉氧分压（PaO_2）正常值：10.6～13.3kPa（80～100mmHg）。

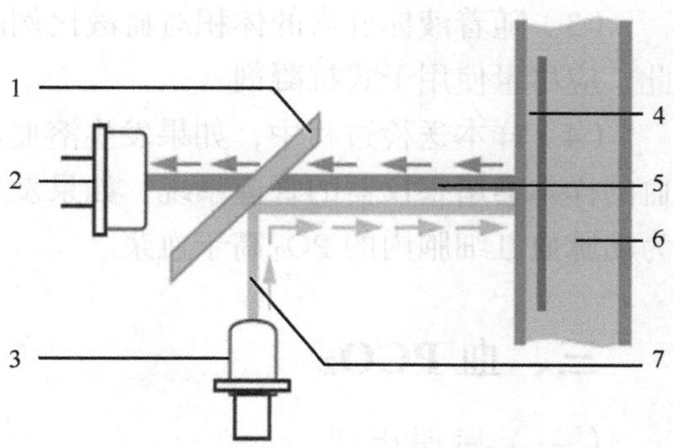

图 14-2 PO_2 的光学检测系统

1. 双色棱镜；2. 光电探测器；3. 绿色 LED；4. PO_2 传感器；5. 磷光；6. 样本；7. 激发光

（四）临床意义

1. 低氧血症 指血液中氧含量下降。低氧血症有两个主要原因：肺部血液氧合受损及贫血。前者的表现是 PO_2 下降；后者的表现是血红蛋白含量下降。特别需要注意的是，虽然低氧血症通常与 PO_2 下降相关，但 PO_2 正常时也可能出现，如重度贫血、一氧化碳中毒、高铁血红蛋白血症。PaO_2＜10.64kPa（80mmHg）为轻度低氧血症。氧在血液中的溶解量与 PO_2 成正比，而吸入气体氧分压的高低决定于吸入气体中氧的浓度。当 O_2 从肺泡进入血液后，大部分进入红细胞并与血红蛋白可逆性地结合，形成 HbO_2；在组织中 PO_2 降低，HbO_2 解离，释放 O_2 供组织利用。因此，氧分压与组织供氧情况密切相关。当动脉血 PO_2 低于 2.67kPa（20mmHg）时，组织就失去了从血液中摄取 O_2 的能力。PO_2 是缺氧的敏感指标，PO_2 下降见于肺部通气和换气功能障碍，PO_2 低于 7.31kPa（55mmHg）即有呼吸衰竭，低于 4kPa（30mmHg）将危及生命。

2. 高氧血症 指血液中氧含量升高，即 PaO_2＞16.0kPa（120mmHg），它只发生在临床中采用辅助供氧的情况下。高氧血症可导致氧中毒，早产儿尤其容易受到氧毒性影响。

3. COVID-19 新型冠状病毒表面蛋白与肺泡上皮细胞上的相应受体结合，导致肺炎的发生。病理改变主要是弥漫性肺泡损伤和炎症细胞浸润，从而导致肺顺应性降低，弹性阻力增加，进入血液的氧气减少，血液中二氧化碳的浓度升高；随着病情加重，可出现氧分压持续降低，当 PO_2＜60mmHg 时为Ⅰ型呼吸衰竭；在Ⅰ型呼吸衰竭的基础上，二氧化碳分压持续升高，当 PCO_2＞50mmHg 时为Ⅱ型呼吸衰竭；同时可出现呼吸性酸中毒（代偿性或失代偿性）。另外，在缺氧持续或严重的患者体内，组织细胞能量代谢的中间过程如三羧酸循环和相关酶的活性受到抑制，能量生成减少，导致体内乳酸增多，从而引起代谢性酸中毒。血气分析是 COVID-19 临床分型的重要参考依据，动脉氧分压（PaO_2）/吸氧浓度（FiO_2）≤300mmHg 时，或吸空气时，指氧饱和度≤93%，可作为重症患者的确诊指标。

（五）影响（干扰）因素

分析前环节的误差是影响血气分析 PO_2 结果的主要因素，主要表现在以下方面：

（1）患者吸氧时采血，测得的 PO_2 会升高。在患者循环不良部位采血，测得的 PO_2 会降低。

（2）采集样本时如果混入气泡，应立即排除。如时间过长，可使检测结果发生误差，表现为 PO_2 升高。

（3）随着液体肝素的体积对血液比例的增大，血气分析结果中的 PO_2 将随之增加。因此，应尽量使用干式抗凝剂。

（4）样本送检过程中，如果发生溶血或凝血，将直接影响血气分析结果的可靠性。凝血的样本会堵塞仪器的管道系统。如果发生溶血，血气分析结果中的 PO_2 会升高。这是因为动脉血红细胞内的 PO_2 高于血浆。

三、血 PCO_2

（一）病理生理

二氧化碳（CO_2）是一种酸性气体；其在血液中的含量很大程度上受呼吸或通气频率及深度影响。二氧化碳分压（PCO_2）是 CO_2 在血液中的分压。它检测的是小部分（约 5%）仍旧以气体形式溶解在血液中的 CO_2 所形成的压力。PCO_2 是酸碱平衡中的呼吸性组件：反映了肺通气的充分性。通气衰竭的严重程度及长期性可以通过相伴随的酸碱状态的改变判断。细胞代谢会不断产生 CO_2，它们必须在肺脏中通过呼气排出。CO_2 通过静脉血输送到肺部。机体生成的 CO_2 绝大部分（90%）是以 HCO_3^- 的形式通过血液转运。PCO_2 的检测不涉及 HCO_3^-。CO_2 穿过肺泡毛细血管膜从血液进入肺泡气，通过肺通气频率控制 CO_2 的呼出量。

（二）检测方法与原理

详见血气分析仪检测原理，PCO_2 检测原理见图 14-3。

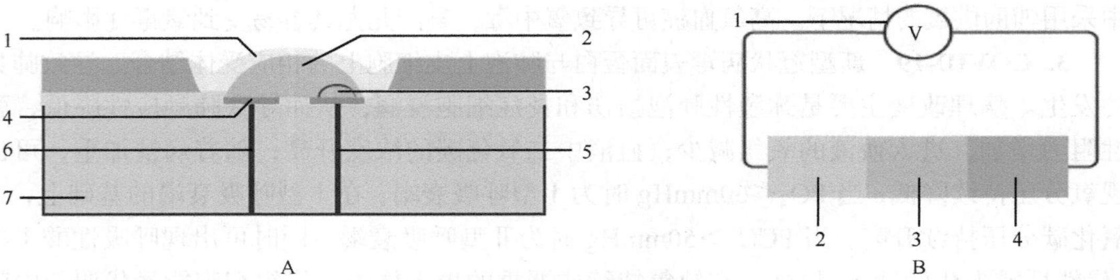

图 14-3 PCO_2 检测原理示意图

A. PCO_2 传感器示意。1. 硅凝胶膜：将样本和电解质溶液分开的膜，只允许 CO_2 和 H_2O 透过；2. 电解质溶液：一种可通过样本吸收/解吸 CO_2 而改变 pH 的碳酸氢盐缓冲液；3. pH 膜：对 H^+ 敏感膜；4. 参比电极：Ag/AgCl 电极；5. pH 系统的固态接触面，pH 膜与分析仪之间的电子接触点；6. 参比电极和分析仪之间的电子接触面；7. 传感器底架：传感器固定的结构性平台；B. PCO_2 的电极链（电子回路）示意。1. 电压表：测量回路中的电压、电势；2. pH 电极：提供与电压表之间的电连接；3. 电解质溶液：电连接的介质；4. 内部参比电极（Ag/AgCl）：提供与电压表之间的电连接

（三）参考值范围

动脉二氧化碳（$PaCO_2$）参考值：4.7～6.0kPa（35～45mmHg）。

（四）临床意义

PCO_2 与 pH 及 HCO_3^- 一样，是酸碱失衡诊断与监测的必要参数。PCO_2 体现了“呼吸”

对酸碱状态的贡献，为肺泡通气充分性提供了证据，提供了区分Ⅰ型呼吸衰竭与Ⅱ型呼吸衰竭的区分方法（参见下文呼吸衰竭部分），用于监测Ⅱ型呼吸衰竭患者氧疗及机械通气的安全性和疗效。

1. PCO_2 升高 见于慢性阻塞性肺疾病、肺气肿及慢性支气管炎、重度哮喘、肺水肿、药物（如阿片类、巴比妥类）导致的脑干呼吸中枢抑制、外伤性脑损伤/脑卒中、吉兰–巴雷综合征、机械通气不充分（但有意形成允许性高碳酸血症）、病态肥胖症（可导致通气不足）、代谢性碱中毒（为维持正常 pH 发生的代偿性反应）等；也可导致呼吸性酸中毒。

2. PCO_2 下降 见于因疼痛或焦虑导致的应激相关通气过度、急性呼吸窘迫综合征、肺栓塞、缺氧、低氧血症（可诱发肺泡通气过度加重）、重度贫血、水杨酸类药物过量（水杨酸盐刺激呼吸中枢）、机械通气过度、代谢性酸中毒（为维持血液 pH 发生的代偿性反应）等；也可导致呼吸性碱中毒。

（五）影响（干扰）因素

分析前环节的误差是影响血气分析结果的主要因素，主要表现在以下方面：

（1）血气值可能会因紧张造成过度换气、屏气、呕吐或哭泣而发生短暂改变。患者情绪不稳时采血测得的 $PaCO_2$ 会降低。

（2）采集样本时如果混入气泡，应立即排除。如时间过长，可使检测结果发生误差，表现为 PCO_2 下降。

（3）随着液体肝素的体积对血液比例的增大，血气分析结果中的 PCO_2 下降。因此，选择合适的肝素浓度非常重要。如果使用固态肝素，那么必须保证采血器能够帮助血样与肝素快速完全地混匀以免抗凝不充分。为了使误差最小化，可容忍的注射器无效腔中的溶液量应小于 5%。但由于一滴水的体积已达 0.05ml，实际很难做到稀释影响的最小化。因此，应尽量使用干式抗凝剂。

（4）样本送检过程中，如果发生溶血或凝血，将直接影响血气分析结果的可靠性。凝血的样本会堵塞仪器的管道系统。

第三节 其他血气分析指标

一、二氧化碳总量

二氧化碳总量（TCO_2）是指存在于血浆中的各种形式的 CO_2 的总和。

参考值范围：24～32mmol/L。

临床意义：TCO_2 大部分（95%）是以 HCO_3^- 形式存在，少量为物理溶解，还有少量以碳酸、氨基甲酸酯及 CO_3^{2-} 等形式存在。TCO_2 在体内受呼吸和代谢两方面因素影响，但主要受代谢因素影响。其实际计算公式为

$$TCO_2=[HCO_3^-]+PCO_2\times 0.03\text{mmol/L}$$

二、实际碳酸氢根和标准碳酸氢根

实际碳酸氢根（AB）是指人体血浆中实际的[HCO_3^-]。标准碳酸氢根（SB）是指在体温 37℃时，PCO_2 为 5.32kPa（40mmHg），血红蛋白在 100%氧饱和条件下测得的[HCO_3^-]，在特定条件下计算出的[HCO_3^-]。

参考值范围：AB 为 21.4～27.3mmol/L；SB 为 21.3～24.8mmol/L。

临床意义：AB 是体内代谢性酸碱失衡的重要指标，当机体发生代谢性酸碱失衡时，由于缓冲作用，体内较多的固定酸或固定碱可使[HCO_3^-]随之改变。如代谢性酸中毒时血中[HCO_3^-]下降；代谢性碱中毒时血中[HCO_3^-]增加。AB 含量也受呼吸因素的影响，可因呼吸性酸碱失衡时 PCO_2 的变化而发生继发性改变；为了排除呼吸因素的影响，引入标准碳酸氢根概念，它排除了呼吸因素的影响，反映代谢因素，因此称为标准碳酸氢根。SB 减少为代谢性酸中毒，SB 增加为代谢性碱中毒。SB 是代谢变化的较好指标，但不能表明体内 HCO_3^-的实际量，在酸碱失衡诊断上应把 AB 与 SB 两个指标结合起来分析。AB 与 SB 两者皆正常，为酸碱内稳态正常；AB 与 SB 二者均低于正常，为代谢性酸中毒未代偿；AB 与 SB 二者均高于正常，为代谢性碱中毒未代偿；AB＞SB 提示 CO_2 潴留，多见于通气功能不足所致的呼吸性酸中毒；AB＜SB 提示 CO_2 排出过多，见于通气过度所致的呼吸性碱中毒。

三、肺泡动脉氧分压差

肺泡动脉氧分压差（$A\text{-}aDO_2$）是肺泡气氧分压与动脉血氧分压之间的差值。计算公式为

$$A\text{-}aDO_2=PAO_2-PaO_2$$

参考值范围：＜2.67kPa（20mmHg），其值随年龄的增长而上升，60～80 岁可达 3.2kPa（24mmHg），一般不超过 4kPa（30mmHg），亦有参考计算公式为

$$A\text{-}aDO_2=2.5+（0.21\times 年龄）$$

临床意义：$A\text{-}aDO_2$ 是判断肺换气功能正常与否的重要参数。其值受解剖分流、通气/灌注比和肺泡–毛细血管屏障及临床给出的吸入氧分数（即 FiO_2 准确与否）影响。

（1）$A\text{-}aDO_2$ 显著升高：通常伴 PO_2 明显降低，表示肺的氧合功能障碍，这种低氧血症在吸入纯氧时不能纠正，见于肺不张；若大于 200mmHg，往往提示成人呼吸窘迫综合征；在心肺复苏中，其是反映预后的重要指标，$A\text{-}aDO_2$ 显著升高反映肺淤血和肺水肿，肺功能可严重下降。

（2）$A\text{-}aDO_2$ 中度升高的低氧血症：吸入纯氧可望纠正，如慢性阻塞性肺疾病。

（3）$A\text{-}aDO_2$ 正常、PCO_2 正常、PO_2 降低：考虑为吸入氧浓度不足而造成的低氧血症，如高原性低氧血症。

（4）$A\text{-}aDO_2$ 正常、PCO_2 升高、PO_2 降低：由通气不足导致的低氧血症，提示基础疾病不在肺，很可能为中枢神经系统或神经肌肉病变引起的通气不足。

四、血红蛋白氧饱和度

血红蛋白氧饱和度（SO_2）指血红蛋白实际结合氧量与应当结合氧量之比，反映了动脉血氧与血红蛋白结合的程度。

$$SO_2=氧含量/氧容量\times 100\%$$

血氧含量是指机体血液中与血红蛋白实际结合的氧量，而氧容量（又称为氧结合量）是指血液中的血红蛋白在完全充分和氧结合后（HbO_2）所含的氧量。

参考值范围：90%～100%。

临床意义：根据其检测方法不同，血红蛋白氧饱和度又有不同的称谓。美国临床和实验室标准协会（CLSI）明确规定的 3 种检测途径是 SO_2、氧合血红蛋白分数（FO_2Hb）和估计氧饱和度（O_2Sat）。在血红蛋白质和量都正常的情况下，3 种途径的值非常相似，可以互换。但对于某些严重疾病和异常血红蛋白病患者，三者相差较大，如混用易引起错误结论。

（1）SO_2 的计算公式：

$$SO_2=[HbO_2]/([HbO_2]+[HHb])$$

其中，$[HbO_2]$为氧合血红蛋白浓度，$[HHb]$为还原血红蛋白浓度，二者之和即为血红蛋白结合氧的能力。该法未检测 COHb、MetHb 或 SulfHb，因此 SO_2 用于异常血红蛋白病患者时会造成误解。CLSI 推荐当临床使用 SO_2 及之后的计算参数之前，应估计异常血红蛋白的百分含量。正常成年人 SO_2 为 94%～98%。

（2）HbO_2 分数的计算公式：

$$FO_2Hb=[HbO_2]/[tHb]$$

其中，总血红蛋白浓度[tHb]等于 HbO_2、HHb、COHb、MetHb 和 SulfHb 的总和。这个值要求检测所有种类的血红蛋白。FO_2Hb 参考值为 90%～95%。动脉血的 FO_2Hb 降低，提示有低 PO_2 或血红蛋白携带氧能力受损。血可携带氧的量取决于 3 个主要因素，即红细胞中正常血红蛋白量、PO_2、血红蛋白对氧的亲和力。

（3）O_2Sat 是通过 pH、PO_2 和血红蛋白估算出 SO_2。常在报告中将“O_2Sat”代替 SO_2，计算值 O_2Sat 能估计正常血红蛋白对氧的亲和力、正常 2，3-二磷酸甘油酸（2，3-DPG）浓度及异常血红蛋白的存在。该估计值与测定值的差异仅为 6%。

五、血红蛋白 50%氧饱和度时氧分压

参考值范围：正常人在 37℃、pH 7.4、PCO_2 5.32kPa（40mmHg）时，血红蛋白 50%氧饱和度时氧分压等于 3.54kPa（26.6mmHg）。

临床意义：SO_2 与 PO_2 成正比关系，当 PO_2 降低时，SO_2 也随之降低；当 PO_2 升高时，SO_2 也随之升高。若以 PO_2 为横坐标，血氧饱和度为纵坐标作图，即得氧解离曲线。氧解离曲线因各种因素的影响会发生左移或右移。观察曲线左移或右移的指标为血红蛋白 50%氧饱和度时氧分压（P_{50}）。P_{50} 可反映血液运输氧能力及氧与血红蛋白的亲和力。P_{50} 增加，提示氧解离曲线右移，氧与血红蛋白的亲和力降低，血红蛋白易释放氧。P_{50} 降低，提示氧

解离曲线左移，氧与血红蛋白亲和力增加，血红蛋白易结合氧。因此，P_{50}降低时，尽管血红蛋白氧饱和度较高，实际上组织仍然缺氧。

影响 P_{50} 的因素很多，凡能影响氧与血红蛋白结合的因素均可影响 P_{50}。P_{50} 增加，氧解离曲线右移（血红蛋白与氧的亲和力降低），引起的主要原因有高热、酸中毒、高碳酸血症、高浓度的2，3-DPG及异常血红蛋白存在。2，3-DPG浓度增加主要见于慢性碱中毒、贫血和慢性缺氧。P_{50} 降低，氧解离曲线左移（血红蛋白与氧的亲和力增加），引起的主要原因有低热、急性碱中毒、低浓度的2，3-DPG、COHb和MetHb增加或异常血红蛋白。2,3-DPG浓度降低见于持续数小时酸中毒状态。最初由于酸中毒增加的 P_{50}，又因2,3-DPG的降低，酸中毒逐渐被代偿，致使 P_{50} 降到正常范围以下。

六、碱剩余

碱剩余（BE）是指在标准条件下，即37℃、1个标准大气压、PCO_2 为5.32kPa（40mmHg）时，血红蛋白完全氧合，用酸或碱将1L血液的pH调整至7.40所需加入的酸或碱的量，即ΔBB（ΔBB=BB–NBB）。

参考值范围：–3～+3mmol/L。

临床意义：与BB相似，BE的表示形式有BEp、BEb、$BEHb_5$、$BEHb_{1/3}$。正常人BE值在0附近波动。BE超过正值3mmol/L时，说明缓冲碱增加，为代谢性碱中毒；BE低于负值3mmol/L时，说明缓冲碱减少，为代谢性酸中毒。呼吸性酸碱中毒时，由于肾脏的代偿，也可使BE发生相应的改变。

七、阴离子间隙

阴离子间隙（AG）指血清中所检测的阳离子总数与阴离子总数之差，或者为血浆中未检测的阴离子与未测定的阳离子的差值。其计算公式为

$$AG=Na^{+}-(Cl^{-}+HCO_3^{-})$$

参考值范围：8～16mmol/L。

临床意义：AG是近年来评价体液酸碱状况的一项重要指标，它可鉴别不同类型的代谢性酸中毒。①AG增加型。$[H^+]$增加引起的代谢性酸中毒，如糖尿病酮症酸中毒、乳酸酸中毒和肾功能不全等，有机酸升高，HCO_3^-被消耗，pH降低。值得注意的是，在治疗代谢性酸中毒时如使用有机酸钠盐，在遇有低氧和组织灌注不良、有机酸钠盐的氧化受限时则血清钠比 HCO_3^- 升高得快，AG值增加。②AG正常型。$[HCO_3^-]$降低而$[Cl^-]$升高的患者，如腹泻丢失 HCO_3^-，而 Cl^-增加；肾小管中毒导致对 HCO_3^- 重吸收障碍及 H^+排泄障碍。AG减少型少见。AG在判断三重酸碱失衡上具有重要参考价值。此外，大量输血时血中的枸橼酸钠可使AG值升高；某些抗生素如羧苄西林可使血中AG值升高。

八、缓冲碱（BB）

缓冲碱（BB）是全血中具有缓冲作用的阴离子总和。缓冲碱有以下几种形式：

（1）血浆缓冲碱（BBp）：由血浆中 HCO_3^-和 Pr^-（蛋白质阴离子）组成。

（2）全血缓冲碱（BBb）：由血浆中 HCO_3^-和 Pr^-、全血中 Hb^-和少量 HPO_4^{2-}组成。

（3）细胞外液缓冲碱（BBecf）：是血浆中 HCO_3^-和 Pr^-加上血红蛋白相当于 50g/L 时的缓冲碱（$BBHb_5$）的总和。因为正常人 Hb 是以 150g/L 计算，血液在细胞外液中占 1/3，因此细胞外液以 Hb 50g/L 计算。但实际上 Hb 并非都是 150g/L，应根据患者实测血红蛋白计算细胞外液缓冲碱（$BBHb_{1/3}$）。

（4）正常缓冲碱（NBB）：指在 37℃、1 个标准大气压下，使血样在 PCO_2 为 5.32kPa 的氧混合气中平衡，血红蛋白充分氧合并调整 pH 至 7.40，此时测得血样的 BB 值为 NBB。

参考值范围：45～55mmol/L。

临床意义：正常血浆缓冲碱（NBBp）和 BBp 在正常情况下相等；若 BBp＞NBBp，为代谢性酸中毒；反之，若 BBp＜NBBp，为代谢性碱中毒。由于 BB 指标不仅明显受血浆蛋白和血红蛋白的影响，还受呼吸因素及电解质的影响。因此，它不能确切地反映代谢性酸碱平衡情况，但 BB 比 HCO_3^-更能全面地反映体内中和酸的能力。

（张　浩　吴万通　李忠信）

第十五章
糖与糖代谢物

糖尿病是由遗传和环境因素共同作用导致的一种全身性的慢性代谢性疾病，其根本原因在于体内胰岛素分泌相对或绝对不足，导致糖、脂肪、蛋白质、水和电解质代谢紊乱。临床主要特征是高血糖，表现为多饮、多食、多尿、体重减轻等三多一少症状。其并发症可造成多器官慢性损害、功能障碍乃至衰竭。

WHO 和美国糖尿病学会（ADA）对糖尿病的诊断标准如下：空腹血糖≥7.0mmol/L；口服葡萄糖耐量试验（OGTT）中 2h 血糖≥11.1mmol/L；典型症状+随机血糖≥11.1mmol/L。除血糖外，糖化血红蛋白（HbA1c）≥6.5%也已列入部分指南的诊断标准。与血糖检测不同的是，糖化血红蛋白、糖化血清蛋白、糖化白蛋白等指标主要反映长期血糖情况，且不受短期饮食、运动等生活方式改变的影响，还可以预测糖尿病患者冠心病、缺血性卒中与全因死亡的发生风险。上述指标主要用于糖尿病的筛查和诊断，而胰岛素和 C 肽检测可评价 B 细胞分泌功能，是糖尿病分型和治疗的必要依据。

第一节　葡　萄　糖

一、病理生理

血液中的葡萄糖（glucose，Glu）来源于消化系统中酶水解碳水化合物，水解产生的葡萄糖直接被肠系膜细胞吸收进入血液循环，形成血糖。葡萄糖被人体摄入后经消化变成单糖而被吸收，经血液运输到各组织细胞进行合成代谢和分解代谢。体内各组织细胞活动所需的能量大部分来自葡萄糖，所以血糖必须保持一定的水平才能维持体内各器官和组织的需要。糖尿病是由于胰岛素缺乏和（或）生物效应降低引起的代谢障碍，以血糖升高和出现尿糖为主要症状。通常分为胰岛素依赖型和非胰岛素依赖型糖尿病。胰岛素不足及胰岛素抵抗使葡萄糖利用及糖原合成减少，导致高血糖。临床上血液和尿液葡萄糖的检测主要用于糖尿病的辅助诊断和病情监测。

二、检测方法与原理

葡萄糖检测是指对样本中葡萄糖进行定性或定量测定，样本可为血液或其他体液等。临床对葡萄糖进行检测时多用葡萄糖氧化酶法或已糖激酶法。此外，尿糖试纸法可对尿糖进行定性检测，具有快速、无创、廉价的优势，广泛应用于糖尿病初筛；便携式血糖仪可对血糖浓度进行床旁即时定量检测，方便而准确。

1. 葡萄糖氧化酶法 葡萄糖氧化酶催化葡萄糖氧化反应时释放过氧化氢，过氧化氢在过氧化物酶催化下与色原性氧受体缩合为红色化合物，此物质在波长 505nm 处有最大吸收峰，其吸光度值和葡萄糖量成正比。

2. 己糖激酶法 己糖激酶法为 IFCC 推荐的参考方法，其结果不受轻度溶血、黄疸、肝素等因素干扰，可用于尿糖定量检测。葡萄糖在己糖激酶和镁离子存在下可同三磷酸腺苷（ATP）反应，其产物葡萄糖-6-磷酸在葡萄糖-6-磷酸脱氢酶催化下可使 $NADP^+$还原为 NADPH。检测 NADPH 在波长 340nm 处的吸光度，从而得到其生成量，生成量与样本中葡萄糖含量成正比。

3. 血糖 POCT 检测 血糖检测试纸多采用电化学法，主要包括葡萄糖氧化酶电极测量法、葡萄糖脱氢酶电极测量法等。试纸由参比电极和工作电极组成，通过检测血液中的葡萄糖与试纸中的酶反应产生的电流量检测血糖。由于 POCT 血糖仪易受多种因素影响，且通常由未经接受检测培训的临床医护人员操作，因此，建议 POCT 血糖仪应定期建立与生化分析仪比对的程序，以确保检测结果可靠。

三、参考值范围

（1）空腹血糖：3.9～6.1mmol/L（葡萄糖氧化酶法或己糖激酶法）。

（2）脑脊液葡萄糖定量：成人为 2.5～4.5mmol/L（葡萄糖氧化酶法），儿童为 2.8～4.5mmol/L（葡萄糖氧化酶法）。

（3）24h 尿糖定量＜0.15mg/24h。

（4）尿糖定性检测为阴性。

四、临床意义

1. 血糖升高

（1）生理性血糖升高：如摄入高糖食物、情绪激动，或刚进食完就进行剧烈运动，加速食物吸收，会导致血糖一过性升高。

（2）糖尿病。

（3）内分泌疾病：如嗜铬细胞瘤、甲状腺功能亢进、皮质醇增多症等血糖水平也升高。

（4）胰腺病变：如急、慢性胰腺炎，胰腺肿瘤或胰大部切除术后。

（5）其他：如严重肝脏病变、药物影响、妊娠呕吐、脱水、缺氧等病理状况。

2. 血糖降低

（1）生理性低血糖：如饥饿，或由于剧烈运动血糖消耗增加，会出现低血糖。

（2）胰岛素分泌过多：如胰岛素瘤或口服降糖药。

（3）升高血糖的激素分泌不足：如胰高血糖素、肾上腺素、生长激素等。

五、影响（干扰）因素

（1）己糖激酶法为葡萄糖检测的参考方法，轻度溶血、黄疸、脂血等造成的干扰不大，但严重溶血样本的红细胞会释放部分有机磷酸酯和酶，因此会影响检测结果。在罕见的 IgM 型巨球蛋白血症患者中，葡萄糖的检测结果不可靠。全血葡萄糖浓度比血浆或血清低，采血后应尽快离心，室温放置会发生糖酵解，从而导致葡萄糖浓度降低。

（2）葡萄糖氧化酶法特异性低于己糖激酶法，尿素、胆红素、血红蛋白、谷胱甘肽、高浓度尿酸、维生素 C、胆红素、肌酐等可抑制呈色反应，干扰检验结果。

第二节　糖化血红蛋白

一、病理生理

糖化血红蛋白（glycosylated hemoglobin，GHb）是红细胞中的血红蛋白与血清中的糖类相结合的产物。它是通过缓慢、持续及不可逆的糖化反应形成的，其含量取决于血糖浓度及血糖与血红蛋白接触时间，而与抽血时间、是否空腹、是否使用胰岛素等因素无关。因此，GHb 可有效地反映糖尿病患者过去几个月内血糖控制的情况。GHb 由 HbA1a、HbA1b、HbA1c 组成，其中 HbA1c 约占 70%，且结构稳定，因此被用作糖尿病控制的监测指标。糖化血红蛋白中 HbA1c 是衡量血糖控制的金标准，也是诊断和管理糖尿病的重要手段。在糖尿病治疗中，糖化血红蛋白 HbA1c 水平对评价血糖总体控制、发现治疗中存在的问题及指导治疗方案均有重要的临床意义。

二、检测方法与原理

1. HPLC 法　基于高效液相层析法原理，使用阳离子交换柱，通过与不同带电离子作用将血红蛋白组分分离。由于血红蛋白 β 链 N 端缬氨酸糖化后所带电荷不同，在偏酸溶液中 HbA1 及非糖化的 HbA 与树脂的吸附率不同，用磷酸盐缓冲液可将 HbA1 洗脱下来，可检测洗脱液中 HbA1 占总 Hb 的百分比。

2. 亲和层析法　用于分离糖化和非糖化血红蛋白的亲和层析凝胶柱，通过硼酸与血红蛋白分子上的葡萄糖顺位二醇基反应，使糖化血红蛋白选择性地结合在柱上，非糖化血红蛋白被洗脱。再用山梨醇解离结合糖化血红蛋白，检测波长 415nm 处的吸光度，计算糖化血红蛋白百分比。

3. 免疫比浊法　采用 HbA1c 抗体与其反应，形成可溶性抗原–抗体复合物，用多聚半抗原结合过剩的 HbA1c 抗体。在另一通道检测血红蛋白浓度，二者相比较，计算 HbA1c 百分比。

4. 酶法　用直接酶法检测样本中 HbA1c 的百分比，糖化缬氨酸作为果糖缬氨酸氧化酶（FVO）的底物，产生 H_2O_2，在过氧化物酶的作用下出现呈色反应，采用比色法检测。

5. 毛细管电泳法 在毛细管两端施加电压作为分离驱动力，通过检测光源对毛细管中的样品进行糖化血红蛋白 HbA1c 检测，并计算得出各样品中的糖化血红蛋白 HbA1c 含量。电泳法检测与其他方法相比，受变异体的干扰更小。

三、参考值范围

（1）HPLC 法：3.6%～6.0%。
（2）亲和层析法：5.0%～8.0%。
（3）免疫比浊法：IFCC 计算方案为 2.8%～3.8%；DCCT/NGSP[①]计算方案为 4.8%～6.0%。
（4）酶法：成人 HbA1c（%）为 3.6%～6.0%。

四、临床意义

（1）HbA1c 是糖尿病患者血糖总体控制情况的指标，可反映过去 2～3 个月的平均血糖水平，不受每天血糖波动的影响。

（2）HbA1c 与微血管和大血管并发症的发生关系密切，若 HbA1c＞9%，说明患者持续存在高血糖，发生糖尿病肾病、动脉硬化、白内障等并发症的风险大，同时也是心肌梗死、脑卒中死亡的一个高危因素。脑血管急症等应激状态下血糖升高，但糖化血红蛋白 HbA1c 却不升高。

（3）HbA1c 的检测可用于指导调整治疗方案，对判断糖尿病的不同阶段有一定的意义。妊娠糖尿病也需要控制糖化血红蛋白，可避免巨大儿、死胎、畸胎、子痫前期的发生。

五、影响（干扰）因素

（1）参考值随年龄增大有一定程度的增加。
（2）高脂血症样本可使结果偏高。
（3）实验室温度、试剂的离子强度、pH 可对检测结果有一定的影响。
（4）血红蛋白异常性疾病患者糖化血红蛋白的检测结果是不可靠的，应以空腹和餐后血糖为准。

第三节 糖化血清蛋白

一、病理生理

糖化血清蛋白（GSP）是血清中的各种蛋白质 N 端与葡萄糖发生缓慢、连续的非酶促

① DCCT/NGSP：美国糖化血红蛋白标准化项目（NGSP），该标准主要依据 DCCT[糖尿病控制与并发症试验（Diabetes Control and Complications Trial）]研究结果所制定的糖化血红蛋白检测标准化方案。

糖化反应形成的产物。由于所有糖化血清蛋白都是果糖胺，因此认为检测果糖胺主要是检测糖化血清蛋白。由于血清蛋白合成比血红蛋白快（血清蛋白半衰期约为 20 天），所以糖化血清蛋白的浓度反映的是近 1～3 周血糖的情况，在反映控制血糖效果上比糖化血红蛋白出现得早（糖化血红蛋白反映的是过去 8～12 周平均血糖浓度）。

二、检测方法与原理

1. 化学法 主要通过检测血清糖化蛋白质上的酮胺来评价糖化蛋白含量，包括硫代巴比妥酸法和硝基四氮唑蓝（NBT）还原法。

2. 层析法 将糖化蛋白分离后进行定量，其检测部位是与血糖共价结合的赖氨酸残基，但该方法成本高，操作烦琐。

3. 酶法 使用蛋白酶将 GSP 水解为片段，然后利用特异的酮胺氧化酶作用于葡萄糖与氨基酸残基间的酮胺键，使二者裂解，并生成H_2O_2，通过过氧化物酶指示系统，在波长 550nm 处测定 GSP 浓度。酶法是目前最适合临床检测的方法。

三、参考值范围

GSP 参考值：1.18～2.2mmol/L。

四、临床意义

（1）糖化血清蛋白由于半衰期较糖化血红蛋白短，其含量可反映测定前 1～3 周平均血糖的水平。此外，其不受临时血糖浓度波动的影响，为临床糖尿病患者的诊断和较长时间血糖控制水平的研究提供了一个不错的指标。

（2）血糖、糖化血清蛋白及糖化血红蛋白三者虽然都可反映糖尿病患者血糖控制程度，但其意义各有不同。血糖反映当时的血糖水平，糖化血清蛋白反映采血前 1～3 周血糖平均水平，糖化血红蛋白反映采血前 8～12 周血糖平均水平。因此，糖化血清蛋白是了解糖尿病患者治疗过程中血糖水平及用药监测的一项有意义的指标。

五、影响（干扰）因素

（1）乳糜、低分子物质对检测结果有影响，温度对检测结果有影响。

（2）升高糖化血清蛋白的药物有肝素等。

（3）降低糖化血清蛋白的药物有高浓度维生素 C 等。

（4）样本采集过程中避免溶血。

第四节 糖化白蛋白

一、病理生理

糖化白蛋白（glycated albumin，GA）是反映过去 2～3 周平均血糖水平的一项指标。因为血红蛋白半衰期长，其值难以反映患者近期血糖水平，而白蛋白的半衰期为 17～19 天，比血糖检测“金标准”HbA1c 反映的周期要短一些。因此，GA 在治疗效果的确认及临床用药量的调整方面比 HbA1c 具有优势，在检测方面比糖化血清蛋白更精确。另外，在许多血红蛋白代谢异常的情况下，HbA1c 的结果受到影响，不能真实反映患者的血糖水平，而 GA 的结果则不受影响，如糖尿病肾病透析患者、贫血患者、妊娠期妇女的血糖检测等，因此 GA 为临床用于判断短期血糖控制的理想指标。

二、检测方法与原理

通常采用酶法检测，其作用原理：在样本（血清或血浆）中注入糖化氨基酸氧化酶（ketoamine oxidase，KAOD），通过反应将内源性糖化氨基酸变成葡萄糖酮醛、氨基酸和 H_2O_2 而将其除去。在处理液中，注入对白蛋白有特异性的蛋白酶，经反应生成糖化氨基酸。生成的 H_2O_2 在 *N*-乙基-*N*-（2-羟基-3-磺丙基）-3-甲基苯胺钠盐（TOOS）和 4-氨基安替比林（4-AAP）的共存下，经过氧化物酶（peroxidase，POD）作用后变成蓝紫色色素（色原体）。通过检测蓝紫色色素的吸光度，从而定量从糖化白蛋白生成的糖化氨基酸。

$$\text{糖化氨基酸} + O_2 + H_2O \xrightleftharpoons{\text{KAOD}} \text{葡萄糖酮醛} + \text{氨基酸} + H_2O_2$$

$$\text{糖化白蛋白} \xrightleftharpoons{\text{蛋白酶}} \text{糖化氨基酸}$$

$$H_2O_2 + 4\text{-AAP} + \text{TOOS} \xrightleftharpoons{\text{POD}} \text{色原体} + H_2O$$

三、参考值范围

GA 参考值：10.8%～17.1%。

四、临床意义

1. 血糖监控 GA 水平可以反映患者 2～3 周前的血糖控制情况，该指标不受临时血糖波动的影响，是判断糖尿病患者在一定时间内血糖控制水平的一个较好的指标，可以进行连续监测。对部分特殊情况或患者体内有血红蛋白变异时，GA 的检测更有价值。

2. 糖代谢紊乱 GA 检测可以鉴别由单纯应激状态和糖尿病引起的糖代谢紊乱，可以与 HbA1c 进行联合检测。因此，GA 检测有助于对糖尿病患者进行病情监测，也有助于避免将单纯的应激状态血糖升高误诊为糖尿病。

3. 并发症预测 GA水平与糖尿病并发症的发病有关，如视网膜病变和动脉粥样硬化。研究表明，GA是2型糖尿病冠状动脉粥样硬化性心脏病的独立危险因素，对心血管事件的发生有预测价值。

五、影响（干扰）因素

（1）溶血会带来微小的负误差。

（2）有些试样会与其中目的成分以外的物质发生反应或干扰反应。如对检测结果有疑问，应通过再检验、稀释再检验或者其他检验方法确认。

第五节 乳 酸

一、病理生理

乳酸（lactate）是糖代谢的中间产物，其可在多种生化过程中起作用。乳酸是一种含有羟基的羧酸，在一般的新陈代谢和运动中乳酸不断被产生，但是其浓度一般不会上升。在人体主要来源于骨骼肌、脑、皮肤等组织，血液中乳酸浓度与这些组织产生乳酸的速率及肝脏对乳酸的代谢速度有关。血乳酸是糖酵解途径的最终产物。糖尿病患者由于胰岛素不足，机体不能有效利用血糖，丙酮酸大量还原成乳酸，导致体内乳酸堆积，出现乳酸酸中毒。

二、检测方法与原理

乳酸的检测方法主要包括化学法、色谱法、毛细管电泳法、酶分析法、酶电极法等。其中酶分析法易于实现自动化检测，是目前临床上乳酸检测的常用方法。

1. 乳酸氧化酶法 L-乳酸盐被乳酸氧化酶（LOD）氧化为丙酮酸和过氧化氢。通过过氧化物酶（POD）、4-氨基安替比林（4-AAP）和供氢体（TOOS）反应，产生色原体，使用光度计检测，其强度与样本中乳酸盐浓度成正比。

$$\text{L-乳酸盐} + O_2 \xrightleftharpoons{\text{LOD}} \text{丙酮酸} + H_2O_2$$

$$H_2O_2 + \text{4-AAP} + \text{TOOS} \xrightleftharpoons{\text{POD}} \text{色原体} + 2H_2O$$

2. 乳酸脱氢酶法 在NAD存在的情况下，乳酸被乳酸脱氢酶转换成丙酮酸，同时生成NADH，NADH引起吸光度变化（与样本中的乳酸浓度成正比）。

$$\text{乳酸} + NAD^+ \xrightleftharpoons{\text{LDH}} \text{丙酮酸} + NADH + H^+$$

三、参考值范围

（1）全血乳酸（分光光度法）：0.5～1.7mmol/L（5～15mg/dl）。

（2）尿液乳酸：5.5～22mmol/24h。

（3）血浆乳酸测定（比色法）：＜2.4mmol/L（22.0mg/dl，呈正偏态分布，95%百分位数上限）。

四、临床意义

（1）组织严重缺氧：休克、心力衰竭和肺功能不全等疾病可导致三羧酸循环中丙酮酸需氧氧化的障碍，丙酮酸还原成乳酸的酵解作用增强，血中乳酸与丙酮酸比值升高及乳酸增加，甚至高达 25mmol/L。这种极值的出现标志着细胞氧化过程的恶化，并与显著的呼吸增强、虚弱、疲劳、恍惚及昏迷相关。

（2）对于某些肝脏灌流量降低的患者，经肝脏清除的乳酸显著减少，会出现乳酸酸中毒。

（3）糖尿病或胰岛素不足，机体不能有效利用血糖，丙酮酸大量还原成乳酸，导致体内乳酸堆积，出现乳酸酸中毒。

（4）某些药物或毒物可引起乳酸升高。

五、影响（干扰）因素

应在空腹及休息状态下抽血，不用止血带，不可用力握拳。如用止血带，应在穿刺后除去止血带 2min 后再抽血。抗凝剂用肝素–氟化钠较好（1mg 肝素，6mg 氟化钠可抗凝血 5ml）。血液抽出后，将血样本管置冰浴中送检，尽快分离血浆，放冰室保存待测。草酸钾对乳酸脱氢酶有一定的抑制作用，抽血较少而草酸钾相对多时尤为明显。

第六节　丙　酮　酸

一、病理生理

丙酮酸（pyruvate）又称 α-氧代丙酸，结构为 $CH_3COCOOH$，是所有生物细胞糖代谢及体内多种物质相互转化的重要中间体。丙酮酸是体内产生的三碳酮酸，是糖酵解途径的最终产物，在细胞质中还原成乳酸供能，或进入线粒体内氧化生成乙酰辅酶 A，进入三羧酸循环，被氧化成二氧化碳和水，完成葡萄糖的有氧氧化供能过程。丙酮酸还可通过乙酰辅酶 A 和三羧酸循环实现体内糖、脂肪和氨基酸间的相互转化，因此丙酮酸在三大营养物质的代谢联系中起着重要的枢纽作用。有研究表明，丙酮酸能抑制鼠体内氧自由基的氧化作用，同时作为一种过氧化氢清除剂，具有防止自由基损伤的作用，已在心脏再灌注损伤和急性肾衰竭中证实具有保护机体抗功能性损伤作用。丙酮酸可通过两种机制起到抗氧化作用：其一，作为一种 α-酮酸，丙酮酸可直接通过非酶促的去碳酸基反应抑制过氧化氢；其二，补充丙酮酸可增强柠檬酸循环，柠檬酸生成增加后，抑制磷酸果糖激酶，从而进入磷酸戊糖旁路，产生还原型辅酶Ⅱ（NADPH），从而间接增加谷胱甘肽（GSH）抗氧化系统的能力。丙酮酸还可增加辅酶Ⅰ/还原型辅酶Ⅰ（NAD^+/NADH）的比值，促进三羧酸循环反应。

二、检测方法与原理

丙酮酸检测方法包括二硝基苯腙比色法、乳酸脱氢酶法和气相色谱法等。因为丙酮酸极不稳定，需要加入偏磷酸试剂的稳定剂。

1. 二硝基苯腙比色法 用三氯乙酸除去蛋白质后丙酮酸可与 2，4-二硝基苯肼反应，生成丙酮酸-2，4-二硝基苯肼，在碱性溶液中呈樱红色，后者在波长 520nm 处有最大吸收峰，其吸光度值与丙酮酸含量成正比。

2. 乳酸脱氢酶法 丙酮酸在乳酸脱氢酶的作用下被还原成乳酸，同时 NADH 被氧化成 NAD^+，在波长 340nm 处测定吸光度值，其与丙酮酸含量成正比。

三、参考值范围

空腹静脉血丙酮酸参考值：0.03～0.1mmol/L（0.3～0.9mg/dl）；动脉全血丙酮酸参考值：0.02～0.08mmol/L（0.2～0.7mg/dl）。

四、临床意义

丙酮酸是糖酵解途径的产物，在正常情况下通过三羧酸循环氧化成 CO_2 和水，使血内乳酸/丙酮酸值维持在 9 左右。在机体处于缺氧状态下，丙酮酸则被还原成乳酸，该比值上升，缺氧越严重，比值越高。根据该比值可推测循环衰竭的严重程度。轻微的活动会引起乳酸和丙酮酸同时升高，但比值不变。

血丙酮酸检测主要用于维生素 B_1 缺乏症的诊断。维生素 B_1 的焦磷酸酯是丙酮酸在细胞内进一步氧化分解为乙酰辅酶 A 时的脱羧辅酶。维生素 B_1 缺乏时，体内丙酮酸的氧化发生障碍，使丙酮酸的含量增加。

丙酮酸升高还见于糖尿病、心力衰竭、腹泻、严重肝损伤、急性感染等。

五、影响（干扰）因素

（1）血中丙酮酸极不稳定，血液抽出后 1min 即浓度减低。将偏磷酸沉淀蛋白上清液中的丙酮酸置于 4℃环境中可稳定 8 天。

（2）丙酮酸标准应用液必须每日新鲜配制，因其中的丙酮酸会发生聚合，其聚合体的酶促反应速率与非聚合体不同。

第七节　胰　岛　素

一、病理生理

胰岛素（insulin）是由胰腺的胰岛 B 细胞受内源性或外源性物质如葡萄糖、乳糖、核糖、精氨酸、胰高血糖素等的刺激而分泌的一种蛋白质激素。胰岛素是机体内唯一降低血糖的激素，同时促进糖原、脂肪和蛋白质的合成。胰岛素检测是诊断糖尿病和区分糖尿病类型的最可靠方法，也是反映胰岛素细胞储备和分泌功能的重要指标。临床上通过检测患者空腹及餐后各个时间点胰岛素和 C 肽的分泌水平及根据曲线特点，了解患者胰岛功能的衰竭程度，协助判断糖尿病的临床分型。

二、检测方法与原理

体内胰岛素的检测方法可概括为两类：免疫检测方法和非免疫检测方法。免疫检测方法包括放射免疫法、酶联免疫法和化学发光免疫法等；非免疫检测方法包括同位素稀释法、高效液相色谱法等。目前临床主要采用化学发光免疫法及电化学发光免疫法进行自动化分析。

1. 化学发光免疫法　采用双位点夹心法检测，将样本中的抗胰岛素抗体与磁珠结合，加入抗胰岛素抗体–碱性磷酸酶标志物，孵育形成三者的结合物，再加入发光底物，产生化学发光，通过校准曲线确定胰岛素含量。

2. 电化学发光免疫法　采用双抗体夹心法将样本、生物素化抗胰岛素抗体、钌标记抗胰岛素抗体混合，加入链霉亲和素包被微粒，形成复合物，加电压后通过化学发光进行检测。

三、参考值范围

成年人空腹基础胰岛素参考值：5～20μU/ml。

四、临床意义

餐后正常人血清胰岛素峰值为空腹时的 5～10 倍，峰值一般出现在餐后 30min～1h（与进食种类有关：饮用葡萄糖峰值出现快，食用馒头则峰值出现慢），3h 后接近空腹值。胰岛素释放试验是让患者口服葡萄糖或用馒头餐使血糖升高而刺激胰岛 B 细胞分泌胰岛素，通过检测空腹及餐后 1h、2h、3h 的血浆胰岛素水平，了解胰岛 B 细胞的储备功能，从而有助于糖尿病的早期诊断、分型和指导治疗。糖尿病患者的胰岛素释放试验曲线可分为以下 3 种类型。

（1）胰岛素分泌不足型：试验曲线呈低水平状态，表示胰岛功能衰竭或遭到严重破坏，说明胰岛素分泌绝对不足，见于 1 型糖尿病，需终身胰岛素治疗。

（2）胰岛素分泌增多型：患者空腹胰岛素水平正常或高于正常，刺激后曲线上升迟缓，高峰出现在 2h 或 3h 时，多数于 2h 达到高峰，其峰值明显高于正常值，提示胰岛素分泌相对不足，多见于非胰岛素依赖型肥胖者。该型患者经严格控制饮食、增加运动、减轻体重或服用降血糖药物常可获得良好控制。

（3）胰岛素释放障碍型：空腹胰岛素水平略低于正常或稍高，刺激后呈迟缓反应，峰值低于正常。多见于成年起病、体形消瘦或正常的糖尿病患者。该型患者应用磺脲类药物治疗有效。

该试验常与口服糖耐量试验同时进行，应禁食一夜后次日清晨空腹状态下采血。许多生理和药物因素会影响血糖值和胰岛素的分泌，如做试验时的情绪、禁食时间的长短等。另外，有些药物（如氨茶碱类、糖皮质激素、口服避孕药等）应停服 3 天后再进行试验。检测空腹及服糖后 30min、1h、2h、3h 的血清胰岛素，正常人的胰岛素分泌常与血糖值呈平行状态，在服糖后 30min～1h 达到峰值，其浓度为空腹值的 5～7 倍，达到峰值后的胰岛素值较峰值应有一个明显的下降，3h 的检测值应只比空腹值略高。这组试验主要是用于判断胰岛细胞的分泌功能。1 型糖尿病空腹值低，服糖后仍无反应或反应低下，呈不反应型。2 型糖尿病空腹值正常或升高，服糖后胰岛素水平增加甚至过强，峰值出现得晚，常在 2h 甚至 3h 出现，但该型糖尿病在晚期也可呈不反应型。

五、影响（干扰）因素

对糖耐量试验有影响的药物和疾病同样会影响胰岛素释放试验。试验当天早上不能使用降糖药和胰岛素。注射外源性胰岛素产生的胰岛素抗体可干扰胰岛素测定。

第八节　C 肽

一、病理生理

C 肽（C-peptide）又称连接肽，由胰岛 B 细胞分泌，它与胰岛素有一个共同的前体——胰岛素原。胰岛素原裂解成 1 分子胰岛素和 1 分子 C 肽，因此 C 肽与自身胰岛素摩尔量是一致的。C 肽不容易被肝脏降解，因此检测 C 肽含量就相当于检测胰岛素含量，其能准确地反映胰岛细胞的功能。在进行口服葡萄糖耐量试验的同时可抽血检测空腹及血糖负荷后 1h、2h、3h 的血清 C 肽水平，正常人在口服葡萄糖 1h 后 C 肽水平升高至基础水平的 3 倍以上。1 型糖尿病 C 肽水平极低，胰岛功能减退者餐后 C 肽上升的幅度常低于 3 倍。对于接受胰岛素治疗的患者，检测血中胰岛素水平不能评价自身胰岛功能，可以检测 C 肽水平来评价自身胰岛 B 细胞功能。

二、检测方法与原理

C 肽的检测均是基于免疫学方法，包括放射免疫法、酶联免疫法、化学发光免疫等，目前临床多采用化学发光免疫法检测。

1. 直接化学发光免疫法 采用吖啶酯作为化学发光物质标记抗原或抗体进行检测。

2. 间接化学发光免疫法 也是化学发光酶免疫分析法（CLEIA），采用酶标记抗原或抗体，酶反应底物为化学发光剂。

3. 电化学发光免疫法 是电化学发光和免疫检测相结合的方法，在电极表面进行特异性化学发光免疫反应。

三、参考值范围

C 肽参考值：0.8～4.2ng/ml。

四、临床意义

C 肽可反映机体胰岛 B 细胞的分泌功能，对糖尿病患者的分型和低血糖症的鉴别有指导意义。

（1）糖尿病：C 肽水平检测可应用于糖尿病分型及了解糖尿病患者胰岛 B 细胞的功能。无论是 1 型或是 2 型糖尿病患者，初病时都应通过检测 C 肽或胰岛素水平以判断胰岛 B 细胞功能。

（2）低血糖：怀疑患有胰岛素瘤者发生低血糖时，检测血糖与胰岛素比值有助于诊断。而用外源性胰岛素治疗的患者发生低血糖，检测 C 肽可鉴别其低血糖发生的原因。

（3）胰岛移植：了解胰岛移植是否存活除监测血糖外，还应检测 C 肽以了解移植后胰岛 B 细胞的分泌功能。

（4）肝肾疾病：发生肝炎或肝硬化时，肝脏对胰岛素摄取减少，血中胰岛素水平有升高趋势，而C 肽受其影响小，血中 C 肽与胰岛素比值降低。发生肾病时 C 肽降解减慢，血中 C 肽水平升高，C 肽与胰岛素比值明显高于正常。

五、影响（干扰）因素

人血清或血浆中的嗜异性抗体可以与试剂盒组分中的免疫球蛋白反应，干扰体外免疫检测。

第九节 β-羟丁酸

一、病理生理

β-羟丁酸（β-HB）是酮体的一个组成部分，是脂肪酸分解代谢过程的产物。由于饥饿、糖尿病，脂肪动员增加，肝脏产生酮体的速度超过肝外组织的利用速度，导致酮体堆积，产生酸中毒。其中，70%的酮体是 β-羟丁酸。该指标可以用来确定糖尿病患者是否发生酮症酸中毒，也可以用来判断酮中毒患者治疗的效果。

二、检测方法与原理

多数生化分析仪采用酶比色法或分光光度法检测 β-羟丁酸。

1. 酶比色法 在 pH 8.5 和 37℃时，血清 β-羟丁酸在 β-羟丁酸脱氢酶的催化下生成乙酰乙酸，导致辅酶 I 被还原为还原型辅酶 I，在波长 505nm 处出现吸光度值的变化，与 β-羟丁酸的含量成正比。

2. 酶法血清 β-羟丁酸在 β-羟丁酸脱氢酶的催化下生成乙酰乙酸，同时 NAD^+被还原为 NADH，在波长 340nm 处有最大吸收峰，与 β-羟丁酸含量成正比。

三、参考值范围

β-羟丁酸参考值：＜0.7mmol/L。

四、临床意义

病理性升高见于糖尿病酮症酸中毒、糖原贮积症、长期饥饿。血清 β-羟丁酸检测对于糖尿病患者合并酮症酸中毒的早期诊断、预防病情恶化及病程监测具有重要意义，其监测结果可有效地反映糖尿病患者病情的严重程度。

第十节 葡萄糖耐量试验

一、病理生理

葡萄糖耐量（glucose tolerance）是指机体对血糖浓度的调节能力。正常人在进食米、面主食或服葡萄糖后，几乎全被肠道吸收，使血糖升高，刺激胰岛素分泌，肝糖原合成增加，分解受抑制，肝糖输出减少，体内组织对葡萄糖的利用增加，因此饭后最高血糖不超过 10.0mmol/L，且进食或多或少血糖都保持在一个比较稳定的范围内。这说明健康人对葡萄糖有很强的耐受能力，即葡萄糖耐量正常。但若胰岛素分泌不足，口服 75g 葡萄糖后 2h 可超过 7.8mmol/L，可≥11.1mmol/L，说明葡萄糖耐量降低。口服葡萄糖耐量试验（oral glucose tolerance test，OGTT）是检查人体血糖调节功能的一种方法。

二、检测方法

（1）做 OGTT 前 3 天，停止胰岛素治疗，可正常饮食，每天饮食中碳水化合物含量不应低于 150g（但要控制在 250～300g 以内），并且维持正常活动。

（2）次日晨空腹抽取血液 2ml，抗凝，检测血浆葡萄糖，此为空腹血糖。

（3）在 5min 之内饮入 300ml 含 75g 葡萄糖的糖水（对于儿童按每千克体重 1.75g 葡萄

糖，计算口服葡萄糖用量，直至达到 75g 葡萄糖），喝糖水后 30min、1h、2h 分别静脉取血一次，并留取尿液做尿糖定性试验。整个试验中不可吸烟、喝咖啡、喝茶或进食，应安静地坐在椅子上。

（4）检测血糖浓度并绘制糖耐量曲线：将各次所测得的血糖浓度按对应的时间作图，绘制糖耐量曲线。

三、参考值范围

（1）正常糖耐量：空腹血糖＜6.1mmol/L（110mg/dl），口服葡萄糖 30～60min 达高峰，峰值＜11.1mmol/L（200mg/dl）；2h 恢复到正常水平，即＜7.8mmol/L（140mg/dl），尿糖均为阴性。此种糖耐量曲线说明机体糖负荷的能力好。

（2）糖尿病性糖耐量：空腹血糖≥7.0mmol/L；服糖后血糖急剧升高，峰时后延，峰值超过 11.1mmol/L，2h 后仍高于正常水平；尿糖常为阳性。其中服糖后 2h 的血糖水平是最重要的判断指标。许多早期糖尿病患者可只表现为 2h 血糖水平的升高。糖尿病患者如合并肥胖、妊娠、甲状腺功能亢进、使用糖皮质醇激素治疗或甾体避孕药时，可使糖耐量减低加重。

（3）糖耐量受损（IGT）：空腹血糖 6.11～7.0mmol/L（110～126mg/dl），7.8mmol/L≤2h 后血糖＜11.1mmol/L。IGT 患者长期随诊，最终约 1/3 的人能恢复正常，1/3 的人仍为糖耐量受损，1/3 的人转为糖尿病。

四、临床意义

IGT 者是最重要的糖尿病高危人群，每年有 1.5%～10%进展为糖尿病。荷兰一项调查表明，50～75 岁 IGT 者每年有 13.8%演变为糖尿病患者。中国内地及香港地区的报道称，中国 IGT 者向糖尿病的转化危险居世界前列，达每年 8%～11%。现代医学研究发现，糖耐量低下可以发展为糖尿病，经长时间随访观察发现，10 年后 10%～50%的糖耐量低下者成为临床糖尿病患者。而且糖耐量低下可与高血压、高脂血症、肥胖同时存在，并易发生动脉粥样硬化。OGTT 的适应证包括：①无糖尿病症状，随机或空腹血糖异常者；②无糖尿病症状，但有一过性或持续性糖尿；③无糖尿病症状，但有明显糖尿病家族史；④有糖尿病症状，但随机或空腹血糖不够诊断标准；⑤妊娠期、甲状腺功能亢进、肝病、感染，出现糖尿者；⑥分娩巨大胎儿的妇女或出生时为巨大胎儿的个体；⑦不明原因的肾病或视网膜病。

（1）糖耐量降低：表现为血糖升高幅度高于正常人，恢复到空腹水平的时间延长。例如，糖尿病、甲状腺功能亢进、垂体功能亢进、肾上腺功能亢进、胰腺炎、胰腺癌、严重肝病和糖原贮积症。

（2）糖耐量升高：空腹血糖值正常或偏低，口服葡萄糖后血糖浓度上升不明显，糖耐量曲线平坦。多见于内分泌功能低下者，如甲状腺功能低下、肾上腺皮质功能低下和垂体功能低下者。

（3）迟滞性糖耐量曲线：口服葡萄糖后在正常时间内可恢复到空腹水平，但有一个明显升高的血糖峰值，往往超过 10mmol/L，这种情况以后可能发展为糖尿病。

五、影响（干扰）因素

OGTT 受多种因素影响，如年龄、饮食、健康状况、胃肠道功能、某些药物和精神因素等。假阳性可见于营养不良、长期卧床、精神紧张、急慢性疾病者，以及服用避孕药、糖皮质激素、甲状腺激素、烟酸、苯妥英钠、利尿剂及单胺氧化酶抑制剂者。

对于胃肠道手术或胃肠功能紊乱影响糖吸收的患者，糖耐量试验不宜口服进行，而需采用静脉葡萄糖耐量试验（IGTT）。对于 OGTT 正常但有糖尿病家族史者，可进行可的松 OGTT，但 50 岁以上者对葡萄糖的耐受力有下降趋势，所以不宜做此类试验。

试验前一天晚餐后即不再进食，次日早晨开始试验。若正在使用胰岛素治疗，则必须在试验前 3 天停用胰岛素。

（李筱涵　李　波　毛远丽）

第十六章
骨代谢项目

骨组织与其他结缔组织相似，由细胞、基质和纤维组成，其最大特点是细胞基质含有大量沉积的钙盐，即细胞间质矿化，使骨组织成为人体最坚硬的组织之一，构成身体的骨骼系统。骨组织的细胞成分包括骨原细胞、成骨细胞、骨细胞和破骨细胞，骨细胞存在于骨组织内，而其他三种细胞均位于骨组织的边缘。骨基质即钙化骨组织的细胞外基质，由无机物和有机物构成。有机基质包括胶原（骨胶纤维）和非胶原化合物（无定型基质），由骨细胞分泌形成。胶原占有机基质的 90%以上，主要由Ⅰ型胶原蛋白组成。非胶原化合物呈凝胶状，主要含中性和弱酸性糖氨多糖及多种糖蛋白复合物。骨基质的无机成分又称为骨盐，占干骨重量的 65%～75%，其主要成分为磷酸钙，还包括碳酸钙、柠檬酸钙、磷酸镁等。钙、磷和镁是人体重要组成物质，具有广泛的生理功能。

骨在其生长、发育及衰老的过程中，不断新陈代谢。骨代谢包括骨形成和骨吸收，而位于骨表面的成骨细胞和破骨细胞分别调节上述过程，最终决定骨量的改变。成骨细胞通过合成有机基质并调节其矿化，促进骨的形成。破骨细胞通过产生酸和蛋白水解酶，分解骨有机基质和无机基质，促进骨的吸收。成骨细胞和破骨细胞本身并不直接影响骨量的减少、保持或增加，两种细胞的相对数量和相对工作效率直接影响骨代谢的结果，而两种细胞的相对数量及活性取决于细胞周围的内分泌和营养环境，以及骨细胞所受应力或刺激等。骨代谢在甲状旁腺激素、活性维生素 D_3、降钙素和甲状旁腺激素相关蛋白等调控下，维持动态平衡。

骨代谢标志物的检测有助于了解骨代谢及相关疾病的病理机制，在代谢性骨病的诊断、治疗及药物疗效评价中具有重要的临床意义，为临床提供坚实可靠的依据。

第一节　骨　钙　素

一、病理生理

骨钙素（osteocalcin，OCN）由 49～51 个氨基酸组成，在 21、24、27 位有 3 个 γ-羧基谷氨酸（γ-carboxy glutamic acid，Gla），分子量小，由于其具有 3 个 Gla，故又称为骨 γ-羧谷氨酸包含蛋白。OCN 是人骨中主要的和最多的非胶原蛋白，占骨组织中非胶原蛋白的 15%～20%，占总蛋白的 1%。OCN 为维生素 K 依赖性，使用维生素 K 拮抗剂可使此蛋白在骨中的含量减少。OCN 是在 1，25-$(OH)_2D_3$ 刺激下由成骨细胞合成，具有特殊的翻译后修饰，其基因首先翻译合成骨钙素原蛋白，去除信号肽后，骨钙素原蛋白在维生素 K 羧基化酶作用下，3 个 γ-谷氨酸（glutamic acid，Glu）羧基化为 Gla，羧基化后的 OCN 与羟基磷灰石（hydroxyapatite，HA）具有很强的吸附作用，约 50%沉积于骨基质，其余 50%分泌进入血液循环。在骨吸收时，分泌的酸性物质又使羧基化的骨钙素脱羧释放入血液。

血液中含有多种 OCN，包括完全羧基化 OCN、未羧基化 OCN 或脱羧后 OCN、降解的 OCN 片段等。OCN 的主要生理功能是维持骨的正常矿化速率，抑制异常羟基磷灰石结晶形成，抑制软骨矿化速率。血液中非羧基化 OCN 可作用于 B 细胞、脂肪细胞及睾丸间质细胞，促进胰岛素、脂联素和睾酮的分泌，对能量代谢和雄性生殖起调节作用。

二、检测方法与原理

OCN 检测方法主要为免疫标记法，如放射免疫法、酶联免疫吸附试验、亲和素-生物素酶免疫法、化学发光免疫法、荧光免疫分析法等，目前应用较多的是化学发光免疫法。放射免疫法灵敏度高，最低可检测到 pg/ml 水平，不足之处在于不能鉴别所检测的 OCN 是否具有生物学活性，而且存在实验室放射污染。化学发光免疫法安全、简便，灵敏度和特异度均符合临床常规检测要求。

化学发光免疫法：将生物素化的 OCN 特异性单克隆抗体和钌（Ru）复合体 a 标记的 OCN 特异性单克隆抗体与样本一起孵育形成抗原抗体夹心复合物，加入链霉亲和素包被的磁珠微粒后，该复合物通过生物素与链霉亲和素的相互作用与固相结合，进而通过仪器转换成光信号，计算得出 OCN 浓度。

三、参考值范围

男性参考值：3.2～39.6μg/L。

女性参考值：绝经前为 4.9～30.9μg/L；绝经后为 9.4～47.4μg/L。

四、临床意义

（1）血清 OCN 水平与年龄的关系：健康人群中 OCN 含量与年龄关系密切。儿童、青少年 OCN 含量较高；成年人骨转换处于动态平衡，OCN 值相对稳定；女性绝经期后雌激素水平下降，骨转换再次加快，导致 OCN 值轻度升高。

（2）维生素 D 缺乏病：常见于儿童，患儿血清 OCN 水平高于同龄儿童，反映患儿成骨细胞数目增多，合成 OCN 的能力增强。

（3）骨肿瘤：研究发现多发性骨髓瘤患者 OCN 水平升高，其水平与疾病严重程度成反比，即 OCN 水平高的患者，骨破坏的程度低。

（4）甲状腺功能亢进：甲状腺功能亢进患者治疗前有不同程度的骨矿物质含量和骨密度降低，部分伴有低血钙和低血磷，OCN 水平则显著升高，与 T_3、T_4 值呈正相关，与骨密度呈负相关，经治疗缓解后 OCN 值恢复正常。

（5）肾功能不全：慢性肾功能不全、肾衰竭患者骨转换率升高；肾脏对 OCN 的清除功能下降，造成血中 OCN 值升高。肾病患者血清 OCN 值水平与血钙、血磷、ALP、PTH、Urea、Cre 之间无相关性，检测血清 OCN 对于揭示肾性骨病的发病机制、早期诊断、治疗及预后具有重要意义。

（6）肾上腺皮质功能亢进：研究表明肾上腺皮质功能亢进患者血清 OCN 显著低于正常人，提示 OCN 检测可作为皮质类固醇抑制成骨细胞活性的敏感指标。

（7）与内分泌有关的代谢性骨病：原发性甲状旁腺功能亢进、骨软化症、肢端肥大症、原发性骨质疏松、老年性骨折等患者血清 OCN 显著升高。甲状腺功能减退、特发性甲状旁腺功能减退、希恩综合征、糖尿病患者血清 OCN 降低。

（8）孕妇：正常妊娠妇女肾脏清除功能增强，同时雌激素水平升高使 PTH 促进成骨细胞合成 OCN 的作用受到抑制，因此妊娠中晚期 OCN 降低，分娩后 OCN 明显高于妊娠各期。

（9）慢性肝病和肝癌：肝硬化和肝癌患者血清 OCN 升高，且升高的水平与疾病严重程度有关。

五、影响（干扰）因素

宜用新鲜血清或血浆，避免溶血；检测前避免高蛋白饮食；血液中的酒精成分可能会直接影响检测结果。

第二节　甲状旁腺激素

一、病理生理

甲状旁腺激素（parathyroid hormone，PTH）是甲状旁腺主细胞分泌的碱性单链多肽类激素，是由 84 个氨基酸残基组成的直链多肽，分子量为 9.5kDa，其生物活性取决于氨基端的 34 个氨基酸残基。甲状旁腺主细胞内合成一个含有 115 个氨基酸残基的前甲状旁腺激素原（prepro-PTH）后，脱掉氨基端二十五肽，生成九十肽的甲状旁腺激素原（pro-PTH），再脱去 6 个氨基酸，转变成 PTH。PTH 的氨基端 34 个氨基酸残基的肽片段具有与 PTH 相同的生物活性。PTH 的主要生物学效应是升高血钙和降低血磷，使破骨细胞活性和数目增加，升高血钙，调节钙离子水平，抑制肾小管对磷的吸收，促进肠道对钙的吸收。PTH 在血液中的存在形式包括完整 PTH、PTH-N 端、PTH-中段（PTH-M）和 PTH-C 端，具有生物活性的 PTH-N 半衰期只有数分钟，而 PTH-M 及 PTH-C 在血液中降解的速度要慢于 PTH 及 PTH-N，因此检测血液中 PTH-M 及 PTH-C 能较好地反映体内 PTH 的活性。正常人 PTH 呈昼夜节律波动，清晨最高，以后逐渐降低。PTH 主要在肝内裂解为无活性的片段，经肾脏排出。

二、检测方法与原理

PTH 的检测方法有放射免疫法、酶联免疫吸附试验、化学发光免疫法、电化学发光免疫法等。

放射免疫法因受污染环境等因素影响，已逐渐被其他方法所取代，目前化学发光免疫法在临床中得到广泛应用。

化学发光免疫法：待测样本中的 PTH、试剂中生物素化的抗 PTH 单克隆抗体与标记的抗 PTH 另一位点单克隆抗体混合形成双抗体夹心-抗原抗体复合物，此复合物被捕获后可通过仪器转换成光信号，进而计算得出 PTH 浓度。

三、参考值范围

放射免疫法：PTH-N 230～630ng/L；PTH-C 430～1860ng/L。

化学发光免疫法：1～10pmol/L。

四、临床意义

（1）PTH 升高见于原发性甲状旁腺功能亢进、异位性甲状旁腺功能亢进、继发于肾病的甲状旁腺功能亢进、肾性骨病、假性甲状旁腺功能减退、肝脏疾病及糖尿病。

（2）PTH 减低见于甲状腺手术切除所致的甲状旁腺功能减退症、肾衰竭和甲状腺功能亢进所致的非甲状旁腺性高钙血症。

五、影响（干扰）因素

（1）检查前需禁食含碘丰富的食物，如海带、紫菜、海鱼、虾等。

（2）检查前需停服以下药物：含碘药物，如碘化物、复方碘溶液、含碘片等；影响甲状腺功能的药物，如甲状腺片、抗甲状腺药等；某些中草药，如海藻、昆布、贝母、牛蒡子、木通等。

第三节　血浆、尿羟脯氨酸

一、病理生理

羟脯氨酸（hydroxyproline）是人体结缔组织中胶原蛋白的主要成分，占胶原蛋白的 10%～13%。血液中的羟脯氨酸除了来源于食物外，主要来自体内组织胶原的降解。尿中的羟脯氨酸 50%来自骨组织，因此尿羟脯氨酸排出量能基本反映骨代谢的变化，特别是与骨吸收率有显著关系。

二、检测方法与原理

羟脯氨酸的检测主要采用氯胺 T 化学法。待检样本加入盐酸加热，使结合型羟脯氨酸水解为游离型羟脯氨酸，再用氯胺 T 氧化，生成吡咯类化合物，后者与对二甲氨基苯甲醛作用生成红色化合物，该红色化合物在波长 560nm 处有最大吸收峰，吸光度值与羟脯氨酸浓度成正比，从而计算出羟脯氨酸的浓度。

氯胺 T 化学法：

$$\text{待检样本} \xrightarrow{\text{盐酸}} \text{羟脯氨酸}$$

$$\text{羟脯氨酸} + \text{氯胺T} \xrightarrow{\text{氧化}} \text{吡咯类化合物}$$

$$\text{吡咯类化合物} + \text{对二甲氨基苯甲醛} \xrightarrow{\text{显色}} \text{红色化合物}$$

三、参考值范围

血浆：新生儿 0～120μmol/L；6～18 岁（男性）＜50μmol/L，6～18 岁（女性）＜44μmol/L；成人（男性）＜42μmol/L，成人（女性）＜34μmol/L。

尿液：成人＜11μmol/d。

四、临床意义

（1）尿羟脯氨酸是骨吸收的主要生化指标，骨胶原分解后，尿羟脯氨酸不再参与骨胶原合成，从尿中排出。尿羟脯氨酸的排出量受到诸多激素的影响，如甲状腺激素、生长激素、肾上腺皮质激素、性激素等。

（2）尿羟脯氨酸排出量增加可见于儿童生长期、骨破坏性疾病、骨矿化不良疾病、灼伤及其他软组织损伤等。

（3）尿羟脯氨酸随着年龄的增长有减少的趋势。

五、影响（干扰）因素

饮食中的胶原含量对 24h 尿羟脯氨酸含量影响较大，检测前应素食 2～3 天。

第四节　Ⅰ型前胶原氨基及羧基前肽

一、病理生理

Ⅰ型胶原是人体内最丰富的胶原类型，约占骨基质的 90%。Ⅰ型胶原基因在成骨细胞内转译出前 α 肽链，3 条前 α 肽链组成前胶原。前胶原 N 端、C 端的多余肽链被切下，成为Ⅰ型前胶原氨基前肽（N-terminal propeptide of typeⅠprocollagen，PⅠNP）和Ⅰ型前胶原羧基前肽（C-terminal propeptide of typeⅠprocollagen，PⅠCP）进入血液，余下部分成为原胶原。原胶原被分泌到细胞外，构成胶原纤维。破骨细胞可分泌Ⅰ型胶原水解酶，水解Ⅰ型胶原后释放出Ⅰ型胶原羧基末肽（carboxy-terminal crosslinked telopeptide of typeⅠcollagen，ⅠCTP）及其他肽段进入血液。血液中的 PⅠNP、PⅠCP、ⅠCTP 等由肾脏和肝脏分解去除，可反映Ⅰ型胶原形成的速率，由于Ⅰ型胶原不溶于水，因此可通过检测其代谢产物来检测其代谢状况。

二、检测方法

检测方法包括酶联免疫吸附试验、放射免疫法、化学发光免疫法等，化学发光免疫法为目前临床常用的检测方法。

化学发光免疫法：生物素化的 PⅠNP 特异性单克隆抗体、钌（Ru）复合体 α 标记的 PⅠNP 特异性单克隆抗体与样本反应形成抗原抗体夹心复合物，加入链霉亲和素包被的磁珠微粒后，该复合物通过生物素与链霉亲和素的相互作用与固相结合，进而通过仪器转换成光信号，计算得出 PⅠNP 浓度。

三、参考值范围

PⅠNP 参考值：男性 22～87μg/L；绝经前女性 19～86μg/L；绝经后女性 16～96μg/L。

PⅠCP 参考值：1.5～40μg/L。

四、临床意义

（1）生理变化：青春期血清 PⅠNP 含量处于高水平，与年龄呈显著负相关，青春期后逐渐降至成年人水平，含量变化可反映骨形成速率。

（2）PⅠNP 升高：常见于儿童发育期、妊娠后 3 个月、骨肿瘤、肿瘤骨转移。

（3）PⅠCP 升高：常见于骨肿瘤、肿瘤骨转移、肾移植及甲状旁腺功能亢进等。

（4）PⅠNP 及 PⅠCP 降低：可见于绝经后骨质疏松患者经雌激素治疗后，雌激素可降低骨基质转换的速率。

五、影响（干扰）因素

标本溶血及使用雌激素药物等可干扰检测结果。

第五节　血清降钙素

一、病理生理

降钙素（calcitonin，CT）是由甲状腺 C 细胞（滤泡旁细胞）分泌的 32 个氨基酸组成的多肽激素，分子量约为 3.4kDa，半衰期约为 10min，主要经由肾脏代谢。在甲状腺 C 细胞以外的组织（如支气管、前列腺和神经组织）也发现有 CT 存在。CT 与 PTH 是一对具有拮抗作用的激素，二者协调分泌，使血钙维持在稳定的正常水平。CT 的主要作用是降低血钙和血磷，主要靶器官是骨和肾脏，主要是通过抑制破骨细胞的活动和促进成骨细胞的活动，从而抑制骨钙释放，促进骨矿物质储存，抑制肠道对钙、磷的吸收，促进肾脏对钙的排泄，最终使血钙和血磷降低。CT 的分泌主要受血钙浓度的调节，高血钙对 C 细胞有兴奋作用，低血钙则有抑制作用。

二、检测方法与原理

血清降钙素的检测可采用放射免疫法、半定量固相免疫色谱法和化学发光免疫法等，目前临床多采用化学发光免疫法，准确度和灵敏度较高。

化学发光免疫法：待测样本中的 CT、试剂中生物素化的抗 CT 单克隆抗体与标记的抗 CT 另一位点单克隆抗体混合形成双抗体夹心-抗原抗体复合物，此复合物被捕获后可通过仪器转换成光信号，进而计算得出 CT 浓度。

三、参考值范围

血清 CT 参考值：男性＜8.8ng/L；女性＜5.8ng/L。

四、临床意义

（1）CT 升高：可见于甲状腺 C 细胞增生腺瘤或癌前病变、甲状腺髓样癌、肾衰竭、异位 ACTH 分泌所致的库欣综合征、原发性甲状旁腺功能亢进、绝经期骨质疏松等。

（2）CT 降低：可见于甲状腺全切者、低钙血症、甲状腺发育不全等。

五、影响（干扰）因素

进食后胃肠激素的分泌可使 CT 增高，其中促胃液素的作用最强。溶血、脂血等可影响检测结果。

第六节　骨碱性磷酸酶

一、病理生理

骨碱性磷酸酶（bone alkaline phosphatase，BALP）是成骨细胞的一种胞外酶，主要功能是在成骨过程中水解磷酸酯，为羟磷灰石的沉积提供必要的磷酸；同时它可水解焦磷酸盐，解除其对骨盐形成的抑制作用以利于骨的形成。BALP 是成骨细胞的表型标志物之一，可直接反映成骨细胞的活性或功能状态，是近年来主要用于小儿佝偻病早期诊断和亚临床鉴别的特异性参考指标，也是目前用于评估人体骨矿化障碍的最佳指标。BALP 是从骨质中分泌的，当骨中钙盐沉积不足时，该酶分泌增多，而骨中钙盐充足时分泌减少，所以 BALP 可用于辅助判断机体有无钙吸收不足。

二、检测方法

BALP 的检测方法有化学抑制法、亲和沉淀法、放射免疫法和免疫捕获分析法等，目前较为常用的是免疫捕获分析法。

1. 亲和沉淀法 ALP 同工酶与麦胚外源凝集素（wheat germ agglutinin, WGA）具有不同的亲和能力，BALP 易与 WGA 结合，离心沉淀后检测上清液中的 ALP 活性，即可通过公式计算得出 BALP 活性。

$$BALP = 0.95 \times 总ALP - 上清液残留ALP活性$$

2. 免疫捕获分析法 将抗 BALP 抗体包被在固相载体上，加入被检样本后，BALP 与抗体特异性结合，洗涤去除其他 ALP 同工酶，与抗体结合的 BALP 可催化对硝基酚磷酸二钠生成硝基酚，后者在波长 405nm 处有最大吸收峰，因此可在波长 405nm 处检测吸光度值，从而计算出 BALP 的活性。

三、参考值范围

免疫活性测定：男性 17.9～31.9U/L；女性 14.1～24.3U/L。

免疫定量测定：男性 8.0～16.6μg/L；绝经前女性 5.8～11.6μg/L；绝经后女性 8.5～17.9μg/L。

四、临床意义

（1）骨质疏松：骨质疏松为骨容量不足疾病，常见于绝经期妇女，此时溶骨速度大于成骨速度。BALP 参与成骨过程，且没有昼夜变化，因此 BALP 可作为观察骨形成变化率的标志物。

（2）恶性肿瘤骨转移：肿瘤骨转移后，BALP 明显增高，提示预后不良。BALP 增高与否，可早期辅助判断肿瘤的进展和转归，有助于临床调整治疗方案。

（3）肾脏疾病：慢性肾功能衰竭及肾脏移植患者血清 BALP 增高。

（4）其他：在儿童骨发育性疾病、佩吉特病、原发性甲状旁腺功能亢进、骨软化和肾性骨营养不良等可见升高。

第七节 25-羟维生素 D、1,25-二羟维生素 D

一、病理生理

维生素 D（vitamin D）也称为胆钙化醇，是胆固醇的开环化合物，可由动物肝脏、乳制品、鱼肝油等食物中获取，也可在紫外线作用下，由皮肤中 7-脱氢胆固醇转化而来。维生素 D 是一类脂溶性维生素，属类固醇化合物，它是一种激素的前体，在阳光充足的情况下，人体自身可以合成维生素 D。维生素 D 无生物学活性，需要经过两次羟化才可以转变成活性维生素 D，即 1, 25-二羟维生素 D（钙三醇），作为一种激素进入循环，调节钙和磷的吸收，促进骨骼的生长和重构。维生素 D 可用于预防小儿佝偻病和成人骨软化症，因此也被称为抗佝偻病维生素，与钙合用可以预防老年人骨质疏松。维生素 D 对神经肌肉功能、炎症都有积极的作用，可调控多种基因的表达、翻译及细胞的增殖、转化和凋亡。

血清 25-羟维生素 D 是合成 1, 25-二羟维生素 D 的前体，是维生素 D 的主要循环形式，其半衰期较长，血中浓度较稳定，可直接反映机体维生素 D 的水平。

二、检测方法

25-羟维生素 D 的检测方法有放射免疫法、酶联免疫吸附法、化学发光免疫法、液相色谱-串联质谱分析等方法，其中化学发光免疫法具有较高的敏感性和特异性，为目前临床常用的检测方法。

化学发光免疫法：通过预处理试剂释放样本中与维生素 D 结合蛋白结合的 25-羟维生素 D，之后加入钌标记的维生素 D 结合蛋白一起孵育，25-羟维生素 D 和钌标记的维生素 D 结合蛋白形成复合物，最后加入链霉亲和素包被的磁珠微粒和生物素标记的 25-羟维生素 D，使得钌标记的维生素 D 结合蛋白的空白位点被占据，最终形成一种由钌标记的维生素 D 结合蛋白和生物素化 25-羟维生素 D 构成的复合物，该复合物在生物素和链霉亲和素的相互作用下结合到固相载体上，可通过仪器转换成光信号，进而计算得出 25-羟维生素 D 浓度。

三、参考值范围

25-羟维生素 D 参考值：25～162nmol/L；1, 25-二羟维生素 D 参考值：36～144pmol/L。

四、临床意义

（1）维生素 D 代谢产物中，25-羟维生素 D 含量最高且半衰期最长（1～2 周），1, 25-二羟维生素 D 的半衰期约为 15h，因此 25-羟维生素 D 的浓度是反映皮肤合成和食物摄取维生素 D 水平的最好指标。

（2）1, 25-二羟维生素 D 是一种免疫调节激素，可调节免疫系统处于协调平衡状态，具有一定的抗肿瘤效应。一定浓度的 1, 25-二羟维生素 D 可维持巨噬细胞对病原微生物及肿瘤细胞的杀伤力，在控制癌细胞增殖与促进分化中起重要作用。

（3）维生素 D 缺乏可能导致典型的钙吸收利用率降低，导致佝偻病、骨软化症、骨量减少、骨质疏松症等。

（4）维生素D升高：见于妊娠期、原发性甲状旁腺功能亢进、高钙血症性类肉瘤等。

（5）维生素D降低：见于肾性骨病、代谢性骨病、肝胆疾病、肠炎、肠切除等脂类吸收不良性疾病。

五、影响（干扰）因素

25-羟维生素D具有随季节波动的特点，一般夏末最高，春末最低。

（马红雨　董　磊）

第十七章

代谢终产物及其他实验

随着检验医学理论与技术的发展，实验技术与检测方法也得到不断更新和发展。本章所涉及的代谢终产物包括血氨、总胆红素、直接胆红素、胆汁酸、甘胆酸、血肌酐、血尿素、血清尿酸、胱抑素 C、血浆肾素等。血氨主要由氨基酸脱氨基作用所产生，在严重肝损伤等疾病时会升高。总胆红素绝大部分来自衰老崩解的红细胞，高胆红素血症时会出现黄疸。胆汁酸是胆甾醇在肝内分解及肠肝循环中胆甾酸代谢产物的总称，其对各种肝病的诊断有重要意义。甘胆酸是由胆酸和甘氨酸结合而成的结合型胆酸，肝癌、肝硬化、急慢性肝炎等患者的甘胆酸水平均显著升高。肌酐是肌肉中肌酸代谢的终产物，血液中的肌酐部分来自肉类摄入，部分来自机体内肌肉代谢，可作为成人肾脏滤过功能监测的良好指标。尿素是体内蛋白质代谢的终末产物，在一定程度上可反映肾小球滤过功能，同时也可反映蛋白质代谢、肝脏功能情况、肾脏血流状况等。尿酸是嘌呤代谢的终产物，既可来自体内细胞核的代谢，也可以来自食物中嘌呤的分解代谢，反映肾小球滤过功能和肾小管重吸收功能。胱抑素 C 是半胱氨酸蛋白酶的抑制物，是较理想的可反映肾小球滤过率的标志物。此外，本章还将介绍肌酐清除率、肾素等相关内容。

第一节　血　　氨

一、病理生理

体内的血氨（blood ammonia，NH_3）有三个主要来源：①氨基酸经脱氨基作用产生；②肠道吸收；③肾脏分泌。

血氨的代谢包括以下方面：

（1）生成尿素：氨在体内主要的去路是经鸟氨酸循环生成无毒的尿素，经肾脏排出。

（2）谷氨酰胺的生成和运氨作用：谷氨酰胺既是氨的解毒产物，又是氨的储存和运输形式。

血氨升高的常见原因：①尿素合成障碍；②门体侧支循环形成；③产氨增多。

二、检测方法与原理

血氨检测方法主要有两种：液体酶法和干化学法。

（1）液体酶法：以谷氨酸脱氢酶（GLDH）为工具酶，检测反应为

$$NH_3 + \alpha\text{-酮戊二酸} + NADH + H^+ \xleftrightarrow{GLDH} \text{谷氨酸} + NAD^+ + H_2O$$

在过量的α-酮戊二酸、NADH和足量的GLDH存在条件下，NADH转变成NAD^+，在波长340nm处检测吸光度下降速率，其与样本中氨的含量成正比。

（2）干化学法：检测反应为

$$NH_3 + \text{溴酚蓝(氨指示剂)} \longrightarrow \text{蓝色产物}$$

经过固定的孵育时间，在波长600nm处检测吸光度值，使用终点比色法计算样本浓度。

三、参考值范围

液体酶法：18～72μmol/L。

干化学法：9～30μmol/L。

四、临床意义

血氨是肝性脑病的重要实验诊断及监测指标，严重肝脏疾病时，氨不能从循环中清除，导致血氨升高，可引起肝性脑病（肝昏迷）。

（1）血氨病理性升高：见于严重肝损伤（肝性脑病、肝硬化、肝癌、重型肝炎等），尿毒症，上消化道大出血，肝外门静脉系统分流形成。

（2）血氨生理性升高：见于过多进食高蛋白食物和运动后。

（3）血氨降低：见于低蛋白饮食和严重贫血等。

五、影响（干扰）因素

（1）吸烟对样本的影响：如采血前1h吸一支雪茄，将使空腹静脉血氨浓度升高5.9～11.8μmol/L。血氨检测样本采集前一天的午夜后应禁止吸烟。

（2）实验室周围环境和空气中的氨对样本的影响：为了减少样本和器皿受实验室空气中氨的污染，最好在特定实验室中采集样本并进行检测。

（3）抗凝剂对样本的影响：应使用草酸钾、EDTA或肝素抗凝的血浆样本检测，不能用氟化物抗凝，否则检测结果会升高。

（4）样本中含氮物质分解代谢的影响。

（5）其他影响因素：①溶血样本会造成血氨检测结果假性升高；②血小板数量和谷氨酰转移酶（GGT）的影响（高水平GGT使谷氨酸盐分解产生氨）；③血浆中乳酸脱氢酶（LDH）、天冬氨酸氨基转移酶（AST）等也能利用NADPH影响血浆氨检测结果的准确性；④采血时压迫肌肉或运动会使静脉血浆氨浓度升高。

第二节 总胆红素

一、病理生理

胆红素（bilirubin）是一种橘黄色的胆汁色素，80%～85%的胆红素来自崩解的衰老红细胞，约15%是由造血过程中尚未成熟的红细胞在骨髓中被破坏（骨髓内无效性红细胞生成）而形成，少量来自含血红素蛋白。红细胞在破裂时释放血红蛋白，血红蛋白分子的血红素转换成间接胆红素，随血液运输到肝脏进一步代谢和排泄。在肝脏中，胆红素与葡萄糖醛酸结合转化为直接胆红素（水溶性大），间接胆红素随血流至肝脏，很快就被肝细胞摄取，与肝细胞载体蛋白Y蛋白和Z蛋白结合，这种胆红素为直接胆红素，并经胆道随胆汁排入肠内。在肠道内，一部分胆红素随粪便排出，还有一部分被肠道细菌代谢并经尿液排出。直接胆红素经胆道随胆汁排入肠内，被细胞还原为尿（粪）胆原。绝大部分尿（粪）胆原随粪便排出，小部分（约10%）被肠黏膜吸收后经门静脉到达肝窦。到达肝窦的尿（粪）胆原大部分通过肝脏又重新随胆汁由胆道排出（肝肠循环），仅小部分经体循环通过肾脏排出。

在胆红素代谢过程中，任何一个环节发生障碍都将引起胆红素在血浆内含量升高，产生高胆红素血症，进而出现黄疸。

二、检测方法与原理

1. 湿化学法 反应均在液体试剂中进行，包括重氮法、氧化酶法、化学氧化法（如钒酸盐氧化法、硝酸钠盐氧化法、高碘酸氧化法）等。

（1）重氮法：在强酸（pH 1～2）条件下，胆红素和重氮离子偶联，形成有颜色的偶氮化合物，重氮胆红素显色的强度与胆红素浓度成比例，用光电比色法检测。

（2）氧化酶法：胆红素氧化酶催化样本中的胆红素生成胆绿素，引起波长450nm处吸光度值下降。

（3）钒酸盐氧化法：在pH 3的条件下，血清胆红素可经钒酸氧化成胆绿素，从而使胆红素特有的黄色减少，加入钒酸后波长450nm处吸光度值的下降与血清胆红素浓度成正比。

2. 干化学法 将液体检测样本直接加到为不同项目特定生产的商业化的干燥试剂条上，以被测样本的水分作为溶剂引起特定的化学反应，利用反射光度法或差示电极法检测，是以酶法为基础的一类分析方法，又有干试剂化学或固相化学之称。

3. 其他 包括高效液相色谱法（HPLC）、分光光度法、荧光探针法、单克隆抗体法、传感器法。

三、参考值范围

总胆红素参考值：3.4～17.1μmol/L。

四、临床意义

黄疸按原因可分为溶血性黄疸、肝细胞性黄疸和梗阻性黄疸；按发病机制可分为胆红素产生过多性黄疸、滞留性黄疸及反流性黄疸；按病变部位可分为肝前性黄疸、肝性黄疸和肝后性黄疸；按治疗科室又可分为内科性黄疸和外科性黄疸。

1. 胆红素形成过多 胆红素在体内形成过多，超过肝脏处理胆红素的能力时，大量未结合胆红素即在血中积聚而发生黄疸。未结合胆红素形成过多的原因包括溶血性与非溶血性两大类。临床上任何原因引起大量溶血时，红细胞破坏释放的大量血红蛋白即成为胆红素的来源。非溶血性的胆红素形成过多则多见于无效造血。临床多见于：

（1）溶血性黄疸

1）新生儿溶血性黄疸（血型不合妊娠）。

2）遗传性异常血红蛋白病：镰状细胞贫血、珠蛋白生成障碍性贫血。

3）红细胞膜异常症：遗传性球形红细胞增多症、遗传性椭圆形红细胞增多症。

4）先天性红细胞酶异常症：丙酮酸激酶缺乏症、葡萄糖-6-磷酸脱氢酶缺乏症。

（2）早期胆红素的增加

1）原发性早期高胆红素血症。

2）先天性骨髓性卟啉症。

2. 肝细胞处理胆红素的能力下降 ①肝细胞对胆红素的摄取障碍；②肝细胞对胆红素的结合障碍（肝细胞中葡萄糖醛酸基转移酶活性降低）；③肝细胞对胆红素的排泄障碍（肝内胆汁淤滞、酒精性肝炎等）。临床见于：

（1）结合酶活性低

1）新生儿高胆红素血症。

2）肝脏未成熟迁延性新生儿黄疸。

3）Crigler-Najjar 综合征（肝葡萄糖醛酸基转移酶缺陷）。

（2）结合障碍

1）哺乳性黄疸：由母乳中孕烷 3α，20β-二醇对葡萄糖醛酸基转移酶的抑制引起。

2）Lucey-Driscoll 综合征：由孕烷二醇等对葡萄糖醛酸基转移酶的抑制引起。

（3）肝脏摄取机制及向肝细胞内转运障碍

1）Gilbert 综合征：先天性或家族性葡萄糖醛酸基转移酶活性低下，肝细胞膜的异常或肝细胞内色素结合蛋白的异常引起胆红素在肝细胞内转运障碍。

2）先天性甲状腺功能低下：肝排泄胆红素功能降低，新生儿黄疸症状持续存在。

（4）胃肠道狭窄或闭锁。

3. 其他 胆红素在肝外排泄障碍，逆流入血而引起黄疸，临床见于坏死性胆管炎或寄生虫、炎症、肿瘤等引起的肝外梗阻。

五、影响（干扰）因素

（1）标准品制备胆红素本身不稳定，不易保存。

（2）在氧化法检测胆红素的过程中应尽量减少 pH 的影响。
（3）溶血、脂血对样本有很大的影响。
（4）含有维生素 C 的药物及食物可破坏重氮试剂。
（5）血红蛋白对钒酸氧化法出现轻度负干扰。

第三节　直接胆红素

一、病理生理

直接胆红素的病理生理参考“总胆红素”部分。

二、检测方法与原理

直接胆红素的检测方法主要包括重氮法、钒酸盐氧化法、氧化酶法等。

（1）重氮法：血清中直接胆红素与重氮化二氯苯胺试剂反应，产生有颜色的偶氮化合物，偶氮化合物生成量与样本中直接胆红素的浓度成正比。

（2）钒酸盐氧化法：在 pH 3 的条件下，将钒酸盐作用于样本，样本中的直接胆红素被氧化成胆绿素。此时，胆红素所呈现的黄色减少，由此检测钒酸盐作用前后吸光度差值，与已知浓度标准液比较，以求得样本中的胆红素浓度。

$$\text{胆红素} \xrightarrow{\text{钒酸盐}} \text{胆绿素}$$

（3）氧化酶法：反应原理同总胆红素，但在 pH 3.7～4.5 的条件下，胆红素氧化酶（BOD）只能催化直接胆红素和大部分 δ-胆红素转化为胆绿素，而间接胆红素不能发生此氧化反应，反应如下：

$$\text{胆红素} + 1/2O_2 \xrightarrow{\text{BOD}} \text{胆绿素} + H_2O$$

$$\text{胆绿素} + O_2 \longrightarrow \text{淡紫色化合物}$$

胆红素的最大吸收峰在波长 450nm 附近，随着直接胆红素被氧化成胆绿素，吸光度下降，下降程度与直接胆红素浓度成正比。

三、参考值范围

（1）重氮法：0～4.3μmol/L。
（2）钒酸盐氧化法：1.7～6.8μmol/L。

四、临床意义

高胆红素血症时会出现黄疸。溶血性黄疸时，由于红细胞缺陷或单核-吞噬细胞系统对红细胞破坏过多，造成间接胆红素增多，超过了肝细胞对胆红素的摄取、转化和排泄清除能力，造成血液中间接胆红素明显升高，直接胆红素和尿胆原也较正常增多。肝细胞性黄疸时，由于肝脏受到损伤，肝细胞对胆红素的摄取、转化和排泄清除能力下降；此时血液中不仅间接胆红素升高，而且由于肝细胞肿胀、坏死及毛细胆管等病变造成直接胆红素和尿胆原排泄受阻而逆流入血，使血液和尿液中直接胆红素和尿胆原也升高。梗阻性黄疸时，肝外性或肝内性的原因造成胆汁排泄通道受阻，导致直接胆红素逆流入血；同时胆红素肠肝循环被不同程度阻断，结果引起血中直接胆红素明显升高，尿液中尿胆原减少或消失，尿液中出现直接胆红素阳性。

五、影响（干扰）因素

（1）重氮法：当维生素 C＜30mg/dl、血红蛋白＜50mg/dl、脂类＜1000mg/dl 时，不会干扰直接胆红素的检测。

（2）钒酸盐氧化法：当维生素 C≤50mg/dl、血红蛋白≤500mg/dl、甘油三酯≤1500mg/dl 时，不会干扰直接胆红素的检测。

（3）氧化酶法：光对该法检测直接胆红素有较大影响，新生儿黄疸经过蓝光照射治疗后会产生光胆红素，易被胆红素氧化酶氧化，导致检测结果假性升高。

第四节 胆 汁 酸

一、病理生理

胆汁酸（bile acid，BA）是胆甾醇在肝内分解及肠肝循环中胆甾酸代谢产物的总称，按其来源可分为初级胆汁酸和次级胆汁酸。按其结合与否又分为游离型胆汁酸与结合型胆汁酸。胆汁酸在肝脏内合成并与甘氨酸或牛磺酸结合成结合型胆汁酸，然后被肝细胞分泌入胆汁，随胆汁至肠道后，在肠道内细菌的作用下被水解成游离型胆汁酸。胆汁酸是天然的离子化去垢剂，表现出极强的界面活性，能降低脂、水两相间的表面张力，使脂类物质能较稳定地溶解于胆汁中。胆汁酸具有以下生理功能：①促进脂类的消化吸收；②调节胆固醇的代谢；③促进胆汁的分泌。

二、检测方法与原理

血清总胆汁酸（TBA）检测有层析法、免疫法和酶法等，酶法又可分为酶荧光法、酶比色法和酶循环法。

1. 酶比色法

$$3\alpha\text{-羟基胆酸} + NAD^+ \xrightarrow{3\alpha\text{-羟甾醇脱氢酶}} 3\text{-氧化胆酸} + NADH + H^+$$

$$NADH + INT \xrightarrow{\text{黄递酶}} NAD + \text{甲臜(红色)}$$

在分光光度计波长 500nm 处测定甲臜的吸光度值，可计算出 TBA 的含量。

2. 酶循环法 胆汁酸被3α-羟甾醇脱氢酶（3α-HSD）及氧化型β-硫代烟酰胺脲嘌呤二核苷酸（Thio-NAD）特异性氧化，生成3-酮类固醇及还原型β-硫代烟酰胺脲嘌呤二核苷酸（Thio-NADH）。生成的3-酮类固醇在3β-羟甾醇脱氢酶及还原型β-烟酰胺脲嘌呤二核苷酸存在下，再生成胆汁酸及氧化型β-烟酰胺脲嘌呤二核苷酸。如上所述，循环放大使检测敏感度升高。检测在单位时间内生成的还原型β-烟酰胺脲嘌呤二核苷酸在波长405nm处的吸光度变化可计算出胆汁酸的浓度。

三、参考值范围

（1）酶比色法：空腹血清为0.14～9.66μmol/L，餐后2h为2.4～14.0μmol/L。

（2）酶循环法：0.5～10μmol/L。

四、临床意义

急性肝炎时血清TBA显著升高，可达正常人水平的10～100倍，甚至更高；若持续不降或反而上升者则有发展为慢性的可能。肝硬化时，肝脏对胆汁酸的代谢能力减低，血清TBA在肝硬化的不同阶段均升高，升高幅度一般高于慢性活动性肝炎。当肝病活动降至最低时，胆红素、氨基转移酶及碱性磷酸酶等指标转为正常，血清TBA仍维持在较高水平。

酒精性肝病时血清TBA可升高，当酒精性肝病（包括肝硬化）发生严重肝损伤时，血清TBA明显升高，而轻中度损伤时升高不明显。

五、影响（干扰）因素

对于酶比色法，由于血清中TBA含量低，样本中干扰物质的影响相对较大，其中主要为LDH，由LDH生成的NADH量往往比TBA生成的量大得多，检测前去除血清中LDH的影响至关重要。

对于酶循环法，胆红素＜850μmol/L、血红蛋白＜5g/L、维生素C＜2.84mmol/L、乳酸＜24mmol/L、乳酸脱氢酶＜1000U/L时，几乎不存在内源性干扰，但外源性干扰如仪器的携带污染同样存在。

第五节 甘 胆 酸

一、病理生理

甘胆酸（glycocholic acid，GC）是由胆酸和甘氨酸结合而成的结合型胆酸，是胆汁酸的主要成分之一。甘胆酸由肝细胞合成后，经毛细胆管、胆管排入胆囊，随同胆汁进入十二指肠，帮助食物中脂肪的消化吸收。在正常情况下，外周血中甘胆酸含量甚微，正常人无论空腹或餐后，其甘胆酸浓度都稳定在低水平。人体肝细胞受损或胆汁淤滞会引起甘胆酸代谢和循环紊乱，使肝细胞摄取甘胆酸的能力下降，导致血液中甘胆酸含量升高，且甘胆酸值高低与肝细胞损伤及胆汁酸代谢障碍的严重程度相关。

二、检测方法与原理

（1）乳胶增强免疫比浊法：包被有甘胆酸抗体的胶乳颗粒可与血清中的甘胆酸产生凝集反应，形成抗原–抗体复合物，其浊度高低在一定量抗体存在时与血清中甘胆酸成正比。通过检测特定波长的吸光度值，参照校准曲线即可计算血清中甘胆酸的浓度。

（2）均相酶免疫法：在液体均相反应体系中，样本中游离的甘胆酸与葡萄糖-6-磷酸脱氢酶–甘胆酸偶联物竞争性结合抗人甘胆酸抗体位点。样本中甘胆酸浓度越高，竞争结合的抗体位点越多，剩余的葡萄糖-6-磷酸脱氢酶–甘胆酸偶联物越多，该偶联物催化氧化型辅酶Ⅰ转化成还原型辅酶Ⅰ。样本中甘胆酸浓度与还原型辅酶Ⅰ的生成量成正比，通过检测特定波长吸光度的变化可以计算出甘胆酸的浓度。

（3）放射免疫分析法：包括抗原–抗体反应、分离结合与游离标志物和放射性检测及数据处理三个步骤。

三、参考值范围

（1）乳胶增强免疫比浊法：＜2.7mg/L。
（2）均相酶免疫法：＜2.7mg/L。
（3）放射免疫分析法：＜2.61mg/L。

四、临床意义

（1）甘胆酸检测对肝癌诊断的意义：尿液中甘胆酸含量与肝癌的相关性高于 AFP 等标志物，且检测的灵敏度与特异度均高于其他标志物。

（2）甘胆酸检测对肝硬化诊断的意义：检测甘胆酸含量对肝硬化早期诊断的价值尤为显著。

（3）甘胆酸检测对肝炎诊断的意义：甘胆酸是肝炎患者肝组织炎症变化灵敏而准确的指标，可为临床医生提供准确、高效、便捷的检测手段，有助于各类肝炎的诊断与疗效评价。

（4）甘胆酸检测对其他肝胆疾病诊断的意义：胆石症，黄疸，胆管、胆囊排泄功能障碍等疾病患者的甘胆酸含量显著高于正常人，甘胆酸检测对早期诊断这些疾病具有重要意义。

五、影响（干扰）因素

（1）乳胶增强免疫比浊法：当血红蛋白≤5g/L、非结合胆红素≤20mg/dl、结合胆红素≤28.8mg/dl、乳糜≤1450FTU、类风湿因子≤150IU/ml 时，对检测结果无影响。

（2）均相酶免疫法：当血红蛋白≤1g/L、非结合胆红素≤5mg/dl、结合胆红素≤5mg/dl、乳糜≤1450FTU、维生素 C≤1000mg/dl、肌酐≤500mg/dl 时，对检测结果无影响。

第六节 肌 酐

一、病理生理

肌酐（creatinine，Cre）是肌肉中肌酸代谢的终产物。肌酸合成的原料是甘氨酸、精氨酸和蛋氨酸，肌酸在肌酸激酶的催化下生成磷酸肌酸，后者不稳定，经脱水、脱磷酸生成肌酐。血液中的肌酐一部分来自摄入的肉类，一部分来自机体内肌肉代谢。肌酐主要由肾小球滤过排出体外，一般情况下肌酐的生成比较稳定。内生肌酐是人体肌肉代谢的产物。肌酐生成后释放到血液中，随尿液排泄。肾小球滤过率下降，则肌酐浓度升高。

二、检测方法与原理

肌酐的检测方法分为苦味酸法和酶学法。

（1）苦味酸法：肌酐和苦味酸结合后生成橘红色苦味酸肌酐复合物，分别用固定反应时间法或速率法在波长 510nm 处比色，可定量检测肌酐。

（2）酶法：肌酐被肌酐酶水解为肌酸，肌酸被肌酸酶降解为肌氨酸和尿素。肌氨酸在肌氨酸氧化酶的催化下氧化成甘氨酸、甲醛和 H_2O_2，最后偶联 Trinder 反应，用比色法检测。

三、参考值范围

血肌酐：男性 20～59 岁为 57～97μmol/L，60～79 岁为 57～111μmol/L；女性 20～59 岁为 41～73μmol/L，60～79 岁为 41～81μmol/L。

四、临床意义

（1）反映肾小球滤过率下降的不敏感指标：血肌酐浓度升高可见于各种原因引起的肾小球滤过功能减退，但是其对早期诊断并不敏感。

（2）评估肾脏滤过功能损害的程度：急性肾衰竭时，血肌酐明显呈进行性升高，可伴有少尿或无尿。慢性肾衰竭时血肌酐浓度用于评估病变程度及分期：肾衰竭代偿期，血肌酐＜178μmol/L；肾衰竭期，血肌酐＞455μmol/L；尿毒症期，血肌酐＞707μmol/L。

（3）鉴别肾前性及肾性少尿：器质性肾衰竭所致肾性少尿时，血肌酐常超过 200μmol/L。肾血流量减少所导致的肾前性少尿，血肌酐浓度一般不超过 200μmol/L。

五、影响（干扰）因素

Jaffe 法的主要缺点是特异性差，血中丙酮、丙酮酸、叶酸、维生素 C、葡萄糖、乙酰乙酸等都能在此反应中呈色，因而被称为非肌酐色原，用血清样本检测时此类物质约占总发色强度的 20%。

根据 Jaffe 反应原理发展出来的动力学方法，基于肌酐和上述非肌酐色原在反应时间上的差异，即后者与苦味酸发生反应要么过快、要么过慢，利用这一点来避开非特异反应的干扰。此法干扰和影响因素较少，速度快，适合自动分析，近年已被普遍采用。

酶法分析的应用也日渐普及，优点是特异性较好，不必用碱性试剂，更适合自动分析，但成本较高。但会受到包括羟苯磺酸钙、甲巯咪唑、维生素 C 和甲基多巴等药物的干扰，导致血肌酐检测结果假性偏低。

由于苦味酸法和酶法均可受到非肌酐物质的干扰，且干扰方向和程度不同，因此肌酐酶法生物参考值范围与苦味酸法接近，不必设置方法特异性生物参考值范围。

第七节　尿　　素

一、病理生理

尿素（urea）为体内蛋白质代谢的终末产物之一。摄入蛋白质食物后，在体内被分解为氨基酸。氨基酸在脱氨作用下产生 NH_3，在肝脏内通过鸟氨酸循环转化为尿素。每个循环生成一分子鸟氨酸和一分子尿素。肝脏内生成的尿素进入血液循环后主要通过肾脏排泄，肾小球滤过率（GFR）减低时尿素排泄受阻，血中尿素浓度即升高。

二、检测方法与原理

（1）二乙酰一肟显色法：二乙酰与尿素缩合形成色素原二嗪化合物。

（2）尿素酶法：尿素被水解为氨离子和 CO_2，在酶偶联系统中，氨离子在谷氨酸脱氢酶的作用下与 2-氧戊二酸和 NADH 反应，通过在波长 340nm 处吸光度的下降速度来判断血尿素水平。

三、参考值范围

血清尿素：男性，20～59 岁为 3.1～8.0mmol/L，60～79 岁为 3.6～9.5mmol/L；女性，20～59 岁为 2.6～7.5mmol/L，60～79 岁为 3.1～8.8mmol/L。

四、临床意义

（1）生理性升高见于高蛋白饮食后，减低见于妊娠期。

（2）反映 GRF 减退的不敏感指标：在蛋白质摄入及体内分解代谢较恒定的状态下，血清尿素浓度取决于从肾脏排出的快慢。因此，在一定程度上血尿素能反映 GFR，但只有在有效肾单位 50%以上受损时血清尿素才开始上升。

（3）尿素的病理性升高可分为肾前性、肾性和肾后性。

1）肾前性：肾血流量明显减少，GFR 降低，导致尿素排出减少，血中浓度上升。常见于各种原因造成的脱水、急性失血、休克等有效循环容量急剧减少时。

2）肾性：各种原因引起的肾小球滤过功能受损，如急性肾小球肾炎、慢性肾盂肾炎、肾病晚期、肾衰竭、肾肿瘤等都可引起尿素升高。

3）肾后性：见于尿路梗阻，如尿路结石、肿瘤、前列腺肿瘤或肥大等。

（4）蛋白分解亢进导致尿素升高：见于消化道出血、甲状腺功能亢进症、烧伤、挤压综合征等。

（5）在肾功能不全代偿期内生肌酐清除率开始下降，但肌酐和尿素尚无明显变化，到氮质血症阶段，这两项指标开始明显升高。肾前性与肾性氮质血症的鉴别：肾前性氮质血症主要表现为血清尿素浓度升高，肌酐不升高；肾性氮质血症表现为血清尿素和肌酐同时升高，但尿素升高更为明显。

第八节 尿 酸

一、病理生理

尿酸（uric acid，UA）是嘌呤代谢的终产物，既可来自体内细胞核的代谢，也可来自食物中嘌呤的分解代谢，主要在肝脏合成。UA 大部分经肾脏排泄，可自由通过肾小球滤出，在肾小管几乎完全被重吸收，故 UA 的清除率极低（＜10%）。由肾脏排出的 UA 占一日总排出量的 2/3～3/4，其余在胃肠道内被微生物的酶分解。因此，排除外源性尿酸干扰，血 UA 可在一定程度上反映肾小球滤过功能和肾小管重吸收功能。

二、检测方法与原理

UA 检测方法有磷钨酸法、UA 氧化酶法和高效液相色谱法。UA 氧化酶法采用 UA 氧化酶将 UA 氧化成尿囊素和 H_2O_2，然后用三种方法进行测定。

1. 紫外分光光度法 UA 在波长 293nm 处有特异性吸收峰，而尿囊素没有，检测酶作用前后吸光度之差可计算血、尿中 UA 含量。

2. 酶联比色法 UA 在尿酸氧化酶催化下，氧化生成尿囊素和 H_2O_2 等，H_2O_2 与 4-氨基安替比林（4-AAP）和 3，5-二氯-2-羟基磺酸（DHBS）在过氧化物酶的催化下，生成有色物质（醌亚胺化合物），其吸光度与样本中 UA 浓度成正比。反应式如下：

$$UA + O_2 + H_2O \xrightarrow{\text{UA氧化酶}} \text{尿囊素} + CO_2 + H_2O_2$$

$$2H_2O_2 + 4\text{-}AAP + DHBS \xrightarrow{\text{过氧化物酶}} \text{有色化合物} + H_2O$$

反应生成的红色醌亚胺化合物在波长500nm处有最大吸光度，吸光度的增加与血、尿中UA含量成正比，可用比色法测定。

3. 酶联-紫外分光法 UA氧化酶将UA氧化时生成的H_2O_2在过氧化物酶作用下，同乙醇作用生成乙醛，后者被偶联的醛脱氢酶（aldehyde dehydrogenase，ALDH）进一步氧化生成乙酸，伴随着NAD^+变成NADH，在波长340nm处检测由NAD^+还原产生的吸光度变化，其增加值与UA含量成正比。

三、参考值范围

血清UA（酶学分析法）：男性为208～428μmol/L；女性为155～357μmol/L。

四、临床意义

（1）GFR下降时血清UA上升，但因其肾外影响因素较多，血中浓度变化不一定与肾损伤程度平行。

（2）在临床上血清UA主要用作痛风的诊断指标。痛风由嘌呤代谢失调所致，血清UA可明显升高（可高达800～1500μmol/L）。

（3）核酸代谢亢进可引起内源性UA生成增加，血清UA上升，见于白血病、多发性骨髓瘤、真性红细胞增多症等。

（4）妊娠高血压、子痫等引起肾血流量减少，从而导致UA排泄减少，血清UA升高，但此时血清尿素常无变化。

（5）血清UA升高还见于慢性铅中毒、氯仿及四氯化碳中毒。

（6）血清UA降低见于Wilson病（肝豆状核变性）、范科尼综合征、严重贫血等。

（7）判断血清UA升高的原因时往往需要检测尿中的UA含量。

第九节 胱抑素C

一、病理生理

胱抑素C（cystatin C，Cys-C）是分子量为13.359kDa的低分子量蛋白，等电点（pI）为9.3，由120个氨基酸组成，是半胱氨酸蛋白酶的抑制物。它在所有有核细胞中生成，产生速度稳定，不受饮食、身高、年龄、体重、肿瘤等影响。Cys-C能自由通过肾小球滤过膜，并在近曲小管几乎完全被重吸收和降解，不再重新回到循环中，肾小管也不分泌。目前Cys-C被认为是较理想的反映GFR的指标；同时，认为尿Cys-C能反映肾小管重吸收功能。

二、检测方法与原理

检测方法分为免疫透射比浊法和免疫散射比浊法。血清中Cys-C与超敏化的抗体胶乳颗粒反应，使反应溶液浊度增加。其浊度的增加值与血清中 Cys-C 的浓度成正比，可在波长 570nm 处检测吸光度，并与标准品对照，从而计算出 Cys-C 的浓度。

三、参考值范围

Cys-C 参考值：男性（20～80 岁）为 0.60～1.02mg/L；女性（20～80 岁）为 0.47～0.97mg/L。

四、临床意义

（1）反映 GFR 轻度下降的灵敏指标：Cys-C 能自由通过肾小球滤过膜且不受肾小管分泌的影响，与菊粉清除率对照，比 Ccr 有更好的相关性。

（2）用于肾移植术后移植物存活状态及 GFR 恢复程度的观察。据文献报道，移植成功的患者血清 Cys-C 下降速度和幅度都大于 Scr，而在发生移植物排斥时 Cys-C 上升也快于 Scr，表明 Cys-C 的变化比 Scr 更灵敏。

（3）尿 Cys-C 可作为肾小管功能不全的指标之一，因为 Cys-C 经肾小球滤过后，几乎完全被近曲小管上皮分解代谢。尿 Cys-C 升高表明近曲小管上皮分解代谢 Cys-C 的水平下降，是近曲小管上皮受损的表现。

（4）在儿童中，Cys-C 作为 GFR 标志物优于血肌酐。Cys-C 因不受肌肉含量影响，又能敏感发现 GFR 的轻度下降，故推荐用于儿童 GFR 监测。

五、影响（干扰）因素

（1）大量应用糖皮质激素及甲状腺疾病可以导致 Cys-C 生成增加，血液中其浓度升高。

（2）新生儿和婴儿由于肾小球滤过功能尚未发育完全，血清 Cys-C 略高于成年人。

第十节　肌酐清除率

一、病理生理

物质清除率即单位时间内肾脏排出某物质的总量（尿中浓度×尿量）与同一时间该物质血浆浓度之比。显然，肾脏对某物质的排出功能不能只根据单位时间内尿中排出该物质的绝对量来计算，因排出量同时受该物质血中浓度的制约。血中浓度较高时，即使肾脏排泄功能较差，尿中排出的总量也会相对增加，反之亦然。

为排除来自动物骨骼肌和大量蛋白质食物中外源性肌酐的干扰，试验前受试者应采取无肌酐饮食 3 天，并限制蛋白质摄入量（每日低于 40g），避免剧烈运动，使血中内源性肌酐浓度达到稳定。试验前 24h 禁服利尿剂，试验开始前先排空膀胱，然后计时开始留取 24h 尿，其间保持适当的水分入量，禁服咖啡、茶等利尿性物质，完整收集每次排于清洁容器中的尿，到时间终点再次排空膀胱留取最后一次尿。准确计量全部尿量。混匀全部尿后取部分尿样，连同当日空腹血样本一起检查尿肌酐和血肌酐，肌酐清除率（Ccr）计算公式如下：

$$\mathrm{Ccr}=\frac{U\times V}{P}$$

其中，V 为每分钟尿量，每分钟尿量（ml/min）=全部尿量（ml）÷（24×60）min；U 为尿肌酐，单位为 μmol/L；P 为血肌酐，单位为 μmol/L。

为消除个体差异可进行体表面积（body surface area，BSA）矫正，公式为

$$\mathrm{Ccr}=\frac{U\times V}{P}\times\frac{1.73}{\mathrm{BSA}}$$

其中，BSA 为受试者实测体表面积（m^2）；1.73 为欧美成人体表面积（m^2）。

受试者 BSA 可根据本人身高、体重用测算图或 Du Bois 公式求出，公式为

$$\log\mathrm{BSA}\ (m^2)=0.425\log 体重\ (kg)+0.725\log 身高\ (cm)-2.144$$

二、参考值范围

Ccr 参考值：80～120ml/min；或男性为（105±20）ml/min，女性为（95±20）ml/min。

此外，还应考虑年龄因素，新生儿为 25～70ml/min，2 岁以内小儿偏低，健康人在中年以后每 10 年平均下降 4ml/min。性别差异在中年以后渐明显，女性下降的幅度大于男性。

三、临床意义

（1）Ccr 能较早反映肾功能的损伤。由于纳入了尿液肌酐排出，故即使血清肌酐暂未升高，GFR 下降也可导致尿肌酐排出减少，表现为 Ccr 下降，如急性肾小球肾炎，在血清肌酐和尿素两项指标尚在正常范围时，Ccr 可低于正常值的 80%。

（2）评估肾小球损伤程度：Ccr 51～70ml/min 为轻度损伤；50～31ml/min 为中度损伤；＜30ml/min 为重度损伤；＜20ml/min 为肾衰竭；＜10ml/min 为终末期肾衰竭。

（3）临床治疗和用药指导：Ccr 在 30～40ml/min 时通常限制蛋白质摄入；＜30ml/min 时噻嗪类利尿剂常无效，要改用呋塞米、利尿酸钠等袢利尿剂；≤10ml/min 应采取透析治疗，此时对袢利尿剂也常无反应。

（4）Ccr 是肾移植术是否成功的一种参考指征。如移植物存活，Ccr 会逐步回升，否则提示失败。一度上升后又下降，提示发生排斥反应。

四、影响（干扰）因素

（1）肾小管分泌肌酐个体差异较大，GFR 下降时肾小管分泌肌酐所占比例代偿性加大，Ccr 与菊粉清除率（Cin）所代表的 GFR 值之间有差别，健康人 Ccr 比 Cin 的数值约高出 15%，这一差异随 GFR 下降程度的增加而扩大，故中重度 GFR 下降时，由于此时肌酐升

高与 GFR 下降几乎成正比，故可以直接检测血肌酐浓度而不用检测肌酐清除率。

（2）尿液收集不全和计量不准是 Ccr 结果最常见的误差原因。因此，应事先向受试者详细说明 Ccr 检查的内容和具体要求，必须按要求收集尿液，尿量测定必须精确到以毫升计。

第十一节 血浆肾素

一、病理生理

肾素（renin）又称血管紧张肽原酶，是由肾小球旁细胞产生、储存、分泌的一种水解蛋白酶。肾素在人体内以肾素原和肾素两种形式存在，其中肾素原是非活性的酶原，在肾素的生物合成中充当前体物质。当肾血流量及血钠水平变化时，刺激肾小球旁细胞分泌肾素，肾素可水解血液及局部组织中的血管紧张素原，生成血管紧张素Ⅰ，再经血管紧张素转换酶（ACE）水解生成八肽的血管紧张素Ⅱ，进一步发挥生物学功能。

二、检测方法与原理

肾素检测主要采用免疫分析法。利用双抗体夹心法，将抗人肾素抗体吸附到固相载体上，加入待测样本、质控品和标准品，待测样本、质控品和标准品中的肾素与吸附于固相载体上的抗体反应。再加入抗人肾素抗体和酶标/放射性标记二抗抗体混合液进行反应，形成双抗体夹心复合物。然后，加入化学发光底物，其在酶的作用下迅速发光，用化学发光仪检测发光强度，发光强度与样本中肾素的浓度成正比；或者检测放射活性，通过定标品绘制的标准曲线，定量检测样本中肾素的浓度。

三、参考值范围

站位：7～40ng/L；卧位：7～19ng/L。

四、临床意义

（1）肾素升高：见于原发性高血压高肾素型、巴特综合征、血管性高血压、妊娠、肝硬化水肿、低钠饮食、肾小球旁细胞癌、口服避孕药等。

（2）肾素降低：见于原发性高血压低肾素型、原发性醛固酮增多症、假性醛固酮增多症、肾上腺素瘤等。

（3）用于原发性或继发性醛固酮增多症或减少症的诊断和鉴别诊断。

（4）用于肾动脉狭窄及其导致的高血压或肾血管性高血压的诊断和治疗。

（5）用于肾素分泌肿瘤的诊断和定位。

（6）用于盐皮质激素替代治疗的监测。

五、影响（干扰）因素

（1）应尽量避免采用乳糜血、高蛋白血、溶血及黄疸样本，严重乳糜血可引起肾素检测结果假性升高。

（2）为防止肾素结果被高估，必须避免可能激活肾素原的样本处理条件，如样本在 4℃或低于 4℃冷冻一定时间，或样本已冷冻但处于液体状态（如未冻结）就会发生冷激活反应。

（3）肾素检测方法的标准化还存在很多问题，不同实验系统所检测的结果可能有很大差异。

（4）肾素检测结果受体位、采血时间、钠钾摄入情况、是否服用降压药等多种因素影响，检测条件标准化将有助于临床医生更好地应用这一指标。

第十二节　同型半胱氨酸

一、病理生理

同型半胱氨酸（homocysteine，Hcy）来源于蛋氨酸，又称高半胱氨酸，由甲硫氨酸转甲基后生成，是甲硫氨酸代谢的中间产物。Hcy 在血液中部分以同型半胱氨酸-半胱氨酸二硫化物存在，微量以还原型同型半胱氨酸存在，大部分通过二硫键与白蛋白结合而存在。Hcy 在体内的代谢：①Hcy 在胱硫醚合成酶（CBS）的催化下与丝氨酸缩合成胱硫醚，胱硫醚又由胱硫醚酶（CBL）催化生成半胱氨酸和 α-酮丁酸，代谢产物进入三羧酸循环或由尿液排出，转化均需维生素 B_6 参与或经氧化结合生成高胱氨酸。②Hcy 可在叶酸和维生素 B_{12} 的辅助下甲基化重新合成甲硫氨酸，此过程需要甲硫氨酸合成酶（MS）催化，且须有 N_5-甲基四氢叶酸（THF）作为甲基供体。③释放到细胞外液。引起 Hcy 升高的原因主要有生活习惯、饮食、年龄、性别、药物及有关疾病等，凡是涉及 Hcy 代谢的各种酶和维生素 B 等辅助因子异常均可导致血液中 Hcy 的增加而形成高 Hcy 血症。Hcy 水平与心脑血管疾病密切相关，是心脑血管疾病发病的一个重要危险因子，高 Hcy 血症还与老年性痴呆、肾病、糖尿病、妊娠相关病（如子痫、先天缺陷、死胎、流产）等相关，因此 Hcy 检测具有重要的临床意义。

二、检测方法与原理

Hcy 的检测方法一般为四类。①色谱法：Hcy 主要有纸色谱法、薄层色谱法、气相色谱（GC）法、高效液相色谱（HPLC）法，由于质谱（MS）技术的不断成熟，Hcy 由单一的色谱法发展到色谱与质谱的联用检测。HPLC 法是目前公认的高精密度的 Hcy 检测方法，具有特异性高、灵敏度高、重复性好的优点，色谱条件确定后一般均可获得稳定的结果。②毛细管电泳法：使用毛细管电泳（CE）法检测 Hcy 已有文献报道，该方法可用于血液和尿液 Hcy 的高灵敏度检测。与 HPLC 相比，CE 法不使用固定相，避免了检测元件形态和固定相的形态变换，可更简单、快速、准确、灵敏地进行 Hcy、蛋氨酸、半胱氨酸、谷胱甘肽的同时检测，但

CE 一般在实时检测方面并不实用。③循环酶法：实验室常用的检测方法。④酶转换法：原理为氧化型 Hcy 首先被还原剂还原为还原型 Hcy，还原型 Hcy 随后被分解，分解产物在氧化剂（如 $FeCl_3$）存在下与呈色剂二乙基对苯二胺硫酸盐反应形成甲基蓝色化物，甲基蓝色化物与样本 Hcy 的浓度成正比，通过检测吸光度的变化值，即可检测标本的 Hcy 浓度。

其中，酶循环法和酶转换法成本低，具备良好的精密度及线性，目前已在临床推广使用，下文重点介绍循环酶法。氧化型 Hcy 被转化成游离 Hcy 后在胱硫醚合成酶催化下和丝氨酸反应生成 L-胱硫醚，L-胱硫醚在胱硫醚酶催化下又生成 Hcy、丙酮酸和 NH_3，该循环反应生成的丙酮酸可以用乳酸脱氢酶（LDH）和 NADH 检测到，NADH 转变成 NAD^+的速度与样本中 Hcy 含量成正比，在上述偶联反应中，色素在波长 340nm 处有最大吸收峰，可在波长 340nm 处检测 NADH 吸光度下降的速度，从而计算出 Hcy 的浓度。

$$\text{丝氨酸}+\text{Hcy}\xrightarrow{\text{胱硫醚合成酶}}\text{丙酮酸}+\text{L-胱硫醚}$$

$$\text{L-胱硫醚}\xrightarrow{\text{胱硫醚酶}}\text{Hcy}+\text{丙酮酸}+NH_3$$

$$\text{丙酮酸}+\text{NADH}+H^+\xrightarrow{\text{LDH}}\text{乳酸}+NAD^+$$

三、参考范围

Hcy 参考值：0.0～15.0μmol/L

四、临床意义

1. 高 Hcy 与高血压 研究表明高 Hcy 通过以下几种方式导致高血压：①高 Hcy 通过氧化应激反应，产生过氧化氢、羟自由基等毒性物质，引起内皮细胞损伤，使内源性一氧化氮（NO）等舒张血管物质生成减少，血管舒张功能受损引起血压升高。②高 Hcy 可促进平滑肌细胞增殖和分化，使血管内膜中层增厚，血管半径减小，导致血管阻力增加。③Hcy 不断升高时，血管平滑肌细胞内钙离子快速聚集，导致血管快速收缩，血压增高。《2010 中国高血压防治指南》将 Hcy≥10μmol/L 作为高血压患者心血管预后的重要因素。2016 年《H 型高血压诊断与治疗专家共识》将 Hcy 水平＞10μmol/L 的原发性高血压定义为 H 型高血压。

2. 高 Hcy 与心脑血管疾病 高 Hcy 可引起低密度脂蛋白氧化，增加血小板的黏附性，导致动脉粥样硬化斑块的形成；刺激平滑肌细胞过度增生，干扰平滑肌功能，致使平滑肌老化、组织纤维化及变硬，加剧心脑血管疾病；高 Hcy 使凝血因子Ⅻ和Ⅴ浓度增高，从而促进血栓形成。

3. Hcy 与糖尿病及其并发症 高血糖引起过度排尿，使叶酸、维生素 B_6、维生素 B_{12} 丢失，引起 Hcy 升高；Hcy 协同糖尿病中的糖基化终末产物加剧血管内皮细胞损伤，进一步影响肾脏内皮、肾小球细胞膜的功能，促进糖尿病肾病发生；肾小管髓袢是 Hcy 代谢的重要部位，影响 Hcy 的代谢，导致 Hcy 升高，形成恶性循环，加剧糖尿病病情。

4. Hcy 在妇产科的应用 研究表明，Hcy 升高会对孕妇及胎儿产生诸多不良影响。例如，引发妊高征；妊娠期糖尿病的患病风险增加；导致胎盘血管性疾病的发生，从而影响胎儿健康，且容易引发复发性早期流产；导致新生儿体重减轻，缺陷率增高等。

五、影响（干扰）因素

由于人种、生活方式、饮食习惯等因素影响，Hcy 水平存在中西方差异。胆红素≥300μmol/L、血红蛋白≥5g/L、乳糜≥0.3%、维生素 C≥0.5g/L 会对检测结果产生干扰。

（余妹峻　王学晶　马红雨）

第十八章

蛋白电泳分析

电泳技术是指在电场作用下，各种分子因所带电荷及分子的大小、形状等性质的差异，使带电分子产生不同的迁移速度，从而对样本进行分离、鉴定和提纯的技术。该技术广泛应用于蛋白质、氨基酸、核酸及其他有机化合物甚至无机离子等的分离和（或）鉴定。近年来，先进的电泳技术和各种自动化电泳分析系统被越来越多地应用于临床实验室。蛋白电泳作为一种蛋白质分析技术，在临床可用于血清蛋白、尿蛋白、脑脊液蛋白、免疫固定（单克隆抗体）、CK、ALP、GGT 同工酶和各种脂蛋白的胆固醇/甘油三酯等项目的分析，在临床疾病诊断中发挥着重要的作用。

第一节　血清蛋白电泳

一、检测原理

血清蛋白电泳（serum protein electrophoresis，SPE）原理：在碱性环境中（pH 8.0）血清蛋白均带负电，在电场中均向阳极泳动，根据血清中各种蛋白质的颗粒大小、等电点及所带负电荷的多少，它们在电场中产生不同的泳动速度。白蛋白（Alb）分子量小，所带负电荷相对较多，在电场中迅速向阳极泳动；γ-球蛋白因分子量大，泳动速度最慢。电泳方法有多种，临床上应用最多的是醋酸纤维素膜法和琼脂糖凝胶法。血清蛋白经电泳后，先进行染色，再用光密度计扫描，即可对血清蛋白的电泳区带进行相对定量。另外，毛细管电泳（capillary electrophoresis，CE）又称高效毛细管电泳（high performance capillary electrophoresis，HPCE），也是临床常用的血清蛋白电泳分析技术。该技术是以毛细管为通道分离带电粒子或离子，以高压直流电场为驱动力，依据样本中各组分之间电泳分配和流速差异来实现分离的新型液相分离分析技术。该技术具有高效、快速、简便、自动化操作的特点，分辨率高、灵敏度高、重复性好。电泳后从阳极开始依次为白蛋白（Alb）、α1-球蛋白、α2-球蛋白、β-球蛋白和 γ-球蛋白五个区带；白蛋白条带是血清蛋白中最重要的条带，肝脏合成的其他蛋白质电泳位于 α1、α2 和 β 区，淋巴组织合成的免疫球蛋白电泳位于 γ 区，结果常用光密度计扫描图表示（图 18-1）。

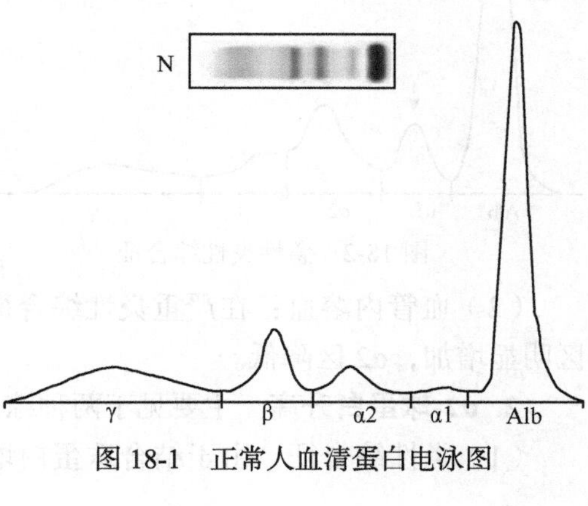

图 18-1　正常人血清蛋白电泳图

二、参考值范围

醋酸纤维素膜法：白蛋白 0.62～0.71（62%～71%）；α1-球蛋白 0.03～0.04（3%～4%）；α2-球蛋白 0.06～0.10（6%～10%）；β-球蛋白 0.07～0.11（7%～11%）；γ-球蛋白 0.09～0.18（9%～18%）。

三、临床意义

（一）白蛋白区带

1. 低白蛋白血症 白蛋白由肝脏合成，其含量的减少通常由以下因素引起。

（1）营养缺乏：严重的慢性营养不良。

（2）合成比例降低：肝细胞损伤（肝硬化、肝炎），炎症。

（3）各器官疾病引起的蛋白丢失增加：泌尿系统疾病如肾病综合征、消化系统疾病如渗出性胃肠病或皮肤黏膜损伤如大面积烧伤所致的蛋白丢失。

（4）分解代谢过度：激素代谢紊乱（甲状腺功能亢进、库欣综合征），重度炎性综合征。

2. 高白蛋白血症 在健康人群中高白蛋白血症无任何病理意义，但在住院患者中往往提示血液浓缩或见于输注蛋白后。

（二）α1-球蛋白区带

1. α1-球蛋白降低

（1）由肝细胞损伤、营养不良或蛋白丢失所致，通常伴随白蛋白、α2-球蛋白及β-球蛋白升高。

（2）由先天性α1-抗胰蛋白酶缺乏所致，这种蛋白的异常可见于儿童肝脏病变或成人肺部疾病。

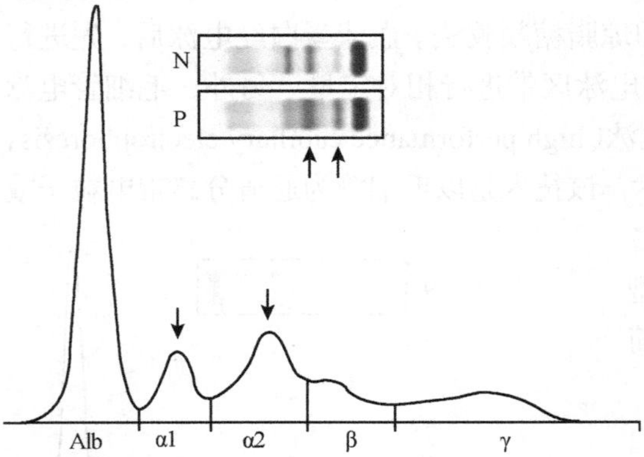

图 18-2 急性炎性综合征

2. α1-球蛋白升高 常见于炎性综合征，同时伴有α2-球蛋白增加，这是因为炎性综合征的急性时相反应蛋白（α1 区中的α-酸性糖蛋白、α1-抗胰蛋白酶及α2 区的结合珠蛋白）显著升高，见图 18-2。

（三）α2-球蛋白区带

1. α2-球蛋白降低

（1）由于肝细胞损伤、营养不良或蛋白丢失所致。

（2）血管内溶血：在严重炎性综合征时，结合珠蛋白降低，在蛋白电泳中可出现α1 区明显增加，α2 区降低。

2. α2-球蛋白升高 主要见于两种综合征，这与迁移至α2 区的两种蛋白的水平有关。

（1）炎性综合征：由于结合珠蛋白增加所致（α2 区增加至 13%），同时伴有α1-球蛋白增加。

（2）肾病综合征：由于α2-巨球蛋白增加所致（图 18-3）。

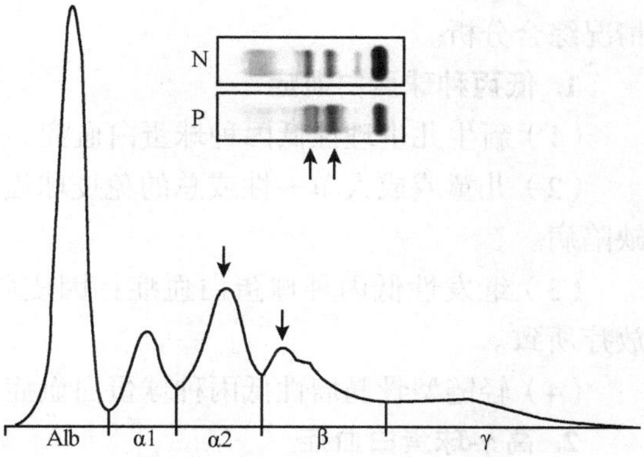

图 18-3 肾病综合征

（四）β 球蛋白区

1. β 球蛋白降低

（1）由于肝细胞损伤、营养不良或迁移至 β1 区的转铁蛋白丢失所致。

（2）低 C3 性肾小球肾炎由于补体 C3 消耗过度所致，低补体血症可伴有 β2 区峰值降低。

（3）β2 区带消失（经琼脂糖凝胶分离的 β1、β2 条带中）通常与陈旧血清相关，即未及时进行血清蛋白电泳。

2. β-球蛋白升高

（1）非单克隆因素（通常轻度升高）

1）通常由缺铁性贫血引起的高转铁蛋白血症致 β-球蛋白增高血症或由 Apo B 即 β 脂蛋白升高所致。

2）高 C3 补体血症：可起源于高 C3 补体血症的炎症或由于肝内外胆汁淤积引起的继发性高 β2-球蛋白血症。

3）β 区升高且出现 β-γ 桥，则提示肝硬化中的多克隆高 IgA（图 18-4）。

（2）单克隆蛋白

1）IgA 型（最常见）或 IgG 型单克隆骨髓瘤（图 18-5）。

2）华氏巨球蛋白血症中可见 IgM 型单克隆。

3）κ、λ 型轻链病见于轻链型骨髓瘤（一般与低丙种球蛋白血症或淀粉样变性有关）。

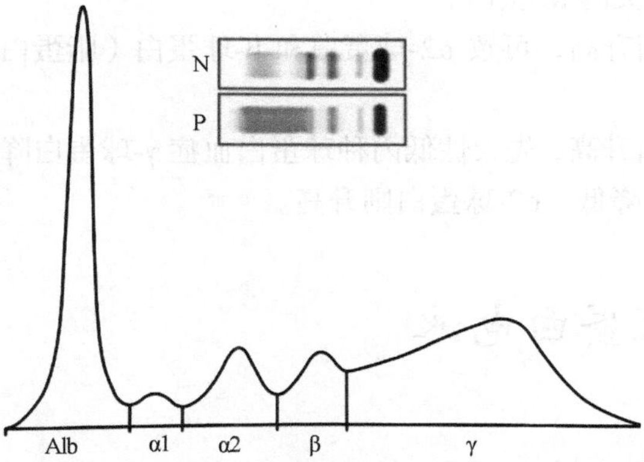

图 18-4 酒精性肝硬化出现的 β-γ 桥

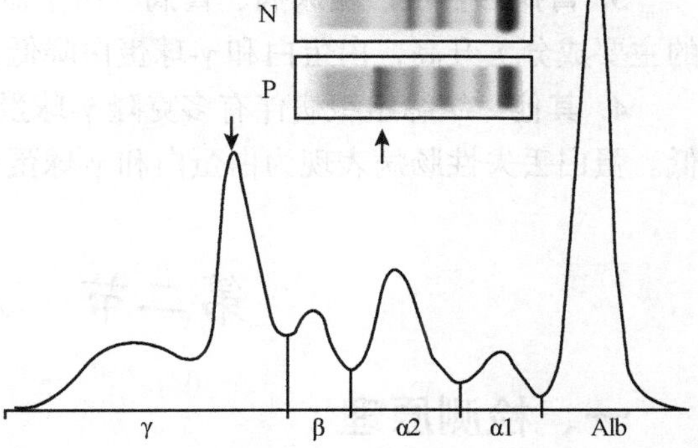

图 18-5 M 蛋白血症

（五）γ-球蛋白区带

γ 带是免疫球蛋白（IgG、IgA、IgM、IgD、IgE）迁移区域，需要结合患者年龄及临床情况综合分析。

1. 低丙种球蛋白血症

（1）新生儿生理性低丙种球蛋白血症。

（2）儿童或成人单一性或总的免疫球蛋白（包括三种免疫球蛋白型别）的原发性免疫缺陷病。

（3）继发性低丙种球蛋白血症：因皮质类固醇激素、免疫抑制剂治疗，以及化疗或放疗所致。

（4）轻链型骨髓瘤性低丙种球蛋白血症：通过尿本周蛋白检测进一步确认。

2. 高 γ-球蛋白血症

（1）多克隆高 γ-球蛋白血症（均质状深染条带）：主要见于肝病、艾滋病或自身免疫性疾病。

（2）单克隆高 γ-球蛋白血症（狭窄均一的电泳条带）：见于恶性丙种球蛋白血症（骨髓瘤或 Waldenström 巨球蛋白血症），伴随疾病（慢性淋巴细胞性白血病、淋巴瘤）或老年良性单克隆丙种球蛋白血症。

（3）寡克隆高 γ-球蛋白血症（多条狭窄均一的条带）：多重单克隆条带的寡克隆组分是由几种免疫球蛋白亚型增加所致的高 γ-球蛋白血症，称为寡克隆图谱，可见于血清电泳图谱，也可以出现于未经处理的脑脊液电泳图谱中。

（六）与血清蛋白电泳相关的疾病

1. 肝脏疾病　急性和轻症肝炎时电泳结果多无异常。慢性肝炎、肝硬化、肝细胞肝癌（常合并肝硬化）时，白蛋白降低，α1-球蛋白、α2-球蛋白、β-球蛋白也有降低倾向；γ-球蛋白增加见于慢性活动性肝炎，肝硬化失代偿时增加尤为显著。

2. M 蛋白血症　如骨髓瘤、原发性巨球蛋白血症等，白蛋白轻度降低，单克隆 γ-球蛋白明显升高，也有 β-球蛋白升高，偶有 α-球蛋白升高。大部分患者在 γ 区带、β 区带或 β 区带与 γ 区带之间可见结构均一、基底窄、峰高尖的 M 蛋白。

3. 肾病综合征、糖尿病、肾病　由于血脂升高，可致 α2-球蛋白和 β-球蛋白（脂蛋白的主要成分）升高，白蛋白和 γ-球蛋白降低。

4. 其他　结缔组织病伴有多克隆 γ-球蛋白升高，先天性低丙种球蛋白血症 γ-球蛋白降低。蛋白丢失性肠病表现为白蛋白和 γ-球蛋白降低，α2-球蛋白则升高。

第二节　尿蛋白电泳

一、检测原理

尿蛋白电泳（urine protein electrophoresis，UPE）常用醋酸纤维素薄膜电泳、十二烷基硫酸钠–聚丙烯酰胺凝胶电泳（SDS-PAGE）、琼脂糖凝胶电泳及尿蛋白免疫固定电泳等。若以醋酸纤维素薄膜为载体，可将蛋白质分离为白蛋白、α1-球蛋白、α2-球蛋白、β-球蛋白和γ-球蛋白五个区带。SDS-PAGE 电泳：电泳前先使尿蛋白与 SDS 反应，形成带负电荷的 SDS-蛋白质复合物，由于所带的负电荷大大超过蛋白质分子原有的电荷量，从而消除了不同分子间原有的电荷差异。琼脂糖凝胶电泳也可根据蛋白质分子量大小不同，将各种蛋白质进行分离。分子量越小，泳动速度越快；而分子量越大，泳动速度越慢（图 18-6）。

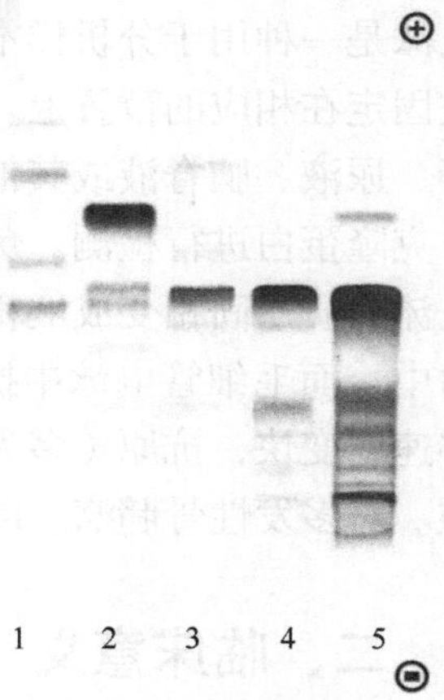

图 18-6　根据分子量大小分离尿蛋白的琼脂糖凝胶电泳

二、临床意义

（1）协助临床判断肾脏损伤的部位，确定尿蛋白的来源；了解肾脏病变的严重程度（选择性蛋白尿与非选择性蛋白尿），从而有助于疾病的诊断和预后判断。

尿蛋白电泳后呈现中、高分子蛋白区带，主要反映肾小球病变；呈现低分子蛋白区带，可见于肾小管病变或溢出性蛋白（如本周蛋白）尿；混合性蛋白尿可见到各种分子量的蛋白区带，表示肾小球和肾小管均被累及（图 18-7）。

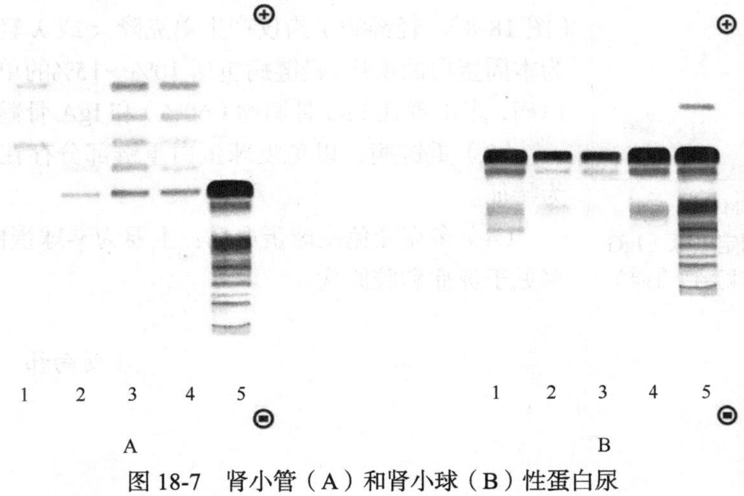

图 18-7　肾小管（A）和肾小球（B）性蛋白尿

（2）对于临床症状不典型的患者和微量蛋白尿患者的诊断及各种肾脏疾病治疗过程中病情的动态分析具有重要价值。

第三节　M 蛋白分型及检测

一、检测原理

血清蛋白电泳中出现的异常条带主要存在于β-球蛋白和γ-球蛋白区带，通常疑为单克隆蛋白质或 M 蛋白血症。为鉴别异常条带，可采用免疫固定电泳（IFE）技术。免疫固定电泳是一种用于分析样本中特异性抗原的技术，电泳后的蛋白质与相应抗体形成复合物而被固定在相应的位置上。其包括琼脂糖凝胶电泳和免疫沉淀两个过程，检测样本可以是血清、尿液、脑脊液或其他体液。除免疫固定电泳外，毛细管电泳也可采用免疫分型技术对单克隆蛋白进行检测。免疫分型和传统的免疫固定在临床应用上极为相似，只是方法学因电泳介质从固相变成液相而发生轻微的改变。免疫固定是由于抗原-抗体复合物锚定在琼脂糖中，而毛细管电泳中抗原-抗体反应发生在液相，因抗原-抗体复合物的荷质比变大，迁移速度变快，抗原（多为 M 蛋白）会被带离原先的位置，以此来判断样本中 M 蛋白的类型。对多发性骨髓瘤、巨球蛋白血症、重链病、轻链病的诊断具有重要意义。

二、临床意义

（1）单克隆免疫球蛋白增殖病：是以单一克隆的浆细胞过度升高为特征，常导致某种免疫球蛋白或免疫球蛋白亚单位大量合成，而其他正常免疫球蛋白水平下降。免疫化学方法能够对异常蛋白定量，而电泳分析能够确定这些蛋白的单克隆属性。

（2）本周蛋白和游离轻链病：本周蛋白是没有与免疫球蛋白分子中重链结合的单克隆 κ 或 λ 轻链。免疫固定电泳能确定本周蛋白的存在形式（图 18-8）。轻链病是指仅产生单克隆 κ 或 λ 轻链，在尿中称为本周蛋白的疾病，轻链病包括 10%～15%的单克隆免疫球蛋白病，多出现在 IgG 骨髓瘤（60%）和 IgA 骨髓瘤（16%）中。

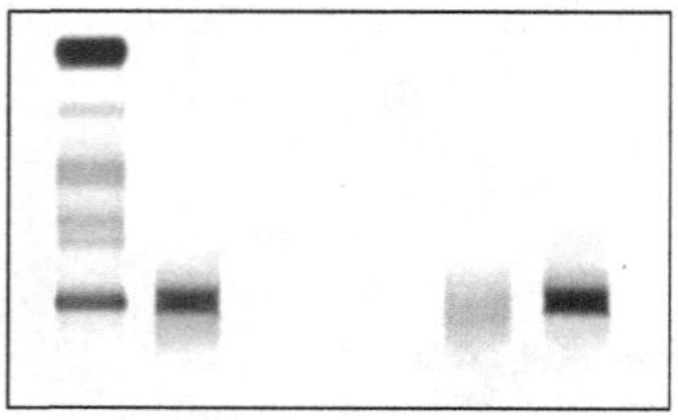

图 18-8 免疫固定电泳（IgG λ 型单克隆丙种球蛋白血症）

（3）重链病：以免疫球蛋白重链部分存在的单克隆蛋白为特征。

（4）多克隆免疫球蛋白病：主要为 γ-球蛋白区宽的条带，多见于炎症和胶原病。

（刘向祎 张晓红）

第四部分

常见疾病的生化项目临床应用解读

第十九章

心血管疾病

近30年，我国人群心血管病的死亡率、发病率和患病率总体呈上升趋势，且发病年龄提前。根据中国心血管病2017年报告，我国心血管病患病率处于持续上升阶段。

第一节　心力衰竭

一、概述

心力衰竭是各种心脏结构或功能性疾病导致心室充盈和（或）射血功能受损，心排血量不能满足机体组织代谢需要，以肺循环和（或）体循环淤血，器官、组织血液灌注不足为临床表现的一组综合征，主要表现为呼吸困难、体力活动受限和体液潴留。心功能不全或心功能障碍理论上是一个更广泛的概念，伴有临床症状的心功能不全称为心力衰竭（简称心衰）。

心衰是心脏不能或仅在提高充盈压后方能泵出组织代谢所需相应血量的一种病理生理状态。从不同的角度，临床上可将心衰分为不同的类型。

1. 左心衰竭、右心衰竭和全心衰竭　左心衰竭由左心室代偿功能不全所致，以肺循环淤血为特征，临床上较为常见。单纯的右心衰竭主要见于肺源性心脏病及某些先天性心脏病，以体循环淤血为主要表现。左心衰竭后肺动脉压升高，使右心负荷加重，右心衰竭继之出现，即为全心衰竭。心肌炎、心肌病患者左、右心功能同时受损，左、右心衰可同时出现而表现为全心衰竭。

2. 急性心衰和慢性心衰　急性心衰系急性的严重心肌损伤、心律失常或突然加重的心脏负荷，使心功能正常或处于代偿期的心脏在短时间内发生衰竭或慢性心衰急剧恶化。临床上以急性左心衰竭常见，表现为急性肺水肿或心源性休克。

慢性心衰有一个缓慢的发展过程，一般均有代偿性心脏扩大或肥厚及其他代偿机制的参与。

3. 收缩性心衰和舒张性心衰　收缩功能障碍，心排血量下降并有循环淤血的表现即为收缩性心衰，临床常见。舒张性心衰由心室主动舒张功能障碍或心室肌顺应性减退及充盈障碍所致，单纯的舒张性心衰可见于冠心病和高血压心脏病心功能不全早期，收缩期射血功能尚未明显降低，但因舒张功能障碍而致左心室充盈压升高，肺循环淤血。

导致心衰的基本病因主要有以下两个方面：原发性心肌损伤和心脏长期容量和（或）

压力负荷过重导致心肌功能由代偿最终发展为失代偿。

二、实验室检查

（一）慢性心衰

慢性心衰（CHF）是心血管疾病的终末期表现和最主要的死因抽样调查内容之一。我国成人心衰患病率为0.9%。随着年龄的增长，心衰患病率迅速增加，70岁以上人群患病率上升至10%以上。心衰患者4年死亡率达50%，严重心衰患者1年死亡率高达50%，总体死亡率呈上升趋势。

冠心病、高血压已成为慢性心衰的最主要病因。冠心病占 57.1%，居首位；高血压占30.4%。风湿性心脏病在病因构成中的比例已趋下降。慢性肺心病和高原性心脏病在我国也具有一定的地域高发性。

1. 利尿钠肽 是心衰诊断、患者管理、临床事件风险评估的重要指标，临床上常用指标为B型利尿钠肽（BNP）及氨基端B型利尿钠肽前体（NT-proBNP）。与急性心衰不同，在慢性心衰的临床应用中，BNP用于排除心衰诊断价值更高。排除慢性心衰诊断的界值：BNP＜35pg/ml或NT-proBNP＜125pg/ml，在此范围内，心衰诊断的可能性非常小。如果高于上述诊断界值，则需进一步结合临床进行诊断，并且需考虑引起尿钠肽升高的非心衰因素。其阴性预测值达到0.94～0.98，但阳性预测值只有0.44～0.57。

2. 肌钙蛋白 参见第十一章第十六节。

3. 生长刺激表达基因2蛋白（ST2） 是心衰检测中最具特异性的指标，与心衰症状分级直接相关，1年死亡率与ST2浓度呈正相关。血清中可溶性ST2水平不受年龄、性别、种族、肾功能等因素干扰，生物变异性低、稳定性高，参考值上限为35ng/ml；其可用于预测心衰患者发病后30天、1年的患病率和死亡风险。

4. 其他生物标志物 纤维化、炎症、氧化应激、神经内分泌紊乱及心肌和基质重构的标志物已被广泛应用于评估心衰的预后，如反映心肌纤维化的半乳糖凝集素-3及生长分化因子15等指标在慢性心衰的危险分层和预后评估中被应用，联合使用多项生物标志物进行评估可能是未来的发展方向。

5. 常规检查 包括血常规、尿常规、肝肾功能、血糖、血脂、电解质等，对于老年及长期服用利尿剂、RASS抑制剂的患者尤为重要，在接受药物治疗的心衰患者随访中也需要适当监测。甲状腺功能不容忽视，因为无论甲状腺功能亢进或者减退均可导致心衰。

（二）急性心衰

急性心衰（AHF）是指心衰急性发作和（或）加重的一种临床综合征，可表现为急性新发或慢性心衰急性失代偿。其中后者更为多见，占70%～80%。临床上最为常见的AHF是急性左心衰竭，急性右心衰竭虽较少见，但近年有增加的趋势。

1. 利尿钠肽 推荐用于心衰筛查（Ⅱa，B）、诊断和鉴别诊断（Ⅰ，A）、病情严重程度及预后评估（Ⅰ，A）。出院前的利尿钠肽检测有助于评估心衰患者出院后发生心血管事件的风险（Ⅰ，B）。在 AHF 的诊断中，利尿钠肽采用排除截点和诊断截点的双截点策略。BNP＜100ng/L、NT-proBNP＜300ng/L 时通常可排除 AHF，其阴性预测值可达 0.94～0.98，但阳性预测值为 0.66～0.67。NT-proBNP 水平应根据年龄和肾功能进行分层：50 岁以下＞450ng/L，50 岁以上＞900ng/L，75 岁以上应＞1800ng/L，肾功能不全（肾小球滤过率＜60ml/min）时应＞1200ng/L。经住院治疗后利尿钠肽水平无下降的心衰患者预后差。多种心血管疾病（心衰、急性冠脉综合征、心肌病变如左心室肥厚、心脏瓣膜病、心包疾病、心房颤动、心肌炎、心脏手术、电复律、心肌毒性损伤等）和非心血管疾病（高龄、贫血、肾功能不全、睡眠呼吸暂停、重症肺炎、肺动脉高压、肺栓塞、严重全身性疾病、脓毒症、严重烧伤和卒中等）均会导致利尿钠肽水平升高，尤其是心房颤动、高龄和肾功能不全等情况时。脑啡肽酶抑制剂可使 BNP 降解减少，而 NT-proBNP 不受影响，临床工作中应注意结合患者的治疗进行分析。

2. 肌钙蛋白 参见第十一章第十六节。

3. 降钙素原（PCT） PCT 的升高主要与细菌导致的炎症反应相关，临床上主要用于识别 AHF 患者伴发的肺炎。有研究认为 PCT 的升高同时受心衰严重程度的影响。

4. 常规检查 如血常规、血乳酸、尿素氮、肌酐、电解质、肝功能、血糖、甲状腺功能与促甲状腺激素（TSH）检查。怀疑肺血栓栓塞的患者还应检测 D-二聚体。

三、临床应用

1. 诊断 BNP 和 NT-proBNP 与左心室功能不全的程度呈正相关，是目前判定心衰严重程度的最新检测指标。对于临床疑似心衰患者通常进行 BNP 和 NT-proBNP 的定量检测。NT-proBNP 的生物半衰期较 BNP 长，因此其诊断敏感性更高。

2. 鉴别诊断 心衰主要应与以下疾病相鉴别。

（1）支气管哮喘：左心衰竭患者夜间常出现阵发性呼吸困难，称为心源性哮喘，应与支气管哮喘相鉴别。心源性哮喘多见于器质性心脏病患者，发作时必须坐起，重症者肺部有干、湿啰音，甚至咳粉红色泡沫痰；支气管哮喘多见于青少年，有过敏史，发作时双肺可闻及典型哮鸣音，咳出白色黏痰后呼吸困难常可缓解。检测血浆 BNP（或 NT-proBNP）对鉴别心源性和支气管性哮喘有较大的参考价值。

（2）心包积液、缩窄性心包炎：由于腔静脉回流受阻同样可以引起颈静脉怒张、肝大、下肢水肿等表现，应根据病史、心脏及周围血管体征进行鉴别，超声心动图、心脏磁共振检查可确诊。

（3）肝硬化腹水伴下肢水肿：应与慢性右心衰竭相鉴别，除基础心脏病体征有助于鉴别外，非心源性肝硬化不出现颈静脉怒张等上腔静脉回流受阻的体征。

此外，NT-proBNP 或 BNP 可用于鉴别诊断心源性或肺源性急性呼吸困难，血清或血浆 NT-proBNP 或 BNP 的异常升高则高度提示呼吸困难可能为心衰所致，肺源性呼吸困难时 NT-proBNP 或 BNP 水平不升高。

第二节　动脉粥样硬化

一、概述

动脉粥样硬化（AS）是冠心病、脑梗死、外周血管病的主要原因。其特点是受累动脉的病变从内膜开始，一般先是局部有脂质和复合糖类积聚、纤维组织增生和钙质沉着形成斑块，并有动脉中层逐渐退变，进而继发性出现斑块内出血、斑块破裂及局部血栓形成（称为粥样硬化-血栓形成），并有动脉管壁增厚变硬、失去弹性和管腔缩小。病变常累及大中肌性动脉，一旦发展到足以阻塞动脉腔，则该动脉所供应的组织或器官将缺血或坏死。由于在动脉内膜积聚的脂质外观呈黄色粥样，因此称为动脉粥样硬化。

本病的病因尚未完全确定，属多病因疾病，由多种危险因素作用于不同环节所致。主要危险因素有血脂异常、高血压、糖尿病（血糖异常）、吸烟、年龄和性别、大量饮酒、高同型半胱氨酸、遗传因素、肥胖等。

二、实验室检查

本病尚缺乏敏感而特异的早期实验室诊断方法。常用的实验室检测指标有血常规；血糖，血脂（甘油三酯、总胆固醇、高密度脂蛋白胆固醇、低密度脂蛋白胆固醇），肌酐，尿酸；凝血四项（PT、APTT、TT 和 FIB）；同型半胱氨酸；叶酸；糖化血红蛋白；C 反应蛋白和脂蛋白磷脂酶 A2。

三、临床应用

1. 同型半胱氨酸（Hcy）　Hcy 升高是心脑血管疾病的独立危险因素，危险度随血浆总 Hcy 水平的升高而增加。研究发现，高 Hcy 血症是发生动脉粥样硬化的独立危险因素，Hcy 与心力衰竭的相关性更为密切，对尚未出现心脏疾病症状者而言，Hcy 升高者出现心力衰竭的危险可加倍。

2. 脂蛋白相关磷脂酶 A2（Lp-PLA2）　Lp-PLA2 是导致斑块易损性增加的重要原因。《2012 欧洲心血管疾病预防临床实践指南》建议，急性动脉粥样硬化血栓形成事件复发高风险患者可检测 Lp-PLA2 以进一步评估复发风险。高敏 C 反应蛋白和 Lp-PLA2 水平均与粥样斑块组织坏死的面积大小呈正相关，支持 Lp-PLA2 是易损斑块的炎症标志物。

3. 高敏 C 反应蛋白（hsCRP）　是一种重要的炎症标志物和心血管疾病危险的预测因子，已被证实是引发心血管疾病的独立危险因素，其浓度对心血管疾病的干预及预后起重要作用。炎症过程已被证实为导致斑块破裂的原因之一，急性心肌梗死发作者在 6h 内血清 hsCRP 升高预示着易发生斑块破裂。

第三节　冠状动脉粥样硬化性心脏病

冠状动脉粥样硬化性心脏病指冠状动脉发生粥样硬化引起管腔狭窄或者闭塞，导致心肌缺血、缺氧或坏死而引起的心脏病，简称冠心病（CHD），也称为缺血性心脏病。近年趋向于根据发病特点和治疗原则不同分为两大类：慢性冠状动脉疾病[CAD，也称为慢性心肌缺血综合征（CIS）]和急性冠状动脉综合征（ACS）。前者包括稳定型心绞痛、缺血性心肌病和隐匿性冠心病等；后者包括不稳定型心绞痛、非ST段抬高心肌梗死（NSTEMI）和ST段抬高心肌梗死（STEMI），也有将冠心病猝死包括在内。

冠心病是动脉粥样硬化导致器官病变的最常见类型，也是严重危害人类健康的常见病。本病多发于40岁以上的成年人，男性发病早于女性。近年来发病呈年轻化趋势，已成为威胁人类健康的主要疾病之一。

一、稳定型心绞痛

（一）概述

稳定型心绞痛也称为劳力性心绞痛，是在冠状动脉固定性严重狭窄的基础上，由于心肌负荷的增加引起心肌急剧的、暂时的缺血缺氧综合征。其特点为阵发性的胸前区压榨性疼痛或憋闷感，主要位于胸骨后部，可放射至心前区和左上肢尺侧，常发生于劳力负荷增加时，持续数分钟，休息或服用硝酸酯制剂后疼痛缓解或消失。疼痛发作的程度、频度、性质及诱发因素在数周至数月内无明显变化。

（二）实验室检查

血糖、血脂检查可了解冠心病危险因素；胸痛明显者需查血清心肌损伤标志物，包括心肌肌钙蛋白I或T、肌酸激酶（CK）及同工酶（CK-MB），以与ACS相鉴别；检查血常规，判断有无贫血；必要时检查甲状腺功能。

二、急性冠状动脉综合征

（一）概述

ACS是一组由急性心肌缺血引起的临床综合征，主要包括不稳定型心绞痛、NSTEMI及STEMI。动脉粥样硬化不稳定斑块破裂或糜烂导致冠状动脉内血栓形成，被认为是大多数ACS发病的主要病理基础。血小板激活在其发病过程中起着非常重要的作用。

多数ACS患者在发病早期会出现急性胸前区疼痛，或以胃部不适作为主要临床表现，多数ACS患者有典型的心电图改变，约1/3的ACS患者无明显胸痛症状，约40%的患者心电图无明显缺血表现，此时实验室检查对于ACS的诊断和治疗效果监测有着重要意义。

（二）实验室检查

1. 肌钙蛋白 参见第十一章第十六节。

2. 肌红蛋白（Myo） 心肌损伤后 1～4h 开始升高，6～12h 达到峰值，是敏感的心肌损伤早期标志物，其窗口期较短（1 天），不能用于心肌损伤的回顾性诊断，但可用于心肌再梗死的诊断。由于 Myo 大量存在于骨骼肌中，当发生挤压综合征、甲状腺功能减退症和电解质紊乱等疾病时，横纹肌细胞受损，Myo 释放入血致其浓度升高。Myo 经肾脏清除，在肾衰竭患者中也可见 Myo 升高。

3. 肌酸激酶同工酶（CK-MB） CK-MB 主要存在于心肌细胞中，骨骼肌细胞中含量低。CK-MB 于心肌损伤后 2～6h 开始升高，12～24h 达到峰值，窗口期较肌红蛋白长，约为 3 天。CK-MB 质量检测较 CK-MB 活性检测具有更高的敏感性和特异性。

4. 脂蛋白相关磷脂酶 A2（Lp-PLA2） 美国心脏病学会基金会（ACCF）/美国心脏学会（AHA）2010 年无症状成人心血管风险评估指南建议：可考虑对中等风险的无症状成人进行 Lp-PLA2 检测，以进一步评估心血管事件的风险。基于上述研究证据和国际指南的建议，推荐以下人群可检测 Lp-PLA2 水平以预测心血管事件风险：①无症状高危人群的筛查，尤其是动脉粥样硬化性心血管疾病中等危险的人群，在传统危险因素评估的基础上，可检测 Lp-PLA2 以进一步评估未来心血管疾病的风险；②已接受他汀类药物治疗且胆固醇水平控制较好的患者，Lp-PLA2 水平可提高心血管事件风险预测价值；③发生急性血栓事件的患者，包括 ACS 和动脉粥样硬化性缺血性卒中患者，Lp-PLA2 有助于远期风险评估，如与 hsCRP 联合检测可提高预测价值。

（三）临床应用

理想的血清标志物能对胸痛发生 6h 内而又无明显心电图变化的急性心肌损伤进行诊断，能早期判断溶栓治疗的再灌注效果，能尽早判断每一位 AMI 患者的梗死程度与进展，监测有无再梗阻，能确定不稳定型心绞痛患者的高危性。

临床数据显示，急性心肌梗死后 1h 内得到治疗，死亡率为 1%，但超过 6h 后死亡率为 10%～20%；假定此成线性关系，急性心肌梗死后得到治疗的时间每延长 30min，死亡率将增加 1%。因此，早期快速诊断是降低死亡率的关键。

1. 首选实验室检查 在发病 2～12h 时检测 Myo 较 CK-MB（质量）和 cTn 均具有较高的阴性预测值。用于急性心肌梗死早期诊断（发病 1.5～6h），胸痛后 2h 内连续检测 Myo 含量变化≥20ng/ml，可高度提示患者发生急性心肌梗死。胸痛发作 6h 内血中 Myo 水平升高具有阳性预报价值。动态检测两次 Myo 值无差异，具有 100%阴性预报价值。无心电图改变的 Myo 升高提示发生心肌梗死的可能性极大。高敏肌钙蛋白（hs-cTn）具有更高的敏感性，能筛选出更多的 NSTEMI。

2. 次选实验室检查

（1）CK-MB 质量：由于非心肌特异性，CK-MB 质量升高需结合心电图的变化及胸痛病史，或结合 cTn 检测结果，综合判断患者是否发生心肌损伤。有骨骼肌损伤时，CK-MB 质量升高不能作为判断急性心肌损伤的指标。CK-MB 质量在胸痛发作早期 6～7h 的诊断敏感性等同于 Myo。伴有 CK-MB 质量增加的不稳定型心绞痛患者数月后心肌梗死的发生率和死亡率都明显高于CK-MB质量正常的不稳定型心绞痛患者。

（2）炎症标志物：炎症反应在动脉粥样硬化过程中具有重要作用，血清炎症标志物升高，提示体内粥样硬化病灶的炎症活动增强，炎症标志物在预测心血管疾病的危险性及发生严重心血管事件等方面具有重要价值。主要的炎症标志物包括hsCRP、肿瘤坏死因子α（TNF-α）、IL-10和细胞黏附分子等。

（3）Lp-PLA2：对中等风险心血管事件的无症状成人进行Lp-PLA2检测，以进一步评估发生心血管事件的风险。

Myo是ACS心肌坏死早期的诊断指标，胸痛早期的连续监测及监测结果的动态变化对ACS的诊断具有一定价值，但是其为非心肌特异性。由于Myo在胸痛2～6h检测具有较高的阴性预测值，因此Myo阴性可排除ACS。同时，Myo由于其窗口期短，可有效用于判断心肌再梗死的发生。CK-MB质量也用于ACS的晚期诊断，但其心肌特异性低于肌钙蛋白，需要明确患者是否存在骨骼肌损伤，或与肌钙蛋白联合检测提高诊断特异性。cTn具有心肌特异性，是急性心肌损伤最理想的标志物，cTn检测用于临床诊断心肌损伤的准确性和严重程度判断，区别同时有骨骼肌和心肌损伤时的心肌损伤程度，由于其窗口期较长，可用于ACS未及时就诊患者后期回顾性诊断。hs-cTn的检测可增加对心肌微小损伤的检出率，同时提高ACS诊断的敏感性。

第四节 心 肌 病

心肌病是一组异质性心肌疾病，由不同病因（遗传性病因较多见）引起的心肌病变导致心肌机械和（或）心电功能障碍，常表现为心室肥厚或扩张。该病可局限于心脏本身，亦可为系统性疾病的部分表现，最终可导致心脏性死亡或进行性心力衰竭。由其他心血管疾病继发的心肌病理性改变不属于心肌病范畴，如心脏瓣膜病、高血压性心脏病、先天性心脏病、冠心病等所致的心肌病变。目前心肌病的分类具体如下：

遗传性心肌病：包括肥厚型心肌病、右心室发育不良心肌病、左心室致密化不全、糖原贮积症、先天性传导阻滞、线粒体肌病、离子通道病（包括长QT综合征、Brugada综合征、短QT综合征、儿茶酚胺敏感性室性心动过速等）。

混合性心肌病：包括扩张型心肌病、限制型心肌病。

获得性心肌病：包括感染性心肌病、心动过速心肌病、心脏气球样变、围生期心肌病。

一、扩张型心肌病

（一）概述

扩张型心肌病（DCM）是一类以左心室或双心室扩大伴收缩功能障碍为特征的心肌病。该病较为常见，我国发病率为（13～84）/10万。病因多样，约半数病因不详。临床表现为心脏扩大、心力衰竭、心律失常、血栓栓塞及猝死。本病预后差，确诊后5年生存率约为50%，10年生存率约为25%。

多数 DCM 病例的原因不明，部分患者有家族遗传性。可能的病因包括感染、非感染性炎症、中毒（包括酒精中毒等）、内分泌和代谢功能紊乱、遗传因素、精神创伤。

（二）实验室检查

1. 利尿钠肽和心肌肌钙蛋白检查 DCM 可出现利尿钠肽升高，此有助于鉴别呼吸困难的原因。部分患者也可出现心肌肌钙蛋白轻度升高，但缺乏诊断特异性。

2. 血常规、电解质、肝肾功能等常规检查 明确有无贫血、电解质紊乱、肝硬化及肾功能不全等疾病，这些检查虽然对扩张型心肌病的诊断无特异性，但有助于对患者总体情况进行评估和判断预后。临床尚需要根据患者的合并症选择性进行内分泌功能、炎症及免疫指标、病原学等相关检查。

二、肥厚型心肌病

（一）概述

肥厚型心肌病（HCM）是一种遗传性心肌病，以心室非对称性肥大为解剖特点。根据左心室流出道有无梗阻可分为梗阻性 HCM 和非梗阻性 HCM。HCM 是青少年和运动员猝死的主要原因之一。心脏性猝死常见于 10～35 岁的年轻患者，心衰死亡多发生于中年患者，HCM 相关的心房颤动导致的卒中则以老年患者多见。心脏性猝死的危险性随年龄的增长而逐渐下降，但不会消失。在三级医疗机构就诊的 HCM 患者中年死亡率为 2%～4%，心脏性猝死是常见的死因之一。

HCM 为常染色体显性遗传，具有遗传异质性。目前发现至少 18 个基因和 500 种以上变异，约占 HCM 病例的一半，其中最常见的为β-肌球蛋白重链及肌球蛋白结合蛋白 C 的编码基因突变。HCM 的表型呈多样性，与致病的突变基因、基因修饰等有关。

（二）实验室检查

高敏肌钙蛋白：与肥厚型心肌病有关。钙可调节肌钙蛋白复合物并修饰调节性 N-结构域，促进心肌病和心衰。

三、心肌炎

（一）概述

心肌炎是心肌的炎症性疾病。最常见的病因为病毒感染，细菌、真菌、螺旋体、立克次体、原虫、蠕虫等感染也可引起心肌炎，但相对少见。非感染性心肌炎的病因包括药物、毒物、放射线、结缔组织病、血管炎、结节病等。起病急缓不定，少数呈暴发性，导致急性心衰或猝死。病程多有自限性，但也可进展为扩张型心肌病。

多种病毒可引起心肌炎，柯萨奇 B 组病毒、ECHO 病毒、脊髓灰质炎病毒等为常见病毒。其中，柯萨奇 B 组病毒是最为常见的致病原因，占 30%～50%。此外，人类腺病毒、流感病毒、风疹病毒、单纯疱疹病毒、脑炎病毒、肝炎病毒及 EB 病毒、巨细胞病毒和人类免疫缺陷病毒（HIV）等都能引起心肌炎。

（二）实验室检查

1. 经典实验室检查 ①利尿钠肽水平通常显著升高，提示心功能受损严重，是诊断心功能不全及其严重性、判断病情转归的重要指标，对合并重症肺炎者有重要鉴别诊断价值，但利尿钠肽的升高与心肌损伤相比有一定的滞后，因此发病极早期检查或仅有轻度升高者，短期内需要复查。②肌酸激酶同工酶（CK-MB）升高。③乳酸脱氢酶升高。④天冬氨酸氨基转移酶升高。⑤肌红蛋白升高。⑥血常规检查时中性粒细胞早期常不升高，检查的意义在于帮助及时排除心脏瓣膜疾病、肥厚型心肌病或限制型心肌病等。

2. 非特异性炎症指标检测 红细胞沉降率加快，C 反应蛋白等非特异性炎症指标常升高。

3. 病毒血清学检测 仅对病因有提示作用，不能作为诊断依据。确诊有赖于心内膜、心肌或心包组织内病毒、病毒抗原、病毒基因片段或病毒蛋白的检出。

4. 心内膜心肌活检 除用于本病诊断外，还有助于病情及预后的判断。

（刘向祎）

第二十章
胰 腺 炎

胰腺位于腹膜后，是人体内仅次于肝脏的第二大消化腺。胰腺是一个混合性分泌腺体，主要有外分泌和内分泌两大功能。外分泌液的主要成分是胰液，内含碱性的碳酸氢盐和各种消化酶，其功能是中和胃酸，消化糖、蛋白质和脂肪。内分泌液的主要成分是胰岛素、胰高血糖素，其次是生长激素释放抑制激素、肠血管活性肽、胃泌素等。由于其特殊的位置和解剖结构，以及生活方式和环境因素的影响，胰腺常发生的相关疾病有急性胰腺炎、慢性胰腺炎及胰腺癌，下文主要介绍胰腺炎。

第一节　急性胰腺炎

一、概述

急性胰腺炎（AP）是指多种病因引起的胰酶激活，继以胰腺局部炎症反应为主要特征，病情较重者可发生全身炎症反应综合征（SIRS），并可伴有器官功能障碍。临床上以急性上腹痛及血淀粉酶或脂肪酶升高为特点。按照病理改变过程可分为水肿性急性胰腺炎和出血坏死性急性胰腺炎，前者占 80%～90%。按照病情可分为轻症急性胰腺炎（MAP）、重症急性胰腺炎（SAP）及中度重症急性胰腺炎（MSAP）。重症急性胰腺炎占 10%～20%，病情凶险，可伴发多器官功能障碍及胰腺局部并发症，死亡率高。轻症急性胰腺炎病情轻、预后好，常在 1 周内恢复，不留后遗症，死亡率＜1%。

胰腺炎急性发作时表现为持续性上腹部剧烈疼痛，常向背部放射，伴有腹胀及恶心呕吐。临床体征轻者仅表现为轻压痛，重者可出现腹膜刺激征、腹水，偶见腰肋部皮下瘀斑（Grey-Turner 征）和脐周皮下瘀斑（Cullen 征）。腹部因液体积聚或假性囊肿形成可触及肿块。可并发一个或多个脏器功能障碍，也可伴有严重的代谢功能紊乱。

胆道疾病，尤其胆石症及胆道感染等是急性胰腺炎的主要病因。此外，以下因素也与急性胰腺炎的发作有关，如饮酒，胰管阻塞，十二指肠降部疾病，代谢障碍如高甘油三酯血症和高钙血症，药物如噻嗪类利尿药、硫唑嘌呤及糖皮质激素等，感染及全身炎症反应。各种自身免疫性血管炎、胰腺主要血管栓塞等血管疾病可影响胰腺血供，由于胰腺血供受阻需超过 50%才可能导致急性胰腺炎，因此这一病因在临床上相对少见。遗传性急性胰腺炎罕见。少数病因不明者称为特发性急性胰腺炎。

二、实验室检查

1. 淀粉酶和脂肪酶 是诊断急性胰腺炎的重要标志物。急性胰腺炎时，血清淀粉酶于起病后 2～12h 开始升高，24h 达到高峰，48h 开始下降，持续 3～5 天；尿淀粉酶在 24h 开始升高，48h 达到高峰，下降缓慢，1～2 周恢复正常。血清脂肪酶于起病后 24～72h 开始升高，持续 7～10 天，其敏感性和特异性均略优于血淀粉酶。

2. 其他项目 包括白细胞计数升高、高血糖、肝功能异常、低钙血症、血气分析异常等。诊断性腹腔穿刺若抽出血性渗出液，其淀粉酶值升高对诊断很有帮助。暂时性血糖升高常见，可能与胰岛素释放减少和胰高血糖素释放增加有关。持久的空腹血糖高于 10mmol/L 表明胰腺坏死，提示预后不良。高胆红素血症可见于少数患者，多于发病后 4～7 天恢复正常。血清 AST、LDH 可升高。暂时性低钙血症（＜2mmol/L）常见于重症急性胰腺炎，低血钙程度与病情严重程度平行，若血钙低于 1.5mmol/L 提示预后不良。急性胰腺炎时可出现高甘油三酯血症，这种情况可能是病因，也可能是结果，后者在急性期过后可恢复正常。C 反应蛋白（CRP）增高（发病 72h＞150mg/L），血糖升高（无糖尿病史，＞11.1mmol/L），血甘油三酯≥11.3mmol/L，提示病情严重。

三、临床诊断

急性胰腺炎作为急腹症之一，应在患者就诊后 48h 内明确诊断，具体内容如下：

（1）确定急性胰腺炎：一般应具备下列 3 条中的任意 2 条。①急性、持续中上腹痛；②血清淀粉酶或脂肪酶大于参考值上限 3 倍；③急性胰腺炎的典型影像学改变。

（2）分级诊断：①MAP 占急性胰腺炎的多数，不伴有器官功能衰竭及局部或全身并发症，通常在 1～2 周恢复，病死率极低。②MSAP 伴有一过性（≤48h）的器官功能障碍。早期病死率低，后期如坏死组织合并感染，病死率升高。③SAP 占急性胰腺炎的 5%～10%，伴有持续（＞48h）的器官功能衰竭。SAP 早期病死率高，如后期合并感染则病死率更高（表 20-1）。

表 20-1 急性胰腺炎的分级诊断

项目	MAP	MSAP	SAP
器官衰竭	无	＜48h 内恢复	＞48h
APACHE Ⅱ评分（分）	＜8	可＞8	＞8
CT 评分（分）	＜4	可＞4	＞4
局部并发症	0	可有	有
死亡率（%）	0	1.9	36～50
ICU 监护需要率（%）	0	21	81
器官支持需要率（%）	0	35	89

第二节　慢性胰腺炎

一、概述

慢性胰腺炎（CP）是各种病因引起胰腺组织和功能不可逆改变的慢性炎症性疾病。基本病理特征包括胰腺实质慢性炎症损害和间质纤维化、胰腺实质钙化、胰管扩张及胰管结石等改变。临床主要表现为反复发作的上腹部疼痛、消瘦、脂肪泻、黄疸、腹部包块和糖尿病，同时伴有多种急、慢性并发症。慢性胰腺炎病因复杂，病程迁延，临床表现多变，早期诊断困难。

慢性胰腺炎的致病因素较多，我国以胆道疾病为主，其次是长期酗酒；此外，还有高脂血症、高钙血症、胰腺先天性异常、胰腺外伤或手术、急性胰腺炎导致胰管狭窄、自身免疫性疾病等；遗传性胰腺炎中阳离子胰蛋白酶原 *PRSS1* 基因突变多见，散发性胰腺炎中 *SPINK1* 基因和 *CFTR* 基因为常见突变基因；吸烟能显著增加慢性胰腺炎发病的危险性。致病因素不明确者称为特发性慢性胰腺炎。我国 1994～2004 年多中心临床调查估计，慢性胰腺炎的患病率约为 13/10 万，发病率虽然低于西方国家，但呈逐年上升趋势；男女比例 1.86：1，平均年龄（48.9±14.8）岁；经济较发达地区患者数量较多，经济欠发达地区患者数量较少。

二、实验室检查及临床应用

（一）胰腺功能检测

胰腺外分泌功能障碍（PEI）是指胰酶（腺泡功能）和（或）碳酸氢钠（腺管的功能）分泌不足。慢性胰腺炎的诊断需要进行胰腺功能的检测，且每个新诊断的慢性胰腺炎患者均应进行胰腺外分泌功能不足的筛查。在患有慢性胰腺炎、糖尿病、胰腺癌及进行过胰腺切除术或胃切除术的患者中，需要特别注意筛查 PEI。

（二）慢性胰腺炎的诊断

慢性胰腺炎的诊断主要依据临床表现和影像学检查，胰腺内、外分泌功能检测可以作为诊断的补充。病理学诊断是慢性胰腺炎确诊的标准。

诊断条件包括：①一种及一种以上影像学检查结果显示慢性胰腺炎特征性形态改变；②组织病理学检查结果显示慢性胰腺炎特征性改变；③患者有典型上腹部疼痛或其他疾病不能解释的腹痛，伴或不伴体重减轻；④血清或尿胰酶水平异常；⑤胰腺外分泌功能异常。①或②任何一项典型表现，或者①或②疑似表现加③、④和⑤中任何两项可以确诊。①或②任何一项疑似表现考虑为可疑患者，需要进一步临床观察和评估（诊断流程）。

（三）慢性胰腺炎的鉴别诊断

应注意排除自身免疫性胰腺炎的诊断。血清 IgG4 对自身免疫性胰腺炎有重要的诊断价值。胰腺癌主要应与慢性胰腺炎特别是自身免疫性胰腺炎相鉴别，如局部胰腺癌晚期伴黄疸，需排除自身免疫性胰腺炎。2015 年美国国家综合癌症网络（NCCN）发布的《胰腺癌诊疗指南》指出，血清 IgG4＞1.0g/L 联合 CA19-9＜74U/ml 对自身免疫性胰腺炎诊断的敏感度达到 94%，特异度达到 100%。

（四）慢性胰腺炎的常见并发症糖尿病（ⅢC 型糖尿病）

糖尿病是慢性胰腺炎常见的并发症，其发病率差异很大，在特发性、酒精性慢性胰腺炎中是常见的并发症。影响慢性胰腺炎中糖尿病发病风险的因素有：①随着手术干预（特别是远端胰腺切除术）和年龄的增长，患糖尿病的风险增加；②重度吸烟；③糖尿病的发病风险随着疾病持续时间的增加而增加；④糖尿病的发病风险与性别和家族史有关。

1. ⅢC 型糖尿病（$T_{3c}DM$）的诊断

（1）对慢性胰腺炎患者的初步评估应包括空腹血糖和 HbA1c。$T_{3c}DM$ 的诊断标准是空腹血糖≥7.0mmol/L 或 HbA1c≥6.5%。

（2）HbA1c＜6.5%不能排除 $T_{3c}DM$，因为该指标在这类患者群体中存在局限性。因此，HbA1c 正常者应由空腹血糖检测确认。

（3）如果没有明确的高血糖，随机血浆葡萄糖≥11.1mmol/L，或者可疑时，结果应通过葡萄糖耐量试验检测 2h 血糖≥11.1mmol/L 来确认。

（4）即使没有糖尿病的典型临床症状，也应每年进行这些检测。

2. 区分 $T_{3c}DM$ 与 T_1DM、T_2DM

（1）与其他类型的糖尿病相比，不存在胰腺多肽对混合营养摄入的反应似乎是 $T_{3c}DM$ 的一个特征。

（2）至少要进行一次实验室检测，以尽可能准确地对患者进行分类。检测项目应包括糖尿病相关抗体、C 肽/葡萄糖值、胰腺外分泌功能，并进行胰腺影像检查。

（刘向祎）

第二十一章

肝脏疾病

第一节　病毒性肝炎

一、概述

病毒性肝炎是指由于病毒感染导致的肝脏炎症，可以呈现急性或慢性状态，最常见的有五种嗜肝病毒肝炎，包括甲型病毒性肝炎、乙型病毒性肝炎、丙型病毒性肝炎、丁型病毒性肝炎和戊型病毒性肝炎。除嗜肝病毒外，其他病毒感染也可能引发肝脏炎症，如巨细胞病毒、EB病毒、黄热病毒、单纯疱疹病毒等。病毒性肝炎主要表现为乏力、食欲缺乏、肝功能异常，部分患者可有发热及黄疸等，有的病程迁延或反复发作成为慢性，少数人发展成重型肝炎。各型病毒性肝炎可以混合感染或重叠感染。其中，甲型病毒性肝炎和戊型病毒性肝炎以粪-口途径传播为主，常表现为发热、黄疸，多呈急性感染过程，极少迁延成慢性。乙型病毒性肝炎和丙型病毒性肝炎多经输血及密切接触传播，易迁延发展成慢性，甚至肝硬化或肝癌。丁型肝炎病毒需依赖于乙型肝炎病毒而存在并复制，常与乙型肝炎病毒呈混合感染或在慢性乙型病毒性肝炎病程中重叠感染。2013年，全球约有150万人死于病毒性肝炎，绝大部分为乙型病毒性肝炎和丙型病毒性肝炎患者，东亚为高发区域。据WHO报道，全球约20亿人曾感染乙型肝炎病毒，其中2.4亿人为慢性乙型病毒性肝炎患者。我国曾是乙型肝炎病毒感染大国，由于乙肝疫苗的使用和抗病毒治疗方案的实施，乙型肝炎病毒感染率已经显著下降，人群乙型肝炎表面抗原携带率从2006年的7.18%下降到2014年的5%。全球丙型肝炎病毒感染率约为2.8%，感染人群达1.85亿，我国是低流行区，流行率为0.43%。

二、临床诊断

（一）甲型病毒性肝炎

甲型病毒性肝炎（简称甲型肝炎）是由甲型肝炎病毒（HAV）引起的消化道常见传染病。本病不但终年散发，同时还常出现季节性或食物源性的暴发性流行，从而危害人们健康，是我国乙类法定传染病之一。甲型肝炎的诊断必须根据流行病学、临床症状和体征、实验室检查等进行综合分析，动态观察并予以诊断。从实验室检查的角度，主要有以下标准：①丙氨酸氨基转移酶（ALT）明显异常；②血清抗HAV-IgM阳性或抗HAV-IgG双份血清呈 4 倍升高；③急性黄疸型肝炎血清胆红素＞17μmol/L，尿胆红素阳性；④淤胆型肝炎肝功能检查可见血清胆红素明显升高，以直接胆红素为主，同时伴碱性磷酸酶、γ-谷氨酰转肽酶、胆固醇等明显升高，ALT 中度升高；⑤急性重型肝炎数日内血清胆红素＞171μmol/L 或每日升高值＞17.1μmol/L，凝血酶原活动度＜40%；⑥亚急性重型肝炎肝功能明显异常，胆酶分离，A/G 值倒置，胆固醇降低，凝血酶原活动度＜40%。

（二）乙型病毒性肝炎

若患者既往有乙型病毒性肝炎（简称乙型肝炎）病史或 HBsAg 阳性超过 6 个月，现 HBsAg 和（或）HBV DNA 仍为阳性者，可以诊断为慢性 HBV 感染。根据临床表现和辅助检查结果，可将慢性 HBV 感染分为慢性 HBV 携带者、HBeAg 阳性的慢性乙型肝炎、HBeAg 阴性的慢性乙型肝炎、非活动性 HBsAg 携带者、隐匿性慢性乙型肝炎及乙型肝炎肝硬化。各型诊断标准及特征见表 21-1。

表 21-1　乙型肝炎病毒感染临床诊断

临床类型	诊断标准及特征
慢性 HBV 携带者	年轻，处于免疫耐受期，HBsAg、HBeAg 和 HBV DNA 阳性，1 年内连续随访 2 次以上均显示 ALT 和 AST 在正常范围内，肝组织学检查无病变或仅有轻微病变
HBeAg 阳性的慢性乙型肝炎	血清 HBsAg、HBeAg 和 HBV DNA 阳性，ALT 持续或反复异常，或肝组织检查有炎性病变
HBeAg 阴性的慢性乙型肝炎	血清 HBsAg 和 HBV DNA 阳性，HBeAg 持续阴性，ALT 持续或反复异常或肝组织检查有炎性病变
非活动性 HBsAg 携带者	血清 HBsAg 阳性、HBeAg 阴性、抗-HBe 阳性或阴性，HBV DNA 低于检测下限，1 年内连续随访 3 次以上，每次间隔至少 3 个月，ALT 均在正常范围，组织学检查活动指数（HAI）评分＜4 或根据其他计分系统判断为病变轻微
隐匿性慢性乙型肝炎	血清 HBsAg 阴性，但血清或肝组织中 HBV DNA 阳性，并有慢性乙型肝炎临床表现
乙型肝炎肝硬化	病因学明确为 HBV 感染且组织学或临床提示存在肝硬化

（三）丙型病毒性肝炎

丙型病毒性肝炎（简称丙型肝炎）的诊断依据包括流行病学史、临床表现、实验室检查结果、组织病理学检查结果和影像学检查结果。其诊断原则为依据流行病学资料、症状、体征和肝功能进行初步诊断，确诊需要依据 HCV RNA 检测。区分急、慢性及肝硬化必须根据暴露时间、影像学和病理学结果。其诊断依据如下：①流行病学史，接受过血液制品或其他细胞成分治疗，接受过器官移植，有不洁注射史、血液透析史，接受过消毒不严格的有创检查，有静脉注射毒品史，为职业供血者，与丙型肝炎病毒（HCV）感染者有性接触史或母亲为 HCV 感染者；②丙型肝炎的临床表现，如全身乏力、食欲减退、恶心、右季肋部不适或疼痛、肝脾大等；③实验室检查，血清 ALT/AST 升高，部分病例有血清胆红素升高，血清抗-HCV 阳性、血清 HCV RNA 阳性；④影像学及病理学特征。

（四）丁型病毒性肝炎

丁型病毒性肝炎（简称丁型肝炎）是由丁型肝炎病毒（HDV）引起的。HDV 是一种缺陷 RNA 病毒，必须依赖 HBV 的辅助才能感染人体，并易导致重型肝炎、慢性肝炎及肝硬化。《丁型病毒性肝炎诊断标准》（WS 300—2008）对实验室检查的要求包括病毒学检查、肝功能检查等，确诊须依据患者血清和（或）肝组织中 HBV 和 HDV 标志物的检测。HDV 标志物包括血清 HDV Ag、HDV RNA、血清抗 HDV、血清抗 HDV-IgM，以及肝组织 HDV Ag、HDV RNA。如临床及病原学诊断符合急性乙型肝炎，伴 HDV 感染标志物中一项或一项以上阳性，可诊断为 HDV/HBV 同时感染；如临床及病原学诊断符合慢性 HBV 感染，伴 HDV 感染标志物中一项或一项以上阳性，则可诊断为 HDV/HBV 重叠感染。

（五）戊型病毒性肝炎

戊型病毒性肝炎（简称戊型肝炎）是由戊型肝炎病毒（HEV）引起的，以肝实质细胞炎性坏死为主的肠道传播性疾病。患者主要为成年人，病死率较高。多数暴发流行为水源性或食源性，是我国乙类法定传染病之一。其实验室诊断依据包括血清学检测抗 HEV-IgG 和（或）抗 HEV-IgM 阳性；血清 ALT 明显升高；血清总胆红素＞17.1μmol/L（10mg/L）和（或）尿胆红素阳性；肝衰竭患者的凝血酶原活动度进行性降至 40%以下；血清学检查排除急性甲型肝炎、乙型肝炎、丙型肝炎。戊型肝炎的诊断依据流行病学史、症状、体征及实验室检查结果等。因为戊型肝炎的临床表现与其他急性肝炎极其相似，确诊依赖于特异性的血清学检查。

三、实验室检测指标的临床应用

血清 ALT 和 AST 是重要的代谢酶类，也是肝脏受损常用和敏感的指标，正常情况下，血液中 ALT 和 AST 水平较低，当肝细胞发生炎症、坏死、中毒等造成肝脏受损时，细胞膜通透性增大，二者即可逸出细胞外，造成血清中活性显著升高。慢性乙型肝炎可导致 ALT 长期异常，但水平不高，多在 300U/L 以下。血清 ALT 活性对慢性乙型肝炎抗病毒治疗具有指导价值，在《慢性乙型肝炎防治指南》（2015 年版）中明确指出，对 HBsAg 阳性患者，发现 ALT 水平升高后，建议观察 3～6 个月，如未发生血清学转换，才考虑抗病毒治疗。接受抗病毒治疗需要满足 ALT 持续升高≥2×ULN 超过 3 个月，如用干扰素治疗，ALT 应≤10×ULN。同时，ALT 水平也是接受抗病毒治疗患者疗效监测的有效指标，高 ALT 水平的 HBeAg 阳性慢性乙型肝炎患者接受 Peg-IFN-α 治疗的血清转换率更高。美国肝病学会（AASLD）、欧洲肝脏研究学会（EASL）及亚太肝脏研究学会（APASL）发布的指南也采用 ALT 升高≥2×ULN 作为确定慢性乙型肝炎是否适合治疗的一个因素。除乙型肝炎外，《丙型肝炎防治指南》（2015 年版）中也明确慢性丙型肝炎接受 IFN 联合 RBV 治疗过程中也要定期检查 ALT，以监测治疗效果。除 ALT 外，各型病毒性肝炎血清 AST 也会升高。临床上常用 AST 与 ALT 比值来判断肝病的严重程度。在急性肝炎时，ALT 灵敏度及特异度均好于 AST，AST 虽亦显著升高，但升高程度不及 ALT，故 AST/ALT＜1。对于慢性肝炎，特别是肝硬化时，AST 升高程度超过 ALT，则 AST/ALT＞1。当 AST 明显升高（AST＞ALT）时，提示为重型肝炎、严重肝损伤。

除 ALT 和 AST 外，急性肝炎患者血清碱性磷酸酶（ALP）、乳酸脱氢酶（LDH）及同工酶、γ-谷氨酰转移酶（GGT）、总胆汁酸（TBA）可轻度升高或在正常范围，但在胆汁淤积性甲型肝炎中则显著升高。由于急性肝炎病变范围局限于肝小叶内，肝脏主要结构保持完好，因此肝脏的合成及代谢功能基本正常，在相关检测项目方面表现为总蛋白（TP）和白蛋白（Alb）基本正常，白蛋白/球蛋白（A/G）值常为1.5～2.5；总胆红素和直接胆红素正常或轻度升高。

GGT在反映慢性肝炎及其病变活动时较氨基转移酶敏感。在急性肝炎恢复期，ALT活性已降至参考值范围，如发现GGT活性持续升高，提示肝炎慢性化；慢性肝炎即使ALT活性不升高，如GGT持续不降，在排除胆道疾病的情况下，提示病变仍在活动。LDH和α-羟丁酸脱氢酶（HBDH）正常或轻度升高。急性肝炎初愈患者血清TBA由最初的高值几乎与AST在同一时间降至参考值范围，若持续不降、反而升高，则有发展为慢性的可能。此时多数患者TBA升高，升高程度与氨基转移酶和胆红素基本平行。活动期血清胆红素一般为40～80μmol/L，有肝内胆汁淤积或者亚急性重型肝炎时明显升高，可达100～200μmol/L甚至以上。急性重型肝炎时，血清胆红素仅中度升高。由于慢性肝炎肝脏坏死范围广泛，不再局限于肝小叶内，因此对肝脏的合成和代谢功能会有一些影响，表现为TP和Alb基本正常或降低，A/G也轻度降低；若γ-球蛋白＞40%则预后不佳。A/G值改变或倒置。A/G值的检测有助于慢性活动性肝炎和肝硬化的诊断。胆碱酯酶稍低于正常。随着病变侵袭胆道系统，患者的ALP、GGT含量会轻度升高，一般小于3倍参考值上限。

第二节 遗传与代谢性肝病

一、概述

遗传性代谢异常性疾病迄今已发现1000余种，其中遗传性代谢障碍性肝病占很大比例。遗传性代谢障碍性肝病主要由酶缺陷或酶缺乏引起，不仅可以导致黄疸、肝硬化、肝衰竭、肝大等肝病表现，酶障碍本身还可导致药物代谢异常而表现为药物性肝炎，或影响病毒性肝炎等其他肝病的发生、发展，有可能产生肝炎后胆红素血症或使疾病易重症化等。肝豆状核变性（HLD）又称为Wilson病（WD），是一种常染色体隐性遗传性铜代谢紊乱性疾病。发病率为1/30 000，患者第13号染色体上*ATP7B*的两个等位基因发生突变，导致ATP酶功能减弱或消失，造成血清铜蓝蛋白（CP）合成减少及胆道排铜障碍，蓄积在体内的铜离子在肝脏、脑、肾脏、角膜等处沉积，引起进行性加重的肝硬化、锥体外系症状、精神症状、肾脏损害及角膜色素环（K-F环）等。本病多发生于30岁前，在儿童，肝病更明显，在成人，精神症状更明显。肝病包括急性重型肝炎，更多的是出现慢性肝炎，可出现肝硬化。偶尔该病会出现类似自身免疫性肝炎的症状、球蛋白升高和抗核抗体（ANA）检测阳性。

遗传性高胆红素血症是一类由于遗传性缺陷导致的肝细胞对胆红素摄取、转运、结合或排泄障碍引起的高胆红素血症的临床综合征。其包括非结合胆红素升高型和结合胆红素升高型，前者有Gilbert综合征、Crigler-Najjar综合征、Lucey-Driscoll综合征和旁路性高胆红素血症；后者有Dubin-Johnson综合征、Rotor综合征和良性家族性肝内胆汁淤积症。Gilbert

综合征以肝脏内有关胆红素结合的尿苷二磷酸葡萄糖醛酸基转移酶减少为特点。Crigler-Najjar 综合征又称先天性葡萄糖醛酸基转移酶缺乏症，表现为严重黄疸，分为Ⅰ型和Ⅱ型，Ⅰ型属常染色体隐性遗传，Ⅱ型为常染色体显性遗传。Dubin-Johnson 综合征属于常染色体隐性遗传，为先天性肝细胞排泌结合胆红素功能障碍，但肝细胞对胆红素摄取和结合功能正常，预后良好，无须治疗。

α1-抗胰蛋白酶（AAT）是一种抑制胰蛋白酶和其他酶类的蛋白。遗传缺陷导致 AAT 合成减少，临床表现为肺气肿和（或）肝硬化。很多患者在年轻时出现肝性黄疸和肝大，几个月后以上表现消失，并持续出现轻度肝损伤。

遗传性血色病（HH）是常染色体隐性遗传病，其特征是小肠吸收铁增多并随之储存于实质细胞中。肝内铁沉积过多可导致肝硬化和肝细胞癌。临床表现包括疲劳、乏力、腹痛、肝大、肝酶异常、皮肤色素沉着等。

二、临床诊断

（一）肝豆状核变性

其诊断要点包括患病年龄（5～35 岁）、肝病史或肝病症状、神经精神症状和辅助检查指标。其中，与铜代谢相关的生化检查是诊断该病的主要依据。血清铜蓝蛋白（CP）参考值为 200～500mg/L，＜200mg/L 或＜80mg/L 强烈提示肝豆状核变性。另外，24h 尿铜≥100μg，肝铜量＞250μg/g（肝干重）也具有辅助诊断价值。

（二）遗传性高胆红素血症

Gilbert 综合征的诊断依据主要包括波动性胆红素升高，以非结合胆红素升高为主，肝功能检查正常，肝活检正常和排除溶血性疾病为诊断本病的主要依据。苯巴比妥试验、饥饿试验、烟酸激发试验、利福平试验可帮助诊断。Crigler-Najjar 综合征黄疸严重，血清胆红素＞340μmol/L，伴有胆红素脑病、苯巴比妥治疗无效者，诊断为本病Ⅰ型；黄疸较轻，血清胆红素＜340μmol/L，神经系统症状不明显，苯巴比妥治疗有一定效果者，诊断为本病Ⅱ型。*UGT1A1* 基因突变位点检测可对 Gilbert 综合征和 Najjar 综合征做出明确诊断。Dubin-Johnson 综合征主要依赖腹腔镜检查和肝脏活检进行诊断，其实验室诊断依据主要包括血清结合胆红素轻中度升高，尿胆红素阳性，磺溴酞钠试验 45min 时正常或稍高，2h 时潴留显著，呈双峰曲线，其他肝功能检查基本正常。

（三）α1-抗胰蛋白酶缺乏症及遗传性血色病

临床检验主要表现为血清蛋白电泳中 α1-球蛋白水平下降、α1-抗胰蛋白酶缺乏等。肝硬化及纤维化是 α1-抗胰蛋白酶缺乏症后期的表现，此时可出现血清透明质酸、胶原等指标升高，但不是其特征性改变。血色病主要发生于欧美人群，在我国属于少见病，2001 年 AASLD 发布了血色病诊断与治疗指南，2005 年美国医师协会发布血色病筛查指南。指南指出，具有铁过量证据和肝脏结构与功能受损是诊断该病的基本标准。检测血清间接铁沉积指标包括空腹转铁蛋白饱和度、血清铁蛋白、血清铁。C282Y/H63D 基因检测有助于确诊，40 岁以下患者，血清铁代谢指标异常，血清铁蛋白＜1000ng/ml，无临床肝病证据的 C282Y 纯合子患者可直接确诊，如实验室证据无法确诊，推荐进行肝脏活检。

三、实验室检测指标的临床应用

肝豆状核变性的实验室诊断包括：①血浆铜蓝蛋白降低；②血浆总铜降低；③血浆游离铜升高；④尿铜排泄增多；⑤肝脏铜含量升高。血浆铜蓝蛋白是一种亚铁氧化酶，可通过酶活性或免疫法进行检测。血浆铜蓝蛋白在婴儿时很低，在儿童期升高，超过成人的浓度，随后降低至成人浓度，所以使用年龄适合的参考值范围是儿童诊断的关键。该蛋白还是急性时相反应蛋白，其合成受雌激素诱导，在急性疾病或高雌激素状态下可出现假性正常。该蛋白处于低水平时可出现营养不良和肝硬化。这些因素导致血浆铜蓝蛋白对肝豆状核变性的诊断价值较低，一项研究甚至认为其价值仅为 6%。游离铜含量超过 250μg/L 有诊断意义，24h 尿铜排泄超过 100μg/d 对该病的诊断价值更高。肝脏活检，铜含量超过 250μg/g 干重的诊断价值最高。此外，患者可见角膜色素环（K-F 环），K-F 环出现和血清铜蓝蛋白的减少可以明确诊断 Wilson 病，但如果缺乏 K-F 环，就有必要进行肝脏活检铜定量分析以确定诊断。对多数有症状的患者，用金属螯合剂治疗在稳定和逆转病情方面是有效的，也可以用锌盐治疗。治疗过程中需要对非铜蓝蛋白结合铜和 24h 尿铜进行检测，以评估疗效。

Gilbert 综合征分为两型：Ⅰ型为严重型，在循环内无法检测到尿苷二磷酸葡萄糖醛酸基转移酶；Ⅱ型为相对较轻型，为尿苷二磷酸葡萄糖醛酸基转移酶降低。Ⅰ型患者早期就出现明显的黄疸和肝大，非结合胆红素浓度可升高到 200～500mg/L，肝功能一般正常，但血清中非结合胆红素、尿胆素原异常，BSP 染料清除能力轻微降低。Ⅱ型患者通常指尿苷二磷酸葡萄糖醛酸基转移酶活性低于正常的 10%，非结合胆红素浓度低于 200mg/L，通常血清胆红素浓度升高。Najjar 综合征新生儿多在出生后 1～4 天即有显著黄疸，血清胆红素可高达 289～816μmol/L，90%为非结合胆红素。其中Ⅱ型是 Najjar 综合征基因杂合子型，患者出生后不久出现黄疸，病情较Ⅰ型相对轻，无神经系统症状，智力发育亦正常。黄疸程度也轻，血清胆红素在 85～374μmol/L 波动，胆红素脑病少见。胆汁有色素，粪便中也有相当量的尿胆素。仅有少数患者因血中非结合胆红素较高而引起锥体外系损害。其他肝功能检查指标皆正常。Dubin-Johnson 综合征患者出现轻微肝大和黄疸，50%的患者出现黑尿，为结合胆红素经尿排泄所致。实验室诊断：总胆红素在 34～171μmol/L，60%为结合胆红素。结合胆红素在循环中与白蛋白结合形成 δ-胆红素，后者同样可以与水溶性重氮试剂反应（虽然其结合白蛋白），造成实验室对结合胆红素检测的误差。ALP、AST、ALT 和胆汁酸通常正常。

α1-抗胰蛋白酶缺乏症：肝功能检查结果异常，但不是其特征性改变。主要为低球蛋白血症，尤其是 α1-球蛋白减少，表现为血清蛋白电泳中 α1-球蛋白区带下降，因为正常时 α1-抗胰蛋白酶是这一区带的主要组分，约占 90%；血清 ALT 与 AST 可明显升高；血清胆红素显著升高，胆汁酸升高；血清 GGT 和 ALP 轻度升高。在遗传性 α1-抗胰蛋白酶缺乏症患者中血清 M 型蛋白明显下降。因为对蛋白酶的抑制作用主要限于血液循环中 M 型蛋白，所以血清中M型蛋白浓度可反映α1-抗胰蛋白酶是否缺乏。但是要注意α1-抗胰蛋白酶是急性时相反应蛋白，在炎症、感染、心肌梗死及恶性肿瘤等疾病中都可升高。

血清间接铁沉积指标用于遗传性血色病的检测：转铁蛋白饱和度（TS）检测的适用人群包括怀疑铁过量或年龄＞20 岁且一级亲属中有血色病确诊者，或用于筛选一般成人的铁过量。其cut-off值为女性空腹＞50%，男性空腹＞60%，诊断灵敏度为92%，特异度为93%，阳性预测值为86%。为避免漏诊，可将cut-off值降为45%。血清铁蛋白和血清铁是血色病的非特异性指标，通常与TS合用，可使阴性预测值提高。对于TS＞45%，血清铁蛋白升高患者，或一级亲属中有血色病确诊者，推荐进行C282Y和H63D基因型检测。

第三节　酒精与药物性肝病

一、概述

酒精性肝病是酒精诱发的进行性肝损伤，其范围从无症状轻型发展到严重的肝病，包括全身症状和肝功能不全的并发症，相关疾病谱包括酒精性脂肪肝、酒精性肝炎、肝纤维化和酒精性肝硬化。在西方国家中 40%～80%的肝硬化由酒精性肝病引起，是中青年死亡的主要原因之一。近年我国酒精性肝病也呈现显著升高的趋势，发病率仅次于病毒性肝炎而位于肝硬化病因的第二位。酒精性肝病初期表现为脂肪肝，症状不明显或出现右上腹胀痛、食欲缺乏、乏力、体重减轻、黄疸等非特异性症状。病情加重进而发展成酒精性肝炎、酒精性肝纤维化和酒精性肝硬化，可有神经精神症状和蜘蛛痣、肝掌等表现。严重酗酒时可诱发广泛肝细胞坏死甚至肝衰竭。我国尚缺乏全国性酒精性肝病流行病学资料，但地区性调查结果显示，部分地区酒精性肝病患病率为 0.50%～8.55%，其中 40～49 岁人群可达到 10%以上。酒精性肝硬化占肝硬化的比例于 2003 年达到 24.0%，说明酒精性肝病已成为我国主要的慢性肝病之一。

药物性肝损伤（DILI）是指某些药物对肝脏的直接或间接损伤。已知全球有 1100 多种上市药物具有肝毒性，主要包括非甾体抗炎药、抗感染药、抗肿瘤药等。药物性肝损伤是一种十分复杂的疾病，几乎包括了所有类型的肝病，临床表现为食欲缺乏、上腹不适、恶心等消化道症状；肝脏可肿大，轻压痛；脾脏可肿大。在发达国家，药物性肝损伤的发病率在（1～20）/10 万或更低。我国报道的急性 DILI 患者约占急性肝损伤住院患者的 20%，但目前缺乏大规模的流行病学数据，故其确切发病率尚不明确。

二、临床诊断

（一）酒精性肝病

为进一步规范酒精性肝病的诊断与治疗，中华医学会肝病学分会脂肪肝和酒精性肝病学组及中国医师协会脂肪性肝病专家委员会对 2010 年制定的《酒精性肝病诊疗指南》进行修订，形成《酒精性肝病防治指南》（2018 年更新版）。临床诊断标准包括有长期饮酒史（超过 5 年）、非特异性的临床症状、临床肝功能指标、影像学表现。其中，超声是目前最常用的酒精性脂肪肝诊断方法，可作为首选。临床肝功能指标包括 AST、ALT、GGT、TBIL、凝血酶原时间（PT）、平均红细胞容积（MCV）和缺糖转铁蛋白（CDT）等升高。其中，AST/ALT＞2、GGT 升高、MCV 升高为酒精性肝病的特点，而 CDT 检测虽然较特异，但临床未常规开展。禁酒后这些指标可明显下降，通常 4 周内基本恢复正常（但 GGT 恢复较慢），有助于诊断。

（二）药物性肝病

2015 年 10 月中华医学会肝病学分会药物性肝病学组发布《药物性肝损伤诊治指南》。指南中明确，DILI 的诊断仍属排他性诊断，首先要确认存在肝损伤，其次排除其他肝病，再通过因果关系评估来确定肝损伤与可疑药物的相关程度。在实验室诊断指标方面，血清 ALT、ALP、GGT 和 TBIL 改变是目前判断是否有肝损伤和诊断 DILI 的主要指标。但这些指标对 DILI 的诊断缺乏特异性。近年来报道了多种相关药物导致 DILI 的特异性标志物，如吡咯-蛋白加合物诊断土三七引起的肝窦阻塞综合征/肝小静脉闭塞病及对乙酰氨基酚有毒代谢物和蛋白加合物诊断对乙酰氨基酚 DILI 等，这类标志物的临床应用价值尚需进一步验证。

三、实验室检测指标的临床应用

长期饮酒使氧化系统的代谢能力下降，造成自身免疫性损伤，表现为酒精性肝损伤和纤维化，甚至肝硬化。根据对肝脏的损伤可分为酒精性脂肪肝、酒精性肝炎、酒精性肝硬化。酒精性脂肪肝有轻度 AST 和 ALT 升高，GGT 升高。酒精性肝炎则显示更严重的肝损伤，血清 ALP 活性的升高通常＞2×ULN（甚至达 4～5 倍）。血清 GGT 活性检测常用于酗酒筛查，其敏感性较好，但由于该酶受多种因素的诱导，所以特异性不强。总胆红素浓度可升至 513μmol/L。血清蛋白，尤其是白蛋白降低，PT 延长。酒精性肝硬化是酒精性肝损伤最严重的阶段，总胆红素升高、白蛋白降低、球蛋白升高、PT 延长，2 年内死亡率为 25%。酒精性肝炎的严重程度可以根据公式：4.6×（凝血酶原时间超出正常值部分，以秒计算）+胆红素≥32 或临床是否出现肝性脑病进行判定。

血清生化指标可用于 DILI 病程分型，其中慢性 DILI 定义为发生 6 个月后，血清 ALT、AST、ALP 及 TBIL 持续异常，或存在门静脉高压或慢性肝损伤的影像学和组织学证据。在临床上，急性 DILI 占多数，其中 6%～20%可发展为慢性，急性 DILI 发病 3 个月后约 42%的患者仍存在肝脏生化指标异常。由国际医学科学组织理事会（CIOMS）建立的 DILI 组织学分型判断标准如下：①肝细胞损伤型，ALT≥3×ULN，且 R≥5；②胆汁淤积型，ALP≥2×ULN，且 R≤5；③混合型：ALT≥3×ULN，ALP≥2×ULN，且 2＜R＜5 [R=（ALT 实测值/ALT ULN）/（ALP 实测值/ALP ULN）]。若 ALT 和 ALP 达不到上述标准，则称为“肝脏生化检查异常”。2011 年国际严重不良反应协会（iSAEC）提出，由于部分患者仅是自限性的轻度肝损伤，可自行恢复，因此建议调整生化诊断标准：①ALT≥5×ULN；②ALP≥2×ULN，特别是伴有 5′-NT 或 GGT 升高且排除骨病引起的 ALP 升高；③ALT≥3×ULN 且 TBIL≥2×ULN。

血清 ALT、ALP、GGT 和 TBIL 改变是目前判断是否有肝损伤和诊断 DILI 的主要指标，血清 ALT 的上升比 AST 对 DILI 的诊断意义更大，其敏感度较高，但特异度较低。一些急性 DILI 患者 ALT 可达参考值范围上限的 100 倍以上。对于 ALP 升高，应除外发育期儿童和骨病患者的非肝源性 ALP，血清 GGT 对胆汁淤积型/混合型 DILI 的诊断灵敏度和特异度也很高。血清 TBIL 升高、白蛋白和凝血功能降低提示肝损伤较重。DILI 的严重程度分级也参考生化指标，DILI 按严重程度分为 1～5 级：1 级（轻度肝损伤），血清 ALT 和（或）ALP 呈可恢复性升高，TBIL＜2.5×ULN，且 INR＜1.5；2 级（中度肝损伤），血清 ALT 和（或）ALP 升高，TBIL≥2.5×ULN，或虽无 TBIL 升高但 INR≥1.5；3 级（重度肝损伤），血清 ALT 和（或）ALP 升高，TBIL≥5×ULN，伴或不伴 INR≥1.5；4 级（ALF），血清 ALT 和（或）ALP 升高，TBIL≥10×ULN 或每日升高≥1.0mg/dl，INR≥2 或 PTA＜40%。

第四节　自身免疫性肝病

一、概述

自身免疫性肝病是以肝脏为相对特异性免疫病理损伤器官的一类自身免疫性疾病，主要包括自身免疫性肝炎（AIH）、原发性胆汁性胆管炎（PBC）和原发性硬化性胆管炎（PSC），以及这三种疾病中任何两者之间的重叠综合征，常同时合并肝外免疫性疾病。

AIH 是一种由针对肝细胞的自身免疫反应所介导的肝脏实质炎症，以血清自身抗体阳性、高免疫球蛋白 G 和（或）γ-球蛋白血症、肝细胞组织学上存在界面性肝炎为特点，如不治疗可导致肝硬化、肝衰竭。患该病的男女比例约为 1∶4。AIH 临床表现多样，大多数起病隐匿，最常见的症状包括嗜睡、乏力、全身不适等，体检可发现肝大、脾大、腹水等体征，偶有周围性水肿。其中约 1/3 的患者诊断时已存在肝硬化表现，少数患者以食管胃底静脉曲张破裂出血引起的呕血、黑便为首发症状，10%～20%的患者没有明显症状，仅在体检时意外发现血清 ALT 和 AST 水平升高。少部分患者也可表现为急性发作，甚至引起肝衰竭。

PBC 是慢性进行性的肝内胆管损伤引起的梗阻性肝病，表现为炎症和瘢痕，并最终发展为肝硬化。PBC 与遗传有关。PBC 在中年女性以疲劳和瘙痒为首发症状，早期一般表现为 ALP 升高和肝大，此外还会出现皮肤变黑（黑色素沉着）、多毛症、厌食症等。本病最明显的特点是体液和细胞的自身免疫反应，90%的患者血清会出现抗线粒体抗体（AMA），而 95%的患者出现抗-M2 抗体（该抗体与线粒体的内膜反应）。抗-M4 在抗-M2 存在时也可出现，抗-M8 的出现常预示病程快速进展，而抗-M9 则代表轻度 PBC。不正常的补体系统引起的炎症会损伤肝脏。PBC 患者通常伴有其他自身免疫性疾病。

PSC 是一种慢性胆汁淤积性肝病，其特点是累及肝内外胆管系统的炎症性和纤维变疾病，可以导致不规则的胆管闭塞，病情呈进行性发展，最终可导致肝硬化和肝衰竭。PSC 的发病机制仍然不明确，但有证据表明该疾病与遗传易感性相关，男女比例为 2∶1。约 50%的初发患者有症状，包括肝脾大、瘙痒、右上腹疼痛、疲倦、体重减轻和发热、寒战发作等。

PSC 呈全球性分布，目前的流行病学数据主要来自欧美国家，其发病率为（0.9～1.3）/10 万，患病率为（6～16.2）/10 万。近年来，PSC 的发病率有逐年升高的趋势。

AIH-PBC 重叠综合征占所有 PBC 患者的 5%～15%，此类患者往往病情更严重，预后更差。2008 年 Chazouilleres 等提出了 AIH-PBC 重叠综合征诊断标准（巴黎标准），即 AIH 和 PBC 三项诊断标准中的各两项同时或者相继出现。AIH 诊断标准：①血清 ALT＞5×ULN；②血清 IgG≥2×ULN 或血清 ASMA 阳性；③肝脏组织学提示中重度界面性肝炎。PBC 诊断标准：①血清 ALP≥2×ULN 或血清 GGT≥5×ULN；②血清 AMA 阳性；③肝脏组织学表现为非化脓性破坏性胆管炎。AIH-PSC 重叠综合征的诊断标准是相加的，即在明确的 PSC 诊断基础上，同时存在 AIH 特征性临床表现（血清氨基转移酶和 IgG 水平显著升高）和肝组织学特征（中重度界面性肝炎等）。

二、临床诊断

2009 年以来，美国肝病学会（AASLD）和欧洲肝脏研究学会（EASL）先后更新了有关自身免疫性肝病的诊疗指南，对以上三种疾病的诊断及治疗提出了指导性意见。2011 年中华医学会风湿病学分会发布《自身免疫性肝病诊断和治疗指南》，指南提出的 PBC 诊断主要基于 3 条标准：血清 AMA 阳性，血清胆汁淤积、酶升高超过 6 个月，以及肝脏组织病理提示或支持 PBC。符合 2 条标准高度提示 PBC 诊断，符合 3 条标准则可确诊。对于 AIH 的诊断，主要参照国际 AIH 小组的建议。确诊主要取决于血清丙种球蛋白或 IgG 的升高水平及抗核抗体、SMA 或抗肝肾微粒体-1 抗体的滴度，并排除酒精、药物、肝炎病毒感染等其他肝损伤因素。如血清中没有抗核抗体、SMA 或抗肝肾微粒体-1 抗体，则血清中存在核周型 ANCA、抗可溶性肝抗原–抗体/肝胰抗原–抗体、抗肌动蛋白抗体、抗肝细胞质Ⅰ型抗体和抗唾液酸糖蛋白受体抗体也支持 AIH 的诊断。

2015 年，中华医学会肝病学分会和中华医学会消化病学分会组织国内有关专家制定《原发性硬化性胆管炎诊断和治疗专家共识》（2015 年版），PSC 的诊断主要基于肝功能、慢性胆汁淤积指标 ALP 异常，伴有胆道造影结果显示肝内外胆管多灶性狭窄，累及肝内、肝外胆管或二者均受累。

三、实验室检测指标的临床应用

AIH 可根据自身抗体的不同分为两型，1 型表现为抗核抗体（ANA）和（或）抗平滑肌抗体（ASMA），或抗可溶性肝抗原/肝胰抗原–抗体（抗-SLA/LP）阳性；2 型表现为抗肝肾微粒体抗体-1 型（抗 LKM-1）和（或）抗肝细胞溶质抗原-1 型（抗 LC-1）阳性。在临床上，ANA 阳性率和 ASMA 阳性率分别为 70%～80%和 20%～30%，两者皆阳性或其中一种阳性者占 80%～90%，ANA 和 ASMA 的效价与疾病呈正相关，低效价阳性可见于各种肝病甚至正常人；抗 SLA 对 AIH 具有高度诊断特异度，其特异度接近 100%，但检出率较低；抗 LKM-1 和（或）抗 LC-1 阳性率为 3%～4%，可诊断 2 型 AIH，多见于儿童。此外，还有部分自身抗体阴性却仍疑诊 AIH 的患者，建议诊断其他自身抗体，如非典型核周型抗中性粒细胞胞质抗体（pANCA）和抗去唾液酸糖蛋白受体抗体（ASGPR）等。

AIH 的典型血清生化指标异常主要表现为血清 AST 和 ALT 活性升高，血清 ALP 和 GGT 水平正常或轻微升高。但值得注意的是，血清氨基转移酶水平的高低并不与肝内炎症呈对应关系，也不能完全排除 AIH 的诊断。病情严重或急性发作时血清 TBIL 水平可显著升高。IgG 和（或）γ-球蛋白升高是 AIH 特征性的血清免疫学改变之一。血清 IgG 水平可反映肝内炎症活动程度，经免疫抑制治疗后可逐渐恢复正常。因此，该项指标不仅有助于 AIH 的诊断，而且对于检测治疗应答具有重要的参考价值，在初诊和治疗随访过程中应常规检测。

PBC 的实验室检查常见结合胆红素升高、ALP＞2×ULN、GGT＞5×ULN、5′-NT 升高，其中胆红素升高是预后不佳的表现，血清胆红素超过 60mg/L 的疾病晚期患者或者生活质量不能够保障的失代偿期肝硬化患者，因为严重并发症导致生存期短于 1 年的患者均为适应证。脂蛋白 X 的出现是梗阻性疾病的特异性指标；此外还有肝功能降低，如血清胆汁酸水平降低，血清脂质浓度升高，尤其是总胆固醇、磷脂升高和血清白蛋白浓度降低。AMA 是该病的特异性诊断指标，其滴度通常＞1∶40，其中 AMA 的 M2 亚型对 PBC 的诊断特异度可高达 95%。PBC 可出现血清抗核抗体和抗 SMA 阳性，如合并其他自身免疫病，也可出现抗 SSA 抗体、抗 SSB 抗体、抗甲状腺抗体等。PBC 患者免疫球蛋白以 IgM 升高为主，如合并其他自身免疫病，也可出现 IgG 升高。

PSC 的血清生化指标异常主要表现为血清 ALP 及 GGT 升高，但 ALP 活性正常不能排除 PSC，有研究认为 ALP 低水平与 PSC 预后良好具有一定的相关性。血清氨基转移酶通常正常，某些患者可以升高至 2～3 倍正常值上限。显著升高的氨基转移酶水平存在急性胆道梗阻或重叠 AIH 的可能。疾病晚期可出现低蛋白血症及凝血功能障碍。此外，免疫球蛋白（Ig）水平可有升高，约 30%的患者可出现 γ-球蛋白血症，约 50%的患者可伴有 IgG 或 IgM 的轻至中度升高，PSC 常见 IgG4 升高，血清 IgG4≥135mg/dl 可作为 IgG4 相关性硬化性胆管炎的血清诊断标准之一；超过 50%的 PSC 患者可检测出多种自身抗体，其中抗中性粒细胞胞质抗体（p-ANCA）在 33%～85%的 PSC 患者中呈阳性，但目前尚未发现 PSC 特异性的自身抗体，因此并不依据免疫球蛋白的升高和自身抗体的检测去诊断 PSC。具有 PSC 临床和生化特点但胆管造影正常的患者，推荐肝组织活检以除外胆小管 PSC。

（李　波）

第二十二章

肾 脏 疾 病

第一节　概　述

肾脏是人体的重要生命器官，其主要功能是生成和排泄尿液，并借此排泄人体内的代谢废物，调节机体内环境和水、电解质及酸碱平衡。此外，还具有内分泌功能，在调节血压、红细胞生成和骨骼生长等方面起重要作用。

一、肾脏的结构

人体有两个肾脏，在额状切面上分为表层的肾皮质及内侧的肾髓质。肾脏的基本功能单位是肾单位，是尿液生成的主要场所；每个肾脏约有 100 万个肾单位。肾单位由肾小体和肾小管组成；肾小体中心部分为肾小球毛细血管丛，外面为肾小囊，也称为包曼囊；进出毛细血管丛的分别为入球小动脉和出球小动脉。肾小管分为近端肾小管、髓袢、远端肾小管及集合管。

二、肾脏的生理功能

1. 调节水、钠重吸收及渗透压平衡　血液流经毛细血管丛时，约 1/5 的血流量经过滤过膜过滤到肾小囊囊腔中。滤过功能是肾脏最重要的生理功能，也是临床最常用的评估肾功能的参数，肾小球滤过率（GFR）是常用的指标。成人基础静息状态下 GFR 男性约为 120ml/（min·1.73m^2），女性约比男性低10%。GFR 主要取决于肾小球血流量、有效滤过压、滤过膜面积和毛细血管通透性等因素。钠离子的重吸收对维持机体细胞外液含量稳定十分重要。肾脏通过调节钠和水的重吸收来稀释或浓缩尿液，从而调节体液的渗透压平衡。

2. 调节血钾及酸碱平衡　细胞内外钾离子的浓度决定了大部分细胞的膜电位，因此维持血钾水平的稳定非常重要。摄入的钾约 90%通过肾脏排泄，然后由近端小管及髓袢重吸收，远端小管和集合管能排泌钾。

为了保持每日排出的酸碱与每日摄入及细胞代谢产生的酸碱平衡，肾脏主要通过将滤过的 HCO_3^-重吸收及产生新的 HCO_3^-维持酸碱平衡。

3. 肾脏的内分泌功能　肾脏具有重要的内分泌功能，分泌肾素、红细胞生成素（EPO）、1，25-二羟维生素 D、前列腺素和激肽类物质，参与血流动力学调节、红细胞生成、钙磷代谢和骨髓生长的调节等。

第二节 临床常见的肾脏疾病

肾脏疾病常以某种临床综合征的形式出现，但相互之间可能有重叠。同一种临床综合征可在不同病理类型的肾脏疾病中出现，同一种病理类型的肾脏疾病也可表现为不同的临床综合征。

1. 急性肾损伤（AKI） 指患者肾功能在短时间内（数小时至数天）急剧下降。对于这类患者最重要的是区分肾前性、肾性和肾后性原因。住院患者发生 AKI 多有血流动力学障碍或肾毒性药物使用史。

2. 肾炎综合征 以肾小球源性血尿为主要特征，常伴有蛋白尿，也可有水肿、高血压和（或）肾功能损害。根据起病急缓和转归，肾炎综合征主要有 3 种类型：①急性肾炎综合征，急性起病，成人并不常见。常有前驱感染，如急性扁桃体炎或皮肤感染，临床上最典型的是链球菌感染后发生的急性肾小球肾炎。②慢性肾炎综合征，缓慢起病，早期患者常无明显症状，或仅有水肿、乏力等，血尿和蛋白尿迁延不愈或逐渐加重，随着病情进展可逐渐出现高血压和（或）肾功能损害。③急进性肾炎综合征，除血尿和蛋白尿外，主要特征是短时间内出现进行性加重的肾功能损害。其可见于抗肾小球基底膜病、抗中性粒细胞胞质抗体相关性血管炎、重症狼疮性肾炎、IgA 肾病等。

3. 肾病综合征 表现为大量蛋白尿（＞3.5g/d）和低血清白蛋白血症（血清白蛋白＜30g/L），常有水肿及高脂血症。肾病综合征既可发生于继发性肾小球疾病，如糖尿病肾病、狼疮性肾炎等，也可发生于多种原发性肾小球疾病，如微小病变肾病、膜性肾病、局灶节段性肾小球硬化等。

4. 无症状血尿和（或）蛋白尿 可表现为无症状蛋白尿（轻中度蛋白尿）、无症状血尿（镜下血尿或肉眼血尿，不伴明显症状）及无症状血尿和蛋白尿。其可见于多种肾小球和肾小管–间质疾病，以溢出性、功能性和体位性蛋白尿为主，也可见于泌尿系统结石、肿瘤、感染等。

5. 肾小管–间质疾病 临床表现多样，从 AKI 至慢性肾功能损害。蛋白尿为轻中度，24h 尿蛋白定量常＜1.0g/L。尿沉渣可有红细胞、白细胞、小管上皮细胞或白细胞管型。红细胞管型罕见，如出现常提示肾小球疾病。

6. 肾血管性疾病 可分为肾脏大血管疾病和中小血管疾病。肾动脉狭窄是最常见的肾大血管疾病，常继发于动脉粥样硬化、大动脉炎或纤维肌性发育不良，临床表现为顽固性高血压、肾衰竭。肾小血管疾病包括结节性多动脉炎、动脉粥样斑块破裂导致的胆固醇栓塞性疾病、血栓性微血管病、抗心磷脂抗体综合征等，常伴有急性肾损伤。

7. 慢性肾脏病（CKD） 指肾脏损伤或 GFR＜60ml/（min · 1.73m^2），时间＞3 个月。其中肾损伤定义为肾脏病理学异常或血、尿中的肾脏损伤标志物异常或肾脏影像学检查异常。微量白蛋白尿的定义为 24h 尿白蛋白排泄率为 30～300mg。肾衰竭的定义为 GFR＜15ml/（min · 1.73m^2）并伴有尿毒症的症状和体征，或肾功能损害的患者由于并发症需要开始肾脏替代治疗。据美国肾脏病预后质量倡议（KDOQI），慢性肾脏病依据 GFR 下降程度分为1～5 期（表 22-1），其中 CKD 5 期又称为终末期肾病（ESRD），此时肾脏功能已经减退至不能满足基本的生理需要，应接受透析或肾脏移植治疗。

表 22-1 慢性肾脏病分期

肾功能分期	肾功能	GFR[ml/（min·$1.73m^2$）]
1	肾功能正常	≥90
2	肾功能轻度下降	60～89
3	肾功能中度下降	30～59
4	肾功能重度下降	15～29
5	肾衰竭	＜15

第三节 肾脏疾病实验室相关检查

肾脏疾病的检查主要包括尿液分析、肾功能检查、影像学检查和肾脏组织活检，下文主要介绍实验室相关检查。

一、尿液分析

1. 尿常规检查 包括尿液外观，理化检查（如尿 pH、比重），尿沉渣检查（如显微镜检查红细胞、白细胞、管型和结晶等），生化检查（如蛋白质、葡萄糖、亚硝酸盐、胆红素、尿胆原等）。尿常规检查是早期发现和诊断肾脏病的重要线索，但该检查多为定性结果，常需要结合其他更敏感和精确的检查方可确诊。尿常规检查需要留取清洁新鲜尿液，避免污染和放置时间过长。

2. 尿相差显微镜检查 主要用于判断尿中红细胞的来源，如红细胞形态发生改变，棘形红细胞＞5%或尿中红细胞以变异型红细胞为主，可判断为肾小球源性血尿。如尿中出现红细胞管型，则基本上可判断为肾小球源性血尿。

3. 尿蛋白检测

（1）尿蛋白定量：主要有两种方法。① 24h 尿蛋白排泄率：＞150mg 可诊断为蛋白尿，＞3.5g 为大量蛋白尿；② 随机尿白蛋白/肌酐值：正常＜30mg/g，30～300mg/g 为微量白蛋白尿，＞300mg/g 为临床蛋白尿。如果尿白蛋白/肌酐值明显升高（500～1000mg/g），也可以选择检测尿总蛋白/肌酐值。留取 24h 尿液费时、烦琐，尿液不易留全，且需要尿液防腐；而随机尿的检测则容易受体位和运动等影响，故在选择检测方法和判断结果时需综合考虑。

（2）尿白蛋白检测：当糖尿病等疾病导致肾脏损伤时，尿白蛋白排泄率升高远早于尿总蛋白排泄率的升高。其检测方法包括 24h 尿白蛋白定量和随机尿白蛋白/肌酐值两种。

（3）其他尿蛋白检测：如尿转铁蛋白和 IgG 等的检测反映肾小球性蛋白尿；尿β2-微球蛋白反映近端肾小管重吸收功能；κ或λ轻链的检测有助于异常球蛋白血症的诊断。

4. 其他尿液成分检测 如尿钠检测有助于了解钠盐摄入情况，指导患者控制钠盐摄入量。尿钾检测有助于肾小管酸中毒和低钾血症的诊断。尿素检测有助于计算患者蛋白质摄入量，判断患者营养状态。

二、肾功能检查

（一）肾小球滤过功能

1. 血清肌酐检测 参见第十一章第六节的内容。

2. 估算肾小球滤过率（eGFR）的公式 包括MIDRD公式、Cockcroft-Gault公式和慢性肾脏病流行病学研究（CKD-EPI）公式。

（1）GFR检测方法：金标准是菊粉肾脏清除率，但操作烦琐；替代方法包括外源性物质清除率，如碘海醇清除率、碘酞酸盐清除率等，但检测不方便，不易常规化；临床上常用的是内源性肌酐清除率，但需要留24h尿，尿量测量常不准确，而且肾小管能排泌部分肌酐，故肌酐清除率高估了GFR。只检测肌酐和胱抑素C比较方便，也能反映GFR，但无法直接报告出一个GFR值，因此临床医生需要一个简单、便捷的获得GFR的方法。

（2）eGFR的历史：eGFR计算公式的推导经历了十几年，从1999年第一个公式到2012年发表在《新英格兰医学杂志》上的公式，以及之后陆续又推导出了几个公式。由于开发公式时所纳入的人群特征、GFR检测方法及标志物检测方法的不同，所得到的GFR与肌酐之间的数学关系也略有不同，因此已发表的eGFR估算公式达100多种。目前，较有影响的公式主要有2个，即MDRD（modification of diet in renal disease）公式和CKD-EPI（chronic kidney disease epidemiology collaboration）公式。

（3）MDRD公式：基于白种人，以CKD患者为主要研究人群推导出。采用该公式计算出的eGFR在60ml/（min·1.73m^2）以下准确率高，在60ml/（min·1.73m^2）以上准确率不佳，因此建议采用MDRD公式计算时eGFR仅报告60ml/（min·1.73m^2）以下的数值，超过该值仅报告＞60ml/（min·1.73m^2），不报告具体数值。MDRD公式已被验证有种族特异性，故种族特异的MDRD公式被陆续开发出来，如中国MDRD公式和日本MDRD公式等（表22-2）。

1）经典MDRD公式

$$GFR=170\times Scr^{-0.999}\times Age^{-0.176}\times BUN^{-0.170}\times Salb^{0.318}\times 0.762\text{（女性）}\times 1.180\text{（非洲裔）}$$

2）简化MDRD公式

$$GFR=186\times Scr^{-1.154}\times Age^{-0.203}\times 0.742\text{（女性）}$$

3）基于同位素稀释质谱检测血清肌酐改良的MDRD公式

$$GFR=175\times Scr^{-1.154}\times Age^{-0.203}\times 0.742\text{（女性）}\times 1.210\text{（非洲裔）}$$

其中，Scr的单位为mg/dl，Age的单位为岁，BUN的单位为mg/dl，Salb的单位为g/dl。

（4）CKD-EPI公式：2009年推出，基于一项大型、多中心、多种族的人群研究，GFR范围宽、肌酐检测方法可溯源。研究表明，该公式在多种族中的性能表现相同，且在GFR 60～90ml/（min·1.73m^2）范围的准确性也较理想，目前使用率正逐步升高。2012年，CKD-EPI研究组又开发出基于胱抑素C及基于肌酐和胱抑素C的公式，且肌酐和胱抑素C

检测方法均已溯源。基于胱抑素 C 的公式主要用于弥补基于肌酐的公式在 45～60ml/（min·1.73m^2）范围内具有不确定性的缺陷。CKD-EPI 公式复杂，需要根据性别、肌酐或胱抑素 C 的数值选择公式，对于许多实验室的 LIS 是个挑战。

表 22-2 eGFR 计算公式

性别	Scr（mg/dl）	Scys（mg/L）	GFR 计算公式
			CKD-EPI 肌酐公式
女性			
	≤0.7		144×（Scr/0.7）$^{-0.329}$×0.993^{Age}×1.159（黑种人）
	＞0.7		144×（Scr/0.7）$^{-1.209}$×0.993^{Age}×1.159（黑种人）
男性			
	≤0.9		144×（Scr/0.9）$^{-0.411}$×0.993^{Age}×1.159（黑种人）
	＞0.9		144×（Scr/0.9）$^{-1.209}$×0.993^{Age}×1.159（黑种人）
			CKD-EPI 胱抑素 C 方程
	≤0.8		133×（Scys/0.8）$^{-0.499}$×0.996^{Age}×0.932（女性）
	＞0.8		133×（Scys/0.8）$^{-1.328}$×0.996^{Age}×0.932（女性）
			CKD-EPI 肌酐和胱抑素 C 方程
女性			
	≤0.7	≤0.8	130×（Scr/0.7）$^{-0.248}$×（Scys/0.8）$^{-0.375}$×0.995^{Age}×1.08（黑种人）
		＞0.8	130×（Scr/0.7）$^{-0.248}$×（Scys/0.8）$^{-0.711}$×0.995^{Age}×1.08（黑种人）
	＞0.7	≤0.8	130×（Scr/0.7）$^{-0.601}$×（Scys/0.8）$^{-0.375}$×0.995^{Age}×1.08（黑种人）
		＞0.8	130×（Scr/0.7）$^{-0.601}$×（Scys/0.8）$^{-0.711}$×0.995^{Age}×1.08（黑种人）
男性			
	≤0.9	≤0.8	135×（Scr/0.9）$^{-0.207}$×（Scys/0.8）$^{-0.375}$×0.995^{Age}×1.08（黑种人）
		＞0.8	135×（Scr/0.9）$^{-0.207}$×（Scys/0.8）$^{-0.711}$×0.995^{Age}×1.08（黑种人）
	＞0.9	≤0.8	135×（Scr/0.9）$^{-0.601}$×（Scys/0.8）$^{-0.375}$×0.995^{Age}×1.08（黑种人）
		＞0.8	135×（Scr/0.9）$^{-0.601}$×（Scys/0.8）$^{-0.711}$×0.995^{Age}×1.08（黑种人）

注：Scr，血清肌酐；Scys，血清胱抑素 C。

（5）自动报告 eGFR 前的注意事项

1）肌酐/胱抑素 C 检测方法必须可溯源：改善全球肾脏病预后组织（KDIGO）指南中建议，在使用标志物推导 eGFR 时，标志物检测方法需要溯源，因为公式中采用标志物进行检测的方法是可溯源的，不溯源的方法可能导致较大的方法学误差。但指南并没有规定肌酐检测是采用酶法还是采用苦味酸法。由于酶法和苦味酸法在低值区的差别较大，采用床旁 Schwartz 公式估算儿童 GFR 时，肌酐检测最好采用酶法。

2）向 GFR 稳定的人群报告 eGFR：门诊患者、肾功能稳定的住院患者等均适合报告 eGFR。但当肌酐和胱抑素 C 不能正确反映 GFR 时则不适合报告，如肢体缺如者、透析患者、肾功能快速变化者等。

3）推荐公式：目前国内采用率较高的公式是中国 MDRD 公式和 CKD-EPI 公式，但这两种公式均不能用于儿童。18 岁以下的儿童最常用的公式为床旁 Schwartz 公式，仅纳入了身高和肌酐两个变量。2014 年美国《临床化学》杂志发表了瑞典隆德大学 Grubb 等开发的一个无种族和性别差异，可在2～90岁人群中使用的公式，该公式仅纳入了胱抑素C和年龄两个变量，在成人和儿童中的性能良好。因公式形式简单，无性别和种族差异，值得在我国人群中验证。

4）规定eGFR数值的报告范围：如果采用MDRD公式，由于其在60ml/（min·1.73m^2）以上准确率不佳，故只报告60ml/（min·1.73m^2）以下的数值，超过该值仅报告＞60ml/（min·1.73m^2），不报告具体数值。若采用CKD-EPI公式，KDIGO建议可以报告全部计算数值。CKD-EPI公式开发时其GFR上限为200ml/（min·1.73m^2），也可设定该值为可报告范围上限，以避免较低肌酐水平时报告出极高的eGFR数值。

5）eGFR生物参考区间可以规定为医学决定水平：eGFR为估算值，每个数值都不是真正的GFR值，可采用CKD定义[GFR＜60ml/（min·1.73m^2）]诊断CKD的医学决定水平作为生物参考区间，提示CKD诊断。因为GFR随年龄的增长而下降，故也可以设置年龄特异的eGFR生物参考区间，以预警GFR的轻度下降。有的实验室采用90ml/（min·1.73m^2）作为生物参考区间，老年人因有效肾小球数量减少致GFR生理性下降，即使eGFR＜90ml/（min·1.73m^2），也并不代表肾功能下降。

6）eGFR结果与其他GFR标志物出现矛盾时的解释：由于报告单上可能同时出现Scr、CysC和Ccr，基于Scr的eGFR（$eGFR_{Scr}$），基于CysC的eGFR（$eGFR_{Cys}$），以及基于Scr和CysC的eGFR（$eGFR_{Scr+CysC}$）等，可能会出现结果互相矛盾的现象。较常见的现象如下：

A. Scr“正常”而eGFR或Ccr下降：可解释为Scr对GFR轻度下降不敏感有关；也与设立的Scr生物参考区间有关。我国成人血肌酐的生物参考区间的国标已经发布，采用新国标可以提高CKD筛查阳性率，减少Scr与eGFR和Ccr矛盾的概率。

B. eGFR与Ccr不一致：这时需要考虑是哪个项目出现了偏差，Ccr中24h尿量易出现偏差，eGFR的偏差与公式有关，MDRD公式在GFR较高时易低估，CKD-EPI公式在GFR较低时易高估。eGFR与Ccr在CKD高危人群如糖尿病、高血压、心血管疾病等患者的性能比较，准确率、评估预后效能等还有待进一步研究。

C. $eGFR_{Scr}$和$eGFR_{CysC}$不一致：KDIGO建议，当$eGFR_{Scr}$在45～60ml/（min·1.73m^2）时，应计算基于$eGFR_{CysC}$或$eGFR_{Scr+CysC}$，并以基于CysC的GFR确认CKD诊断。

此外，当$eGFR_{Scr}$和$eGFR_{CysC}$差别显著时，要考虑是哪个项目受到更多的肾外影响。极胖或极瘦体形、素食、截肢、服用影响肾小管Scr排泌的药物等情况造成$eGFR_{Scr}$不准确；在服用糖皮质激素或甲状腺功能亢进等情况下造成$eGFR_{CysC}$不准确。若Scr和CysC均受到较大的肾外因素干扰，则应选择直接检测GFR。

还可能出现其他互相矛盾的情况，需要医务人员了解各个标志物的优缺点，给予合理解释。

医生将eGFR作为工具，主要用于发现CKD，告知患者的肾脏功能情况，以及用于治疗决策，如药物剂量调整和基于CKD分期下的诊疗决策。我国关于eGFR的自动报告尚处于起步阶段。截至目前，尚无权威机构推荐适合我国人群的估算公式，各个实验室使用的公式种类繁多，报告方式各异。由于公式不同，计算出来的GFR差别远大于肌酐检测方法不同带来的GFR差别，因此大规模、多中心的公式验证研究非常必要，以筛选出适合我国人群的GFR估算公式。此外，随着国家慢病管理逐步转向社区医疗机构，需要建立eGFR

使用指南，便于基层机构对 CKD 进行规范化管理。

3. 血尿素检测 参见第十七章第七节的内容。

4. 血清尿酸 参见第十七章第八节的内容。

5. 胱抑素 C（CysC） 参见第十七章第九节的内容。

（二）肾小管功能

1. 肾小管酸化功能 由肾小管重吸收 HCO_3^-、排泄可滴定酸和分泌氨三部分组成，尿 pH 下降发生在远端肾小管。尿净酸排泄率=NH_4^++可滴定酸 HCO_3^-。正常情况下，尿 HCO_3^- 接近为零，尿净酸排泄 40%来自可滴定酸，60%来自氨；当体内酸产生增多时，主要依赖增加氨排泄来维持体内酸碱平衡。由于 HCO_3^-的重吸收 80%由近端肾小管完成，而尿 pH 的下降发生在远端肾小管，因此肾小管疾病引起的肾小管性酸中毒可通过检测尿 HCO_3^-排泄分数来反映近端肾小管酸化功能，检测尿 pH 来反映远端肾小管酸化功能，后者包括氯化铵或氯化钙负荷试验。

2. 肾小管浓缩稀释功能 尿液浓缩稀释情况可用尿比重和渗透压表示，尿比重受尿液中大分子物质如蛋白质和葡萄糖等含量的影响较大，其诊断学价值不如尿渗透压。常用的检查有随机尿比重和渗透压、禁水 12h 尿渗透压、改良莫–森试验和自由水（无溶质水）清除率。

3. 近端肾小管重吸收功能 如尿 *N*-乙酰-β-氨基葡萄糖苷酶、尿β2-微球蛋白和肾小管葡萄糖最大重吸收试验等。

（三）血浆肾素

肾素活性和肾素浓度：实验室除了对肾素浓度的检测仍保留着早期血浆肾素活性（PRA）的检测。PRA 检测的基本原理是通过间接测定血管紧张素Ⅰ（AT-Ⅰ）的生成量来反映的，即血浆中肾素催化血管紧张素原生成 AT-Ⅰ的速度。该方法也缺乏国际公认的参考方法和参考物质，尚未实现标准化（参见第十七章第十一节的内容）。

三、与肾脏病相关的其他实验室检查

1. 各种继发性肾脏病相关指标的检测 如肝炎标志物、肿瘤标志物、免疫固定电泳、自身抗体、免疫球蛋白、补体、类风湿因子、冷球蛋白等。

2. 各种肾脏病并发症相关指标的检测 如与继发性甲状旁腺功能亢进相关的全段甲状旁腺激素（iPTH）、与肾性贫血相关的血红细胞生成素、血电解质、血气分析等。

3. 各种肾脏病合并症相关指标的检测 如糖尿病、高血压及其他靶器官损伤的情况，往往有助于推断肾脏病病因。如血脂、血尿酸的检测，控制这些代谢异常有助于改善肾脏病及肾脏病患者心血管疾病的预后。

4. 其他 如抗“O”，对急性链球菌感染后肾小球肾炎的诊断常有提示作用。清洁中段尿培养加药敏试验有助于泌尿系统感染和病原体的诊断，以及敏感抗生素的选择。

（王学晶）

第二十三章

多发性骨髓瘤

第一节　概　述

多发性骨髓瘤（MM）是由浆细胞及其前体（终末分化的 B 细胞）的单克隆增殖引起的恶性血液系统疾病，在骨髓增殖性疾病中，MM 是最常见的 B 细胞肿瘤。本病常见的表现包括骨髓瘤相关器官功能损害的表现，即“CRAB”症状（血钙升高、肾功能损伤、贫血和骨病），以及淀粉样变性对靶器官损伤的相关表现。MM 的发病率男性略高于女性（约 1.4∶1），MM 约占所有恶性疾病的 1%、血液肿瘤的 10%。随着体重指数的增加，患 MM 的风险也增加了 1 倍。MM 是一种老年人高发的疾病，诊断时的中位年龄为 66 岁；只有 10%和 2%的患者年龄在 50 岁和 40 岁以下。随着中国人口的老龄化，MM 的发病率呈逐年增加的趋势。

MM 的病因迄今尚未明确，可能与病毒感染、电离辐射、接触工业或农业毒物、慢性抗原刺激及遗传因素有关。

MM 细胞产生的单克隆蛋白可以是完整的 IgM、IgG、IgA、IgD 或 IgE，或者是其多肽链亚单位。

浆细胞瘤的类型：在浆细胞瘤形成中，可观察到各种临床类型之间的转变。

（1）髓外浆细胞瘤：预后良好，并且主要发生在耳鼻喉部。其表现出最小的泛化倾向，因此通常可以通过手术切除或局部照射等手段治愈。

（2）孤立性骨浆细胞瘤：高达 80%的病例在 10 年内发展成全身性疾病。因此，其代表了早期形式的多发性骨髓瘤。

（3）多灶型 MM：以多处骨骼发生孤立性溶骨性病变的形式存在；随机髂嵴活检常为阴性。随访研究表明，多灶型 MM 是已发展成全身性 MM 的早期结节性表现。

（4）MM：这种最常见的类型于疾病发作期在骨髓内扩散，可以在很早的阶段被诊断。

（5）浆细胞肉瘤：非常罕见，预后差，并且临床过程类似于转移性肉瘤。在晚期很能与未成熟的多发性骨髓瘤区分。

第二节　多发性骨髓瘤的临床诊断

一、多发性骨髓瘤的诊断标准

参考美国国立综合癌症网络（NCCN）及国际骨髓瘤工作组（IMWG）的指南（表 23-1、表 23-2），将 MM 分为有症状骨髓瘤（活动性骨髓瘤）和无症状骨髓瘤（冒烟型骨髓瘤，SMM）。

表 23-1　有症状骨髓瘤（活动性骨髓瘤）的诊断标准（IMWG，2014）

1. 骨髓单克隆细胞比例≥10%和（或）组织活检证明有浆细胞瘤
2. 血清和（或）尿出现单克隆 M 蛋白[a]
3. 骨髓瘤引起的相关表现
（1）靶器官损伤表现（CRAB）[b]
C：校正血清钙＞2.75mmol/L[c]
R：肾功能损害（肌酐清除率＜40ml/min 或肌酐＞177μmol/L）
A：贫血（血红蛋白低于正常值下限 20g/L 或＜100g/L）
B：溶骨性破坏，通过影像学检查（X 线片、CT 或 PET/CT）显示 1 处或多处溶骨性病变
（2）无靶器官损伤表现，但出现以下 1 项或多项指标异常（SLiM）
S：骨髓单克隆细胞比例≥60%[d]
Li：受累/非受累血清游离轻链比≥100[e]
M：MRI 检查出现＞1 处 5mm 以上局灶性骨质破坏

a 无血、尿 M 蛋白量的限制，如未检测出 M 蛋白（诊断不分泌型 MM），则须骨髓单克隆浆细胞≥30% 或活检为浆细胞瘤；

b 其他类型的终末器官损伤也偶有发生，若证实这些器官的损伤与骨髓瘤相关，可进一步支持诊断和分类；

c 校正血清钙（mmol/L）=血清总钙（mmol/L）−0.025×血清白蛋白浓度（g/L）+1.0（mmol/L）；

d 浆细胞单克隆性可通过流式细胞术、免疫组化、免疫荧光的方法鉴定其轻链 κ/λ 限制性表达，骨髓浆细胞比例优先于骨髓细胞涂片和骨髓活检方法，在穿刺和活检比例不一致时，选用浆细胞比例高的数值；

e 须受累轻链至少≥100mg/L。

表 23-2　无症状骨髓瘤（冒烟型骨髓瘤）的诊断标准（IMWG，2014）

1. 血清单克隆 M 蛋白≥30g/L，或 24h 尿轻链≥500mg 和（或）骨髓单克隆细胞占 10%～59%
2. 无相关器官及组织损伤（无 SLiM、CRAB 等终末器官损伤表现）

几乎所有 MM 患者都是从无症状的恶性前阶段演变而来，称为具有不明意义的单克隆丙种球蛋白血症（MGUS）。MGUS 以每年 1%的速度进展为 MM。SMM 在确诊后的前 5 年内以每年 10%的速度进展为骨髓瘤，在随后的 5 年中以每年 3%的速度进展，此后每年以 1.5%的速度进展为骨髓瘤。

二、多发性骨髓瘤的诊断流程

多发性骨髓瘤的诊断流程（NCCN，2016）见图 23-1。

三、多发性骨髓瘤的分型

依照异常增殖的免疫球蛋白类型分为 IgG 型、IgA 型、IgD 型、IgM 型、IgE 型、轻链型、双克隆型及不分泌型。进一步可根据轻链类型分为 κ 型和 λ 型。

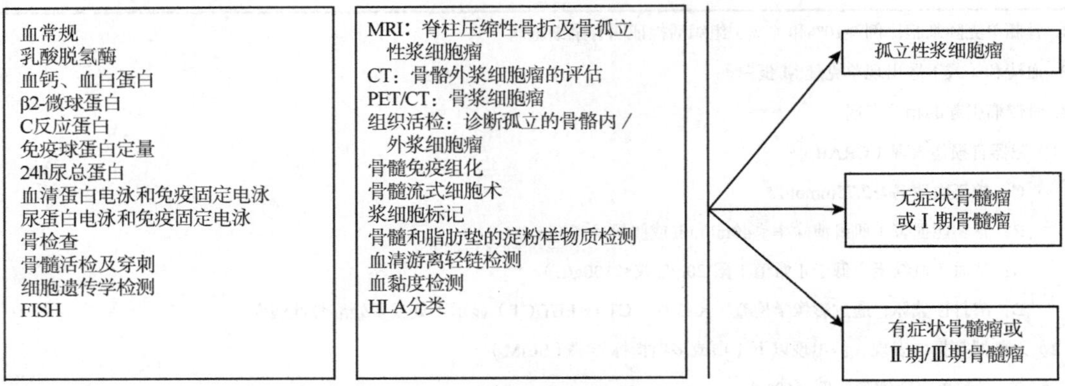

图 23-1　多发性骨髓瘤诊断流程（NCCN，2016）

1. 分泌型

IgG 型：占 50%～60%，易感染，高钙血症和淀粉样变少见。

IgA 型：占 25%，高钙血症明显，发生淀粉样变，出现凝血功能异常及出血倾向的概率较大，预后较差。

IgD 型：少见，几乎 100%发生肾功能损害，生存期短。

IgM 型：少见，易发生高黏滞血症和雷诺现象。

轻链型：占 20%，80%～100%有本周蛋白，易发生肾衰竭和淀粉样变，预后差。

IgE 型：罕见。

2. 非分泌型　占 1%以下，血与尿中无异常免疫球蛋白，骨髓中浆细胞升高，有溶骨改变或弥漫性骨质疏松。

四、多发性骨髓瘤的分期体系

多发性骨髓瘤的分期见表 23-3、表 23-4。

表 23-3　Durie-Salmon 分期体系

分期/分型	分期标准
Ⅰ期	满足以下所有条件：
	1. 血红蛋白＞100g/L
	2. 血清钙≤2.65mmol/L
	3. 骨骼 X 线片：骨骼结构正常或孤立性浆细胞瘤
	4. 血清或尿骨髓瘤蛋白产生率低
	（1）IgG＜50g/L
	（2）IgA＜30g/L
	（3）本周蛋白＜4g/24h
Ⅱ期	不符合Ⅰ期和Ⅲ期的所有患者

续表

分期/分型	分期标准
Ⅲ期	满足以下 1 个或多个条件： 1. 血红蛋白＜85g/L 2. 血清钙＞2.65mmol/L 3. 骨骼检查中溶骨性病变大于 3 处 4. 血清或尿骨髓瘤蛋白产生率高 （1）IgG＞70g/L （2）IgA＞50g/L （3）本周蛋白＞12g/24h
亚型	
A 亚型	肾功能正常（肌酐清除率＞40ml/min 或血清肌酐水平＜177μmol/L）
B 亚型	肾功能不全（肌酐清除率≤40ml/min 或血清肌酐水平≥177μmol/L）

表 23-4　国际分期体系（ISS）及修订的国际分期体系（R-ISS）

分期	ISS 的标准	R-ISS 的标准
Ⅰ期	β2-微球蛋白＜3.5mg/L 和白蛋白≥35g/L	ISS Ⅰ期和非细胞遗传学高危患者同时 LDH 水平正常
Ⅱ期	不符合 ISS Ⅰ期和Ⅲ期的所有患者	不符合 ISS Ⅰ期和Ⅲ期的所有患者
Ⅲ期	β2-微球蛋白≥5.5mg/L	ISS Ⅲ期同时细胞遗传学高危患者 [a] 或 LDH 高于正常水平

a 细胞遗传学高危指间期荧光原位杂交检出 del（17p），t（4；14），t（14；16）。

五、多发性骨髓瘤的疗效评判标准

依据 2016 年 IMWG 疗效标准，分为传统的疗效标准和 MRD 疗效标准，建议仅在有条件单位开展 MRD 检查进行疗效评价。

传统疗效标准包括严格意义的完全缓解（sCR）、完全缓解（CR）、非常好的部分缓解（VGPR）、部分缓解（PR）、微小缓解（MR）、疾病稳定（SD）、疾病进展（PD）。在以下各疗效评判标准中，“连续两次检测”是指在开始新的治疗方案之前的任意时间点进行的两次检测。

1. sCR　满足 CR 标准的基础上加上血清游离轻链（FLC）比值正常及经免疫组化证实骨髓中无克隆性浆细胞。骨髓克隆性浆细胞的定义为应用免疫组化方法检测连续两次 κ/λ＞4∶1 或＜1∶2（分别针对 κ 型和 λ 型患者，计数≥100 个浆细胞）。

2. CR　血清和尿免疫固定电泳阴性，软组织浆细胞瘤消失，骨髓中浆细胞数＜5%；对仅依靠血清 FLC 水平作为可测量病变者，除了满足以上 CR 标准外，还要求血清 FLC 的比值连续两次评估均恢复正常（0.26～1.65）。

3. VGPR　血清蛋白电泳检测不到 M 蛋白，但血清和尿免疫固定电泳仍阳性；或 M 蛋白降低≥90%且尿 M 蛋白＜100mg/24h；在仅依靠血清 FLC 作为可测量病变的患者，除满足以上 VGPR 的标准外，还要求连续两次受累和未受累血清 FLC 之间的差值缩小＞90%。

4. PR

（1）血清M蛋白减少≥50%，24h尿M蛋白减少≥90%或降至＜200mg/24h。

（2）如果血清和尿中M蛋白无法检测，则要求受累与未受累血清FLC之间的差值缩小≥50%，以替代M蛋白标准。

（3）如果血清和尿中M蛋白及血清FLC都不可检测，并基线骨髓浆细胞比例≥30%时，则要求骨髓内浆细胞数目减少≥50%。

（4）除了上述标准外，如果基线存在软组织浆细胞瘤，则要求可测量病变SPD（最大垂直径乘积之和）缩小≥50%。以上指标均需连续两次评估，同时应无新的骨质病变发生或原有骨质病变进展的证据。

5. MR（仅用于难治/复发MM的评价） 血清M蛋白减少25%～49%并且24h尿轻链减少50%～89%。如果基线存在软组织浆细胞瘤，则要求可测量病变SPD缩小25%～49%。溶骨性病变的数量和大小没有增加（可允许压缩性骨折的发生）。

6. SD 不符合CR、VCPR、PR、MR及PD标准，同时无新的骨质病变或原有骨质病变进展的证据。

7. PD 符合以下1项即可（以下所有数据均与获得的最低数值相比）。

（1）血清M蛋白升高≥25%（升高绝对值＞5g/L）或M蛋白增加≥10g/L（基线血清M蛋白≥50g/L时）。

（2）尿M蛋白升高≥25%（升高绝对值≥200mg/24h）。

（3）如果血清和尿M蛋白无法检出，则要求受累与未受累血清FLC之间的差值增加≥25%（增加绝对值＞100mg/L）。

（4）如果血清和尿中M蛋白及血清FLC都不可检测，则要求骨髓浆细胞比例升高≥25%（增加绝对值≥10%）。

（5）出现新的软组织浆细胞瘤病变：原有1处以上的可测量病变SPD从最低点增加≥50%，或原有的≥1cm的病变其长轴增加≥50%。

（6）循环浆细胞增加≥50%（在仅有循环中浆细胞作为可测量病变时应用，绝对值要求至少为200个/μl）。

六、多发性骨髓瘤的临床复发

多发性骨髓瘤的临床复发符合以下1项或多项：①出现新的骨病变或者软组织浆细胞瘤（骨质疏松性骨折除外）；②明确的（可测量病变SPD增加50%且绝对值≥1cm）已有的浆细胞瘤或病变增加；③高钙血症；④血红蛋白下降≥20g/L（与治疗或非MM因素无关）；⑤从MM治疗开始血肌酐上升≥176.8μmol/L，并且与MM相关；⑥与血清M蛋白相关的高黏滞血症。

七、多发性骨髓瘤的完全缓解后复发

符合以下1项或多项：①免疫固定电泳证实血或尿M蛋白再次出现；②骨髓瘤细胞比

例≥5%；③出现PD的任何其他表现。

八、多发性骨髓瘤的鉴别诊断

1. 多发性骨髓瘤以外的其他浆细胞病

（1）巨球蛋白血症：因骨髓中浆细胞样淋巴细胞克隆性增生所致。M蛋白为IgM，表现为视力障碍、淋巴结肿大、肝脾大，溶骨性改变少见。单克隆IgM导致血高黏滞度较MM更为多见，并可导致神经系统紊乱。当IgM达到高浓度时往往可见血容量增加，常导致贫血加重并引起心血管系统超负荷。不出现高钙血症，但在总蛋白增加的情况下可能出现阴离子的明显降低。

（2）MGUS：血清蛋白电泳可见一条或多条淡染单克隆条带，单株免疫球蛋白一般少于10g/L，且随着时间推移，单克隆免疫球蛋白浓度未增加，即无骨骼病变，骨髓中浆细胞不增多。个别病例可在多年后转化为骨髓瘤或巨球蛋白血症。

（3）重链病：较为罕见，其特征是患者的血清和尿液中存在一种特殊的免疫球蛋白，它仅由属于已知免疫球蛋白的类别或亚类的不完整重链组成。

（4）原发性淀粉样变性：病理组织学检查时刚果红染色呈阳性。

2. 反应性浆细胞增多症 可由慢性炎症、伤寒、系统性红斑狼疮、肝硬化、转移癌等引起。反应性浆细胞一般不超过15%且无形态异常，免疫表型为$CD38^+$、$CD56^-$且不伴M蛋白。

3. 引起骨痛和骨质破坏的疾病 如骨转移癌、老年性骨质疏松症、肾小管酸中毒及甲状旁腺功能亢进等。

第三节 实验室检测指标的临床应用

一、血液生化检查

（一）评估单克隆浆细胞病的检查

1. 血清蛋白电泳 在血清蛋白电泳扫描图中的γ、β或α2区，M蛋白通常呈单峰、窄峰，或在琼脂糖凝胶上呈密集的离散带。

2. 血清免疫固定电泳 可证实M蛋白的存在并确定其类型。恶性浆细胞可产生免疫球蛋白重链和轻链、单独的轻链或都不产生。约52%的骨髓瘤患者可检测到IgG，IgA为21%，κ或λ型轻链（本周蛋白）为16%，IgD为2%，双克隆为2%，IgM为0.5%，不能检出M蛋白的约为6.5%。其中κ型是主要的轻链型，但在IgD型骨髓瘤和伴有淀粉样变的骨髓瘤中λ型轻链更常见。

3. 血清游离轻链检测 基于抗体的方法检测血清中与重链不结合的κ和λ免疫球蛋白链。正常的游离κ∶λ为0.26∶1.65。在克隆性浆细胞疾病中，当一种轻链过度产生时，出现游离轻链比值异常。约90%的MM患者有异常的游离轻链比值。

FLC 的半衰期为 2～4h，因此可用于治疗后数天内的疗效评估。完整的免疫球蛋白的半衰期为 17～21 天，出现明显反应的时间也更长。血清 FLC 基线值有预后判断价值，因为高水平的游离轻链反映了更高的肿瘤负荷，或与 IgH 易位有关。伴有高水平游离轻链的 MGUS、冒烟型骨髓瘤患者，进展为有症状骨髓瘤的比例更高。对于基线游离轻链水平较高的患者，即使获得较高比例的接近完全缓解，其总生存期和无事件生存期仍很短。治疗后游离轻链下降迅速者的总生存和无事件生存也更差。这可能反映了骨髓瘤细胞具有较高的增殖能力，容易被联合化疗快速杀灭，此种侵袭性骨髓瘤以瘤细胞的高增殖活性为特征，尽管起效迅速，但易导致早期复发和疾病相关性死亡。

4. 血清免疫球蛋白定量检测 常用速率免疫散射比浊法，可检测免疫球蛋白和补体成分。当 M 蛋白阳性时，宜进一步做亚型分析及轻链检测，有助于诊断。

（1）典型模式的多发性骨髓瘤：血清蛋白电泳（SPEP）在 82%的骨髓瘤患者中会出现局限性带或峰，加上血清免疫固定电泳，敏感度可提高到 93%。此外，如果进行血清 FLC 检测或尿液单克隆蛋白研究（尿蛋白电泳和尿液免疫固定电泳），敏感度可提高到 97%或以上。

（2）轻链型骨髓瘤：有高达 20%的轻链型骨髓瘤的特点是血清或尿液中只有一条轻链，缺乏免疫球蛋白重链的表达，这些患者易于用血清游离轻链、尿蛋白电泳和尿液免疫固定电泳检测。在轻链型骨髓瘤中，肾衰竭的发生率要高得多，因为在这些患者中，约 1/3 的患者血清肌酐≥2mg/dl（177μmol/L）。

（3）非分泌型骨髓瘤：较少见，在血清和尿液中未能检出 M 蛋白的患者被认为是非分泌型骨髓瘤，约有一半出现了低 γ-球蛋白血症（部分是由于抑制正常的丙种球蛋白产生）。其中约 60%的患者血清和尿液免疫固定电泳正常，但可检测血清中的单克隆游离轻链水平，并可用 κ 和 λ 型轻链的比值来表示。无浆细胞或 B 淋巴细胞增殖异常的患者，其 κ/λ 值正常，而浆细胞紊乱患者的 κ/λ 值异常。具有正常血清和尿液免疫固定电泳结果及正常血清游离轻链比值的骨髓瘤患者被认为是真正非分泌型骨髓瘤。其中，大多数（约 85%）具有 M 蛋白，可以在肿瘤浆细胞的细胞质中通过免疫化学检测，但蛋白质分泌受损，故在血清及尿液中无法检测到。另有 15%的非分泌性骨髓瘤患者在浆细胞中没有检测到免疫球蛋白（即非生产者型骨髓瘤）。对于非分泌型骨髓瘤患者，主要需要在影像学检查和骨髓检查的基础上进行疾病的监测。

（4）寡分泌型骨髓瘤：5%～10%的 MM 患者在诊断时为寡分泌型骨髓瘤，可根据以下参数来定义——血清 M 蛋白＜1g/dl，尿 M 蛋白＜200mg/24h。这些患者很难用标准的血清和尿电泳试验进行检测，因为很难确定微小的变化是真实的还是由于实验室变异引起的。在大多数患者中，如果血清游离轻链比值异常，受影响的游离轻链水平为≥10mg/dl，则可采用血清轻链检测疾病。与非分泌型骨髓瘤一样，当游离轻链基线值较低而无法检测（＜10mg/dl），或者对结果的可靠性有担忧时，寡分泌型骨髓瘤患者可能也需要进行影像学和骨髓检查。

（二）血清总蛋白及电解质异常

对于完整免疫球蛋白型的骨髓瘤，发现血清总蛋白升高，甚至高于 120g/L 或 130g/L 的高蛋白血症，导致假性低钠血症及血浆电解质中阴离子的平行降低。高钙血症较为常见，与由浆细胞释放的多种淋巴因子（如破骨细胞活化因子）激活破骨细胞所致的溶骨有关，并常伴有高钙尿症，血磷多为正常。对于骨髓瘤患者，血清总蛋白升高对高钙血症的检测没有任何影响，相反，高钙血症常会被低白蛋白血症所掩盖。在有症状多发性骨髓瘤的诊断标准中，当骨髓瘤患者校正血清钙＞2.75mmol/L 时为骨髓瘤引起的高钙血症。

对于游离轻链型骨髓瘤，由于呈现低丙种球蛋白血症，血清总蛋白浓度降低，不存在假性低钠血症，但可见高血钙及高尿钙症。

（三）血清 β2-微球蛋白和血清白蛋白

β2-微球蛋白由浆细胞分泌，与全身骨髓瘤细胞总数有显著的相关性。血清白蛋白量与骨髓瘤生长因子 IL-6 活性呈负相关。其可用于评估肿瘤负荷及预后。在国际分期体系（ISS）中，当 β2-微球蛋白＜3.5mg/L 和血清白蛋白≥35g/L 时为Ⅰ期；当 β2-微球蛋白≥5.5mg/L 时为Ⅲ期。

（四）C 反应蛋白和血清乳酸脱氢酶

LDH 与肿瘤细胞活动有关，C 反应蛋白和血清 IL-6 呈正相关，可反映疾病的严重程度。

（五）肾功能检测

初诊时 30%～50%的骨髓瘤患者会出现不同类型的肾功能损害，肾功能不全不仅可以用肌酐＞177μmol/L 来定义，还可用内生肌酐清除率＜40ml/min 来定义。

二、尿液检验

（一）尿蛋白检查和尿蛋白电泳

24h 尿蛋白定量和电泳可用于尿总蛋白排泄量的估计，以及计算尿蛋白的比例，即白蛋白与单克隆游离轻链的比例。因此，该试验可能提示与 MM 相关的其他肾脏疾病的存在，如淀粉样变性或单克隆免疫球蛋白沉积病（MIDD）。在轻链型肾病中，尿蛋白大部分为轻链（M 蛋白），而在其他浆细胞疾病（轻链淀粉样变或 MIDD）中，大多数为白蛋白，轻链组分较小。在与浆细胞疾病无关的肾脏疾病中，不能检测到尿 M 蛋白，尿中的蛋白是白蛋白。

MM 患者常因管型肾病而出现肾功能不全。另外，与 MM 相关的肾病可由淀粉样变或轻链沉积病引起。在解释尿液分析结果时必须注意。尿干化学检测主要是检测白蛋白，而不是轻链。通过磺基水杨酸进行尿蛋白定性检测或 24h 尿蛋白定量检测，也可进行尿蛋白电泳和免疫固定电泳检测。

MM 患者尿液分析的发现取决于肾损伤的病因：

（1）骨髓瘤管型肾病的特点是远端和集合管内存在较大的蜡质叠层管型；管型主要由沉淀的单克隆轻链组成，尿干化学检测蛋白质一般为阴性，因为大部分蛋白尿是由尿单克隆蛋白（本周蛋白）而不是白蛋白组成的。

（2）与骨髓瘤管型肾病相反，肾脏受累于其他相关的浆细胞病（即 AL 淀粉样变性和轻链沉积病），尿干化学检测蛋白质通常为显著阳性，因为大多数尿蛋白为白蛋白，本周蛋白尿是极少见的。

（二）尿液轻链检测和尿免疫固定电泳

血液中过剩的游离轻链通过肾小球滤过被快速清除，被近端肾小管重吸收和分解。远端肾小管黏膜表面也可分泌游离轻链。

三、血常规与外周血涂片检查

在有症状 MM 的诊断标准中，当血红蛋白低于正常值下限 20g/L 或＜100g/L 时，患者存在骨髓瘤引起的靶器官损伤表现即贫血。在 Durie-Salmon 分期体系中，血红蛋白＞100g/L 为Ⅰ期，血红蛋白＜85g/L 为Ⅲ期。

外周血涂片上最常见的表现是缗钱状红细胞（＞50%）、白细胞减少（20%）和血小板减少（5%）。在血清蛋白水平升高的患者中，在稀释悬浮液中出现缗钱状红细胞。

骨髓瘤患者外周血涂片中很少见到单克隆浆细胞，约 10%的患者外周血浆细胞绝对计数≥100 个/μl（≥0.1×10^9/L）。当外周血细胞中较容易地检测到浆细胞时，应考虑为浆细胞白血病，这是一种罕见的但具有侵袭性的 MM 形式，大多为 IgA 型，症状同其他急性白血病，其特征为在外周血液循环中可见高水平的浆细胞（＞2.0×10^9/L）。

四、骨髓检查

1. 浆细胞百分比 骨髓抽吸和活检是诊断 MM 的关键部分。骨髓浆细胞百分比应在活检样本的中心进行估计。骨髓浆细胞百分比一般不用流式细胞术检测。克隆性可以通过流式细胞仪上显示 κ/λ 轻链限制、免疫组化或免疫荧光法来建立。

2. 浆细胞形态学 浆细胞的形态特征可能因其成熟程度而异，有时可能与原始粒细胞在形态上无区别。成熟的浆细胞为具有丰富的嗜碱性细胞质的椭圆形细胞；胞核呈圆形且位置较偏，有明显的核周窝或核周淡染区，细胞核含有无核仁的“钟面”或“辐条轮”染色质。未成熟的浆细胞具有分散的核染色质、突出的核仁和高核质比。骨髓瘤细胞的胞质含有浓缩的或结晶的免疫球蛋白，导致不寻常的结构（其不限于 MM），如多浅蓝色–白色的葡萄状堆积物（如 Mott 细胞、Morula 细胞）、樱桃红色折射圆形体（如 Russel 小体）、Vermilion 染色富含糖原的 IgA（如火焰细胞）、过度填充的原纤维（如戈谢样细胞）、晶体棒。

五、免疫表型

应用免疫组化染色、免疫荧光法和流式细胞术可检测骨髓瘤患者骨髓浆细胞胞质中的 κ 或 λ 型轻链。骨髓中正常 κ∶λ 为 2∶1。＞4∶1 或＜1∶2 被认为满足 κ 或 λ 单克隆的定义。这一发现将单克隆丙种球蛋白病与由自身免疫性疾病、转移性癌症、慢性肝病、获得性免疫缺陷综合征（AIDS）或慢性感染引起的反应性浆细胞增多症区别开来，在这些疾病中 κ/λ 值在正常范围内。

与正常浆细胞一样，骨髓瘤细胞表达 CD79a、VS38c、CD138 和 CD38。与通常表达 CD19 的正常浆细胞相比，骨髓瘤细胞不常表达 CD19。CD45 的表达是可变的，大多数骨髓瘤细胞的 CD45 为阴性。约 70%的骨髓瘤细胞表达 CD56，这在正常浆细胞和浆细胞白血病中呈典型的阴性。多参数流式细胞术可同时检测 6 种或 6 种以上抗原（通常为 CD38、CD45、CD56、CD19、κ 和 λ），用于鉴别和确定骨髓瘤浆细胞的克隆性。

六、细胞遗传学

细胞遗传学异常往往不典型或不能用单一的异常来诊断 MM。大多数骨髓瘤有遗传异常，可以通过敏感的分子遗传学技术，如荧光原位杂交（FISH）来检测。相反，仅有 20%～30%的患者由于骨髓瘤细胞中的中期细胞数量较少，只有通过常规核型分析才能在骨髓浆细胞中发现细胞遗传学异常。

第四节　多发性骨髓瘤患者的管理

（一）无症状骨髓瘤

每 3 个月复查一次相关指标，包括血肌酐、白蛋白、乳酸脱氢酶、血清钙、β2-微球蛋白、血清免疫球蛋白、血清蛋白电泳及血免疫固定电泳、24h 尿总蛋白、尿蛋白电泳及尿免疫固定电泳。血清 FLC 有助于判断病情进展。每年进行一次骨髓检查或有临床症状时进行检查。

（二）孤立性浆细胞瘤

孤立性浆细胞瘤分为骨型和骨外型，需排除 MM。随访和监测开始时每 4 周进行一次；若浆细胞瘤治疗后 M 蛋白完全消失，则每 3～6 个月进行一次，或在有临床症状时进行相关检查；如 M 蛋白持续存在，则继续每 4 周一次的监测。每 6～12 个月进行一次影像学检查。

（三）有症状骨髓瘤

诱导治疗期间每 2～3 个疗程进行一次疗效评估；非分泌型骨髓瘤的疗效评估需行骨髓检查；血清 FLC 有助于疗效评估，尤其是非分泌型骨髓瘤的疗效评估；骨髓检查每 6 个月进行一次或根据临床症状进行检查。

（周　涛　王玉明）

第二十四章
高　血　压

第一节　原发性高血压

一、概述

近 50 年来我国人群高血压患病率呈增长态势，但高血压知晓率、治疗率和控制率较低。

我国人群高血压流行有两个比较显著的特点：从南方到北方，高血压患病率递增；不同民族之间高血压患病率存在一定的差异。

约 60%的高血压患者有家族史。高血压的病因复杂，可分为原发性高血压和继发性高血压。高血压是心脑血管病最主要的危险因素。

二、临床诊断

近年来，人们对心血管病多重危险因素的作用及心、脑、肾靶器官保护的认识不断深入，高血压的诊断标准也在不断调整，目前认为同一血压水平的患者发生心血管病的危险不同，因此有了血压分层的概念，即发生心血管病危险度不同的患者，适宜血压水平应有所不同。

目前国内高血压的诊断采用《中国高血压防治指南》建议的标准（表 24-1）。

人体血压具有明显的波动性，非同日反复测量 2～3 次才能确定是否患有高血压。

初诊高血压应鉴别是原发性还是继发性。继发性高血压常见于肾脏病、肾动脉狭窄、原发性醛固酮增多症、嗜铬细胞瘤引起的高血压等，大多数继发性高血压可通过原发病的治疗或手术得到改善。

血压值和危险因素评估是诊断与制定高血压治疗方案的主要依据，不同患者高血压管理的目标不同，医生面对患者时在参考标准的基础上，根据其具体情况判断该患者最合适的血压范围，采取针对性的治疗措施。在改善生活方式的基础上，推荐使用 24h 长效降压药物控制血压。

表 24-1　高血压水平的定义和分类

类别	收缩压（mmHg）		舒张压（mmHg）
正常血压	＜120	和	＜80
正常高值	120～139	和（或）	80～89

续表

类别	收缩压（mmHg）		舒张压（mmHg）
高血压	≥140	和（或）	≥90
1 级高血压（轻度）	140～159	和（或）	90～99
2 级高血压（中度）	160～179	和（或）	100～109
3 级高血压（重度）	≥180	和（或）	≥110
单纯收缩期高血压	≥140	和	<90

注：当患者的收缩压与舒张压分属不同的级别时，则以较高的分级标准为准。

2017 年 11 月，备受关注的 2017 年 AHA/ACC 高血压指南在 AHA 年会上正式发布。新版指南将高血压定义为≥130/80mmHg，取代以前 140/90mmHg 的高血压标准。据悉，这是 AHA/ACC 14 年来首次重新定义高血压。最新的高血压定义认为只要血压达到 130/80mmHg，即被认为是高血压 1 级；而以往≥140/90mmHg 的高血压，则被定义为高血压 2 级。

2017 年 12 月，中国医师协会组织中国医师协会高血压专业委员会、中国医师协会心血管内科医师分会及相关专家召开研讨会，对美国高血压新指南有关高血压诊断及降压标准等方面问题进行讨论。专家组在充分分析国际及中国相关证据的基础上，结合中国实际情况，提出高血压诊断标准仍采用收缩压≥140mmHg 和（或）舒张压≥90mmHg 的标准，降压目标值为收缩压＜140mmHg 和舒张压＜90mmHg。尽管我国未将血压值在（130～139）/（80～89）mmHg 的人群归为高血压患者，但这部分人群的心血管疾病（CVD）风险仍不容忽视，应该对其做出新的划分。对这部分人群按其风险给予以下推荐：①对该人群中无临床 CVD 及 10 年动脉粥样硬化性心血管病（ASCVD）风险＜10%者，推荐改变生活方式，不建议应用降压药物治疗，ASCVD 风险评估可采用我国的标准。②该人群中无临床 CVD 且 10 年 ASCVD 风险＞10%者，推荐改变生活方式，不建议应用降压药物治疗。③＞65 岁老年人，推荐改变生活方式，不建议应用降压药物治疗。医生可根据患者具体情况将降压药物干预启动阈值和降压目标值下调至 130/80mmHg。对于不能耐受降压治疗者，也可根据临床情况上调目标值。④合并其他疾病的患者，临床 CVD（不包括近期发生的脑血管疾病、糖尿病、慢性肾脏病、肾移植后慢性肾脏病、心力衰竭、稳定型缺血性心脏病、外周动脉疾病），推荐启动药物降压阈值为 130/80mmHg，降压目标为 130/80mmHg。

三、实验室检测指标的临床应用

实验室检测可帮助判断高血压病因、靶器官功能状态及对患者心血管预后的影响。

1. 糖代谢检查 可进行空腹血糖、餐后 2h 血糖、糖耐量及糖化血红蛋白检测，以判断患者是否存在空腹血糖受损、糖耐量受损或糖尿病。

2. 血脂检查 血脂是影响高血压患者心血管预后的重要因素，可进行总胆固醇、甘油三酯、高密度脂蛋白胆固醇和低密度脂蛋白胆固醇的检查。

3. 肾功能检查 肌酐及肾小球滤过率的检查可帮助判断高血压引起的肾功能损害，以及寻找继发性高血压的病因。

4. 尿蛋白检查 当尿白蛋白在30～300mg/24h或白蛋白/肌酐≥30mg/g（3.5mg/mmol）时为微量白蛋白尿，尿蛋白≥300mg/24h时为蛋白尿。对于慢性肾脏疾病伴有中重度蛋白尿（尿白蛋白/肌酐＞30mg/g）的高血压患者，血压控制水平应低于130/80mmHg。

5. 同型半胱氨酸（HCY）检测 血HCY升高的原发性高血压（H型高血压）是导致我国脑卒中高发和持续发展的重要因素。专家共识建议，所有高血压患者都应进行血HCY检测，空腹血浆HCY≥10μmol/L即为超标。

6. 鉴别诊断继发性高血压的实验室检查

（1）原发性醛固酮增多症的相关实验室检查：包括血钾、血钠、肾素、醛固酮、血浆醛固酮/血浆肾素活性。原发性醛固酮增多症患者常有低血钾、高血钠、代谢性碱中毒、血浆肾素活性降低、尿醛固酮增多及血浆醛固酮/血浆肾素活性值增大。

（2）嗜铬细胞瘤的相关实验室检查：在发作期间可检测血或尿儿茶酚胺或其代谢产物3-甲氧基-4-羟基苦杏仁酸，如有显著升高，提示嗜铬细胞瘤。

（3）皮质醇增多症的相关实验室检查：包括24h尿游离皮质醇、小剂量地塞米松抑制试验、尿17-羟类固醇和17-酮类固醇。

第二节 继发性高血压

一、肾实质性高血压

（一）概述

肾实质性高血压包括急性和慢性肾小球肾炎、糖尿病肾病、慢性肾盂肾炎、多囊肾和肾移植等多种肾脏病变引起的高血压，是最常见的继发性高血压。高血压是慢性肾脏病（CKD）最常见的并发症，发病率高达67%～92%，随着患者肾功能的减退，高血压的发病率也随之增加。而高血压的发生发展可进一步加重肾血管病变，导致肾动脉硬化，加重肾功能损害，并可促进心脑血管疾病的发生。尽管临床上对肾性高血压的认识不断提升，但CKD患者仍存在高血压发病率高、血压控制不稳定等问题。关于肾实质性高血压的发病机制，目前存在以下观点：①水钠潴留。CKD患者肾功能下降，排泄水、钠的能力减弱，易引起水钠潴留，血容量增加；饮食中盐的过量摄入可导致动脉血管硬化，一氧化氮释放减少，进一步促进炎症进程，从而引起血压升高。②交感神经系统（SNS）活化。肾脏含有丰富的感觉和传入神经纤维，其对离子浓度、液体静水压、缺血及缺血代谢产物非常敏感，上述因素持续刺激传入神经可导致SNS活化，从而引起高血压。③肾素-血管紧张素-醛固酮系统（RAAS）激活。血管紧张素Ⅱ（AngⅡ）作为RAAS的主要效应分子可以导致血管收缩，促进钠的重吸收和醛固酮的释放，促进炎症发展及内皮功能障碍，研究表明醛固酮可能是肾脏病发展的独立危险因素。④肾实质性高血压的发病机制复杂，其他因素如内皮素、氧化应激和炎症介质等也可能促进CKD患者发生高血压。肾实质性高血压是最常见的继发性高血压，易进展成恶性高血压，也易引起心血管并发症。有效控制肾实质性高血压的血压水平、减少恶性事件的发生越来越受到临床的关注。

（二）实验室检查

肾实质性高血压与原发性高血压伴肾功能损害较难区分。除恶性高血压外，原发性高血压较少出现明显的蛋白尿，血尿也不明显，肾功能减退首先从肾小管浓缩功能开始，肾小球滤过功能仍可长期保持正常甚至增强，直到最后阶段才出现肾小球滤过率降低，血肌酐上升。而肾实质性高血压往往在发现血压升高时即已出现蛋白尿、血尿和贫血、肾小球滤过功能减退及肌酐清除率下降等。

二、肾血管性高血压

（一）概述

肾血管性高血压主要是由肾动脉粥样硬化、多发性大动脉炎和肾纤维肌性营养不良等导致的一侧或双侧肾动脉及其分支狭窄，从而导致的高血压，其中肾动脉粥样硬化性动脉狭窄（ARAS）占成人肾动脉病变的 90%。但在儿童中，导致肾血管性高血压的主要原因是多发性大动脉炎和肾纤维肌性营养不良。肾动脉狭窄可导致肾实质缺血，RAAS 激活，而 AngⅡ作为 RAAS 的核心效应分子，可导致全身微动脉收缩，进而导致动脉血压升高。此外，AngⅡ可通过与脑干和前脑的心血管控制中心的神经元 1 型受体结合，增加 SNS 的活性，减弱降压反射，该作用可能通过促进还原型烟酰胺腺嘌呤二核苷酸磷酸（NADPH）的氧化应激和过氧化物的形成，使下丘脑室旁核和延髓头端腹外侧区活动增加，也可导致心血管系统 SNS 的激活，引起肾血管性高血压。

（二）实验室检查

动脉硬化者突发高血压或血压突然增高且以舒张压升高更明显，而无高血压家族史，尿和肾功能检查也无明显异常者应高度警惕肾血管性高血压的可能。肾血管性高血压患者可在腹部或肾区闻及粗糙的收缩期血管杂音，常伴有低钾血症。肾动脉造影是目前确诊肾血管性高血压的金标准，也是手术治疗的必要依据。

三、原发性醛固酮增多症

（一）概述

原发性醛固酮增多症（primary aldosteronism，PA）指肾上腺皮质分泌过量醛固酮，导致机体潴钠排钾、血容量增多、肾素-血管紧张素系统活性受抑。临床主要表现为高血压伴低血钾。PA 主要分为 6 型，即醛固酮瘤、特发性醛固酮增多症（特醛症）、原发性肾上腺皮质增生、家族性醛固酮增多症、分泌醛固酮的肾上腺皮质癌、异位醛固酮分泌瘤或癌。研究发现，醛固酮过多是导致心肌肥厚、心力衰竭和肾功能受损的重要危险因素。与原发性高血压患者相比，PA 患者心脏、肾脏等高血压靶器官损伤更为严重。因此，早期诊断、早期治疗就显得至关重要。

（二）实验室检查

血浆醛固酮与肾素活性比值（ARR）是 PA 筛查指标，但目前确诊试验仍没有统一的“金标准”，以下确诊试验可供选择：口服高钠试验、生理盐水输注试验、氟氢可的松抑制试验和卡托普利试验。这四种确诊试验的选择需基于费用、时间、试验敏感性和特异性等方面综合考虑。尽管 ARR 对诊断有重要的提示作用，一些专家主张仍需进行确诊试验。但对于患有严重心血管或肾脏疾病的患者，不推荐进行确诊试验。

四、嗜铬细胞瘤

（一）概述

嗜铬细胞瘤（pheochromocytoma，PHE）为起源于神经外胚层嗜铬组织的肿瘤，主要分泌儿茶酚胺，根据肿瘤是来自交感神经或副交感神经，将副神经节瘤分为副交感神经副神经节瘤（包括化学感受器瘤、颈动脉体瘤等）及交感神经副神经节瘤（包括腹膜后、盆腔及纵隔后的副神经节瘤）。PHE 在高血压患者中的患病率为 0.05%～0.2%，发病高峰为 20～50 岁。嗜铬细胞瘤位于肾上腺者占 80%～90%，且多为一侧性；肾上腺外的瘤主要位于腹膜外、腹主动脉旁，多为良性，恶性者只占 10%。与大部分肿瘤一样，散发性嗜铬细胞瘤的病因仍不清楚。家族性嗜铬细胞瘤则与遗传有关。

PHE 患者长期、持续的高血压可致左心室肥厚、心脏扩大和心力衰竭。肝糖原分解加速及胰岛素分泌受抑制而使糖耐量下降，肝糖异生增加。在大量肾上腺素作用下血细胞发生重新分布，使外周血中白细胞计数增多，有时红细胞也可增多。

（二）实验室检查

嗜铬细胞瘤的生化检查项目包括 24h 尿儿茶酚胺（去甲肾上腺素和肾上腺素）、香草基-扁桃酸（VMA 等）、24h 尿甲氧基肾上腺素（甲基去甲福林和甲基福林）、血浆去甲肾上腺素及肾上腺素、血浆甲氧基肾上腺素等。尿儿茶酚胺及其代谢产物是常规检测项目，大型囊性肿瘤可能主要释放儿茶酚胺的代谢产物进入血液循环，尿中儿茶酚胺代谢产物与游离儿茶酚胺的比值相对较高。大部分功能性 PHE 患者的血浆去甲肾上腺素和肾上腺素水平升高，仅表达去甲肾上腺素多于仅表达肾上腺素的肿瘤，血浆儿茶酚胺水平表达差异主要是由可将去甲肾上腺素转化为肾上腺素的苯乙醇胺 *N*-甲基转移酶表达差异造成的。血压正常且没有体征的患者，即便儿茶酚胺水平正常也不能排除 PHE 的可能。但是，如果患者有高血压症状，儿茶酚胺水平正常，PHE 的可能性很小。

有学者建议将嗜铬粒蛋白 A 作为一种替代的生化指标，因为无论其分泌还是检测均不受抗高血压药物的影响。然而，嗜铬粒蛋白 A 主要通过肾脏代谢，轻度的肾功能损害可导致嗜铬粒蛋白 A 的显著升高。因此，嗜铬粒蛋白 A 诊断 PHE 有较高的敏感性，但特异度较差。当肌酐清除率＞80ml/min，血浆儿茶酚胺也升高时，其诊断特异度可增加至 98%。

此外，患者还需进行血糖、血钙、肌钙蛋白、肾素等检测，以及进行外周血细胞分析。

五、皮质醇增多症

（一）概述

皮质醇增多症又称库欣综合征，是多种原因引起肾上腺分泌过多的糖皮质激素（主要是皮质醇）所致疾病的总称，其中最多见者为垂体促肾上腺皮质激素（ACTH）分泌亢进引起的临床类型。高发年龄在 20～40 岁，男女发病率之比约为 1∶3。按病因分为外源性皮质醇增多症和内源性皮质醇增多症。

（二）临床诊断与实验室检查

皮质醇增多症的诊断主要依据患者的临床特点，再结合影像学检查，血、尿皮质醇增高程度，血 ACTH 水平及动态试验结果。

皮质醇增多症病因众多，诊断流程复杂，诊断包括定性诊断及病因诊断，定性诊断即可明确高皮质醇血症的诊断。如患者临床表现为向心性肥胖、皮肤紫纹、糖尿病、高血压等，首先应建立皮质醇增多症的初步诊断，继而进行筛查：①24h 尿游离皮质醇（24h-UFC）。②小剂量地塞米松抑制试验（LDDST），包括地塞米松 1mg 抑制试验和地塞米松 2mg 抑制试验。地塞米松 1mg 抑制试验假阳性率较高，在正常人群中其阳性率可达 30%；地塞米松 2mg 抑制试验则具有更高的特异度，也可进一步验证呈阳性反应的地塞米松 1mg 抑制试验。③血皮质醇昼夜节律检测。④午夜唾液皮质醇水平检测。这 4 项筛查方法中，前 3 项是较为传统的检查方法。近来对午夜唾液皮质醇水平检测研究较多，国外已推荐其作为皮质醇增多症筛选诊断的一线方法，此方法敏感度和特异度均可达 95%～98%。

病因的诊断方法包括生化检测和影像学检查，生化检测比影像学检查更显重要，原因在于：①约 40%的皮质醇增多症患者在头颅 MRI 检查中无法发现明确的病灶；②部分异位 ACTH 综合征（EAS）患者可在影像学检查中发现垂体的瘤样病变。病因诊断过程中，应首先检测血浆 ACTH，此种检查方法对鉴别诊断 ACTH 依赖性皮质醇增多症和 ACTH 非依赖性皮质醇增多症有肯定的诊断意义，但对鉴别来源于垂体性或是非垂体性 ACTH 分泌增多则价值有限。

大剂量地塞米松抑制试验（HDDST）是确定过量 ACTH 来源的主要方法，多以服药后 UFC 或血皮质醇水平较服药前抑制 50%以上为诊断的阳性标准。80%的皮质醇增多症患者在服药后第 2 天 UFC 或血浆皮质醇水平较服药前被抑制，肾上腺源性皮质醇增多症患者一般不能被抑制，EAS 患者大多不能被抑制。有研究指出，以不同的抑制率为标准时，诊断皮质醇增多症的敏感度和特异度有所不同，以 50%的抑制率为标准更有利于诊断皮质醇增多症。

促肾上腺皮质激素释放激素（CRH）刺激试验用于鉴别诊断皮质醇增多症与 EAS，对皮质醇增多症诊断的准确率为 86%～93%。目前在该项试验阳性结果的判断标准上仍无统一标准，主要原因：①所用 CRH 种类不同，包括人源性 CRH（h-CRH）和羊源性 CRH（o-CRH）；②注射 CRH 后检测的生化参数（血皮质醇水平、血 ACTH 水平）及所选择的检测的时间点（注射 CRH 后采集血样的时间）不同。已经发现部分 EAS 病灶也可对 CRH 产生反应，产生假阳性结果。CRH 试剂较为昂贵，目前国内无 CRH 制剂可售，因此该检查在中国患者中的应用价值有待进一步探究。

去氨加压素刺激试验用于鉴别皮质醇增多症与 EAS。该项检查已应用多年，依据去氨加压素可特异性启动血管加压素受体 V2 和 V3 亚型，对 V1 亚型则不可启动，垂体 ACTH 腺瘤多过表达 V2、V3 亚型，而导致 EAS 的异源性 ACTH 腺瘤则不具备此特点。该方法对皮质醇增多症的敏感度为 86%，特异度为 55.6%。该检查适于确立 ACTH 依赖性皮质醇增多症的诊断，但对鉴别诊断皮质醇增多症与 EAS 作用不大。该检查可作为 CRH 刺激试验的替代方案，在无法获得 CRH 试剂时可考虑应用该检查。

双侧选择性岩下窦采血（BIPSS）检测 ACTH 值是鉴别皮质醇增多症与 EAS 的金标准，但 BIPSS 是一种有创检查，应用时有较为严格的适应证。若经内分泌检查确诊为 ACTH 依赖性皮质醇增多症后，影像学检查未发现明确垂体病变或者内分泌检查结果与影像学检查结果相矛盾，应行 BIPSS。BIPSS 诊断皮质醇增多症的准确度高于传统的 MRI 检查（88%比 50%）。这项检查对皮质醇增多症的敏感度为 94%，特异度为 95%～100%。由于 ACTH 的分泌呈脉冲式，为避免假阴性结果，可使用 CRH 促进 ACTH 的释放，但即使用了 CRH，仍有一定的假阴性率。解剖学上，一侧腺垂体的静脉血汇入同侧海绵窦进而汇入岩下窦，故偏肿瘤侧的岩下窦血样中 ACTH 较对侧高，两侧岩下窦血样中 ACTH 比值＞1.4 为微腺瘤定位于左右侧的标准。在病灶偏侧的定位上，BIPSS 的准确率为 50.0%～84.2%。关于 BIPSS 在病灶偏侧定位诊断中的价值，目前存在争议。

其他如静脉置管采血检测 ACTH 值。BIPSS 对技术要求较高，且存在一定的并发症，仅能在较大的医学中心开展。因此，有学者提出颈内静脉采血检测 ACTH 的方法，该方法安全、简单，但敏感度和特异度均较 BIPSS 差，对垂体 ACTH 腺瘤的敏感度为 80%～83%。由于 BIPSS 在病灶偏侧诊断上的准确性不完全令人满意，考虑到海绵窦较岩下窦更靠近垂体，有学者提出经海绵窦采血检测 ACTH 浓度，但该检查手段的诊断效能目前仍存在争议，且其安全性还有待进一步研究。

（周　涛　王玉明）

第二十五章

糖 尿 病

第一节 糖 尿 病

一、概述

根据病因通常可将糖尿病分成四型：1 型糖尿病、2 型糖尿病、妊娠糖尿病和特殊类型糖尿病。

2008 年中华医学会糖尿病学分会（CDS）组织的中国 14 省糖尿病流行病学调查结果显示，在 20 岁以上的人群中，年龄标化糖尿病患病率为 9.7%，估算患病人数达 9240 万，居全球之首，糖尿病前期的患病率高达 15.5%，估算人数在 1.48 亿。而 2010 年完成的我国 18 岁以上近 10 万成人流行病学调查，估算的糖尿病前期患病率为 50.1%。

1 型糖尿病（T_1DM）曾称胰岛素依赖型糖尿病，是由胰岛 B 细胞破坏和胰岛素绝对缺乏引起的，但不包括已阐明病因的 B 细胞破坏所致的糖尿病类型。该病多发生在儿童和青少年，也可发生于各种年龄，但亚洲较少见，某些国家和地区发病率较高，估计其在我国占糖尿病的比例小于 5%。目前认为，T_1DM 绝大多数是自身免疫性疾病，遗传因素和环境因素共同参与其发病。T_1DM 起病急，体内胰岛素绝对不足，容易发生酮症酸中毒。该病临床表现变化很大，可以是轻度非特异性症状、典型三多一少症状或昏迷。

2 型糖尿病（T_2DM）曾称非胰岛素依赖型糖尿病，是以胰岛素抵抗为主伴胰岛素相对不足或胰岛素分泌不足为主伴胰岛素抵抗的一类糖尿病，好发年龄为 35～40 岁，占糖尿病患者的 90%～95%。T_2DM 是由遗传因素及环境因素共同作用而形成的多基因遗传性复杂病，目前对病因和发病机制仍然认识不足，是一组异质性疾病。多数起病隐匿，症状相对较轻，半数以上无任何症状；不少患者因慢性并发症、伴发病或体检时发现。临床上与肥胖症、血脂异常、高血压等疾病常同时或先后发生，常有家族史或以低血糖为首发临床症状。

妊娠糖尿病（GDM）是在妊娠中首次发现的糖尿病，不包含妊娠前已确诊糖尿病的患者。GDM 在糖尿病孕妇中占 90%以上，在我国的发病率为 1.31%～3.75%，且有逐年上升的趋势。患者糖代谢多数于产后能恢复正常，但将来患 T_2DM 的机会增加，故 GDM 患者应在产后 6～12 周筛查糖尿病，并长期追踪观察。

特殊类型糖尿病包括胰岛 B 细胞功能基因突变所致的糖尿病、胰岛素受体基因突变所致的糖尿病和其他特殊类型糖尿病。

1. 糖尿病的早期筛查 通过检测血糖来筛查糖尿病。1 型糖尿病和 2 型糖尿病最初的功能异常表现为葡萄糖刺激胰岛素分泌障碍，可用胰岛素释放试验来分析。对于 2 型糖尿病患者，建议对所有 45 岁的人群进行筛查，尤其对超重个体，应通过空腹血糖（FBG）进行筛查。若 FBG＜6.1mmol/L，应每隔 3 年复查一次。对有糖尿病倾向的人群，则应进行经常性筛查。

2. 糖尿病急性并发症的诊治检测 糖尿病常见的急性并发症包括糖尿病酮症酸中毒、高渗性非酮症糖尿病性昏迷和乳酸酸中毒糖尿病性昏迷，三者的鉴别诊断主要依据实验室检查结果。通过检测血糖与尿糖、血酮体与尿酮体、酸碱失衡情况（如 pH 和碳酸氢盐）和细胞内脱水或治疗中的异常情况（如钾、钠、磷酸盐和渗透压等）可确诊。

糖尿病酮症酸中毒昏迷是糖尿病的一种严重急性并发症。常见于 1 型糖尿病患者，诱发因素为感染、手术、外伤和各种拮抗胰岛素的激素分泌增加。当机体代谢紊乱发展到脂肪分解加速，血浆中酮体积累超过机体的处理能力时，可造成机体严重失水、电解质紊乱、循环系统功能衰竭、中枢神经系统障碍，从而出现不同程度的意识障碍、嗜睡、反应迟钝，甚至昏迷，后期可发生脑水肿。

3. 糖尿病慢性并发症的诊治检测 血糖浓度和糖尿病慢性并发症的病程存在一定关系。检测血糖浓度和糖化血红蛋白水平可反映当前和较前一段时间内的血糖控制效果。慢性并发症还可通过尿素、肌酐、血脂水平等指标来加以监测。另外，通过检测 C 肽和胰岛素水平，可评估胰岛细胞功能或胰腺移植手术是否成功。

二、临床诊断

目前国际糖尿病的诊断是根据血糖水平来判定的，完全脱离了临床症状和体征，这种数字化描述特征来源于糖尿病患者的流行病学研究。在糖尿病诊断历史中，WHO 最早于 1965 年公布糖尿病诊断标准，在其首次发布的糖尿病报告中提出依据临床特征进行分类，但未提及诊断的血糖水平临界值。到 20 世纪 60～70 年代，多项大型前瞻性流行病学研究均显示，葡萄糖负荷后 2h 血糖（2h PG）＞11.1mmol/L 的人群视网膜病变和肾脏病变的发生率明显升高，空腹血糖＞7.8mmol/L 的人群也显示出类似结果。1980 年，WHO 糖尿病专家委员会采纳了美国的意见，并在美国的诊断标准基础上制定了糖尿病诊断标准，即具有糖尿病典型症状者，任意时间血糖≥11.1mmol/L，或空腹血糖≥7.8mmol/L，或空腹血糖＞6.2mmol/L 且＜7.8mmol/L 者，均行 75g 葡萄糖负荷试验，负荷后 2h 血糖≥11.1mmol/L 者均可诊断为糖尿病。但情况发展总是复杂和困难的，美国国家健康及营养调查研究及许多国家和地区的流行病学调查发现，空腹血糖与糖负荷后血糖升高常不平行。1997 年，美国糖尿病学会（ADA）的科学年会上提出了糖尿病诊断的新标准，即具有糖尿病典型症状者，任意时间血糖≥11.1mmol/L，或至少禁食 8h 的空腹血糖≥7.0mmol/L，或 75g 葡萄糖负荷后 2h 血糖≥11.1mmol/L。空腹血糖正常值为＜6.1mmol/L，当≥6.1mmol/L 而＜7.0mmol/L 时，则判定为异常空腹血糖。2010 年，ADA 公布的糖尿病诊疗指南中，在糖尿病的原有诊断标准之外又增加了一条，即糖化血红蛋白（HbA1c）≥6.5%也可诊断为糖尿病。2011 年，WHO 推荐将 HbA1c≥6.5%作为糖尿病的诊断切点，HbA1c 为 6.1%～6.5%

者，其进展为糖尿病的风险较高（表 25-1～表 25-3）。

表 25-1 糖尿病诊断标准（WHO，1999）

诊断标准	静脉血浆葡萄糖浓度（mmol/L）
1. 糖尿病典型症状（多饮、多尿、多食、不明原因体重下降）加上随机血糖检测（不考虑上次用餐时间，一天中任意时间点）	≥11.1
或	
2. 空腹血糖（至少 8h 没有摄入热量）	≥7.0
或	
3. 2h PG（75g OGTT）	≥11.1
无糖尿病症状者需改日重复检测血糖以明确诊断	

注：2h PG. 糖负荷后 2h 血糖；OGTT. 口服葡萄糖耐量试验。

表 25-2 糖代谢状态分类（WHO，1999）

糖代谢分类	静脉血浆葡萄糖浓度（mmol/L）	
	空腹血糖（FPG）	糖负荷后 2h 血糖（2h PG）
正常血糖	<6.1	<7.8
空腹血糖受损（IFG）	6.1～7.0	<7.8
糖耐量减低（IGT）	<7.0	7.8～11.1
糖尿病	≥7.0	≥11.1

表 25-3 糖尿病诊断标准（ADA，2019）

诊断标准	静脉血浆葡萄糖浓度（mmol/L）
1. 空腹血糖（至少 8h 没有摄入热量）	≥7.0
或	
2. 2h PG（75g OGTT）	≥11.1
或	
3. HbA1c（检测采用 NGSP 认证方法并用 DCCT 制定方法标准化）*	≥6.5%
或	
4. 糖尿病典型症状（多饮、多尿、多食、不明原因体重下降）或高血糖危象加随机血糖检测（不考虑上次用餐时间，一天中任意时间点）**	≥11.1

*仅适用于成年人群，对于儿童或青少年意义不明；当患者同时患有贫血或其他血红蛋白疾病时，应重新评估 HbA1c 的诊断价值；当妊娠、输液或失血等引起红细胞转换速率改变时，仅能依靠血糖水平诊断糖尿病。

**除非患者有明确的临床诊断（高血糖典型症状或高血糖危象加任意时间血浆葡萄糖≥11.1mmol/L），其他情况下均需重复检测以便确诊。

在没有明确高血糖时，需要两项检测结果异常来自同一样本（即同一样本的空腹血浆血糖和糖化血红蛋白水平）或者两次独立样本检测。

妊娠糖尿病是一种比较常见且发病率相对较高的妊娠期疾病，其中主要包括两种：妊娠糖尿病和糖尿病合并妊娠。随着生活水平的不断提高，孕妇在妊娠期营养过度增加，导致妊娠期糖尿病的发病率逐渐升高，孕妇在患病后如果未得到及时有效的治疗，那么会对妊娠结局造成较大的影响，甚至对新生儿的生命健康造成威胁。因此，早期诊断和对症治疗非常重要。妊娠糖尿病诊断标准见表 25-4。

表 25-4 妊娠糖尿病的诊断

状态	静脉血浆葡萄糖浓度（mmol/L）
空腹	≥5.1
75g OGTT	
服糖后 1h	≥10.0
服糖后 2h	≥8.5

注：OGTT，口服葡萄糖耐量试验；1 个以上时间点血糖高于标准即可确定诊断。

三、实验室检测指标的临床应用

糖尿病以高血糖为特征，但患者往往会有多个代谢指标的紊乱，因此实验室检查贯穿于糖尿病诊断、分型、并发症的判别及治疗效果评价等方面。

（一）糖尿病的诊断

（1）血浆空腹葡萄糖。

（2）口服葡萄糖耐量试验（OGTT）。

（3）目前尿糖只能提供糖尿病的诊断线索。

（4）糖化血红蛋白能反映近 6～8 周的血糖水平，是监测糖尿病血糖控制情况的金标准。

（二）鉴别诊断

注意鉴别其他原因所致的尿糖阳性。

甲状腺功能亢进、胃空肠吻合术后，因糖类在肠道吸收快，可引起进食后 0.5～1h 血糖过高，出现糖尿，但 FPG 和负荷后 2h 血糖正常。严重肝病时肝糖原合成受阻，肝糖原储存减少，进食后 0.5～1h 血糖过高，出现糖尿，但 FPG 偏低，餐后 2～3h 血糖正常或低于正常。

（三）分型

最重要的是鉴别 T_1DM 和 T_2DM，由于两者缺乏明确的生化或遗传学标志，主要根据临床特点和发展过程，从发病年龄、起病急缓、症状轻重、体重、有无酮症酸中毒倾向、是否依赖外源性胰岛素维持生命等方面，结合胰岛 B 细胞自身抗体和 B 细胞功能检查结果而进行临床综合分析判断。就上述各方面而言，两者的区别都是相对的，有些患者诊断初期可能同时具有 T_1DM 和 T_2DM 的特点，暂时很难明确归为 T_1DM 或 T_2DM。这时可先做一个临时性分型，用于指导治疗。然后依据对治疗的初始反应和 B 细胞功能的动态变化再重新评估和分型。此外，由于目前临床上诊断为 T_1DM 的患者可能为混合型，随着对糖尿病发病机制研究的深入，将来可能会有一部分患者从中排除，归入特殊类型糖尿病中。

MODY 和线粒体基因突变糖尿病有一定的临床特点，但确诊有赖于基因分析。

1. 胰岛自身抗体 包括谷氨酸脱羧酶抗体（GADA）、胰岛细胞抗体（ICA）、蛋白酪氨酸磷酸酶蛋白抗体（IA-2A）、胰岛素自身抗体（IAA）。

（1）在糖尿病中的阳性率及与病程的关系：GAD 抗体可以在 T_1DM 发病前 10 年检出，在诊断后的 10～20 年仍可检出，滴度下降较慢。在新发 T_1DM 中 GAD 抗体阳性率为 74%～84%，T_1DM 一级亲属阳性率为 15%。据报道，GADA 在 T_2DM 中的阳性率为 1.7%～9.8%，正常人中有 2%的阳性率。在新发 T_1DM 中 ICA 的阳性率为 80%～90%，T_1DM 一级亲属中为 2%～5%，正常人中为 0.5%。随着病程延长，ICA 的阳性率逐渐降低，诊断后 2～5 年阳性率降至 20%。在新发 T_1DM 儿童中 IAA 的阳性率达 50%～70%，而在新发成年人 T_1DM 患者中其阳性率仅为 20%～30%。

（2）LADA 早期的临床表现类似 T_2DM，患者血清中的胰岛自身抗体阳性对 LADA 的诊断具有重要价值。

（3）预测 B 细胞功能：不论糖尿病分型如何，GADA 阳性则预示内源性胰岛素不足。高滴度的 GADA 预示胰岛细胞功能下降速度较快。UKPDS 研究发现，GADA 滴度＞60IU/L 时的预测性最好，20～60IU/L 次之，＜20IU/L 时最差。

2. 胰岛素 由胰岛 B 细胞受内源性或外源性物质如葡萄糖、乳糖、核糖、精氨酸、胰高血糖素等的刺激而分泌的一种蛋白质激素。胰岛素的分泌分成两部分：一部分为帮助维持空腹血糖正常而分泌的胰岛素，称为基础胰岛素；另一部分则是为了降低餐后血糖升高，维持餐后血糖正常而分泌的胰岛素，称为餐时胰岛素。餐时胰岛素的早时相分泌控制了餐后血糖升高的幅度和持续时间，其主要的作用是抑制肝脏内源性葡萄糖的生成。通过该作用机制，血糖在任何时间均被控制在接近空腹状态的水平；餐后血糖的峰值在 7.0mmol/L 以下，并且血糖水平高于 5.5mmol/L 的时间不超过 30min。

在进行 OGTT 或馒头餐试验的同时取血检测胰岛素，称为胰岛素释放试验，可了解胰岛细胞的功能，静脉葡萄糖耐量试验可观察胰岛细胞的一相分泌和二相分泌。胰岛素释放曲线对糖尿病的分型有一定的价值，T_2DM 患者的胰岛素释放曲线高峰较正常人延迟，T_1DM 患者胰岛素释放曲线低平。胰岛素的检测还有助于判断胰岛素抵抗。

3. C 肽 与胰岛素等分子释放入血，但 C 肽的检测不受溶血、胰岛素抗体及外源性胰岛素的影响。因此，检测血清 C 肽对于接受胰岛素治疗的患者更能精确地判断 B 细胞的分泌功能，对于糖尿病的分型、治疗和预后估计均有重要意义。

（四）慢性并发症和血糖自我管理

1. 馒头餐试验 用于评估确诊的糖尿病患者胰岛细胞功能，在血糖稳定后可进行馒头餐试验。馒头餐试验可减少高糖对胰岛细胞造成的糖毒性损伤。

2. 静脉葡萄糖耐量试验 对于胃肠功能吸收异常不适合做 OGTT 者可采用静脉葡萄糖耐量试验。正常人血糖高峰出现在注射完毕时，2h 内降至正常，2h 血糖＞7.8mmol/L 为异常。但该试验不作为糖尿病诊断的指标。

3. 自我血糖监测 因其取血量少，检测快速、便捷，得到了广泛的应用，使用手指末梢全血血糖。IFCC 专家提出，血糖仪的检测结果应统一以血浆葡萄糖浓度表示。

4. 动态血糖监测系统（continuous glucose monitoring system，CGMS） 是近年推出的血糖监测系统，此系统监测的是组织间液的葡萄糖。CGMS 可间隔数分钟检测一次血糖，每天记录 288 个时间点的血糖值，可连续观察数日血糖的波动情况，如血糖的波动趋势、漂移幅度、频率、血糖曲线下面积、平均血糖、日间血糖变异等。

CGMS 监测范围为 2.2～22.2mmol/L，不能显示血糖漂移超出此范围的数据。患者在日常生活状况下检测手指末梢血糖并可经 CGMS 记录，对 CGMS 检测结果进行校正。

5. 糖化血清白蛋白 反映最近 2～3 周的血糖控制情况。可用于糖尿病的筛查、疗效判断及并发症的预测。检测结果不受血红蛋白病、镰状细胞贫血和年龄的影响。

6. 尿白蛋白 检测尿白蛋白，有利于早期发现糖尿病肾病及高血压等造成的肾功能损害，及时早期干预治疗以延缓糖尿病肾病等的发生和发展。ADA 对糖尿病肾病的诊断标准见表 25-5。由于尿白蛋白排泄存在变异，3～6 个月内 3 次尿样本检查有 2 次异常才考虑患者存在异常。

表 25-5 蛋白尿的分级

分类	Alb/Cr（μg/mg）	尿白蛋白排泄率（μg/min）	尿白蛋白排泄率（mg/24h）
正常	<30	<20	<30
微量白蛋白尿	30～300	20～200	30～300
大量白蛋白尿	≥300	≥200	≥300

第二节 糖尿病急症的检查

一、概述

糖尿病患者常发生的糖尿病急性并发症主要包括糖尿病酮症酸中毒、高渗性非酮症高血糖性昏迷和糖尿病乳酸性酸中毒。糖尿病酮症酸中毒（DKA）是在胰岛素绝对或相对缺乏的情况下，伴或不伴有诱发因素引起的糖尿病急性并发症，在 T_1DM 患者中较为常见。在胰岛素缺乏的情况下，血糖升高，脂肪和蛋白质的分解加速，导致血中游离脂肪酸增加，大量的游离脂肪酸氧化受阻而转化为酮体。当酮体在体内堆积不能被机体的缓冲系统中和时，则出现酸中毒。高渗性非酮症高血糖性昏迷（NKHHC）是糖尿病的严重并发症之一，以严重高血糖、高血浆渗透压、严重失水、中枢神经系统症状、无酮症酸中毒为特征。在老年 T_2DM 患者中多见。约 1/3 患者病前无糖尿病病史，或只有糖耐量异常。各种原因引起的血乳酸升高，导致机体出现代谢性酸中毒，称为乳酸性酸中毒。在糖尿病的基础上发生的乳酸性酸中毒称为糖尿病乳酸性酸中毒（DLA）。

二、诊断标准

1. 糖尿病酮症酸中毒 ①血糖升高，多在 16.7～33.3mmol/L，血渗透压不升高。②尿酮体阳性或强阳性，血酮体＞4.8mmol/L，这是酮症酸中毒的重要诊断依据之一。③酸中毒，较重的酮症酸中毒往往伴有代偿性或失代偿性酸中毒，而且可以排除其他原因引起的酸中毒。

2. 高渗性非酮症高血糖性昏迷 ①血糖＞33.3mmol/L（600mg/dl）；②血浆渗透压＞350mmol/L 或有效渗透压＞320mmol/L。

3. 糖尿病乳酸性酸中毒 ①血乳酸≥5mmol/L；②酸中毒，如 pH＜7.35、HCO_3^-降低、阴离子间隙增加。排除酮症酸中毒、肾衰竭等诊断。

三、实验室检测指标的临床应用

一旦发生糖尿病急症，应立即治疗，因此选择最直接、最有价值的检查对于糖尿病急症的及时处理有重要意义。

1. 血糖 参见第十五章第一节内容。

2. 酮体分析 体内的游离脂肪酸经过β氧化生成β-羟丁酸、乙酰乙酸和丙酮，统称为酮体。糖尿病酮症酸中毒时以升高为主，可由正常时的β-羟丁酸：乙酰乙酸等于 1：1 而上升至 10：1，甚至更高。

酮体分析为糖尿病酮症酸中毒的首选实验。虽然血酮和尿酮均可反映体内酮体水平，但尿酮检测主要测定的是乙酰乙酸和丙酮，而血酮检测主要测定的是β-羟丁酸。血酮检测可更直接准确地反映体内酮体水平。尿酮体检测仅测定乙酰乙酸和丙酮。可能导致检测结果与病情不相符，即当患者最初有酮症酸中毒时，酮体可能仅为弱阳性；当治疗后，β-羟丁酸转变为乙酰乙酸，临床症状好转，但尿酮体阳性较治疗前明显。如果酮体的分析方法不包括检测β-羟丁酸，可能会因低估总酮体浓度而误导临床。目前国内外常用的尿酮体检测方法为硝基盐法，其不能检测β-羟丁酸，因此不适合用于 DKA 的治疗监测。对于糖尿病酮症酸中毒，血中酮体的半定量比检测尿中酮体更为准确。虽然尿酮体排泄并不总是与血中酮体浓度成比例，但由于尿酮体检测的方便性，仍广泛用于糖尿病的病情监测。

3. 渗透压分析 渗透压是度量各种体液，包括细胞内外体液中所含电解质和非电解质溶质总的颗粒（包括分子和离子）浓度——克分子浓度变化的定量指标。在正常生理条件下，体液渗透压在神经、内分泌的调节下，与体温、pH 等因素一起构成维持人体组织细胞正常生命活动不可缺少的相对恒定的“内环境”。在病理状态下，体液渗透压的恒定将随着水、电解质代谢紊乱的发生而改变，体液渗透压的异常是水、电解质代谢紊乱的标志之一。渗透压平衡紊乱主要影响细胞内液，Na^+是细胞外液中最重要的渗透活性成分，Na^+浓度的高低与渗透压的改变密切相关。渗透压平衡紊乱通常表现为高钠血症或低钠血症。细胞外液 Na^+浓度减小，细胞外液渗透压降低，水就会从细胞外液向渗透压正常但相对于细胞外液高渗的细胞内液转移，导致细胞水肿；反之，水则从细胞内液向细胞外液转移，导致细胞脱水。

高渗性非酮症高血糖性昏迷患者的血浆总渗透压水平常超过 350mmol/L，血浆有效渗透压常超过 320mmol/L，前者是把能自由通过细胞但不能构成细胞外液的有效渗透压的尿素也算在内。血渗透压可直接检测，也可经过计算获得，计算公式为

$$\text{血浆渗透压（mmol/L）}=2\times[\text{血钠（mmol/L）}+\text{血钾（mmol/L）}]+\text{血糖（mmol/L）}+\text{血浆尿素氮（mmol/L）}$$

$$\text{血浆有效渗透压（mmol/L）}=2\times[\text{血钠（mmol/L）}+\text{血钾（mmol/L）}]+\text{血糖（mmol/L）}$$

4. 乳酸测定 乳酸是糖无氧氧化（糖酵解）的代谢产物。乳酸产生于骨髓、肌肉、脑和红细胞，经肝脏代谢后由肾脏分泌排泄。血乳酸检测可反映组织氧供和代谢状态及灌注量不足。

剧烈运动时乳酸浓度可在短时间内明显升高，因此样本应在空腹和安静状态下采集。样本中含有羟乙酸盐类物质时可使血乳酸假性升高。乳酸检测被用于监测使用双胍类药物治疗患者体内乳酸浓度及诊断乳酸酸中毒。乳酸酸中毒患者血乳酸浓度超过 5mmol/L，有时可达 35mmol/L，大于 25mmol/L 者大多预后不佳。

5. 血肌酐、尿素检测 参见第十七章第六、七节内容。

6. 血气分析 糖尿病酮症酸中毒的代偿期 pH 及 CO_2 结合力可在正常范围内，碱剩余负值增大，缓冲碱（BB）明显减低。标准碳酸氢盐（SB）及实际碳酸氢盐（AB）也减低。失代偿期，pH 及 CO_2 结合力均可明显降低，HCO_3^-降至 10～15mmol/L 及以下，阴离子间隙增大。

血气分析是糖尿病乳酸酸中毒的首选实验。乳酸酸中毒患者 CO_2 结合力常低于 10mmol/L，血 pH 明显降低，HCO_3^-常＜10mmol/L，阴离子间隙扩大（可达 20～40mmol/L）。

高渗性非酮症高血糖性昏迷时约半数患者有代谢性酸中毒，表现为阴离子间隙扩大，血清碳酸氢根水平及 pH 下降。升高的阴离子主要是乳酸及酮酸等有机酸根，也包括少量的硫酸根及磷酸根。

7. 电解质分析 糖尿病酮症酸中毒时，需要检测血钠、钾、氯、钙、磷和碳酸氢根。

（王玉明）

第二十六章

中毒性疾病

在一定条件下，一定量的某些化学物质进入人体，在组织器官内发生理化作用，导致组织和器官损害，破坏机体的正常生理功能，引起功能性或器质性病理变化，表现出相应的临床症状，甚至导致机体死亡，称为中毒。引起中毒的化学物质称为毒物。

一、农药中毒

胆碱酯酶（CHE）活力测定是诊断有机磷农药中毒的标志酶，对判断中毒程度、疗效和预后极其重要，但 CHE 活性下降并不与病情轻重完全平行，故不用作中毒严重程度的分级依据。对于长期有机磷杀虫药接触者，血清 CHE 活性测定可作为生化监测指标。生物样本（血、尿和胃液等）中农药及其代谢物的检出对中毒诊断和鉴别诊断有指导意义。对农药及其代谢物可通过比色、免疫化学、薄层层析、高效液相色谱、液相色谱串联质谱等技术进行检测。

在体内，对硫磷和甲基对硫磷氧化分解为对硝基酚，敌百虫代谢为三氯乙醇。从尿液中检出后两种物质有助于诊断上述中毒。

对于急性百草枯（PQ）中毒者，取患者胃液或血液样本检测 PQ，如血液 PQ≥30mg/L，中毒者预后不良。中毒 6h 后，尿液中可检测出 PQ。

对于氨基甲酸酯类杀虫剂中毒者，血清 CHE 会降低，但这种降低是可逆的，CHE 活性通常在 15min 达最低水平，30～49min 后恢复到 50%～60%，60～120min 后基本恢复正常。因此，用 CHE 活性诊断氨基甲酸酯类杀虫剂中毒时应用受限。

二、灭鼠药中毒

灭鼠药种类较多，有抗凝血杀鼠剂、痉挛剂、硫脲类、有机磷酸酯类、氨基甲酸酯类、无机化合物及天然植物性杀鼠剂。不同灭鼠药的作用机制不同，临床表现也有很大的差别，如中枢神经兴奋、肝/肾/脑/心等重要器官坏死、凝血功能异常及组织器官缺氧等。对于此类中毒者，可通过凝血酶功能、胆碱酯酶、心肌酶谱、肝肾功能检查及毒物或代谢物分析等并结合临床表现进行诊断。

三、毒品中毒

毒品检测常用于吸毒者及药物滥用者，目前常用检测方法包括气相色谱串联质谱、液相色谱串联质谱等检测法，其可同时检测多种毒物。

1. 毒物检测 口服中毒者可留取胃内容物、呕吐物或血液、尿液进行检测。

（1）尿液检测：怀疑毒品中毒时，可在4h后留取尿液，用高效液相色谱法（HPLC）可检测苯丙胺及代谢产物。尿液检出氯胺酮及其代谢产物也可协助诊断。

（2）血液检测：①吗啡，治疗血药浓度为0.01～0.07mg/L，中毒浓度为0.1～1.0mg/L，致死浓度＞4.0mg/L；②美沙酮，治疗血药浓度为0.48～0.85mg/L，中毒浓度为2.0mg/L，致死浓度为74.0mg/L；③苯丙胺，中毒浓度为0.5mg/L，致死浓度＞2.0mg/L。

2. 其他检查

（1）血气分析：严重麻醉类药物中毒者表现为低氧血症和呼吸性酸中毒。

（2）血液生化检查：如血糖、电解质和肝肾功能检查。

四、药物中毒

药物中毒常见于药物滥用、意外过量服用、长期使用导致的蓄积等情况，可结合临床问诊及实验室检测如液相色谱串联质谱、气相色谱串联质谱、免疫化学法等进行检测。

对于镇静催眠药物中毒者，取血液、尿液和胃液检测药物浓度，对诊断很有意义。但血清苯二氮䓬类药物浓度对判断中毒严重程度有限，因其活性代谢物半衰期及个人药物排泄速度不同。另外，血气分析、血糖、肾功能和肝功能也需要检查。

五、有机溶剂中毒

有机溶剂如苯、酒精、氯代烃类化合物、甲醇等中毒的诊断主要根据毒物接触史及临床表现。慢性苯中毒除毒物接触史及临床表现外，还要根据血象、骨髓象等有关血液实验室检查，并与其他可引起血液改变的病因进行鉴别诊断。

酒精中毒者，通过呼出气或血液中乙醇测定，血气分析了解酸中毒的情况，急、慢性中毒者会出现低血糖、低血钾、低血镁和低血钙等情况，也可能存在明显的肝功能异常。心肌受损者，心肌酶谱异常。

六、有害气体中毒

常见的如氰化物中毒，吸入高浓度氰化氢气体或吞服致死剂量的氰化钠（钾），在体内析出氰离子，与细胞线粒体内氧化型细胞色素氧化酶的三价铁结合，阻滞了氧化酶中三价铁的还原，也阻断了氧化过程中电子的传递，使组织细胞不能利用氧，形成细胞内窒息。某些氰类化合物在体内不释放 CN^-，而是直接抑制中枢神经系统，或具有强烈的呼吸道刺激作用。可通过临床表现、毒物接触史及实验室检测如高铁血红蛋白、铁、铁蛋白等进行诊断。

另外，一氧化碳中毒在生活中较为常见，可根据一氧化碳接触史和中枢神经系统损害症状进行诊断，此外可通过检测碳氧血红蛋白（COHb）进行辅助诊断。但需要注意，COHb

用氢氧化钠检测时，其浓度超过 50%才呈阳性反应。

七、动物毒中毒

动物毒中毒包括毒蛇咬伤，蜂类、蝎子蜇伤，毒蜘蛛、蜈蚣咬伤，以及蟾蜍毒、河豚毒中毒等，主要根据临床表现及毒物接触史进行诊断，可以用 ELISA 法检测伤口渗出液、血清、脑脊液和其他体液中的特异性毒物抗原。对于凝血毒素和抗凝血毒素，出现凝血功能异常（包括 PT、APTT、TT、FIB、纤维蛋白降解产物、D-二聚体、纤溶酶原等，如果有条件还可以检测X因子和V因子活性）；对于出血毒素和溶血毒素，除了咬伤部位有出血，还会出现红细胞溶解现象，可以用全血涂片观察红细胞碎片，还可以检测血清中的血红蛋白和触珠蛋白；对于心血管毒素，会引起心肌细胞坏死，需检测血清心肌酶谱和肌红蛋白、肌钙蛋白；对于肌肉毒素，可引起骨骼肌细胞坏死、组织坏死，血清中肌红蛋白升高，血钾升高，出现肌红蛋白尿。

八、金属中毒

金属中毒包括铅、汞、铊、钡、硒等中毒，目前可通过原子吸收光谱法、电感耦合等离子体质谱法等进行检测，并结合临床表现、血象改变等进行诊断。这些重金属中毒往往是慢性接触中毒，常引起特异的组织器官损伤，肾小管损伤常见，临床可以进行尿液常规、肾小管蛋白质（如 α1-微球蛋白、β2-微球蛋白等）和尿液 *N*-乙酰-β-D-葡萄糖苷酶检测。

（程歆琦）

第二十七章

酸碱代谢及酸碱平衡失调

机体通过酸碱平衡调节机制调节体内酸碱物质含量及比例，维持血液 pH 在正常范围内的过程，称为酸碱平衡。体内酸性或碱性物质过多，超出机体的代偿能力，或者肺和肾功能障碍使调节酸碱平衡的功能障碍，均可使血浆中 HCO_3^-和 H_2CO_3 的浓度及其比值的变化超出正常范围而导致酸碱平衡失调。而酸碱平衡失调常伴随电解质参数的改变，特别是代谢性酸碱平衡失调。因此，血浆（清）电解质常伴随血气分析一起检测。传统上将单纯性的酸碱平衡紊乱分为 4 种：代谢性酸中毒、代谢性碱中毒、呼吸性酸中毒和呼吸性碱中毒。

第一节　代谢性酸中毒

代谢性酸中毒是指原发性 HCO_3^-减少而导致 pH 下降。实验室检查：HCO_3^-原发性降低，所以 AB、SB、BB 均降低，AB＜SB，BE 负值加大，pH 下降，pH＜7.35 诊断为代谢性酸中毒；通过呼吸代偿，PCO_2 继发性下降，从而维持 pH 在正常范围内时，称为代偿性代谢性酸中毒。常见病因如下：

（1）HCO_3^-直接丢失过多：常见于严重腹泻、肠道瘘管或肠道引流等含 HCO_3^-的碱性肠液大量丢失；肾小管酸中毒及大量使用碳酸酐酶抑制药导致肾小管对 HCO_3^-重吸收减少。

（2）固定酸产生过多，HCO_3^-缓冲丢失：常见于乳酸酸中毒、酮症酸中毒。

（3）外源性固定酸摄入过多：常见于水杨酸中毒、含氯的呈酸性药物摄入过多，导致体内易解离出 HCl 而引发酸中毒。

（4）固定酸排泄障碍：常见于严重肾衰竭。

（5）血液稀释使 HCO_3^-浓度下降：见于快速输入大量无 HCO_3^-的液体，使血液中 HCO_3^-稀释，造成稀释性代谢性酸中毒。

（6）高血钾：各种原因引起细胞外液 K^+增多时，与细胞内 H^+交换，引起细胞外 H^+增加，导致代谢性酸中毒。这种酸中毒时体内 H^+总量并未增加，H^+从细胞内溢出，造成细胞内 H^+下降，故细胞内呈碱中毒，在远曲小管由于小管上皮分泌 H^+减少，尿液呈碱性，引起反常性碱性尿。

根据 AG 值的变化，可将代谢性酸中毒分为 AG 增高型代谢性酸中毒和 AG 正常型代谢性酸中毒：AG 增高型代谢性酸中毒是指除了含氯以外的任何固定酸的血浆浓度增加的代谢性酸中毒，如乳酸和酮症酸中毒等；当 HCO_3^-浓度降低而同时伴有 Cl^-浓度代偿性升高时，则呈 AG 正常型代谢性酸中毒或高血氯性代谢性酸中毒，如消化道直接丢失 HCO_3^-。

第二节 代谢性碱中毒

代谢性碱中毒是指原发性HCO_3^-增多而导致的pH升高。实验室检测可见HCO_3^-、TCO_2、AB、SB、BB均升高，AB＞SB，BE正值加大，pH＞7.45，实验诊断为代谢性碱中毒；通过呼吸代偿，PCO_2继发性升高，从而维持pH在正常范围内时，称为代偿性代谢性碱中毒。常见病因如下：

一、H^+丢失

H^+丢失主要有以下两个途径。

1. 经胃丢失H^+ 常见于剧烈呕吐、幽门梗阻及胃液抽吸，引起含HCl胃液大量丢失。正常情况下，胃黏膜壁细胞富含碳酸酐酶，能将CO_2和H_2O催化生成H_2CO_3，H_2CO_3解离为H^+和HCO_3^-，然后H^+与来自血浆中的Cl^-合成HCl，进食时分泌到胃腔中，而HCO_3^-则返回血液，造成血浆中HCO_3^-一过性升高，称为"餐后碱潮"，直到酸性食糜进入十二指肠后，在H^+刺激下，十二指肠上皮细胞和胰腺分泌的大量HCO_3^-与H^+中和。病理情况下，剧烈呕吐使胃腔内HCl丢失，血浆中HCO_3^-得不到H^+中和，造成血浆中HCO_3^-浓度升高，发生代谢性碱中毒。

2. 经肾脏丢失H^+

（1）应用利尿药：肾小管上皮细胞也富含碳酸酐酶，使用髓袢利尿剂（呋塞米）或噻嗪类利尿剂时，H^+经肾脏大量丢失，使HCO_3^-大量被重吸收及因丧失大量含Cl^-的细胞外液，形成浓缩性碱中毒。利尿药排泌H^+的机制主要是利尿药抑制了髓袢升支对Cl^-、Na^+和H_2O的重吸收，使远端流速增加，由于冲洗作用，使小管内H^+浓度急剧降低，促进H^+的排泌。

（2）盐皮质激素过多：醛固酮可通过刺激集合管泌氢细胞的H^+-ATP酶泵促进H^+排泌，也可通过保钠排钾促进H^+排泌，从而造成低钾性碱中毒。临床上可见于原发性醛固酮增多症（肾上腺皮质增生或肿瘤）及由有效循环血量不足导致的继发性醛固酮增多症。此外，糖皮质激素过多，如库欣综合征，也可发生代谢性碱中毒，因为皮质醇也有盐皮质激素活性。

（3）Liddle综合征：造成储钠排钾，导致肾性代谢性碱中毒。

二、HCO_3^-过量负荷

HCO_3^-过量负荷常见于消化性溃疡病患者服用过多的$NaHCO_3$或矫正代谢性酸中毒时滴注过多的$NaHCO_3$之后。此外，大量输入含柠檬酸盐抗凝的库存血，脱水时只丢失H_2O和NaCl造成浓缩性碱中毒均可使血浆HCO_3^-浓度升高。但应指出，肾脏具有较强的排泄HCO_3^-的能力，假如正常人每天摄入1000mmol的$NaHCO_3$，2周后血浆内HCO_3^-浓度只是较轻微上升，只有当肾功能受损后服用大量碱性药物时才会发生代谢性碱中毒。

三、H^+向细胞内移动

低钾血症时因细胞外液K^+浓度降低，引起细胞内K^+向细胞外转移，同时细胞外的H^+向细胞内移动，可发生代谢性碱中毒。此时，细胞内H^+增多，肾泌H^+增多，尿液呈酸性，称为反常性酸性尿。

此外，肝衰竭时血氨过高，尿素合成障碍也常导致代谢性碱中毒。单一的代谢性碱中毒，$[HCO_3^-]$每增加10mmol/L，PCO_2会代偿性升高6mmHg（0.8kPa），如PCO_2比预期值高，提示伴有呼吸性酸中毒的双重酸碱紊乱。

第三节　呼吸性酸中毒

呼吸性酸中毒指原发性$PaCO_2$升高而导致pH下降的呼吸性酸中毒，常见病因如下：

1. 呼吸中枢抑制　多由颅脑损伤、脑炎、脑血管意外、呼吸中枢抑制剂（吗啡、巴比妥类）及麻醉剂用量过大或酒精中毒等引起。

2. 呼吸肌麻痹　因急性脊髓灰质炎、脊神经根炎、有机磷中毒、重症肌无力、家族性周期性麻痹及重度低血钾时，呼吸运动失去动力，可由CO_2排出障碍所致。

3. 呼吸道阻塞　喉头痉挛和水肿、溺水、异物堵塞气管，常造成急性呼吸性酸中毒。而慢性阻塞性肺疾病、支气管哮喘等则是慢性呼吸性酸中毒的常见原因。

4. 胸廓病变　胸部创伤、严重气胸或胸腔积液、胸廓畸形等均可严重影响通气功能，引起呼吸性酸中毒。

5. 肺部疾病　如急性呼吸窘迫综合征、心源性急性肺水肿、重度肺气肿、肺部广泛性炎症或肺组织广泛纤维化等均可因通气障碍而发生呼吸性酸中毒。

6. 呼吸机使用不当　如通气量过小。

呼吸性酸中毒按病程可分为以下两类：

1. 急性呼吸性酸中毒　常见于急性气道阻塞（异物、痰、咯血、溺水、白喉、痉挛），急性心源性肺水肿，中枢或呼吸肌麻痹引起的呼吸骤停及急性呼吸窘迫综合征等。

2. 慢性呼吸性酸中毒　见于气道及肺部慢性炎症引起的慢性阻塞性肺疾病及肺广泛纤维化或肺不张时，一般指$PaCO_2$高浓度潴留持续达24h以上者。

急性呼吸性酸中毒时，肾脏的代偿作用十分缓慢，仅主要靠细胞内外离子交换及细胞内缓冲，这种调节与代偿作用十分有限。因此，常表现为代偿不足或失代偿状态。而慢性呼吸性酸中毒由于肾脏的代偿作用，是可以呈代偿性的。由于$PaCO_2$和H^+浓度升高，可增强肾小管上皮细胞内碳酸酐酶和线粒体中谷氨酰胺酶活性，促使小管上皮排泌H^+和NH_4^+，同时增加对HCO_3^-的重吸收。这种作用的充分发挥常需3～5天才能完成，因此在急性呼吸性酸中毒时来不及代偿，而在慢性呼吸性酸中毒时，由于肾脏的保碱作用较强大，而且随$PaCO_2$升高，HCO_3^-也成比例升高，大致$PaCO_2$每升高1.3kPa（10mmHg），血浆HCO_3^-浓度增高3.5～4.0mmol/L能使HCO_3^-/H_2CO_3值接近20∶1，因而在轻度和中度慢性呼吸性酸中毒时有可能代偿。

第四节　呼吸性碱中毒

呼吸性碱中毒是血浆 $PaCO_2$ 原发性减少，导致 pH 升高而致呼吸性碱中毒。肺通气过度是各种原因引起的呼吸性碱中毒的基本发生机制。其原因如下：

1. 低氧血症　外呼吸障碍如高空、高原、潜水运动等缺氧、心力衰竭、休克、严重贫血等导致的供血不足，因缺氧刺激呼吸中枢而导致换气过度；肺炎、间质性肺疾病、肺水肿及吸入气氧分压过低等，均可因通气过度而引起 $PaCO_2$ 降低。但给予氧气后并不能完全纠正过度通气，说明还有其他因素参与。实验资料表明，牵张感受器和肺毛细血管旁感受器在肺疾病过度通气的发生机制中具有重要意义。

2. 呼吸中枢受到直接刺激　精神性通气过度见于癔症发作时过度通气、中枢神经系统疾病，如脑血管功能障碍、脑炎、脑外伤及脑肿瘤等均可刺激呼吸中枢引起过度通气。某些药物如水杨酸、氨可直接兴奋呼吸中枢，从而导致通气增强。革兰氏阴性杆菌败血症也是引起过度通气的常见原因。高热、甲状腺功能亢进症等使机体代谢过高，肺通气功能增强。

3. 人工呼吸机使用不当　常因通气量过大而引起严重呼吸性碱中毒。

第五节　单纯性酸碱平衡失调

单纯性酸碱平衡失调依据实验室结果及推算（正常时$[HCO_3^-]$=24mmol/L，$[PCO_2]$=40mmHg，二者的数字乘积等于 960）不难做出鉴别诊断。

pH＜7.35	HCO_3^-＜24mmol/L	$[HCO_3^-][PCO_2]$＜960	代谢性酸中毒
pH＞7.45	HCO_3^-＞24mmol/L	$[HCO_3^-][PCO_2]$＞960	代谢性碱中毒
pH＜7.35	PCO_2＞45mmHg	$[HCO_3^-][PCO_2]$＞960	呼吸性酸中毒
pH＞7.45	PCO_2＜35mmHg	$[HCO_3^-][PCO_2]$＜960	呼吸性碱中毒

然而机体存在代偿机制，会发生下述变化：

$$pH = pK + \lg\frac{[HCO_3^-]\uparrow}{0.03\times PCO_2\uparrow\uparrow\uparrow}$$

$$pH = pK + \lg\frac{[HCO_3^-]\downarrow\downarrow\downarrow}{0.03\times PCO_2\downarrow}$$

$$pH = pK + \lg\frac{[HCO_3^-]\downarrow}{0.03\times PCO_2\downarrow\downarrow\downarrow}$$

$$pH = pK + \lg\frac{[HCO_3^-]\uparrow\uparrow\uparrow}{0.03\times PCO_2\uparrow}$$

同向上升是代偿
同向下降是代偿

$$\left.\begin{aligned} pH = pK + \lg\frac{[HCO_3^-]\downarrow}{0.03\times PCO_2\uparrow} \\ pH = pK + \lg\frac{[HCO_3^-]\uparrow}{0.03\times PCO_2\downarrow} \end{aligned}\right\}$$

“针锋相对”是复合
“背道而驰”是复合

第六节　混合性酸碱平衡失调

2 种或 3 种单纯性酸碱平衡失调同时存在时，称为混合性酸碱平衡失调。混合性酸碱平衡失调涉及机体代偿问题，因此需要借助预计代偿公式判断（表 28-1）。

表 28-1　酸碱平衡失调预计代偿公式

原发性酸碱平衡失调类型	预计代偿计算公式	代偿时限	代偿极限
代谢性酸中毒	PCO_2=40–（24–$[HCO_3^-]$）×1.2±2	12～24h	10mmHg
代谢性碱中毒	PCO_2=40+（$[HCO_3^-]$–24）×0.9±5	12～24h	55mmHg
呼吸性酸中毒			
急性	$[HCO_3^-]$=24+（PCO_2–40）×0.07±1.5	数分钟	30mmol/L
慢性	$[HCO_3^-]$=24+（PCO_2–40）×0.4±3	3～5 天	42～45mmol/L
呼吸性碱中毒			
急性	$[HCO_3^-]$=24–（40–PCO_2）×0.2±2.5	数分钟	18mmol/L
慢性	$[HCO_3^-]$=24–（40–PCO_2）×0.5±2.5	2～3 天	12～15mmol/L

注：表中 PCO_2 的单位为 mmHg；$[HCO_3^-]$的单位为 mmol/L。

1. 呼吸性酸中毒合并代谢性酸中毒

（1）原因：常见于心搏和呼吸骤停、急性肺水肿、慢性阻塞性肺疾病严重缺氧、严重低钾血症累及心肌或呼吸肌、药物及一氧化碳中毒。

（2）特点：由于呼吸性和代谢性因素指标均向酸性方面变化，因此 HCO_3^-减少时呼吸不能代偿，PCO_2 增多时肾脏也不能代偿，二者不能互相代偿，呈严重失代偿状态，pH 明显降低，并形成恶性循环，可致死，患者 SB、AB 及 BB 均降低，AB＞SB，阴离子间隙增大。

2. 代谢性碱中毒合并呼吸性碱中毒

（1）原因：常见于各种危重症患者，引起呼吸性碱中毒的原因有机械性通气过度、低氧血症、败血症、颅脑外伤等，引起合并代谢性碱中毒的原因有呕吐、胃肠引流、大量输入库存血及碱性药物、频繁使用利尿药等。

（2）特点：因呼吸性和代谢性因素指标均向碱性方面变化，PCO_2 降低，血浆 HCO_3^-浓度升高，二者之间不能互相代偿，呈严重失代偿，不论原因如何，预后都极差。血气指标如 SB、AB、BB 均升高，AB＜SB，PCO_2 降低，pH 明显升高，血浆 K^+浓度降低。

3. 呼吸性酸中毒合并代谢性碱中毒

（1）原因：常见于慢性阻塞性肺疾病或慢性肺源性心脏病，在通气未改善之前滥用

$NaHCO_3$、过急地过度人工通气或大量使用利尿药后。

（2）特点：PCO_2 和血浆 HCO_3^-浓度均升高且升高程度均已超过彼此正常代偿范围，AB、SB、BB 均升高，BE 正值加大，pH 变化不大。

4. 代谢性酸中毒合并呼吸性碱中毒

（1）原因：可见于糖尿病、肾衰竭或感染性休克及心肺疾病等危重症患者伴有发热和机械通气过度；慢性肝病、高血氨并发肾衰竭；水杨酸或乳酸盐中毒，有机酸（水杨酸、酮体、乳酸）生成增多，水杨酸盐刺激呼吸中枢可发生典型的代谢性酸中毒合并呼吸性碱中毒。

（2）特点：PCO_2 和血浆 HCO_3^-浓度均降低，二者不能互相代偿，均小于代偿的最低值，pH 变动不大，甚至在正常范围。

5. 代谢性酸中毒合并代谢性碱中毒

（1）原因：常见于严重胃肠炎时呕吐加腹泻并伴有低钾血症和脱水；尿毒症患者或糖尿病患者剧烈呕吐。

（2）特点：由于血浆 HCO_3^-浓度升高和降低的原因同时存在，因此相互抵消，常使血浆 HCO_3^-浓度及血液 pH 在正常范围内，PCO_2 也常在正常范围内或有略高略低变动。对阴离子间隙（AG）增高型的代谢性酸中毒合并代谢性碱中毒时，检测 AG 值对诊断该型有重要意义，AG 增大部分（ΔAG）应与 HCO_3^-减少部分（ΔHCO_3^-）相等。但 AG 正常型代谢性酸中毒合并代谢性碱中毒则无法用 AG 及血气分析来诊断，需结合病史全面分析。

6. 三重酸碱平衡失调（TABD） 由于同一患者不可能同时存在呼吸性酸中毒和呼吸性碱中毒，因此三重酸碱平衡失调只存在两种类型。

（1）呼吸性酸中毒合并 AG 增高型代谢性酸中毒和代谢性碱中毒：多见于严重肺心病、呼吸衰竭伴肾功能不全。该类型的特点是 PCO_2 明显升高，AG＞16mmol/L，[HCO_3^-]一般也升高，[Cl^-]明显降低。

（2）呼吸性碱中毒合并 AG 增高型代谢性酸中毒和代谢性碱中毒：该类型的特点是 PCO_2 明显降低，AG＞16mmol/L，[HCO_3^-]可高可低，[Cl^-]一般低于正常。

（吴万通　李忠信）

参考文献

蔡自兴，徐光祐，2010. 人工智能及其应用. 第 4 版. 北京：清华大学出版社.
丛玉隆，陈文祥，高尚先，等，2016. 临床检验装备大全 第 3 卷 试剂与耗材. 北京：科学出版社.
丛玉隆，黄柏兴，霍子凌，2015. 临床检验装备大全 第 2 卷 仪器与设备. 北京：科学出版社.
丛玉隆，李健，2001. 检验科计算机管理网络的建立与应用体会. 临床检验杂志，19（6）：361-363.
丛玉隆，王丁，等，2002. 当代检验分析技术与临床. 北京：中国科学技术出版社.
丛玉隆，尹一兵，陈瑜，2017. 检验医学高级教程. 第 2 版. 北京：科学出版社.
丁海铭，吴国强，2009. 电解质分析与计量测试技术. 北京：中国计量出版社.
丁振若，于文彬，苏明权，等，2007. 现代检验医学. 北京：人民军医出版社.
府伟灵，徐克前，2013. 临床生物化学检验. 第 5 版. 北京：人民卫生出版社.
顾国浩，邱骏，姜可佳，2012. DM2 中间件在临床实验室数字化管理中的应用. 临床检验杂志，30（11）：885.
韩志钧，胡成进，黄志锋，等，2004. 血气酸碱分析. 第 2 版. 沈阳：辽宁科学技术出版社.
韩志钧，李树中，邓福宝，1993. 血气酸碱分析. 沈阳：辽宁科学技术出版社.
敬华，2008. 临床生化分析仪器. 北京：化学工业出版社.
雷东锋，2006. 现代生物化学与分子生物学仪器与设备. 北京：科学出版社.
李金明，张瑞，2020. 新型冠状病毒感染临床检测技术. 北京：科学出版社.
廉师友，2008. 人工智能技术导论. 第 3 版. 北京：高等教育出版社.
刘杰，王北宁，俞春晖，2007. 医院信息系统故障下检验信息系统的应急预案. 现代医院管理，5（5）：64-67.
刘杰，张淑艳，2015. 数据挖掘在检验医学中的应用. 中华检验医学杂志，38（12）：888-890.
陆再英，钟南山，2008. 内科学. 第 7 版. 北京：人民卫生出版社.
马丽，万海英，2011. 运用 Data Manager 2 中间件实现生化检验报告高效审核. 临床检验杂志，29（7）：487-489.
彭黎明，王兰兰，2003. 检验医学自动化及临床应用. 北京：人民卫生出版社.
邱骏，顾国浩，许斌，等，2013. 临床实验室信息管理系统规范化建设. 中华检验医学杂志，36（10）：869-872.
邱骏，顾国浩，周正康，等，2008. 临床实验室信息管理系统功能指南（讨论稿）. 临床检验杂志，26：405-407.
尚红，王毓三，申子瑜，2015. 全国临床检验操作规程. 第 4 版. 北京：人民卫生出版社.
王鸿利，2010. 实验诊断学. 第 2 版. 北京：人民卫生出版社.
王万森，2007. 人工智能原理及其应用. 北京：电子工业出版社.
王忠庆，何苗，柯艳，等，2013. 数字化医院检验信息系统（LIS）设计与应用. 实验室研究与探索，32（7）：104-106.
魏佳，唐未名，蔡针针，2018. 人工智能与检验医学. 临床检验杂志，（3）：200-203.
温冬梅，张秀明，王伟佳，2018. 基于自动化流水线的智能化质量管理创新模式的设计与实现. 临床实验室，12（3）：55-60.
温冬梅，张秀明，王伟佳，2018. 临床实验室生化免疫自动审核系统的建立及应用. 中华检验医学杂志，41（2）：141-148.
徐克前，2014. 临床生物化学检验. 北京：人民卫生出版社.
严正仲，魏源华，余春兰，2012. 检验信息系统（LIS）的应急预案. 医疗装备，25（1）：19，20.
杨汝，李锋，王利新，等，2014. ISO 15189 认可中实验室信息系统的应用体会. 临床检验杂志，32（12）：892，893.
叶应妩，王毓三，申子瑜，2006. 全国临床检验操作规程. 第 3 版. 南京：东南大学出版社.
尹一兵，倪培华，2015. 临床生物化学检验技术. 北京：人民卫生出版社.
袁冰，范钢，2018. 中医学如何走进人工智能时代. 中华中医药杂志，（2）：698-703.
张国明，顾兵，2017. 医学检验大数据应用的思考. 临床检验杂志，35（4）：304，305.
张时民，2018. 医学检验领域人工智能技术应用与展望. 国际检验医学杂志，（5）：513-520.
张秀明，黄宪章，曾方银，等，2012. 临床生化检验诊断学. 北京：人民卫生出版社.

中国合格评定国家认可委员会，2012. CNAS-CL02：医学实验室质量和能力认可准则（ISO 15189：2012）.

中国国家标准化管理委员会，2018. GB/T 22576.1：医学实验室 质量和能力的要求 第 1 部分：通用要求.

中国国家标准化管理委员会，2021. GB/T 22576.4：医学实验室 质量和能力的要求 第 4 部分：临床化学检验领域的要求.

周新，府伟灵，2007. 临床生物化学与检验. 第 4 版. 北京：人民卫生出版社.

朱根娣，2005. 现代检验医学仪器分析技术及应用. 第 2 版. 上海：上海科学技术文献出版社.

邹雄，吕建新，2006. 基本检验技术及仪器学. 北京：高等教育出版社.

Dati F，Metzmann E，2008. 蛋白质实验室检测项目临床应用指南. 潘伯申，译. 上海：上海科学技术出版社.

Bishop ML，Fody EP，Schoeff LE，2010. Clinical Chemistry：Techniques，Principles，Correlations. 6th ed. Philadelphia：Lippincott Williams & Wilkins.

Blirup-Jensen S，2001. Protein standardization Ⅲ. Method optimization. Basic principles for quantitative determination of human serum proteins on automated instruments based on turbidimetry or nephelometry. Clin Chem Lab Med，39：1098-1109.

Grey ADNJ，2016. Artificial intelligence and medical research：time to aim higher? Rejuvenation Res，19（2）：105，106.

Holland LL，Smith LL，Blick KE，2005. Reducing laboratory turnaround time outliers can reduce emergency department patient length of stay：an 11-hospital study. Am J Clin Pathol，124（5）：672-674.

Lawrence DR，Palacios-González C，Harris J，2016. Artificial intelligence. Camb Q Healthc Ethics，25（2）：250-261.

Newman DJ，Henneberry H，Price CP，1992. Particle enhanced light scattering immunoassay. Ann Clin Biochem，29：22-42.

Seaberg RS，Stallone RO，Statland BE，2000. The role of total laboratory automation in a consolidated laboratory network. Clin Chem，46（5）：751.

Whicher JT，Price CP，Spencer K，et al，1982. Immunonephelometric and immunoturbidimetric assays for proteins. Crit Rev Clin Lab Sci，18（3）：213-260.